"十二五"职业教育国家规划立项教材

国家卫生和计划生育委员会"十二五"规划教材

全国中等卫生职业教育教材

供医学影像技术专业用　　　第3版

医学影像诊断基础

主　编　陆云升

副主编　罗天蔚　赵洪全

编　者（以姓氏笔画为序）

王　妮（运城护理职业学院）

朱锦芝（甘肃卫生职业学院）

刘元涛（山东省临沂卫生学校）

孙贞超（山东省临沂市人民医院）

陆云升（山东省临沂卫生学校）

张丽雁（黑龙江省绥化市卫生学校）

罗天蔚（四川卫生康复职业学院）

赵洪全（滨州医学院附属烟台业达医院）

姜金龙（山东省莱阳卫生学校）

徐　艳（江西省赣州卫生学校）

蒋　蕾（南阳医学高等专科学校）

韩芳媛（山西省长治卫生学校）

人民卫生出版社

图书在版编目（CIP）数据

医学影像诊断基础/陆云升主编. —3 版. —北京：
人民卫生出版社,2015
ISBN 978-7-117-21671-5

Ⅰ.①医…　Ⅱ.①陆…　Ⅲ.①影象诊断-高等职
业教育-教材　Ⅳ.①R445

中国版本图书馆 CIP 数据核字(2015)第 255838 号

人卫社官网	**www. pmph. com**	出版物查询，在线购书
人卫医学网	**www. ipmph. com**	医学考试辅导，医学数据库服务，医学教育资源，大众健康资讯

医学影像诊断基础
第 3 版

主　　编：陆云升
出版发行：人民卫生出版社 （中继线 010-59780011）
地　　址：北京市朝阳区潘家园南里 19 号
邮　　编：100021
E - mail：pmph @ pmph. com
购书热线：010-59787592　010-59787584　010-65264830
印　　刷：三河市潮河印业有限公司
经　　销：新华书店
开　　本：787×1092　1/16　　印张：27
字　　数：674 千字
版　　次：2003 年 2 月第 1 版　　2016 年 1 月第 3 版
　　　　　2023 年 1 月第 3 版第 10 次印刷（总第 19 次印刷）
标准书号：ISBN 978-7-117-21671-5/R · 21672
定　　价：58.00 元

打击盗版举报电话：010-59787491　E -mail：WQ @ pmph. com
（凡属印装质量问题请与本社市场营销中心联系退换）

出版说明

为全面贯彻党的十八大和十八届三中、四中、五中全会精神,依据《国务院关于加快发展现代职业教育的决定》要求,更好地服务于现代卫生职业教育快速发展的需要,适应卫生事业改革发展对医药卫生职业人才的需求,贯彻《医药卫生中长期人才发展规划(2011—2020 年)》《现代职业教育体系建设规划(2014—2020 年)》文件精神,人民卫生出版社在教育部、国家卫生和计划生育委员会的领导和支持下,按照教育部颁布的《中等职业学校专业教学标准(试行)》医药卫生类(第二辑)(简称《标准》),由全国卫生职业教育教学指导委员会(简称卫生行指委)直接指导,经过广泛的调研论证,成立了中等卫生职业教育各专业教育教材建设评审委员会,启动了全国中等卫生职业教育第三轮规划教材修订工作。

本轮规划教材修订的原则:①明确人才培养目标。按照《标准》要求,本轮规划教材坚持立德树人,培养职业素养与专业知识、专业技能并重,德智体美全面发展的技能型卫生专门人才。②强化教材体系建设。紧扣《标准》,各专业设置公共基础课(含公共选修课)、专业技能课(含专业核心课、专业方向课、专业选修课);同时,结合专业岗位与执业资格考试需要,充实完善课程与教材体系,使之更加符合现代职业教育体系发展的需要。在此基础上,组织制订了各专业课程教学大纲并附于教材中,方便教学参考。③贯彻现代职教理念。体现"以就业为导向,以能力为本位,以发展技能为核心"的职教理念。理论知识强调"必需、够用";突出技能培养,提倡"做中学、学中做"的理实一体化思想,在教材中编入实训(实验)指导。④重视传统融合创新。人民卫生出版社医药卫生规划教材经过长时间的实践与积累,其中的优良传统在本轮修订中得到了很好的传承。在广泛调研的基础上,再版教材与新编教材在整体上实现了高度融合与衔接。在教材编写中,产教融合、校企合作理念得到了充分贯彻。⑤突出行业规划特性。本轮修订紧紧依靠卫生行指委和各专业教育教材建设评审委员会,充分发挥行业机构与专家对教材的宏观规划与评审把关作用,体现了国家卫生计生委规划教材一贯的标准性、权威性、规范性。⑥提升服务教学能力。本轮教材修订,在主教材中设置了一系列服务教学的拓展模块;此外,教材立体化建设水平进一步提高,根据专业需要开发了配套教材、网络增值服务等,大量与课程相关的内容围绕教材形成便捷的在线数字化教学资源包,为教师提供教学素材支撑,为学生提供学习资源服务,教材的教学服务能力明显增强。

　　人民卫生出版社作为国家规划教材出版基地,有护理、助产、农村医学、药剂、制药技术、营养与保健、康复技术、眼视光与配镜、医学检验技术、医学影像技术、口腔修复工艺等24个专业的教材获选教育部中等职业教育专业技能课立项教材,相关专业教材根据《标准》颁布情况陆续修订出版。

医学影像技术专业编写说明

　　根据教育部 2010 年公布的《中等职业学校专业目录（2010 年修订）》，医学影像技术专业（100800）的目的是面向医疗卫生机构放射科、CT 室、磁共振室、超声科、介入治疗科等部门，培养从事摄影、仪器操作、影像检查等医学影像技术工作，德智体美全面发展的高素质劳动者和技能型人才。人民卫生出版社积极落实教育部、国家卫生和计划生育委员会相关要求，推进《标准》实施，在卫生行指委指导下，进行了认真细致的调研论证工作，规划并启动了教材的编写工作。

　　本轮医学影像技术专业规划教材与《标准》课程结构对应，设置公共基础课（含公共选修课）、专业基础课、专业技能课（含专业核心课、专业方向课、专业选修课）教材。其中专业核心课教材根据《标准》要求设置共 9 种。

　　本轮教材编写力求贯彻以学生为中心、贴近岗位需求、服务教学的创新教材编写理念，教材中设置了"学习目标""病例/案例""知识链接""考点提示""本章小结""目标测试""实训/实验指导"等模块。"学习目标""考点提示""目标测试"相互呼应衔接，着力专业知识掌握，提高专业考试应试能力。尤其是"病例/案例""实训/实验指导"模块，通过真实案例激发学生的学习兴趣、探究兴趣和职业兴趣，满足了"真学、真做、掌握真本领""早临床、多临床、反复临床"的新时期卫生职业教育人才培养新要求。

　　本系列教材将于 2016 年 7 月前全部出版。

总序号	适用专业	分序号	教材名称	版次
1	护理专业	1	解剖学基础 **	3
2		2	生理学基础 **	3
3		3	药物学基础 **	3
4		4	护理学基础 **	3
5		5	健康评估 **	2
6		6	内科护理 **	3
7		7	外科护理 **	3
8		8	妇产科护理 **	3
9		9	儿科护理 **	3
10		10	老年护理 **	3
11		11	老年保健	1
12		12	急救护理技术	3
13		13	重症监护技术	2
14		14	社区护理	3
15		15	健康教育	1
16	助产专业	1	解剖学基础 **	3
17		2	生理学基础 **	3
18		3	药物学基础 **	3
19		4	基础护理 **	3
20		5	健康评估 **	2
21		6	母婴护理 **	1
22		7	儿童护理 **	1
23		8	成人护理（上册）- 内外科护理 **	1
24		9	成人护理（下册）- 妇科护理 **	1
25		10	产科学基础 **	3
26		11	助产技术 **	1
27		12	母婴保健	3
28		13	遗传与优生	3

续表

总序号	适用专业	分序号	教材名称	版次
29	护理、助产专业共用	1	病理学基础	3
30		2	病原生物与免疫学基础	3
31		3	生物化学基础	3
32		4	心理与精神护理	3
33		5	护理技术综合实训	2
34		6	护理礼仪	3
35		7	人际沟通	3
36		8	中医护理	3
37		9	五官科护理	3
38		10	营养与膳食	3
39		11	护士人文修养	1
40		12	护理伦理	1
41		13	卫生法律法规	3
42		14	护理管理基础	1
43	农村医学专业	1	解剖学基础 **	1
44		2	生理学基础 **	1
45		3	药理学基础 **	1
46		4	诊断学基础 **	1
47		5	内科疾病防治 **	1
48		6	外科疾病防治 **	1
49		7	妇产科疾病防治 **	1
50		8	儿科疾病防治 **	1
51		9	公共卫生学基础 **	1
52		10	急救医学基础 **	1
53		11	康复医学基础 **	1
54		12	病原生物与免疫学基础	1
55		13	病理学基础	1
56		14	中医药学基础	1
57		15	针灸推拿技术	1
58		16	常用护理技术	1
59		17	农村常用医疗实践技能实训	1
60		18	精神病学基础	1
61		19	实用卫生法规	1
62		20	五官科疾病防治	1
63		21	医学心理学基础	1
64		22	生物化学基础	1
65		23	医学伦理学基础	1
66		24	传染病防治	1

续表

总序号	适用专业	分序号	教材名称	版次
67	营养与保健专业	1	正常人体结构与功能 *	1
68		2	基础营养与食品安全 *	1
69		3	特殊人群营养 *	1
70		4	临床营养 *	1
71		5	公共营养 *	1
72		6	营养软件实用技术 *	1
73		7	中医食疗药膳 *	1
74		8	健康管理 *	1
75		9	营养配餐与设计 *	1
76	康复技术专业	1	解剖生理学基础 *	1
77		2	疾病学基础 *	1
78		3	临床医学概要 *	1
79		4	康复评定技术 *	2
80		5	物理因子治疗技术 *	1
81		6	运动疗法 *	1
82		7	作业疗法 *	1
83		8	言语疗法 *	1
84		9	中国传统康复疗法 *	1
85		10	常见疾病康复 *	2
86	眼视光与配镜专业	1	验光技术 *	1
87		2	定配技术 *	1
88		3	眼镜门店营销实务 *	1
89		4	眼视光基础 *	1
90		5	眼镜质检与调校技术 *	1
91		6	接触镜验配技术 *	1
92		7	眼病概要	1
93		8	人际沟通技巧	1
94	医学检验技术专业	1	无机化学基础 *	3
95		2	有机化学基础 *	3
96		3	分析化学基础 *	3
97		4	临床疾病概要 *	3
98		5	寄生虫检验技术 *	3
99		6	免疫学检验技术 *	3
100		7	微生物检验技术 *	3
101		8	检验仪器使用与维修 *	1
102	医学影像技术专业	1	解剖学基础 *	1
103		2	生理学基础 *	1
104		3	病理学基础 *	1

续表

总序号	适用专业	分序号	教材名称	版次
105		4	医用电子技术 *	3
106		5	医学影像设备 *	3
107		6	医学影像技术 *	3
108		7	医学影像诊断基础 *	3
109		8	超声技术与诊断基础 *	3
110		9	X 线物理与防护 *	3
111	口腔修复工艺专业	1	口腔解剖与牙雕刻技术 *	2
112		2	口腔生理学基础 *	3
113		3	口腔组织及病理学基础 *	2
114		4	口腔疾病概要 *	3
115		5	口腔工艺材料应用 *	3
116		6	口腔工艺设备使用与养护 *	2
117		7	口腔医学美学基础 *	3
118		8	口腔固定修复工艺技术 *	3
119		9	可摘义齿修复工艺技术 *	3
120		10	口腔正畸工艺技术 *	3
121	药剂、制药技术专业	1	基础化学 **	1
122		2	微生物基础 **	1
123		3	实用医学基础 **	1
124		4	药事法规 **	1
125		5	药物分析技术 **	1
126		6	药物制剂技术 **	1
127		7	药物化学 **	1
128		8	会计基础	1
129		9	临床医学概要	1
130		10	人体解剖生理学基础	1
131		11	天然药物学基础	1
132		12	天然药物化学基础	1
133		13	药品储存与养护技术	1
134		14	中医药基础	1
135		15	药店零售与服务技术	1
136		16	医药市场营销技术	1
137		17	药品调剂技术	1
138		18	医院药学概要	1
139		19	医药商品基础	1
140		20	药理学	1

** 为"十二五"职业教育国家规划教材

* 为"十二五"职业教育国家规划立项教材

前　言

　　《医学影像诊断基础》(第3版)教材是教育部、国家卫生计生委全国中等卫生职业教育"十二五"规划教材,是根据2015年6月山东省莱阳市主编人会暨编写会的精神进行修订的。修订的指导思想是以科学发展观为指导,紧扣中等职业学校医学影像技术专业教学标准和培养目标,遵循"三基、五性、三特定"的教材编写原则,坚持专业教育与医学教育的"五个对接"(与人对接、与社会对接、与临床过程对接、与先进技术和手段对接、与行业准入对接),突出了中等职业教育的特点、未来岗位的需要和职业能力培养,体现内容的先进性,注意新旧知识的合理取舍,充分考虑两个适用:既适用于教师教学,又适用于学生学习。全书力求简洁明快,条理清晰,结构合理。为此对第2版教材内容做了如下修订:修改第2版教材的篇、章、节结构为章、节结构;以X线、CT影像表现为主,在有关系统重点介绍MRI内容,使课程结构更趋向规范化,教材结构更紧凑;删除了与其他教材重复的内容,例如已在《医学影像技术》中详细叙述的影像检查方法;将第2版中的基本病变的影像学表现改为异常影像学表现;每章后面增加了本章小结、读片窗、目标测试,每节中增加了考点提示;实训指导中增加了依据图像认识正常、异常表现及分析病例、写出诊断报告和诊断结论等内容,培养学生的实践技能;删除了现在临床工作中很少见到的疾病;增加了新技术和新的诊断方法,例如冠状动脉CTA诊断技术;替换了部分质量欠佳的图片。此外还编写了教学课件、教学大纲。

　　本教材第1版主编赵汉英教授和第2版主编李海鹰、王豪教授因工作需要没有参加本版教材的编写,对于他们曾经为本教材付出的劳动深表谢意!

　　本教材在编写过程中参考了国内外部分专家和教授的著作和教材,在此一并表示衷心的感谢!

　　在此次修订过程中,全体编写人员高度负责、刻苦努力工作,但缺点和错误在所难免,恳请广大师生批评指正,非常感谢。

陆云升

2015年10月

目　录

第一章 总 论

第一节 医学影像诊断应用原理

医学影像诊断的主要依据是图像。各种检查技术得到的图像，不论是 X 线、CT 或 MRI 都是以从黑到白不同灰度的图像来显示。然而，不同成像技术的成像原理不同，图像上的灰度所反映的组织结构就有所不同。X 线与 CT 的成像基础是依据相邻组织间的密度差别；而 MRI 则是依据 MR 信号的差别。所以，正常器官与结构及其病变在不同成像技术的图像上影像表现就不同，骨皮质在 X 线与 CT 上呈白影，而在 MRI 上则呈黑影。因此，在进行影像诊断时，需要了解不同成像技术的基本成像原理及其图像特点，并能由影像表现推测其组织性质。影像诊断主要就是通过对不同图像的观察、分析、归纳与综合而做出的。

一、各种影像技术成像原理及图像特点

1. X 线成像原理及图像特点　　X 线之所以能使人体组织结构在荧屏上或胶片上形成影像，一方面是基于 X 线的穿透性、荧光效应和感光效应；另一方面是基于人体组织结构之间有密度和厚度的差别。当 X 线透过人体不同组织结构时，被吸收的程度不同，所以到达荧屏或胶片上的 X 线量即有差异。这样，在荧屏或 X 线片上就形成明暗或黑白对比不同的影像。

X 线图像是由从黑到白不同灰度的影像所组成，是灰阶图像。这些不同灰度的影像是以光学密度反映人体组织结构的解剖及病理状态。物质的密度高，比重大，吸收的 X 线量就多，影像在图像上呈白影，反之亦然。另外，X 线图像是 X 线束穿透某一部位的不同密度和厚度组织结构后的投影总和，是该穿透路径上各个结构影像相互叠加在一起的影像。

2. CT 技术的成像原理及图像特点　　CT 是用 X 线束从多个方向对人体检查部位具有一定厚度的层面进行扫描，由探测器而不用胶片接收透过该层面的 X 线，转变为可见光后，由光电转换器转变为电信号，再经模拟/数字转换器转为数字，输入计算机处理，经数字/模拟转换器转为由黑到白不等灰度的图像。所以，CT 图像是由一定数目像素组成的灰阶图像，

1

是数字图像,是重建的断层图像。

CT 图像是由一定数目从黑到白不同灰度的像素按矩阵排列所构成的灰阶图像。这些像素反映的是相应体素的 X 线吸收系数。像素越小,数目越多,构成的图像越细致,即空间分辨力越高。CT 与 X 线图像相比,密度分辨力高是其突出特点。CT 图像是以不同的灰度来表示,反映器官和组织对 X 线的吸收程度。因此,与 X 线图像所示的黑白影像一样,黑影表示低吸收区,即低密度区,如肺部;白影表示高吸收区,即高密度区,如骨骼。CT 可以更好地显示由软组织构成的器官,如脑、脊髓、纵隔、肺、肝、胆、胰以及盆部器官等,并在良好的解剖图像背景上显示出病变的影像。CT 图像不仅以不同灰度显示其密度的高低,还可用组织对 X 线的吸收系数说明其密度高低的程度,具有一个量的标准。实际工作中,不用吸收系数,而是换算成 CT 值,用 CT 值说明密度,单位为 Hu。为了显示整个器官,需要多帧连续的断层图像,CT 图像能够进行多种后处理,通过 CT 设备上图像重组程序的使用,如多平面重组(MPR)和曲面重组(CPR);三维显示技术有容积再现技术(VRT)、CT 仿真内镜(CTVE)及其他分析、显示、处理技术,显著提高了 CT 的诊断价值。

3. MRI 技术的成像原理及图像特点　　MRI 是利用某种核子,在静磁场中吸收射频能量,产生共振后释放出微弱信息射频能量而成像的一种先进的检查技术。

MRI 多方位成像:MRI 成像技术有别于 CT 扫描,它不仅可行横断面,还可行冠状面、矢状面以及任意斜面的直接成像。

MRI 是多参数成像:采用不同的扫描序列和成像参数,可获得 T_1 加权像、T_2 加权像和质子加权像。T_1WI 有利于观察解剖结构,T_2WI 对显示病变组织较好。

MRI 是多序列成像:自旋回波(SE),反转恢复(IR)如短 T_1 反转恢复(STIR)、液体衰减反转恢复(FLAIR)序列,快速自旋回波(FSE)序列,梯度回波(GRE)序列,磁共振血管造影(MRA),MR 水成像技术包括 MR 胰胆管成像(MRCP)、MR 泌尿系成像(MRU),MRCP 在某种程度上可代替诊断性 ERCP、PTC 等传统检查,磁敏感成像(SWI),脑功能性磁共振成像(fMRI)包括扩散成像(DWI)、灌注成像(PWI)和脑功能定位成像,在 DWI 基础上还可以进行扩散张量成像(DTI)。磁共振波谱(MRS)技术是利用 MR 中的化学位移现象来测定分子组成及空间分布的一种检测方法。随着临床 MRI 成像技术的发展,MRS 与 MRI 相互渗透,产生了活体磁共振波谱分析技术及波谱成像技术,从而对一些由于体内代谢物含量改变所致的疾病有一定的诊断价值。

人体不同器官的正常组织与病理组织的 T_1 值是相对固定的,而且它们之间有一定的差别,T_2 值也是如此。这种组织间弛豫时间上的差别,是磁共振成像诊断的基础。值得注意的是,MRI 的影像虽然也以不同的灰度显示,但其反映的是 MRI 信号强度的不同或弛豫时间 T_1 与 T_2 的长短,而不像 CT 图像,灰度反映的是组织密度。一般而言,组织信号强,图像所相应的部分就亮,组织信号弱,图像所对应的部分就暗,由组织反映出的不同的信号强度变化,就构成组织器官之间、正常组织和病理组织之间图像明暗的对比。

二、掌握正常影像学表现

熟悉人体的正常结构和功能非常重要,这是辨认异常表现的先决条件。X 线、CT、MRI 图像共同的来源是人体的解剖结构,但是影像学上呈现的图像与正常的人体解剖结构还是具有一定差别的。人体各个系统和部位常常存在着一些解剖上的变异,不同性别和年龄组的器官和结构之间也存在着差异,在不同的成像技术和检查方法的图像都可能产生不同的伪影,如果对这些情况不熟悉,就有可能将图像上的正常表现误认为异常表现,从而导致错误的诊断。例如,女性乳房在两下肺野形成对称性密度增高影;肌肉发达的男性,胸大肌于两肺中野外带形成扇形均匀致密影,右侧常较明显。如果对这些表现认识不足,就有可能误认为相应部位肺的渗出性病变。腹部 CT 增强检查时,动脉期下腔静脉由于含对比剂血液与不含对比剂血液尚未均匀混合,致其内有低密度影而类似下腔静脉内血栓或瘤栓表现,若认识不够亦易发生误诊。因此,作为一名影像工作者,不但要熟悉典型正常表现,而且还应学习和掌握上述所谓不典型的正常表现,避免将它们误认为异常而误诊。

三、解读异常影像学表现

辨认图像上的异常影像表现是以熟悉正常影像表现为前提条件的。在此基础上,发现受检器官和结构的形态、密度和信号强度是否发生改变,当发现图像有不正常表现时,进一步运用所掌握的知识确定是否代表病理改变所引起的异常表现。例如,胸部 CT 平扫时,由于部分容积效应的影响,第一肋软骨钙化常显示在肺野内,肺窗观察时,类似肺内结节,然而连续层面观察、改变窗技术或进一步行薄层扫描或三维重组,不难确定其并非为真正的异常表现;又如正常的长骨两端是松质骨结构,骨小梁结构清晰,如果发现正常骨小梁结构消失,可以认为是骨质破坏。

四、熟悉临床资料

影像学表现要紧密结合患者的病史、主要症状和体征进行分析判断。例如,有肺癌病史的患者,发现脑内皮质与髓质交界处有多个异常密度肿块伴周围明显水肿,增强扫描病灶呈不同程度强化,首先考虑脑转移瘤。

第二节　医学影像诊断原则和正确书写医学影像诊断报告

一、医学影像诊断原则

1. 全面观察　熟悉各种不同成像技术的正常影像表现是识别异常影像表现的前提。必须对于所有的影像资料首先要按照时间先后排序,然后全面观察影像资料的全部信息,避免遗漏影像上的异常征象。例如,观察胸部平片只注意了肺部,忽略了胸廓,而没有发现锁骨骨折。因此,只有全面观察图像信息,才能识别出异常的影像表现。

2. 具体分析　对于发现的异常征象,要进一步具体分析其影像信息所代表的病理改变。例如,通过对肺内肿块的发病部位、形态、数目、大小、密度、边缘、与邻近器官及结构的关系、动态变化等方面进行分析,才能判断肿块的良、恶性,避免误诊。

3. 结合临床　由于影像学存在着"同病异影、异病同影"的现象,所以必须结合患者的临床症状、体征、年龄、性别、生长和居住史、职业史、接触史、实验室检查及其他相关的检查资料全面分析判断,才能做出正确的诊断。例如发现距骨关节面破坏、硬化、塌陷,结合患者自幼在东北地区生长史,首先考虑大骨节病的诊断。

4. 综合诊断　通过评估图像上的异常影像学表现所反映的病理变化,可以提出初步的影像学诊断;但是,由于异常影像学表现常缺乏特异性,对于复杂病变的诊断,还需要多种影像技术检查结合临床资料综合分析,才能使影像诊断更加准确。例如在分析不典型的脊椎结核病例时,需要将 X 线平片、CT、MRI、ECT 多种影像与临床病史、症状、体征及相关实验室检查资料相结合。这样各种成像技术与临床相互补充、相互印证,从多个方面反映影像所代表的真实病理改变,使诊断结论更加趋向正确。

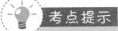

考点提示

医学影像的诊断原则

总之,影像诊断应该掌握 16 字原则:全面观察、具体分析、结合临床、综合诊断。

二、正确书写医学影像诊断报告

(一)充分做好书写前的准备工作

1. 仔细审核影像学检查申请单　申请单记载着患者的姓名、性别、年龄等一般资料,以及临床病史、症状、体征和其他相关资料。要认真审核这些内容,若这些项目尤其是病史、症状、体征填写不完全时,应及时予以补充。在认真审核临床资料的基础上,还需了解病人影像学检查的目的。不同病人的检查目的各不相同,有些患者是初诊检查,目的是进行疾病诊断或除外某些疾病;有些是治疗后复诊检查;还有些是为了进行健康查体。由于检查目的不同,选择的成像技术和检查方法也会有差异,图像上重点观察的内容以及诊断的要点也就有所不同。

2. 认真审核影像学图像　审核成像技术和检查方法是否符合要求,明确所分析的图像为哪一种成像技术和检查方法,图像所示的一般资料是否和申请单相符,确定图像的质量是否合乎要求,以及所分析的图像是否能够满足检查目的需要。只有符合这些条件,才能够做进一步分析,所作出的诊断才能具有较高的临床价值。

3. 相关资料是否齐全　相关资料包括与疾病有密切关系的各种实验室检查、各种功能检查和其他辅助检查,还包括其他影像技术检查、治疗后随访的影像学图像和报告。这些检查结果可以支持或否定诊断时的最初考虑,对于疾病的最后诊断也有着重要的意义。

4. 全面观察仔细分析图像　首先要认真观察图像上的全部信息,确定异常表现;其次重点对病变进行具体的分析和归纳,确定其代表的病理意义;最后结合临床资料综合判断,做出影像诊断结论。

(二)认真书写影像诊断报告

影像诊断报告书写要用计算机打印,不具备打印条件的单位,书写时要求字迹清楚、字体规范、不得涂改,禁用不标准简化字和自造字,书写时要使用医学专用术语,逻辑性强,并且要正确运用标点符号。

影像诊断报告一般应包括以下 5 项内容:

1. 一般资料　姓名、性别、年龄、门诊号、住院号、检查号、检查部位、检查时间、报告时间,并注意与申请单和图像上相应项目的内容保持一致。

2. 成像技术和检查方法　要叙述清楚采用的成像技术和检查方法、检查步骤(如 CT 增强扫描的时相)及使用材料(造影剂名称、造影剂量)及检查时患者的状态(如神志不清)。

3. 影像学检查表现　在全面观察图像后书写异常表现、正常表现及其他表现。

(1)关于异常表现:重点叙述病灶的部位、数目、大小、形态、边缘、密度或信号以及增强后的表现,与邻近器官及结构的关系,功能的改变。在异常表现中不应出现疾病名称的术语。

（2）关于正常表现：简明扼要的描述图像上显示的正常组织结构和器官，表明这些部位已经观察，排除了病变的可能，避免漏诊。

（3）其他方面：要注意描述对疾病诊断和鉴别诊断有帮助的阳性和阴性征象。如肺内孤立性结节，应描述其内有无钙化、轮廓有无分叶、边缘有无毛刺、周围有无卫星灶，这些征象对于良恶性病变的鉴别非常有帮助。

4. 印象或诊断　印象和诊断是诊断报告的结论，要特别注意它的准确性，书写时应注意以下几点：

（1）印象或诊断表现的一致性：印象或诊断应与影像学表现所描述的内容相符，不可互相矛盾和遗漏。

（2）若影像学检查的描述中未发现异常：则印象或诊断应"表现正常"或"未见异常"。

（3）"疾病"的影像学诊断可分为以下几种情况：①在影像学检查表现的描述中发现异常，应在"印象"或"诊断"中指明病变的部位、范围和性质。例如"右肺中心型肺癌并右肺上叶阻塞性肺不张，纵隔淋巴结肿大"。②发现异常，但确定病变性质有困难时，则应描述病变的部位、大小，指明病变性质待定或列出几种可能性，并按可能性大小排序。此外，还要提出进一步检查的手段（包括其他影像学检查、实验室检查或其他辅助检查等）。③当"表现"中描述有几种不同疾病异常表现时，"印象"或"诊断"中应依这些病变临床意义进行排序，如"1. 肝左叶肝癌；2. 胆囊结石；3. 肝右叶囊肿"。

（4）用词的准确性：在书写"印象"或"诊断"时，更应注意用词的准确性，疾病的名称要符合规定，不要有错字、别字、漏字及左右侧之误，否则可导致严重后果。

5. 书写医师和复核医师签名　书写医师和复核医师签名为诊断报告书的最后一项内容，不应用计算机打印，而应当用笔手签，以表示书写医师和复核医师对报告内容负有责任。其中书写医师在完成报告书写后，要认真检查各项内容，确认无误后，交给复核医师。复核医师通常年资要高于书写医师，应逐一复审报告书各项内容，并再次核对申请单、图像和报告书所示姓名、性别、年龄和检查项目的一致性，无误后，由复核医师签字，并准发报告。

本章小结

　　本章阐述了影像诊断的应用原理、各种成像技术的成像特点、影像诊断的四大原则，还介绍了影像诊断报告的书写前的四项准备和书写的五项内容。

（陆云升）

第二章 呼吸系统

学习目标

1. 掌握:呼吸系统正常及异常的影像学表现。
2. 熟悉:常见疾病的影像学表现及临床表现。
3. 了解:呼吸系统常见疾病的病因病理及鉴别诊断。

胸部有着良好的天然对比,影像学检查能较好地显示胸廓、肺、纵隔(心脏及大血管)、横膈等解剖结构,在呼吸系统众多常见病、多发病中,普通 X 线检查仍然是常用的检查方法,CT 对胸部疾病有很好的定位定性诊断价值,已成为主要的影像学检查方法。随着多层螺旋CT 技术的迅速发展,CT 对呼吸系统的诊断价值将越来越大。

第一节 正常影像学表现

一、正常 X 线表现

(一)胸廓

在胸部正、侧位片上可以观察到构成胸廓的软组织和骨骼影像(图 2-1-1)。

1. 软组织

(1)胸锁乳突肌:自颈部两侧纵行向下延伸的带状软组织影,其内缘模糊,外缘清晰,下端到达肺尖后附着于锁骨内侧端,左右对称。当颈部向一侧偏斜时,两侧的影像可不对称,易误认为肺尖部病变。

(2)锁骨上皮肤皱褶:为锁骨上皮肤和皮下组织的投影,表现为平行于锁骨上缘的 2 ~ 3mm 厚的线状影,内缘与胸锁乳突肌相连略成直角。

(3)胸大肌:位于两肺中野外侧,呈倒"八字"或扇形软组织影,外下缘清晰,逐渐向上斜行延伸至腋缘处。肌肉发达的男性,右侧更为明显,不可误认为肺内病变。

(4)乳房与乳头:成年女性的乳房在两肺下野,呈半圆形左右对称的密度增高影,下缘清晰,向外上逐渐延伸到腋缘,上部密度逐渐变淡至消失。乳房大小、形态、密度与年龄、发育、体型等因素相关,如两侧发育有差异,或一侧手术切除,则两侧不对称。在第 5 前肋间,乳头呈小圆形致密影,边缘清晰,左右对称,易误认为肺内结节性病灶,透视下转动患者的体位即可鉴别。

(5)皮下脂肪:胸部正位片,在两侧胸壁及肩部皮肤下面,可见呈半透明的条状阴影,女

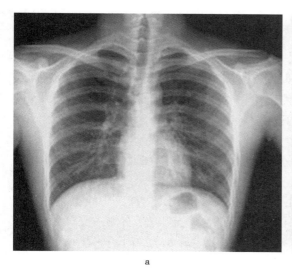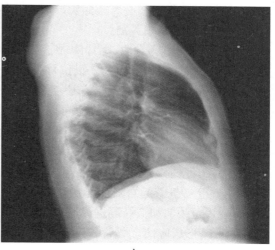

a   b

图 2-1-1　正常胸部正、侧位片

性和肥胖者更为明显。

（6）伴随阴影：在肺尖部第 2 后肋骨的下缘，可见 1~2mm 宽的线条状影，为胸膜在肺尖部的反褶及胸膜外肋骨下的软组织所形成。

2. 骨骼

（1）肋骨：共 12 对，起自胸椎两侧，肋骨后段呈水平由内向外走行，密度较高显影更清晰；前段由外上方斜向内下方走行，密度稍淡，第 1~10 肋骨的前端有肋软骨与胸骨相连。肋软骨未钙化前不显影，所以胸片上肋骨的前段呈现游离状态。肋软骨的钙化大约在 25~30 岁开始，首先是第 1 肋软骨钙化，然后从第 12 肋软骨开始从下往上顺序钙化，第 2 肋软骨最后钙化。已钙化的肋软骨表现为条状、斑点状、片块状高密度影，沿肋骨前段的走向分布，注意与肺内病变鉴别。两侧肋骨对称，肋间隙宽度相等。在正位胸片上，胸骨角与第 2 肋骨前端在同一平面上，第 4 肋骨后端与胸锁关节等高，第 6 前肋和第 10 后肋与右侧膈肌大约在同一平面上。相邻肋骨之间的区域称为肋间隙，肋骨和肋间隙常常作为肺部病变的定位标志。

肋骨常见的先天变异有：①颈肋，位于第 7 颈椎旁，单侧或两侧，较第 1 对肋骨短而小。②叉状肋，肋骨前端增宽呈分叉状，或有小的突起。③肋骨联合，多发生在肋骨后段，以第 5~6 肋骨之间最常见，注意与肺内病变的鉴别。

（2）锁骨：左右对称呈横"S"形位于双肺上野，外端与肩峰形成肩锁关节，内端与第 1 肋骨前端相重叠。在正位胸片上锁骨内端与胸骨柄形成胸锁关节，与胸部中线距离相等，此作为摄片时投照体位是否端正的标志。锁骨内端下缘有半圆形凹陷，为菱形韧带附着处，称为"菱形窝"，注意与骨质破坏的鉴别。

（3）肩胛骨：标准后前位，肩胛骨应投影于肺野之外。如果上肢内旋不足或卧位摄片，肩胛骨内缘重叠于双上肺野外带呈带状致密影，需要与肺内病变或胸膜肥厚相鉴别，注意其下角圆钝，向外上方可一直延伸向肩关节。肩胛骨在青春期发育过程中其下角可出现二次骨化中心，易误认为骨折。侧位胸片，肩胛骨下角常与第 7 胸椎等高。

（4）胸椎：正位片上胸椎与纵隔影重叠，投照条件适当因气管含气透亮则上部四个胸椎清晰可见,下部胸椎在心脏大血管的后方隐约可见。胸椎横突可从纵隔边缘突入肺内,注意与纵隔肿大淋巴结相鉴别。

（5）胸骨:由胸骨柄、胸骨体、剑突三部分构成。柄、体交界处略向前突形成胸骨角,与第 2 肋骨前端在同一平面上。正位片上胸骨大多与纵隔重叠而显影不清,仅胸骨柄两侧缘突出于纵隔影之外,若投照体位略有偏斜,一侧突出更为明显,有时易误认为肺内或纵隔内病变。在侧位或斜位胸片上胸骨可以显示全貌。

（二）气管和支气管

胸部平片对气管、主支气管和叶支气管及分支不能很好显示,以往通过支气管造影可以清楚显示,但目前已被多层螺旋 CT 所取代。

1. 气管　气管起自喉部环状软骨下缘,相当于第 6～7 颈椎水平,在正中线上呈柱状密度减低影,经颈部和上纵隔进入胸腔,大约在第 5～6 胸椎水平分出左、右侧主支气管,其分叉处的下壁形成隆突。气管长度有个体差异,成人长约 10～13cm,宽约 1.5～2cm。气管分叉角度为 60°～85°,一般不超过 90°。

2. 支气管及分支

（1）主支气管:胸部平片,左、右主支气管隐约可见或不显影。右主支气管粗而短,长度约 1～4cm,走行较垂直,与体轴中线成 20°～30°角。左主支气管细而长,长度约 4～7cm,走行较水平,与体轴中线成 45°～55°角。

（2）叶支气管及其分支:左、右两侧主支气管分别分出肺叶支气管、肺段支气管、肺亚段支气管、小支气管、细支气管。全部分支从粗到细形成树枝状,称支气管树。

右侧主支气管分出上、中、下三个叶支气管,进一步分出十个段支气管。左侧主支气管分出上、下两叶支气管,进一步分出八个段支气管（表 2-1-1）。

表 2-1-1　两侧肺叶和肺段名称及序号

右　肺		左　肺	
右上叶	1 尖段	左上叶	上部
	2 后段		1+2 尖后段
	3 前段		3 前段
右中叶	4 外段	舌部	4 上段
	5 内段		5 下段
右下叶	6 背段	左下叶	6 背段
	7 内基底段		7+8 前内基底段
	8 前基底段		
	9 外基底段		9 外基底段
	10 后基底段		10 后基底段

（三）肺

肺位于胸腔内纵隔两旁,为圆锥形含气的弹性器官。

1. 肺实质与肺间质　肺实质是指具有气体交换功能的含气间隙及结构,包括一、二、三级呼吸性细支气管、肺泡管、肺泡囊、肺泡及肺泡壁。X 线胸片上表现为透亮的肺野。肺间质是指连接、支撑和营养肺实质的组织结构,包括支气管、血管、淋巴管及其周围的结缔组织,正常胸片上肺间质不能显影,当病理情况下可显示其异常影像。

2. 肺野　在 X 线胸片上位于纵隔两旁密度均匀一致的透亮区称为肺野。肺野的透亮度与肺含气量、肺血流量、胸壁软组织的厚度等多种因素相关。深吸气时,肺内含气量增多,透亮度加大;深呼气时,肺内含气量减少,透亮度降低。为了描述病变的位置,通常将两侧肺野分别划分为上、中、下三区及内、中、外三带(图 2-1-2)。

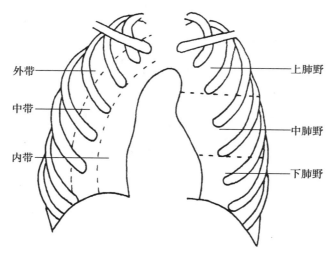

图 2-1-2　肺野的分区分带

肺野的分区,通过两侧第 2 和第 4 肋骨前端下缘分别划两条水平线,将肺野划分为上、中、下三个区。此外,习惯上将第 1 肋骨圈以内的部分称为肺尖区,锁骨以下至第 2 肋骨圈以内的部分称为锁骨下区。

肺野的分带,用两条平行于胸廓的弧线将每侧肺野纵形等分为内、中、外三带,内带包含肺门影,中带可见明显的肺纹理,外带肺纹理稀少或几乎没有。

3. 肺叶　由叶间胸膜分隔而成。右肺由水平裂和斜裂分为上、中、下三叶,左肺由斜裂分为上、下两叶。在正位胸片上,各个肺叶相邻部分互相重叠不能清楚显示其边界,而侧位胸片上,由于斜裂和水平裂的显示,可以清楚的显示各个肺叶的形态、分布和范围,彼此不重叠。

肺副叶属于肺分叶的先天变异,常见的有奇叶、下副叶(心后叶)等。

4. 肺段　每个肺叶由 2~5 个肺段组成。每个肺段支气管所属的肺组织构成一个肺段,每个肺段有其单独的段支气管。肺段多呈圆锥形,尖端指向肺门,底部朝向肺的外围。各个肺段与相应的支气管同名(表 2-1-1)。通常肺段之间无明确的边界,当肺段发生病理性实变或肺不张时方能清楚显示。熟悉各个肺段相对固定的位置,有助于判断病变发生的解剖位置(图 2-1-3)。

5. 肺门　肺门是由肺根部的肺动脉、肺静脉、支气管、淋巴组织构成的复合影像结构,其中肺动脉为肺门影的主要成分,肺静脉次之。肺血管性、炎症性、肿瘤性病变及淋巴结增大等均可使肺门影的大小、形态、密度等发生异常改变。

(1) 正位肺门:位于两肺中野内带第 2~4 前肋间区域内,左侧肺门通常比右侧高 1~2cm。肺门附近的血管断面呈边缘光滑的圆点状致密影,并有环状的支气管断面伴随(图 2-1-4)。

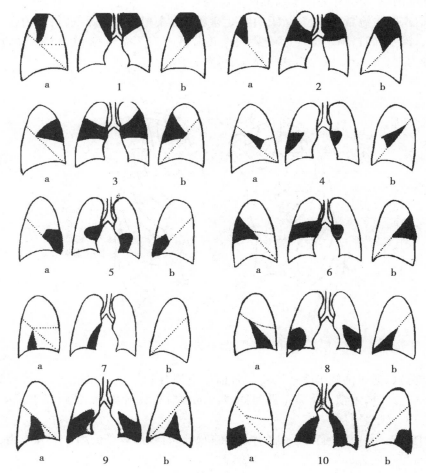

图 2-1-3 肺叶和肺段的示意图

虚线代表肺叶间裂；1~10 代表肺段序号；a 代表右侧位；b 代表左侧位

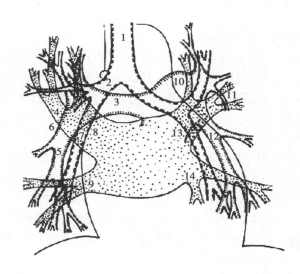

图 2-1-4 正位肺门结构示意图

1. 气管；2. 右主支气管；3. 右肺动脉干；
4. 下后静脉干；5. 右下肺动脉；6. 肺门角；
7. 中间段支气管；8. 右上肺静脉；9. 右下肺
静脉；10. 左肺动脉弓；11. 舌叶动脉；12. 左
下肺动脉；13. 左上肺静脉；14. 左下肺静脉

1）右侧肺门：分上、下两部分。上部约占 1/3，由右上肺静脉干、右上肺动脉及右下肺动脉的后回归支构成，外缘由右上肺静脉的下后静脉干构成。下部约占 2/3，由右下肺动脉干构成，其内侧为含气的中间段支气管的条状透亮影。右肺门上下部之间形成的夹角称为肺门角，当水平裂显影时，常呈水平方向指向肺门角。肺门角角顶正常时可圆钝，但不应消失。若消失、有半圆或圆形阴影凸出则为病理性改变或血管变异。

2）左侧肺门：分上、下两部分。上部由左肺动脉弓及分支、左上肺静脉干及分支构成。下部由左下肺动脉及分支构成，大部分与心影重叠而掩盖。左肺动脉弓位于左主支气管与左上叶支气管之间，呈半圆形凸起，边缘光滑。舌叶动脉起自左肺动脉弓的腹侧，向下呈弧形走行，有时呈环状，易误认为空洞。

（2）侧位肺门：侧位胸片上左右肺门影重叠，表现为一尾巴拖长的"逗号"。右侧肺门偏前下方，左侧偏后上方，中央呈纵向椭圆形阴影。肺门阴影的前缘为上肺静脉干，后上缘为左肺动脉弓。肺门阴影的中央有 2 个圆形透亮影，为左、右上叶支气管的轴面，右侧在上，左侧在下。肺门阴影的下方呈树枝状向后下走行的为双下肺动脉，右侧在前，左侧在后（图 2-1-5）。

6. 肺纹理 肺纹理是由肺动脉、肺静脉、支气管、淋巴管组成，X 线表现自肺门向外周呈放射状分布的树枝影。肺动脉及分支影像密度较高而清晰，走行较垂直；肺静脉及分支影像密度较淡而模糊，走行略呈水平状；支气管和淋巴管通常不显影。正常情况下，肺纹理主要分布在肺野的中内带，向外延伸逐渐变细，至肺野外围几乎不能辨认。

正常时，双下肺野肺纹理比上肺野多而粗，右侧肺纹理比左侧多而粗。正常肺纹理的粗细、

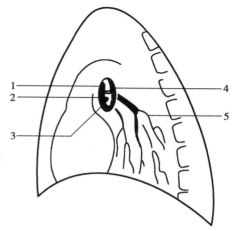

图 2-1-5 侧位肺门结构示意图
1. 右侧上叶支气管断面；2. 左侧上叶支气管断面；3. 右上肺静脉干；4. 左肺动脉弓；5. 双下肺动脉

多少并无明确标准，异常改变可以通过上下对比、左右对比及动态观察来确定。肺循环异常、急慢性支气管病变、淋巴管扩张等均可导致肺纹理的形态、数量、分布及走行异常。

（四）胸膜

胸膜分脏、壁两层，脏层胸膜包绕在肺的表面，并伸入到肺叶之间。壁层胸膜紧贴在胸壁的内侧、纵隔两侧和膈肌的上面。脏、壁两层胸膜之间为潜在的胸膜腔，呈密闭负压状态。正常胸膜菲薄，一般情况在 X 线片上不显影。某些位置的胸膜反褶处或叶间胸膜走行与 X 线平行时方可显影。

1. 斜裂 又称主裂。在侧位片上，右侧斜裂的上端起自第 4～5 胸椎水平，向前下方斜行，下端止于膈面距前肋膈角后方 2～3cm 处。左侧斜裂的上端起自第 3～4 胸椎水平，向前下方斜行，止于膈面前肋膈角处。通常叶间胸膜面均有一定的弯曲弧度，呈线状致密影，只能在侧位片上显示。

2. 横裂 又称水平裂，位于右肺上叶与中叶之间，正、侧位上均可显影，呈 1～2mm 的横行直线影。在正位片上大约在第 4 肋前段平面，呈水平方向指向肺门角。侧位片上大约从斜裂中部水平走向肺的前缘。

（五）纵隔

纵隔位于两肺之间，胸骨之后与胸椎之前，上起自胸廓入口，下至两侧膈面。纵隔内主要包含有心脏及大血管、气管及主支气管、食管以及淋巴、胸腺、神经、结缔组织等结构。在正位胸片上，纵隔因各种结构前后重叠而呈致密影，仅能观察纵隔与肺组织相邻的轮廓边缘，纵隔上部中央呈柱状密度减低的为气管影。

X线表现：纵隔位于两侧肺野正中间，呼吸气相位置固定无左右移动。纵隔影的形态、宽度，随着年龄、呼吸、体型、体位等因素的不同，会有较大的差异。一般婴幼儿的纵隔影宽而短，随着年龄增长逐渐变狭长。呼气相纵隔影变宽而短；吸气相纵隔影变狭而长。卧位与站立位比较，纵隔影变宽而短；肥胖者与瘦弱者比较，纵隔影变宽而短。

1. 纵隔分区　纵隔分区在纵隔占位性病变的诊断中具有非常重要的意义，纵隔分区的方法有多种，包括三分区法、六分区法、九分区法等，均在侧位胸片上进行划分。

三分区法，是将纵隔划分为前、中、后三个部分。在胸骨之后，心脏、升主动脉和气管之前为前纵隔；食管及之后的胸椎旁区域为后纵隔；前后纵隔之间的区域为中纵隔，共三个区域（图2-1-6）。

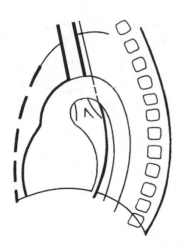

图2-1-6　纵隔三分区法示意图

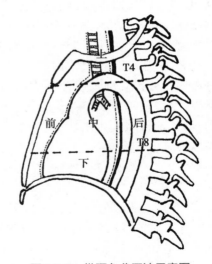

图2-1-7　纵隔九分区法示意图

六分区法，是在三分区法的基础上，从胸骨角至第4胸椎椎体下缘划一条水平线，将纵隔划分为上、下两个部分，共六个区域。

九分区法，是在六分区法的基础上，再通过肺门下缘至第8胸椎下缘划一条水平线，将纵隔分为上、中、下三个部分，共九个区域（图2-1-7）。

2. 纵隔淋巴结　分为前、中、后三组，正常X线胸片不能很好显示纵隔淋巴结。

3. 胸腺　胸腺位于胸骨后方，纵隔的上部。胸腺形态、大小在不同年龄存在着较大的差异。儿童胸腺较大，少年至青年逐渐萎缩变小，成年人的胸片上看不到胸腺的影像。婴幼儿胸腺较大时，正位片上表现为一侧或两侧纵隔影增宽，边缘清晰，呈"船帆"或"僧帽"状。

（六）横膈

横膈位于胸腔与腹腔之间，分左、右两叶。横膈上有食管裂孔、主动脉裂孔、下腔静脉裂孔。

1. **横膈形态** 正位胸片上,两侧膈肌轮廓光滑,呈凸面向上半圆形,内高外低。右侧膈肌下方为肝脏,因缺乏对比而不能显示膈肌的厚度;左侧膈肌下方有胃泡及结肠气体的比衬而显示膈肌的厚度。膈肌内侧与心脏形成心膈角,其外侧与胸壁形成肋膈角。侧位胸片上,横膈圆顶靠前,其后下方与后胸壁形成后肋膈角。双侧肋膈角清晰、锐利。通常后肋膈角的位置低而深,少量胸腔积液聚集在后肋膈角时,正位胸片上常被遮盖而不能显示。

2. **横膈位置** 正位胸片上,膈肌圆顶一般位于第 5~6 前肋骨水平或第 9~10 后肋骨水平,通常右侧比左侧高 1~2cm。此外,膈肌的位置因为体型、体位、呼吸运动等因素发生变化。一般矮胖者膈肌位置较高,瘦高者膈肌位置较低。卧位膈肌位置相对较高,站立位位置更低。吸气时膈肌位置降低,呼气时位置较高。

3. **横膈运动** 透视下膈肌随着呼吸上下运动。平静呼吸状态下,膈肌上下运动的幅度为 1~2.5cm;深呼吸时为 3~6cm;两侧膈肌运动大致对称。

4. **横膈的先天变异** 局限性膈膨升系膈肌局部发育较薄弱,张力不均,常在右侧膈肌内侧出现一个半圆形的凸起,深吸气时明显。波浪膈系深吸气时,膈肌多个不同肌束受肋骨牵拉收缩,使膈肌出现 3~4 个弧形凸起,边缘相互重叠。

二、正常 CT 表现

（一）胸廓

CT 纵隔窗可以清晰地显示胸廓骨性部分和软组织部分。

1. **骨性结构** 胸壁前方为胸骨和胸锁关节,两侧对称,骨皮质和骨髓腔清晰可见。两侧肋骨对称,由后上斜向前下方走行,在 CT 横断面同一层面内不能显示其全长,只能显示后肋或前肋部分断面。第 1 肋软骨钙化常突向肺野,类似肺内结节。胸椎位于胸廓后部,可显示椎体和椎弓各部及椎管内结构。肩胛骨位于后胸壁两侧,左右对称(图 2-1-8)。

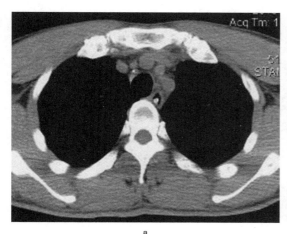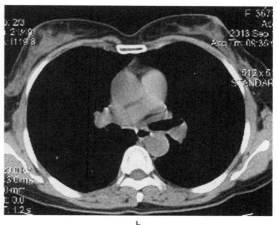

a

b

图 2-1-8 正常胸廓 CT 表现
a. 骨窗显示胸骨、肋骨、胸锁关节、胸椎、肩胛骨等结构;b. 骨窗显示骨质结构、胸部肌肉以及女性乳房等

2. **软组织影** 在前胸壁第 5 肋层面以上有胸大肌和胸小肌,最前方为女性乳房影,可见皮肤、皮下组织和乳腺结构。第 7 肋层面以下为腹直肌和腹外斜肌。后胸壁脊柱两旁为背阔肌、斜方肌、菱形肌等。腋窝部有丰富的脂肪,其内淋巴结肿大时易于发现。

（二）气管和支气管

气管位于中线位置，起自第 6 颈椎水平，止于第 5 胸椎水平。CT 图像上，气管多呈马蹄形或椭圆形，管壁光滑，边界清楚。40 岁以上，气管壁可见不连续性高密度钙化影。右主支气管粗而短，直径 15mm，左主支气管细而长，直径 13mm。主支气管及较大分支若走行与扫描层面平行时，肺窗上呈条状低密度影；与扫描层面垂直时，呈圆形低密度影；斜交时，呈卵圆形低密度影（图 2-1-9）。肺门处支气管分支与同名肺动脉血管伴行。

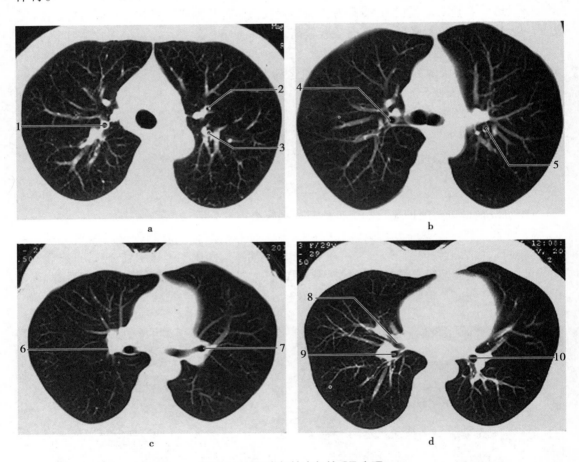

图 2-1-9　正常气管支气管 CT 表现

1. 右上叶尖段支气管；2. 左上叶前段支气管；3. 左上叶尖后段支气管；4. 右上叶支气管；5. 左上叶尖后段支气管；6. 右中间段支气管；7. 左舌叶支气管；8. 右中叶支气管；9. 右下叶支气管；10. 左下叶支气管

（三）肺

1. 肺门　双侧肺门处，肺动脉分支与相应支气管伴随走行，肺静脉多不与支气管伴行。正常左肺门略高于右肺门，血管位置变异较大。右肺动脉在肺门处分出上、下肺动脉，继续分出肺段动脉分支；左肺动脉跨越左主支气管分出左上肺动脉后延续为左下肺动脉。肺静脉包括上肺静脉干和双下肺静脉干，均汇入左心房。

两侧肺野为对称性的密度均匀一致的透亮区，以肺门为中心向外围呈放射状从粗到细走行的血管分支影,称为肺纹理。血管纹理走行与扫描层面平行时,呈条状高密度影;与扫描层面垂直或斜交时,呈圆形或卵圆形高密度影。肺动脉与同级别支气管伴行,两者直径相近。各肺段之间没有明确边界,而肺段及肺叶的位置主要依据叶间裂的关系,以及肺段支气管、肺段动静脉的分支走行,作为判断参考依据之一(图 2-1-10)。

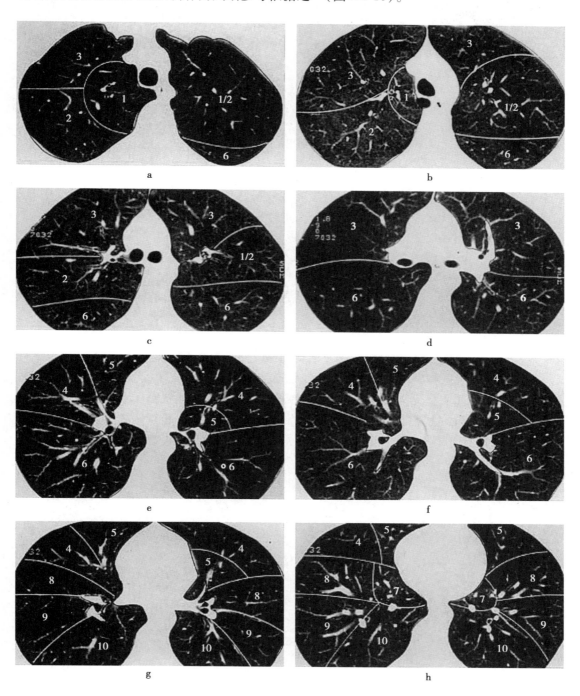

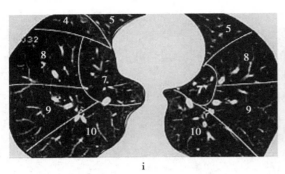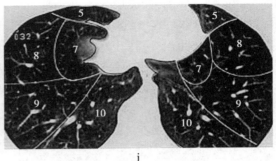

i j

图 2-1-10 正常肺野的 CT 表现

1. 尖段；2. 后段；3. 前段；1/2. 尖后段；4. 外侧段（上舌段）；5. 内侧段（下舌段）；6. 上段；7. 内基底段；
8. 前基底段；9. 外基底段；10. 后基底段；7+8. 左前内基底段

2. 肺叶、肺段 在 CT 图像上，肺叶位置依据叶间裂、肺叶支气管及肺叶动脉的位置关系来确定。两侧斜裂后方为下叶，右侧斜裂前方分别为上叶和中叶，水平裂分隔右上、中叶。肺段的位置依据肺段支气管、肺段动脉的分支走行来判定，段与段之间无明确分界。

3. 肺小叶 肺小叶由小叶间隔、小叶核心、小叶实质组成。小叶间隔由结缔组织和小叶静脉组成；小叶核心为小叶动脉、细支气管；小叶实质为肺腺泡。大多数完整的肺小叶分布在肺周边，靠近中央的肺小叶结构不完全，没有完整的间隔。常规 CT 扫描小叶间隔一般不能显示，在 HRCT 上偶可见由相邻小叶间隔围成的锥形或多边形结构，底向胸膜，尖向肺门，直径 10 ~ 25mm 大小的肺小叶。

（四）胸膜

胸膜分壁层、脏层，覆盖在肺、纵隔及横膈、胸壁之间，常规 CT 不能显示。

肺叶之间由脏层胸膜组成叶间裂，是 CT 图像上肺叶分界的重要标志，叶间裂分斜裂和水平裂，在常规 CT 上呈无肺纹理的透亮带，在 HRCT 呈高密度线状影。水平裂有三种表现形式：①呈水平位时，为宽的三角形少血管带，起于肺动脉中间部，止于侧胸壁。②向前下斜行时，在斜裂前方见第二条少血管带。③呈波浪状时，为几条少血管带（图 2-1-11）。

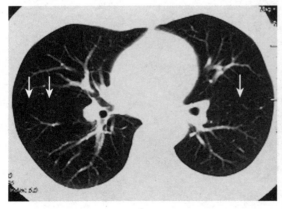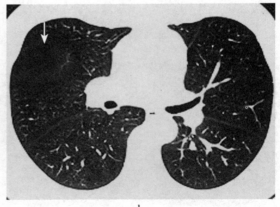

a b

图 2-1-11 正常胸膜 CT 表现

a. 普通 CT 扫描：两侧斜裂表现为无肺纹理的透明带；b. HRCT 扫描：右水平裂为椭圆形无肺纹理的透明带，两侧斜裂为高密度线状影

（五）纵隔

CT 显示纵隔明显优于平片，尤其纵隔窗用于观察纵隔内的结构价值意义更大。

1. 纵隔横断 CT 表现　纵隔内包括心脏、大血管、气管、主支气管、食管、淋巴结等主要结构，下面选取六个具有代表性的层面来描述（图 2-1-12）。

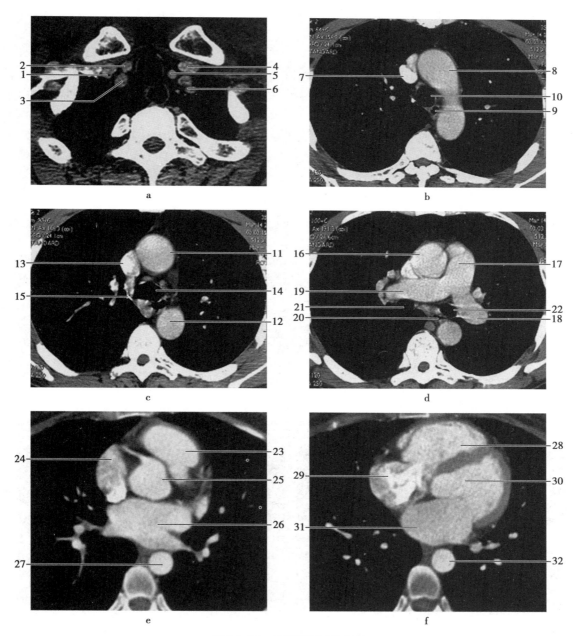

图 2-1-12　正常纵隔 CT 表现

a. 胸廓入口层面：1. 右头臂静脉；2. 右颈总动脉；3. 右锁骨下动脉；4. 左头臂静脉；5. 左颈总动脉；6. 左锁骨下动脉；b. 主动脉弓层面：7. 上腔静脉；8. 主动脉弓；9. 食管；10. 气管；c. 主动脉窗层面：11. 升主动脉；12. 降主动脉；13. 上腔静脉；14. 气管；15. 奇静脉；d. 肺动脉层面：16. 升主动脉；17. 主肺动脉；18. 左肺动脉；19. 右肺动脉；20. 食管；21. 右主支气管；22. 左主支气管；e. 左心房层面：23. 肺动脉干；24. 右心房；25. 升主动脉；26. 左心房；27. 胸主动脉；f. 四腔心层面：28. 右心室；29. 右心房；30. 左心室；29. 左心房；32. 胸主动脉

（1）胸锁关节层面：在气管两旁可见三组血管分布排列，通常头臂静脉管径最大，位于前外侧方，呈椭圆形；靠后靠近食管的是锁骨下动脉，靠前靠气管两侧的是左右颈总动脉；食管位于气管与胸椎之间。

（2）主动脉弓层面：主动脉弓自右前向左后方向斜行，前部位于气管前方，中部位于气管左侧，后部连于胸主动脉。上腔静脉居气管的右前方，可见头臂静脉汇入上腔静脉，食管位于气管、主动脉弓及胸椎之间。

（3）主动脉窗层面：主动脉窗上界为主动脉弓下缘，下界为左侧肺动脉，前方为气管，后方为食管。在此层面，升主动脉居气管前方，降主动脉居胸椎左侧，两者直径比例为 2.2 ~ 1.1∶1。上腔静脉位于升主动脉右后方，奇静脉弓常自椎体前方贴着气管右侧壁弧形走行进入上腔静脉的后方。

（4）肺动脉层面：左、右主支气管及隆突的前方为主肺动脉干及呈"人"字形的左右分支。右肺动脉自主肺动脉分出后，于升主动脉和右主支气管之间，向右后方走行；左肺动脉于左主支气管的前外侧，斜向左后方走行。

（5）左心房层面：相当于主动脉根部平面，主肺动脉干位于升主动脉根部左前方，降主动脉位于脊柱左侧，右心房位于主动脉根部右侧，脊柱前方为左心房，左心房两侧为双侧下肺静脉汇入的影像。

（6）四腔心层面：可见左、右心室及左、右心房。脊柱前方为左心房，左心房两侧为两侧下肺静脉，左心房左前为左心室。胸骨后为右心室，左右心室之间为室间隔，右心房位于右心室右后方，右心房与左心房之间为房间隔。

2. 胸腺和淋巴结

（1）胸腺：位于上纵隔的血管前间隙内，大部分位于主动脉和主肺动脉之间 3~4cm 范围内。胸腺大小、形态、密度随年龄而变化。幼儿期胸腺较大，后逐渐增大，至青春期最大；以后又缓慢萎缩，20~40 岁胸腺逐渐被脂肪所代替，于前纵隔见小卵圆形或条状软组织密度影，为残存退化的胸腺（图 2-1-13）。

（2）淋巴结：纵隔是胸部淋巴结循环集中点，多数沿气管、支气管分布，主要有气管旁淋

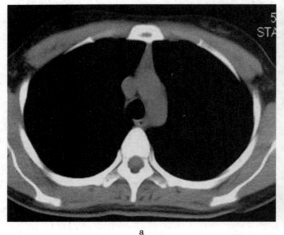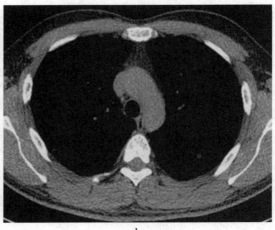

a   b

图 2-1-13 胸腺 CT 表现

a. 青年人胸腺 CT 表现；b. 老年人胸腺 CT 表现，位于主动脉弓与胸骨之间

巴结、气管支气管淋巴结、奇静脉淋巴结、支气管肺淋巴结和隆突下淋巴结等。CT 在判断淋巴结所在位置及大小上有重要价值,正常淋巴结直径多<10mm,一般前纵隔淋巴结较多,隆突下淋巴结较大。通常将淋巴结直径 11 ~ 14mm 视为临界性,≥15mm 为病理性,≥20mm 多为恶性或转移性。

纵隔中最重要的淋巴结集中分布于纵隔中部,气管两侧,气管分叉及主支气管周围。根据淋巴结位置分布,将其分为三组:①气管旁淋巴结组,分布于气管两侧及气管前方,分为上、中、下三群,三群之间互相交通,以右侧较多。②气管支气管上淋巴结组,位于气管下部和左、右主支气管上方。左气管支气管上淋巴结位于主动脉弓凹面,较散在。右气管支气管上淋巴结位于奇静脉弓内侧和右肺动脉上方。③气管支气管下淋巴结组,位于左、右主支气管分叉下方,又称隆突下淋巴结,收集两肺下叶、右肺中叶和右肺上叶下部的一部分集合淋巴管。隆突下淋巴结是左、右肺淋巴管共同汇入的部位,故两侧的肺癌均可累及此处淋巴结。

(六)横膈

膈肌呈圆顶状,把胸腔与腹腔分开。由于膈肌厚度仅几个毫米,与相同密度的肝脏、脾脏相邻,加之 CT 扫描的容积效应,使正常膈肌很难显示。膈肌的后下部分为膈肌脚,CT 表现为椎体两侧弧形软组织影,左右厚度可一致或部分稍增厚,在连续层面可见。

第二节　异常影像学表现

一、异常 X 线表现

(一)支气管改变

支气管改变包括管腔狭窄和管腔阻塞,常见的原因主要有肿块、异物、炎症、血凝块、分泌物淤积、水肿、淋巴结肿大及外在压迫。不完全的阻塞可以引起阻塞性肺气肿,完全阻塞引起阻塞性肺不张。X 线检查大多无法显示支气管管腔的情况,但可以显示管腔狭窄阻塞后的继发性肺气肿和肺不张。

1. 阻塞性肺气肿　指较大支气管或终末细支气管的含气腔隙过度充气异常扩大,或伴有肺泡壁的破裂。多数肺泡破裂合并成较大的含气空腔称肺大疱。根据病变程度和累及范围不同分为局限性肺气肿和弥漫性肺气肿。

(1) 局限性阻塞性肺气肿:较小支气管的部分狭窄或阻塞,产生活瓣作用,吸气时支气管腔略微扩张,空气能通过狭窄支气管进入肺泡;呼气时管腔收缩气体通过狭窄处比较困难,肺泡内残留气体逐渐增多,致狭窄远端过度充气扩张。X 线表现取决于阻塞的部位和范围,一侧肺或一叶肺透亮度增加,肺纹理稀疏,范围大者伴有胸廓增大和膈肌下移,范围小者无相应改变(图 2-2-1)。

> **考点提示**
>
> 阻塞性肺气肿、肺不张的影像表现

(2) 弥漫性阻塞性肺气肿:在慢性支气管炎及支气管哮喘等慢性病变中,终末细支气管由于慢性炎症及狭窄,形成活瓣性阻塞,导致双肺弥漫性充气扩张。X 线表现为:①桶状胸,胸廓前后径增大,肋间隙增宽,肋骨走行变平。②双肺透光度增加,呼吸气相双肺透光度改变不大。③肺纹理稀疏、纤细、变直。④双侧膈肌低平,动度减弱,肋膈角增大。⑤纵隔心影

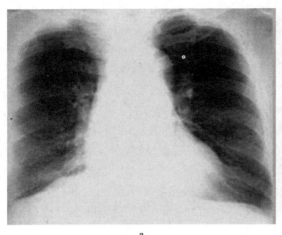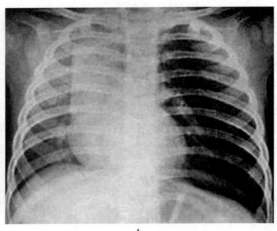

图2-2-1　局限性肺气肿

a. 左肺上野透光度增强,肺纹理稀疏;b. 左侧肺野透光度增强,肺纹理稀疏,纵隔心影向
右侧推移,左侧胸廓饱满,膈肌低平

狭长居中,心脏影像呈垂直位(图2-2-2)。

2. 阻塞性肺不张　支气管完全阻塞后,相应肺组织完全或部分没有气体而不能膨胀,导致体积萎缩,可发生在主支气管、叶支气管和段支气管。

(1) 一侧性肺不张:为主支气管的完全阻塞,X线表现为:①患侧肺野密度增高均匀一致。②纵隔心影向患侧移位,患侧膈肌上移,肋间隙变窄。③健侧肺野代偿性肺气肿。

(2) 肺叶不张:为叶支气管的完全阻塞,X线表现为:①不张肺叶体积缩小,密度均匀性增高。②相邻叶间裂向心性移位。③邻近肺叶可以有代偿性肺气肿。④纵隔、横膈、肺门有不同程度的向患侧移位。不同肺叶不张具体有不一样的X线表现(图2-2-3)。

(二)肺部改变

1. 渗出　为肺组织的急性炎症反应,肺泡里的空气被浆液、纤维素、炎性细胞所替代,肺组织发生实变。渗出性病变多见于急性肺炎、浸润性肺结核、肺出血、肺水肿等。X线表

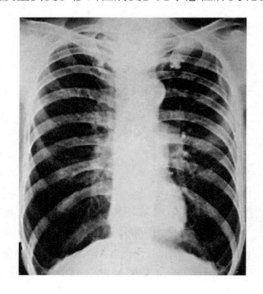

图2-2-2　弥漫性肺气肿

胸廓饱满,肋间隙增宽,肺野透亮度
增强,中外带肺纹理纤细,心影狭长,
膈肌低平

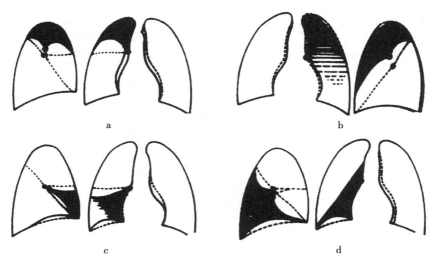

图 2-2-3 各叶肺不张示意图

a. 右上叶肺不张；b. 左上叶肺不张；c. 右中叶肺不张；d. 右下叶肺不张

现：①病灶呈片状密度增高影像，大小不一，密度均匀。②边缘模糊，与正常肺组织之间没有明确的边界而呈逐渐移行状态，若毗邻叶间胸膜则边界可以清晰。③病变范围呈小片或大片状，可相互融合，在大片实变影中可见含气支气管的透亮影像，称为"空气支气管征"。④病灶变化较快，及时治疗，1~2 周内可以吸收（图 2-2-4）。

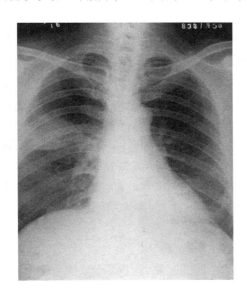

图 2-2-4 渗出性病变 X 线表现

右上中肺野大片密度增高影，密度均匀，上缘模糊，下缘邻近水平裂而边界清楚

2. 增殖 为肺组织的慢性炎症反应，在肺泡里形成肉芽组织增生，以成纤维细胞、血管内皮细胞和组织细胞增生为主。增殖性病变多见于各种慢性肺部炎症及肺结核。X 线表现：①病灶呈数毫米至 1 厘米大小的高密度结节状影像。②边界清晰，无融合趋势。③病灶变化较慢（图 2-2-5）。

3. 纤维化 为肺组织的慢性炎症或增殖性病变在修复愈合过程中，由纤维组织逐渐替代肉芽组织形成瘢痕而发生纤维化。纤维性病变多见于慢性肺炎、支气管炎、肺脓肿、肺结

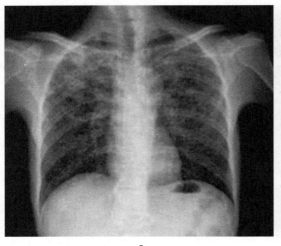
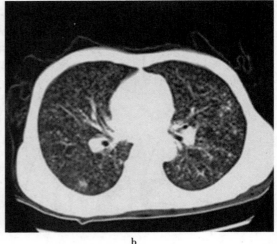

a   b

图2-2-5　增殖性病变 X 线表现

a. 胸部后前位示双侧肺野弥漫分布粟粒样结节影；b. CT 平扫肺窗见结节分布广泛，大小较均匀

核、矽肺等，可分为局限性和弥漫性两大类。X 线表现：①局限性纤维化呈索条、线样、斑块或结节状致密影，边缘清晰，走行僵直不规则。②弥漫性纤维化呈网状、蜂窝状、紊乱的索条状密度增高影，自肺门至外带弥漫性分布。

4. 钙化　为肺组织退行性改变或坏死分解后钙盐沉积，为病变愈合的一种表现形式。钙化性病变多见于肺结核愈合阶段、肺肿瘤、矽肺、肺转移性肿瘤。X 线表现为高密度影像，边缘清晰锐利，大小形状不一，可呈斑点、斑块、球形或条状。肺结核病钙化呈斑点状，多位于双肺上野；肺错构瘤钙化呈"爆米花样"改变；矽肺病淋巴结钙化呈蛋壳样（图2-2-6）。

5. 空洞与空腔　空洞为病变肺组织坏死液化经支气管引流排出形成，空洞壁由坏死组织、肉芽组织、纤维组织、肿瘤组织形成。空洞多见于肺结核、肺脓肿、肺癌。而空腔则是肺内原有的腔隙病理性扩大，如肺大疱、含气肺囊肿、肺气囊等，其 X 线表现为壁菲薄无结构透亮区，边界清楚。空洞根据洞壁的厚度分为无壁空洞、薄壁空洞、厚壁空洞，X 线表现如下（图2-2-7）：

（1）无壁空洞：为大片实变肺组织内多发的小的透亮影，边缘不规则如虫蚀样，常见于干酪性肺炎。

（2）薄壁空洞：空洞壁厚度≤3mm，为圆形、椭圆形、不规则形薄壁透光区，边界较清晰，空洞内较少有液平面，常见于肺结核。

（3）厚壁空洞：空洞壁厚度>3mm，为圆形、椭圆形、不规则形厚壁透光区，常见于肺脓肿和肺癌。肺脓肿的空洞周围可见边缘模糊的

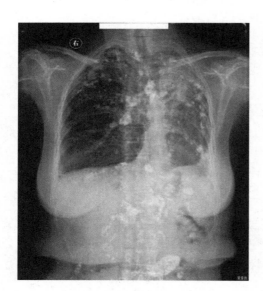

图2-2-6　钙化的 X 线表现

胸部后前位示双侧肺野弥漫分布高密度钙化影

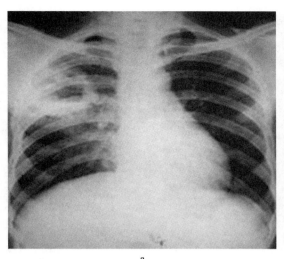
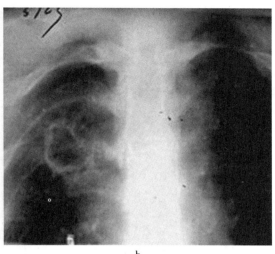

a   b

图2-2-7 空洞的X线表现

a. 右上肺野大片状致密影,边界模糊,其内见厚壁空洞和液气平面,局部肺纹理增多模糊;b. 右上肺野类圆形薄壁空洞,边界清楚

片状密度增高影,空洞内常有明显的液平面;肺癌的空洞常为偏心性,外缘呈分叶状肿块,可有短毛刺;空洞内缘凹凸不平,有时可见壁结节。

6. 肿块 病灶直径≤3cm者为结节,直径>3cm者为肿块。结节或肿块按照数目多少分为单发或多发,单发者常见于结核球、肺癌、炎性假瘤,多发者常见于肺转移性肿瘤。按照性质肺部肿块可分为瘤性肿块、非瘤性肿块,瘤性肿块又分为良性肿块、恶性肿块(图2-2-8)。①良性肿块,多有包膜,呈膨胀性生长,形状多呈圆形、类圆形,边缘光滑清楚。②恶性肿块,无包膜,呈浸润性生长,形状不规则,边缘有分叶、细短毛刺、脐凹征或胸膜凹陷征等。较大的恶性肿块容易发生坏死液化而常见厚壁空洞。③转移性肿瘤,呈现为多个大小不一的结节状或球形密度增高影。④非瘤性肿块中,炎性假瘤密度不均匀,有长毛刺;结核球容易出现钙化,周围有卫星病灶;含液囊肿轮廓光滑,容易随胸腔压力变化而发生形态改变。

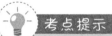

考点提示

渗出、增殖、纤维化、钙化、空洞、肿块的影像表现

（三）胸膜改变

1. 胸腔积液 正常胸膜腔内的少量液体有润滑作用,在病理状态下,液体量增加即为胸腔积液。各种不同疾病所致的积液密度近似,X线检查只能确定有无积液及程度,对其性质不能区分。根据液体在胸膜腔内是否随体位移动,胸腔积液分为游离性胸腔积液和局限性胸腔积液。

（1）游离性胸腔积液:根据积液量的多少分三类(图2-2-9)。

1）少量胸腔积液:常规后前位不易发现,积液量在300ml以上,立位胸片可见肋膈角变浅、变钝、模糊。

2）中量胸腔积液:液体上缘到达第4肋前端以上,第2肋前端以下,其上缘呈外高内低的弧形曲线,系胸腔的负压、液体的重力、肺组织的弹性、液体的表面张力等因素共同作用下所致。弧线以下为均匀一致的密度增高影,与横膈相连,心膈角、肋膈角消失,患侧肋间隙增

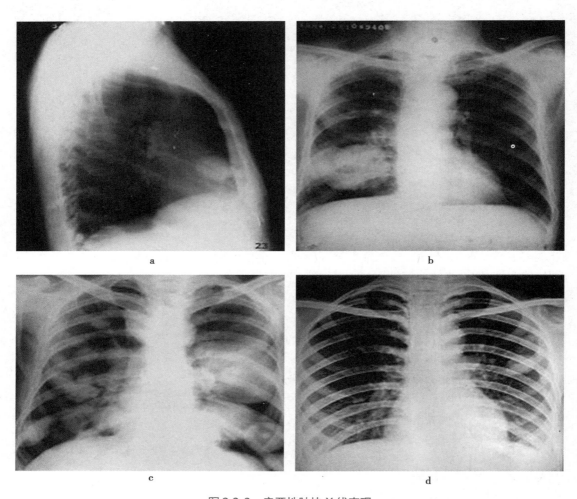

图 2-2-8　良恶性肿块 X 线表现

a. 右中肺野贴近前胸壁球形致密影,边缘光滑清楚;b. 右下肺野类圆形肿块,边缘不光滑,有分叶状和短毛刺,其内密度不均;c. 双肺多发大小不一的棉团状肿块影,边缘较光滑清楚;d. 左中肺野球形致密影,边缘光滑清楚

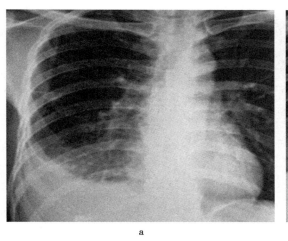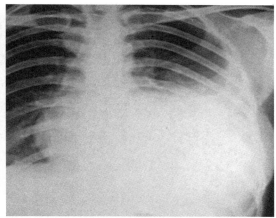

a   b

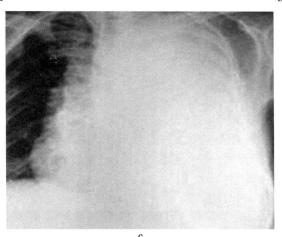

c

图 2-2-9　游离性胸腔积液 X 线表现
a. 右侧少量积液；b. 左侧中量积液；c. 左侧大量积液

宽,纵隔心影向健侧移位。

3）大量胸腔积液:液体上缘到达第 2 肋前端以上,患侧肺野呈大片密度增高影,均匀一致,肋膈角消失,患侧肋间隙增宽,纵隔心影向健侧移位。

（2）局限性胸腔积液

1）包裹性积液:指脏层、壁层胸膜粘连,液体局限于胸膜腔的某一部位,好发于侧胸壁、后胸壁。X 线表现呈宽基底紧贴胸壁突向肺野的半圆形或 D 字形致密影,上下缘与胸壁之间形成钝角,密度均匀,边缘清晰(图 2-2-10)。

2）叶间积液:液体局限在水平裂或斜裂内,X 线表现为沿叶间裂走行分布的梭形致密影,积液量少时呈带状,量多时呈球形,密度均匀,边缘清晰(图 2-2-11)。

3）肺底积液:液体聚集在肺底与横膈之间,以右侧多见,X 线表现容易与右侧膈肌升高混淆,但抬高的"膈顶"最高点偏外 1/3,站立位身体向患侧倾斜 60°或采用仰卧位,可见肺底积液流动而出现游离性胸腔积液的征象。

 考点提示

　　胸腔积液、气胸、液气胸的影像表现

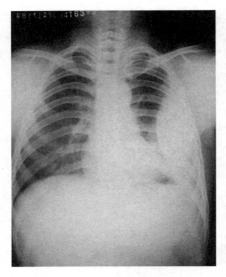
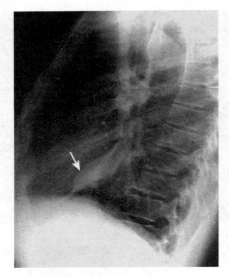

图 2-2-10　包裹性积液 X 线表现

左侧胸壁上呈 D 字形致密影,宽基底紧贴胸壁,边界光滑清楚,密度均匀

图 2-2-11　叶间积液 X 线表现

侧位片沿斜裂下段走行呈梭形的密度增高影,边缘光滑,密度均匀

　　2. 气胸和液气胸　脏层或壁层胸膜破裂,空气进入胸膜腔即为气胸,X 线表现为被压缩的肺组织边缘与胸壁之间有无肺纹理结构的条带状透亮区。若液体和气体同时存在于胸膜腔内即为液气胸,X 线表现为站立位可见液气平面横贯胸腔,平面上方靠肺门侧可见被压缩的肺组织(图 2-2-12)。

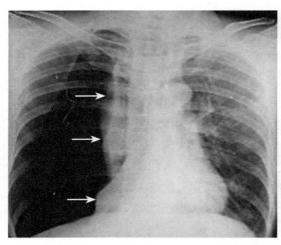
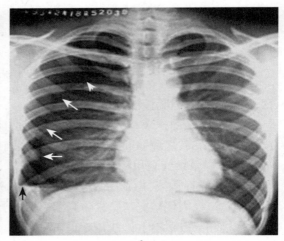

a

b

图 2-2-12　气胸和液气胸 X 线表现

a. 气胸,右侧胸腔见大片无肺纹理透亮区,右侧肺组织被压缩至肺门处;b. 液气胸,右外侧平行侧胸壁的无肺纹理弧形透亮带,内侧可见被压缩的肺组织边缘和下肺野的液气平面

　　3. 胸膜增厚和粘连　炎性纤维素渗出、肉芽组织增生、外伤出血机化均可引起胸膜增厚和粘连,两者可以同时存在。局限性胸膜增厚粘连多发生于肋膈角,X 线表现为肋膈角变

浅变钝,透视下横膈运动略微受限。广泛性胸膜增厚粘连,X线表现为患侧胸廓塌陷,肋间隙变窄,横膈顶升高,活动明显受限,患侧肺野密度增高或表现为沿胸廓内缘呈条带状致密影。

4. 胸膜钙化 X线表现为片状、不规则点状、条状高密度影,边缘清晰。多见于结核性胸膜炎、化脓性胸膜炎、胸膜腔出血机化、矽肺等。

(四)纵隔改变

1. 位置的改变 患侧压力减低或发生粘连牵拉,如肺不张、广泛胸膜肥厚、肺广泛性纤维化、肺叶切除术可牵拉纵隔向患侧移位。患侧压力升高,如一侧性胸腔积液、肺气肿、气胸、肺内巨大肿瘤、纵隔肿瘤可将纵隔推向健侧。一侧主支气管内异物可引起纵隔摆动。

2. 形态的改变 纵隔增宽常见于炎症、出血、肿瘤、淋巴结肿大及血管性病变,其中纵隔肿瘤最常见。纵隔变窄主要见于弥漫性肺气肿,双侧压力升高,纵隔受压,心影变窄呈垂位。

3. 纵隔气肿 系颈部、纵隔、心脏、食管、肺部手术或外伤引起纵隔积气,X线表现为纵隔边缘有条带状透亮影,轮廓清楚。

(五)横膈改变

1. 位置的改变 腹腔肿瘤、一侧肺不张、膈肌麻痹可使患侧横膈升高。大量腹水、晚期妊娠、大量肠胀气,可使双侧横膈升高。慢性弥漫性肺气肿可使双侧横膈降低,一侧性肺气肿、一侧性气胸、一侧大量胸腔积液可使患侧横膈降低。

2. 形态的改变 横膈胸膜粘连表现为膈顶幕状突起,阻塞性肺气肿表现为患侧或双侧膈顶变平或呈阶梯状。少量胸腔积液或局限性胸膜肥厚表现为肋膈角变浅变钝或膈面模糊。

> 💡 **考点提示**
>
> 纵隔位置、形态改变的影像表现;横膈位置、形态、运动度改变的影像表现

3. 运动功能的改变 横膈胸膜粘连、膈膨出、膈麻痹、肺气肿时,膈肌的运动减弱或消失。而肿瘤、外伤、手术导致一侧膈神经损伤,吸气时患侧膈肌升高,健侧膈肌下降;呼气时运动相反,称之为矛盾运动。

二、异常 CT 表现

(一)支气管改变

CT检查可以显示支气管狭窄、阻塞的部位、原因及继发性肺气肿、肺不张。HRCT可以发现早期肺气肿,显示肺小叶结构的异常改变。

1. 阻塞性肺气肿

(1)局限性阻塞性肺气肿:CT表现为局部肺透亮度增加,肺纹理稀疏。

(2)弥漫性阻塞性肺气肿:CT表现为双肺肺纹理稀疏、变细、变直,胸廓饱满,肋间隙宽,肺边缘部可见肺大疱。

2. 阻塞性肺不张

(1)一侧性肺不张:患侧肺组织体积缩小,呈软组织致密影,边缘清晰,周围结构向患侧移位。增强扫描强化明显,常可发现支气管阻塞的原因和部位。

(2)肺叶不张:各肺叶不张CT表现有所不同,共同的征象为肺叶体积缩小,尖指向肺门的三角形软组织致密影,密度均匀,邻近结构有移位。增强扫描不张肺叶强化明显,可与

肿块鉴别(图2-2-13)。

（3）肺段不张：呈三角形致密影,边缘内凹,尖指向肺门。

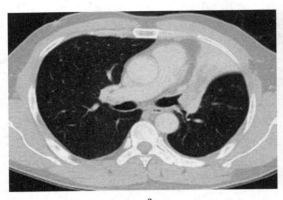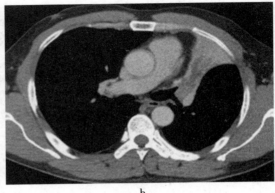

图2-2-13　左上叶肺不张 CT 表现

a(肺窗)、b(纵隔窗)左肺上叶支气管开口处软组织密度肿块,左上叶支气管"截断",左上叶肺不张,肿块强化程度低于不张的肺组织

（二）肺部改变

1. 渗出　CT 表现为密度均匀的大片实变影中可见空气支气管征象。如渗出病变在肺窗上显示为淡薄的密度增高影像,呈磨砂玻璃样,肺纹理可见,纵隔窗上病灶可消失,完全不显影。如渗出病变在肺窗上为较高的致密影,见不到肺纹理,纵隔窗上病灶会明显缩小不消失。渗出性病变多见于急性肺炎、浸润性肺结核、肺出血、肺水肿等(图2-2-14)。

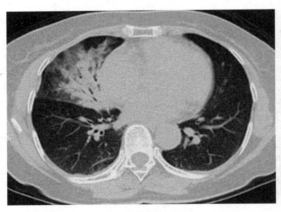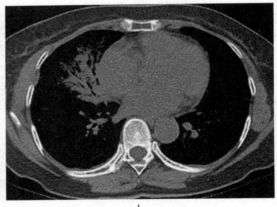

图2-2-14　渗出与实变 CT 表现

a. 肺窗:右肺中叶大片状实变影,其内见空气支气管征;b. 纵隔窗:实变影内支气管通畅,支气管壁未见增厚

2. 增殖　CT 表现为病灶密度高,边界清楚,粟粒小结节影。增殖性病变多见于各种慢性肺部炎症及肺结核(图2-2-15)。

3. 纤维化　CT 检查对纤维化病变较敏感,局限性纤维化表现为条索状僵直高密度影,与肺纹理走行分布不一致。弥漫性纤维化呈现为自肺门向外伸展紊乱、条状、网状、蜂窝状

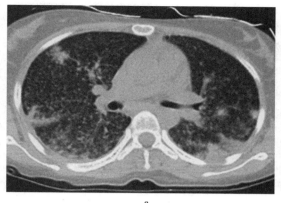
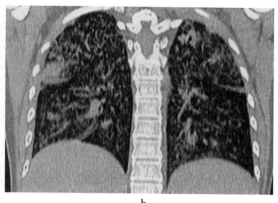

a
b

图 2-2-15 增殖病变 CT 表现

a（横断位）、b（冠状位）双肺弥漫分布粟粒结节影，呈"三不均匀"，越靠上病灶越多，部分病灶边界清晰

影，其间可见颗粒状或小结节状影。纤维性病变多见于慢性肺炎、支气管炎、肺脓肿、肺结核、矽肺等。

4. 钙化　对钙化病灶的检查 CT 较为敏感，HRCT 对小钙化灶检出率较高，在纵隔窗上钙化灶密度类似骨骼，呈细颗粒状、结节状、斑片状、层状，形态多样，边界清楚，CT 值常达 100Hu 以上的高密度影。钙化性病变多见于肺结核愈合阶段、肺肿瘤、矽肺、肺转移性肿瘤等（图 2-2-16）。

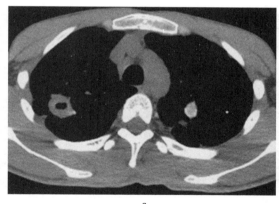
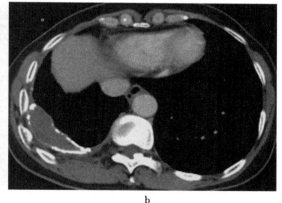

a
b

图 2-2-16 钙化的 CT 表现

a（纵隔窗）左肺上叶结核球伴钙化；b（纵隔窗）另一病例，右侧包裹性胸腔积液，胸膜增厚粘连钙化，右侧胸廓塌陷

5. 空洞与空腔　CT 表现与 X 线表现相似，但在显示空洞的大小、形态、空洞内外情况方面优于 X 线（图 2-2-17）。

6. 肿块

（1）良性肿块：多呈圆形、类圆形，边缘光滑清楚，无毛刺，少分叶，密度均匀一致。但结核球的钙化，错构瘤的脂肪成分及牙齿骨骼，含液囊肿中的液体成分，气液囊肿中的气体和液体成分等，均成为良性肿块密度不均匀的原因。增强扫描，可均匀强化或不均匀强化。

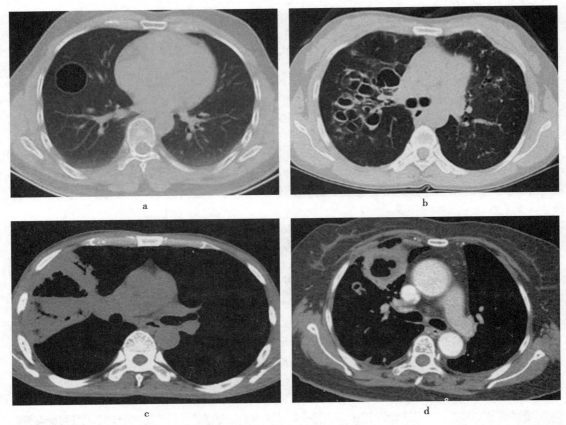

图2-2-17 空洞及空腔的 CT 表现

a. 右肺中叶单发囊腔,圆形,边界清楚;b. 右肺上叶多发囊腔,部分可见气液平面;c、d. 为同一病
例,平扫右肺上叶厚壁空洞,洞内见气液平面,洞外见斑片状浸润影。增强扫描大小两个空洞壁
均有强化

（2）恶性肿块:形状不规则,边缘有分叶、细短毛刺、脐凹征等。较大的恶性肿块因坏死
液化呈偏心性厚壁空洞,洞内可见壁结节向腔内突出。有时小的肿块内可见 1～3mm 的透
亮区(小泡征)或伴支气管气像。肿块胸膜侧可见胸膜向内呈幕状、三角形或线状影称胸膜
凹陷征。肿块肺门侧可见血管影向肿块聚集,在肿块区中断或支气管在肿块边缘呈截断征
象或管腔狭窄,管壁增厚。增强扫描,肿块均匀或不均匀强化。常见于肺癌(图 2-2-18)。

（三）胸膜改变

1. 胸腔积液

（1）游离性胸腔积液:少量积液 CT 表现为紧贴后胸壁弧形窄带状液体密度影,边缘光
滑整齐。改变体位,液体可有移动。中量积液 CT 表现为后胸壁下稍宽带状液体密度影,邻
近肺组织轻度受压。大量积液 CT 表现为胸腔被液体密度影占据,肺组织被压缩至肺门处呈
软组织影,纵隔向对侧移位。

（2）包裹性积液:CT 表现自侧胸壁向肺野突出的 D 字形液体密度影,宽基底紧贴胸壁,
与胸壁夹角呈钝角,边缘清楚光滑。

（3）叶间胸膜积液:CT 表现为叶间裂走行区呈梭形或带状液体密度影,积液量大时呈
类圆形似肿瘤,但位置相对固定在叶间裂走向上,CT 值为液体密度,可与肺内实质性肿块相

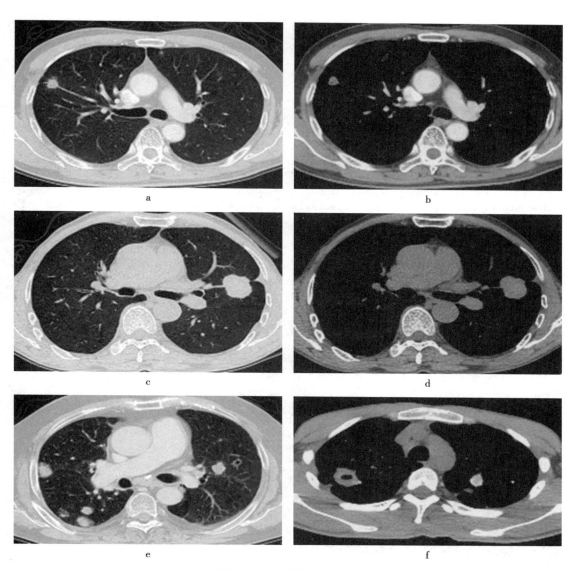

图 2-2-18　肿块的 CT 表现

a(肺窗)、b(纵隔窗):右肺上叶软组织结节,强化不均匀,结节内见空泡征,肺血管分支与之相连,有分叶、毛刺征;c(肺窗)、d(纵隔窗):左肺上叶软组织肿块,密度均匀,见分叶、毛刺及胸膜凹陷征;e(肺窗):双肺多发大小不一类圆形结节密度增高影,边界清楚;f(纵隔窗):左肺上叶结核球伴钙化,右肺上叶厚壁空洞

鉴别(图 2-2-19)。

　　2. 气胸和液气胸

　　(1) 气胸:肺窗上可见胸腔外围呈带状的无肺纹理的透亮带,内侧见弧形平行于胸壁内面的脏层胸膜的细线影,肺组织不同程度受压,严重时肺被压缩至肺门呈类圆形软组织密度影,纵隔移向对侧。

　　(2) 液气胸:由于重力作用,液气胸在 CT 检查时见液-气平面,气体在上向腹侧,液体在下向背侧,肺组织被压缩贴紧肺门(图 2-2-20)。

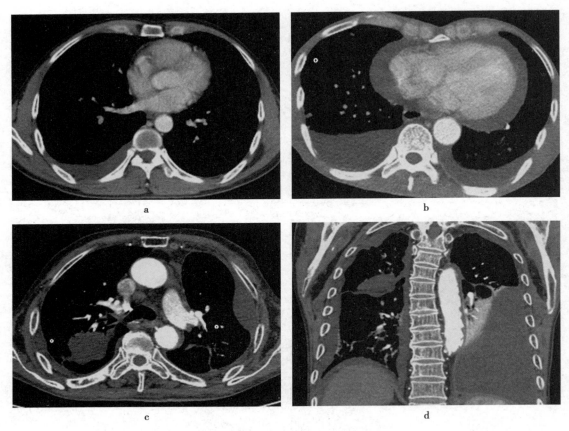

图 2-2-19　胸腔积液的 CT 表现

a. 游离性胸腔积液,右后胸壁下弧形带状液性密度影,清楚光滑;b. 双侧胸腔积液,心包腔积液,增强扫描无强化;c. 包裹性积液,自左胸壁向肺野内突出液体密度影,均匀光滑;d. 叶间积液,右斜裂部位梭形液体密度影,均匀光滑

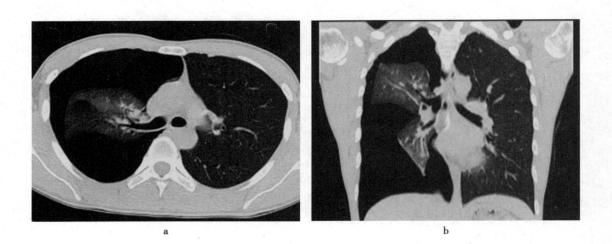

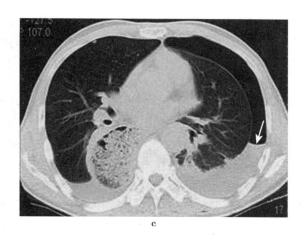

图 2-2-20 气胸和液气胸的 CT 表现
a(横断位)、b(冠状位):右侧胸膜下不规则无肺纹理透亮区,右肺组织受压,体积缩小;c(横断位):左侧胸膜下弧形无肺纹理透亮区靠近前胸壁,弧形带状液性密度影靠近后胸壁,两者间见液气平面。右侧后胸壁下弧形带状液性密度影

3. 胸膜增厚和粘连、钙化、肿块

(1) 胸膜增厚与粘连常同时存在,增厚的胸膜沿胸壁呈带状软组织密度影,表面不光滑,厚薄不一。若胸膜厚度超过 2cm 时考虑恶性的可能。

(2) 胸膜钙化:呈弧形或带状高密度影,CT 值接近骨骼。

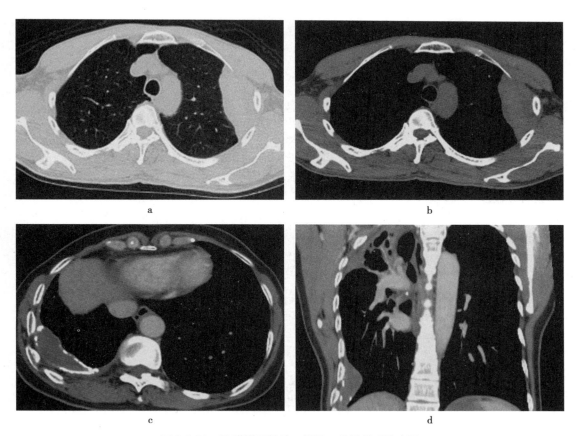

图 2-2-21 胸膜增厚粘连、钙化、肿块的 CT 表现
a(肺窗)、b(纵隔窗):胸膜间皮瘤,左侧胸膜下软组织密度影,自胸壁突向左肺野,边界清楚,夹角呈钝角;
c(横断位)、d(冠状位):另一病例,胸膜增厚粘连钙化,邻近胸膜增厚粘连,右侧胸廓塌陷

（3）胸膜肿块：局限者呈软组织密度的肿块，宽基底与胸壁相连，增强扫描有明显强化。弥漫性胸膜肿瘤则呈表面凹凸不平或结节状、波浪状胸膜增厚，范围广泛时可累及一侧胸壁（图2-2-21）。

（四）纵隔改变

1. 位置的改变　CT表现与X线表现相似，肺不张、广泛胸膜肥厚等可牵拉纵隔向患侧移位，气胸、大量胸腔积液、肺内巨大肿瘤可推压纵隔向健侧移位。

2. 形态的改变　纵隔内占位性病变较大时或心血管异常扩张可导致纵隔变形增宽。

3. 密度的改变　纵隔病变因CT值不同分为四类：脂肪密度、软组织密度、囊性密度及血管性密度。CT检查对鉴别血管性与非血管性病变、良性与恶性病变价值意义很大。

（1）脂肪性病变，平扫CT值-120～-30Hu，增强扫描可见血管强化，脂肪成分不强化。

（2）实性病变，平扫CT值50～70Hu，增强扫描良性病变均匀轻度强化，恶性病变强化明显多不均匀。

（3）囊性病变，类圆形，平扫CT值-10～+10Hu，增强扫描囊壁不强化或轻度强化，囊液不强化。

（4）血管性病变，增强扫描可以明确显示动脉瘤、动脉夹层及附壁血栓。

（罗天蔚）

第三节　支气管病变

一、慢性支气管炎

【疾病概要】

1. 病因病理　慢性支气管炎是由各种感染（细菌、病毒）和非感染因素（空气污染，气候变化、吸烟、过敏等）引起的支气管黏膜的慢性炎症，常见于老年人。

（1）支气管黏膜炎性改变：支气管黏膜细胞显著增生，黏液腺增生肥大，导致黏液分泌亢进引起慢性咳嗽、咳痰。

（2）支气管不完全性阻塞：支气管管壁充血、水肿，黏膜糜烂、溃疡、纤维结缔组织增生导致管壁增厚、管腔狭窄引起气喘。

（3）肺纤维化改变：继发肺广泛纤维化引起慢性阻塞性肺气肿，严重者导致慢性肺源性心脏病。

2. 临床表现　临床诊断标准：慢性进行性咳嗽连续两年以上，每年连续咳嗽、咳痰至少三个月，并除外全身性或肺部其他疾病。

> **考点提示**
>
> 慢性支气管炎的临床诊断标准和影像学表现

【影像表现】

1. X线表现　由于慢性支气管炎发病大多是潜在性发展，一般早期症状不明显，X线平片上也无异常表现，晚期尤其是出现继发症后可出现下列表现：

（1）肺纹理改变：①肺纹理增多、增粗、紊乱，两下肺为主，可见"双轨征"。②肺纹理减少、稀疏，继发慢性阻塞性肺气肿后改变。

（2）肺野透亮度改变：①肺野透亮度增强，继发慢性阻塞性肺气肿后改变，可出现肺大疱(图2-3-1)。②肺野透亮度减低,两肺野似薄纱改变,可见条索状或网状阴影,继发弥漫性肺纤维化后改变。

（3）继发感染后改变:肺纹理模糊,或沿肺纹理出现大小不等的片状或云絮状阴影。

（4）继发肺动脉高压、肺源性心脏病后改变:肺动脉段突出,右心室增大。

2. CT表现 CT扫描一般很少用于慢性支气管炎的诊断,主要是在X线检查基础上用于鉴别诊断。当临床症状不明显,胸片上又发现网状纹理,为排除其他疾病而进行。

（1）双轨征:支气管壁增厚,呈平行线状高密度影与支气管走行方向一致。

（2）肺气肿与肺大疱:CT较X线更敏感显示小叶性肺气肿与肺大疱(图2-3-2)。

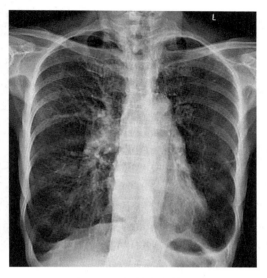

图 2-3-1 慢性支气管炎
慢性支气管炎合并肺气肿、肺大疱

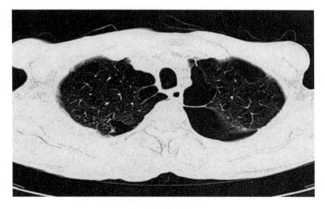

图 2-3-2 慢性支气管炎 CT 表现
慢性支气管炎合并肺气肿、肺大疱

（3）肺泡炎性实变:肺野内可见多个斑点状与小斑片状密度增高影。

（4）肺间质纤维化:肺纹理增多、紊乱,呈网状,以肺野外围明显。

（5）肺动脉高压:近肺门部肺动脉扩张,而外周肺小动脉明显减少,呈"肺门残根征"表现。

总之,慢性支气管炎的影像学表现多样,但缺乏特征性,密切结合临床症状和病史,一般不难诊断,尤其是继发肺气肿者较易诊断。但需与间质性肺炎、尘肺等病鉴别。

二、支气管扩张

【疾病概要】

1. 病因病理 支气管扩张是指支气管内径的异常增宽,以儿童和青年多见。分为先天性或后天性。先天性支气管扩张是支气管壁先天发育不良,管壁薄弱所致,较少见。后天性支气管扩张多见,可由支气管反复慢性感染、支气管阻塞及外力对支气管牵引所致。

支气管扩张根据形态不同分为囊状扩张、柱状扩张和静脉曲张型扩张。好发于左肺下叶、左肺舌叶及右肺下叶。

2. 临床表现 咳嗽、咳痰、咯血是支气管扩张的主要症状。常为慢性咳嗽,咳大量脓痰。大多数患者有反复咯血,咯血量从痰中带血到大量咯血,与病情严重程度、病变范围不一定成比例。部分患者以反复咯血为唯一症状,平时可无咳嗽和咳痰,称为"干性支气管扩张",常继发于肺结核所致的上叶病变。病变广泛者可有呼吸困难、发绀及杵状指等。

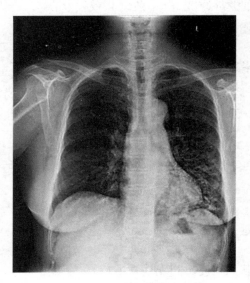

图 2-3-3 支气管扩张
左下肺纹理增粗、紊乱,呈蜂窝状改变

【影像表现】

1. X 线表现 早期轻度支气管扩张,一般平片无异常,或仅有一侧或两侧下肺纹理增多、增粗表现。晚期则可见到以下改变:

(1)囊状或蜂窝状阴影:是囊状支气管扩张的特征性表现,显示为多个环形薄壁透亮区,似蜂窝状,其内可见小液平(图 2-3-3)。

(2)肺纹理改变:肺纹理增多、增粗、紊乱,可见"双轨征"及杵状肺纹理。

(3)继发肺不张改变:病变区内可有肺叶或肺段不张,表现为密度不均的三角形致密影。中叶综合征中往往伴有支气管扩张。

(4)继发感染改变:在增多、紊乱的肺纹理中出现小斑片状模糊影。吸收缓慢,且在同一部位反复出现。

2. CT 表现 CT 检查尤其是高分辨力 CT 影像对诊断支气管扩张有较高的准确性,不仅能明确诊断,还能确定扩张的类型、程度与范围,是目前诊断支气管扩张的主要检查方法。

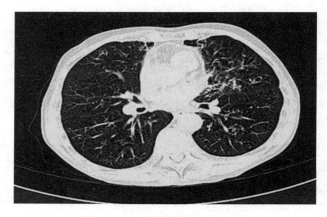

图 2-3-4 支气管扩张 CT 表现
左肺多发囊状支气管扩张

（1）柱状支气管扩张：支气管壁增厚,管腔扩张,直径大于伴行的同级肺动脉直径,呈"双轨征"或"印戒征"。当扩张支气管内充满液体时则呈柱状或结节状高密度影。

（2）囊状支气管扩张：囊状或蜂窝状囊腔,合并感染时,内可见气液平面(图2-3-4)。

（3）静脉曲张型支气管扩张：表现为扩张的支气管管腔粗细不均,呈"串珠状",如腔内充满黏液栓,则表现为棒状或结节状高密度影,称"指状征"。

三、气管、支气管异物

【疾病概要】

1. 病因病理　多见于5岁以下儿童,根据异物性状不同分为不透X线异物(金属类,如硬币、铁钉等)和透X线异物(如花生米、豆子等)。

异物引起的病理改变主要是机械性阻塞、刺激性损伤和继发感染。

（1）机械性阻塞：异物停留的部位视异物大小、形态和气流而定,较大异物多停留在喉或气管内,较小的常进入支气管,尤其是右下叶支气管。根据支气管阻塞的程度分为:①吸气性活瓣性阻塞,见于活动性异物,吸气时异物随气流下降阻塞支气管,纵隔向患侧移位,呼气时,异物随气流上升,纵隔恢复中位。②呼气性活瓣性阻塞,见于固定异物,呼气时支气管狭窄,气体呼出困难,纵隔向健侧移位,吸气时支气管扩张,气体进入,纵隔恢复中位,类似一侧阻塞性肺气肿。③完全性阻塞,见于较大异物或停留时间较长的异物,导致阻塞性肺不张。

（2）刺激性损伤和继发感染：异物停留的呼吸道,由于机械性或化学性刺激,出现局部支气管黏膜充血、炎性浸润以及不同程度的水肿。

以上各种病理改变可单独存在或相继发生,熟悉各种原因所致的病理性改变,可对异物做出正确定位。

2. 临床表现　患者多有明确的异物吸入史,吸入异物后症状的轻重程度取决于异物的大小、形状和停留的部位以及本身的性质。主要为阵发性刺激性呛咳,严重者出现呼吸困难、窒息,继发感染者出现咳痰、发热。

【影像表现】

1. X线表现　凡疑有气管、支气管异物的病人,都应进行X线检查,常规检查为透视,必要时摄片,摄片时应分别摄深吸气相和深呼气相,以便观察肺野透亮度及纵隔移位情况。

（1）直接征象：对于不透光异物的诊断,主要依靠直接征象,可直接显示异物的部位、形状及大小。

（2）间接征象：透光异物的诊断,主要依靠间接征象。

1）气管内异物：常引起呼气性活瓣性阻塞,两肺透亮度增高,呼吸两相肺野透亮度改变不大,心影呼气相比吸气相小。

2）支气管内异物：①纵隔摆动,见于一侧支气管不完全性阻塞。吸气性活瓣性阻塞,吸气时纵隔向患侧移位,呼气恢复中位。呼气性活瓣性阻塞,呼气时纵隔向健侧移位,吸气恢复中位。总之:吸气时纵隔向哪侧移位,异物就位于哪侧,这是判断支气管异物的直接的方法。②肺野透亮度改变,吸气性活瓣性阻塞,吸气时患侧肺野透亮度降低;呼气性活瓣性阻塞,呼气时患侧肺野透亮度增高(图2-3-5)。③阻塞性肺不张,见于支气管完全

考点提示

气管支气管异物的影像学表现

性阻塞,表现为肺叶体积缩小及密度增高,其范围取决于阻塞的部位。④阻塞性肺炎,见于异物存留时间较长,表现为斑片状阴影,肺纹理模糊。

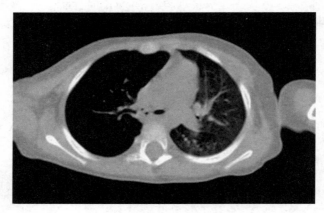

图2-3-5 支气管异物
右主支气管异物合并阻塞性气肿

2. CT 表现 CT 分辨率高,除能直接显示透光和不透光异物的部位、形状、大小外,还能显示其间接征象,同时对异物引起的早期或轻微继发改变的发现较 X 线敏感。

呼吸道异物一定要及时取出,经手术取出后,还应做常规影像学检查,以便了解有无异物存留,发现手术可能引起的并发症,以及观察异物导致的其他变化。

【鉴别诊断】

气管内不透光异物,尤其是扁平状异物(如硬币等)需与食管内异物鉴别。气管内异物正位呈条状影,侧位呈片状影。而食管内异物正位呈片状影,侧位呈条状影。必要时加做食管钡餐检查。或进行 CT 检查明确诊断。

第四节 肺 部 病 变

一、大叶性肺炎

【疾病概要】

1. 病因病理 大叶性肺炎是发生于一个肺叶或肺段的急性炎症,主要致病菌是肺炎双球菌,多见于冬、春季。

病理改变以渗出,炎性细胞浸润为主,分为 4 期:

(1)充血期:发病后 1~2 天内,肺泡壁充血、扩张,肺泡内有浆液渗出和少量红细胞,此时肺泡内仍有气体,细菌在浆液内大量繁殖经细支气管或肺泡孔向邻近肺泡蔓延。

(2)红色肝样变期:发病 2~3 天后,肺泡内充满大量纤维蛋白及红细胞,肺组织切面呈红色肝样,质地变硬,如肝脏。

(3)灰色肝样变期:发病 4~6 天后,肺泡内红细胞被大量白细胞取代,使肺组织切面呈灰色肝样。

(4)消散期:发病 1 周后,肺泡内炎性渗出液逐渐被吸收,肺泡重新充气。

2. 临床表现 大叶性肺炎好发于青壮年。患者起病前多有诱因,如受寒、淋雨、过度疲

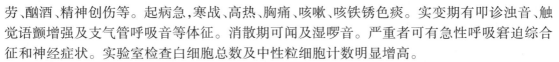

劳、酗酒、精神创伤等。起病急,寒战、高热、胸痛、咳嗽、咳铁锈色痰。实变期有叩诊浊音、触觉语颤增强及支气管呼吸音等体征。消散期可闻及湿啰音。严重者可有急性呼吸窘迫综合征和神经症状。实验室检查白细胞总数及中性粒细胞计数明显增高。

【影像表现】

1. X线表现　与病理改变密切相关。

(1) 充血期:因肺泡内仍有气体,多无明显X线征象,故大叶性肺炎X线征象出现的时间要晚于临床征象。此期内X线征象为阴性时,也不能排除肺炎,应继续观察。

(2) 实变期:包括红色肝样变期和灰色肝样变期。此时肺泡内大量炎性渗出液,肺发生实变,表现为大片均匀致密影,形态和范围与受累的肺叶或肺段一致,边缘模糊不清,但靠近叶间裂时则边缘清楚(图2-4-1)。实变肺组织内有含气支气管时,表现为大片致密影内可见透亮的支气管影,称为空气支气管征或支气管气像。

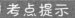

考点提示

大叶性肺炎的病理分期和影像学表现

(3) 消散期:常于体温下降1周左右开始消散,表现为原大片实变影密度逐渐减低、密度不均、范围缩小,呈"失均匀性"。大部分患者完全吸收不留痕迹,但有少数患者吸收不全转变为机化性肺炎。

2. CT表现　大叶性肺炎通过胸部X线片结合临床表现,一般不难诊断。胸部CT检查是对普通X线检查的重要补充,尤其是对病灶的形态、边缘、分布、病灶内支气管情况,纵隔肺门淋巴结及胸膜病变的观察。表现为均匀一致密度增高影,范围与肺叶或肺段一致,边缘模糊,靠近叶间裂则边缘清楚。病变区内可见空气支气管征(图2-4-2)。消散期呈散在、多发斑片状影,逐渐消失。

【鉴别诊断】

1. 大叶性肺炎与大叶性肺不张　两者都是一个肺叶或肺段的密度增高影。大叶性肺

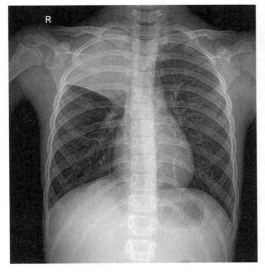

图2-4-1　大叶性肺炎
右肺上叶均匀一致密度增高影,下缘清楚

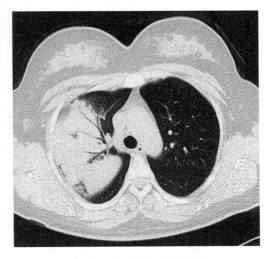

图2-4-2　空气支气管征
右肺上叶大片实变影,内可见空气支气管征

不张肺叶体积缩小,叶间裂向心性移位,邻近结构也向患侧移位。而大叶性肺炎肺叶体积不缩小,其余结构也无移位。

2. 大叶性肺炎与浸润型肺结核　　上叶的大叶性肺炎消散期表现为散在、大小不一的斑片状影,与浸润型肺结核相似。大叶性肺炎急性起病,病程短,抗炎治疗后吸收。浸润型肺结核病程长,变化缓慢,有明显的结核中毒症状,抗炎治疗无效。

二、支气管肺炎

【疾病概要】

1. 病因病理　　又叫小叶性肺炎,多由细菌感染所致,常见病原体为链球菌、葡萄球菌、肺炎双球菌等,少数也可由病毒及真菌感染所致。

支气管肺炎多由支气管炎和细支气管炎发展而来。肺泡病变以小叶支气管为中心,经过终末细支气管延及肺泡,在细支气管和肺泡内产生炎性渗出液,病变范围为小叶性,散在性分布,以两肺下叶为主,也可逐渐融合成片状。细支气管壁充血、水肿,导致细支气管阻塞,引起小叶性肺气肿或小叶性肺不张。支气管肺炎经治疗可完全吸收,久不消散的支气管肺炎可引起支气管扩张、肺脓肿等继发症。

2. 临床表现　　支气管肺炎好发于免疫功能低下者,如婴幼儿、老年人及免疫功能损害者,或为手术后及长期卧床患者。起病急,临床症状较重,常有高热、咳嗽、咳泡沫样黏痰或脓痰,严重者有呼吸困难、发绀,肺部听诊有干、湿啰音。实验室检查白细胞增高,中性粒细胞比例增高。

【影像表现】

1. X线表现

(1) 两肺中、下肺野内、中带,沿肺纹理分布的多发小斑片状密度增高影,边缘密度浅淡且模糊不清,可融合成大片状(图2-4-3)。

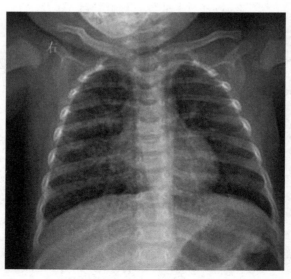

图2-4-3　支气管肺炎
右中、下肺野内中带可见多发小斑片及斑点状密度增
高影,边缘模糊不清

（2）肺纹理增多、增粗、模糊。

（3）合并小叶性肺气肿时，呈泡性透亮影。合并小叶性肺不张时，呈小三角形或斑片状致密影，邻近肺野有代偿性肺气肿。

2. CT 表现　支气管肺炎的诊断主要依靠 X 线检查，CT 检查主要用于其继发症的诊断。CT 表现主要为两肺中、下肺野散在分布，大小不等的斑片状影，可融合成大片状，伴有小叶性肺气肿或小叶性肺不张（图 2-4-4）。肺纹理增多、增粗、模糊。继发支气管扩张时，可出现"双轨征"、"印戒征"或囊状、蜂窝状阴影。继发肺脓肿时，实变影内可出现空洞，CT 易于显示小空洞。

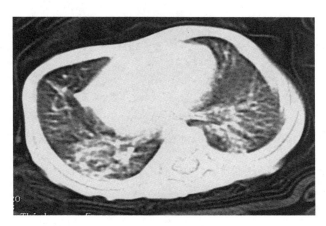

图 2-4-4　支气管肺炎 CT 表现
两肺多发斑片状、云絮状模糊影，沿支气管分布

三、间质性肺炎

【疾病概要】

1. 病因病理　由病毒或细菌感染引起的肺间质炎症。炎症主要累及支气管和血管周围、肺泡间隔、肺泡壁、小叶间隔等肺间质，肺泡则很少或不被累及。通常继发于支气管炎，炎症深入支气管壁并扩展到支气管周围的组织。肺间质内有水肿和淋巴细胞浸润，沿淋巴管蔓延引起局限性淋巴管炎和淋巴结炎。终末细支气管炎可引起细支气管部分或完全性阻塞，导致局限性肺气肿或肺不张。慢性者可有不同程度纤维结缔组织增生。

2. 临床表现　多见于小儿，常继发于麻疹、百日咳或流行性感冒等急性传染病。临床除原发的急性传染病症状外，常同时出现气急、发绀、咳嗽、鼻翼扇动等。

【影像表现】

1. X 线表现　两肺弥漫分布网状及小点状阴影，病变分布广泛，好发于两肺门区附近及肺下野。由于肺门周围间质炎性浸润和肺门淋巴结炎，导致肺门阴影增大，密度增高，但结构不清。肺纹理增粗、模糊（图 2-4-5）。累及细支气管时，可伴有局限性肺气肿征象。间质性肺炎吸收较肺泡炎症缓慢，吸收过程中，肺内粟粒状、点状影先消失，然后紊乱的条纹影逐渐减少而消失。

2. CT 表现　HRCT 可很好地显示间质性肺炎的影像学特点：病变早期，肺内出现片状磨玻璃样密度增高影，并可见小叶内间质及小叶间隔增厚（图 2-4-6）。随着病变发展，可出

41

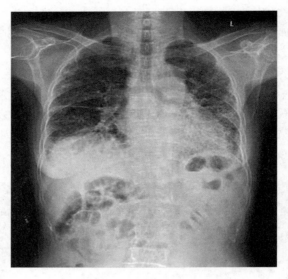

图2-4-5　间质性肺炎
两下肺广泛分布网格状及小点状阴影,肺纹理模糊

现小叶间隔及支气管血管束增粗且不规则。病变严重,肺间质纤维化呈广泛网状或蜂窝状阴影。可有肺门及纵隔淋巴结肿大。

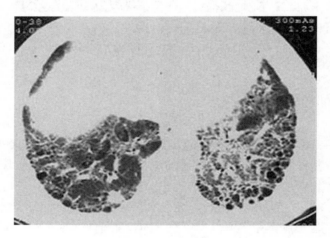

图2-4-6　间质性肺炎 CT 表现
两肺广泛分布网状、蜂窝状阴影

四、肺脓肿

【疾病概要】

1. 病因病理　是由化脓性细菌引起的肺组织化脓坏死性病变,常见致病菌为金黄色葡萄球菌、肺炎双球菌及厌氧菌等,多为混合感染。感染途径有直接外界吸入(最常见),或其他部位感染病灶通过血液途径或直接蔓延至肺内。

吸入性肺脓肿的化脓性细菌随分泌物或异物经支气管吸入后,首先引起肺部化脓性炎症,范围可大可小,大者可占据整个肺叶。约1～2周后病灶中心发生坏死、液化形成脓肿,如脓肿与支气管相通,则脓液经支气管排出后形成空洞。病变多侵犯远端支气管,故易破入胸腔,引起胸腔积液、脓胸或脓气胸。血源性肺脓肿原发病灶多来源于皮肤感染和败血症,在肺内形成多发化脓病灶和空洞。直接蔓延到肺内的脓肿如肝阿米巴脓肿,易向右肺下叶扩散。

急性肺脓肿经抗炎治疗后一般4～6周可逐渐吸收,若脓肿引流不畅,治疗不及时有效,洞壁大量肉芽组织和纤维组织增生而转变为慢性肺脓肿。

2. 临床表现 急性肺脓肿起病急,有高热、寒战、咳嗽、胸痛等症状,发病1～2周后可咳出大量脓痰,厌氧菌感染者痰味较臭,有时痰中带血,全身中毒症状重,白细胞总数明显增高。慢性肺脓肿以咳嗽、咳脓痰、咯血为主,伴不规则发热、贫血消瘦,白细胞总数可无明显改变。

【影像表现】

1. X线表现

(1)吸入性肺脓肿:右肺多见,好发于上叶后段及下叶背段。

1)化脓性炎症阶段:大片均匀致密影,边缘模糊,类似大叶性肺炎。若已形成坏死、液化,则局部密度稍低。

2)空洞形成阶段:坏死液化物排出后形成空洞,表现为大片实变影内有空洞,壁较厚,内壁光滑,外缘模糊,空洞内有气-液平面(图2-4-7)。

3)慢性肺脓肿阶段:空洞周围炎症大部分被吸收,大量纤维组织增生,使空洞边缘逐渐清楚,洞内可有或无气-液平面。空洞周围可有紊乱的条索状或斑片状影,邻近胸膜常有局限性增厚和粘连。少数空洞引流支气管完全阻塞,导致液化物干涸形成团块状致密影,其内无或仅有很小的空洞。

(2)血源性肺脓肿:多见于两肺中、下肺野。早期表现为多发结节或片状密度增高影,边缘模糊。病变发展,病灶内部液化、坏死形成空洞。

2. CT表现 CT检查较X线检查更易显示空洞的特点,易于疾病的鉴别。

(1)化脓性炎症阶段:大片均匀致密影,内可见低密度坏死、液化灶,可早期诊断肺脓肿。

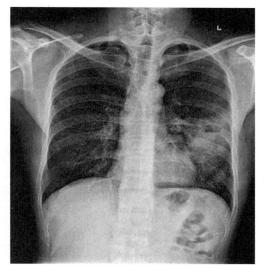

图2-4-7 急性肺脓肿
左下肺可见一厚壁空洞,边缘模糊,内见液平

(2)空洞形成阶段:圆形或类圆形厚壁空洞,内壁光滑,外缘模糊,周围有大片实变影,空洞内可见气-液平面(图2-4-8)。增强显示病灶内未坏死部分有不同程度强化,脓肿壁明显环状强化。

(3)慢性肺脓肿阶段:空洞内外壁较光滑、清楚,洞内可有或无气-液平面。空洞周围可有紊乱的条索状或斑片状影,邻近胸膜常有局限性增厚和粘连。

【鉴别诊断】

1. 化脓性炎症阶段 需与大叶性肺炎鉴别,大叶性肺炎分布于一个肺叶或肺段内,肺

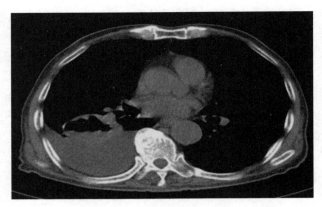

图2-4-8　肺脓肿CT表现

右下肺可见一厚壁空洞,边缘清楚,内见液平,右侧可见
胸腔积液

脓肿炎症阶段可跨叶分布,CT可显示肺脓肿炎症内的低密度坏死、液化灶,有助于鉴别。

2. 空洞形成阶段

（1）肺结核空洞:好发于上叶尖、后段及下叶背段,厚壁或薄壁空洞,多无气-液平面,周围有卫星病灶。

（2）肺癌空洞:多见于老年人,厚壁偏心性空洞,内壁凹凸不平,外缘可出现分叶及毛刺征。

（3）肺囊肿继发感染:囊壁增厚伴气-液平面,周围多无炎症,治疗后囊壁薄且均匀,甚至囊肿消失不留痕迹。

五、肺结核

【疾病概要】

1. 病因病理　肺结核是结核杆菌被吸入人体后在肺内形成的一种慢性传染病。肺部是结核病最常见的发生部位。

肺结核的基本病理改变以渗出性、增殖性和变质性病变为主,常同时存在,或以其中一种病变为主,三种病变可互相转化,从而引起肺结核病变的复杂性和多样性。渗出性病变多出现在疾病早期或病变恶化时,表现为细支气管和肺泡内产生炎性细胞和渗出液,疾病的进展取决于机体免疫力的高低、侵入细菌的数量、细菌毒力的大小以及治疗因素,可逐渐吸收,但较一般急性肺炎慢,并残留少量纤维化改变。渗出性病变如早期不吸收,则产生结核结节,形成结核肉芽组织,称为增殖性病变。但若结核杆菌数量较多,毒力较强,机体免疫力较差时,渗出性病变则会迅速发展或互相融合形成肺叶或肺段内的干酪性肺炎,干酪性肺炎发生坏死、液化形成空洞,并经支气管播散至同侧或对侧肺野。以上这些病理变化过程是形成肺结核影像表现的基础。

2. 临床表现　肺结核常见临床症状有咳嗽、咳痰、咯血、胸痛,有的患者可有明显的全身中毒症状:低热、盗汗、乏力、食欲减退、明显消瘦等,但也有患者可无任何症状,仅体检时发现。痰检找到结核菌、痰培养阳性或纤维支气管镜检查发现结核性病变是诊断肺结核的可靠依据。结核菌素纯蛋白衍化物(TB-PPD)试验阳性也有助于诊断。

3. 结核病分型　1998 年中华结核病学会制订了我国新的结核病分类法：

（1）原发型肺结核（Ⅰ型）：初次感染结核杆菌所致的临床病症，包括原发综合征和胸内淋巴结结核。

（2）血行播散型肺结核（Ⅱ型）：结核杆菌经血行播散至肺内所致的临床病症，包括急性粟粒性肺结核和亚急性或慢性血行播散型肺结核。

（3）继发型肺结核（Ⅲ型）：肺结核中最常见类型，包括浸润为主型、干酪坏死为主型和空洞为主型。

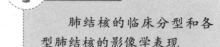

考点提示

肺结核的临床分型和各型肺结核的影像学表现

（4）结核性胸膜炎（Ⅳ型）：结核杆菌侵犯胸膜所致的临床病症，临床上已排除其他原因引起的胸膜炎，包括干性胸膜炎、渗出性胸膜炎和结核性脓胸。

（5）其他肺外结核（Ⅴ型）：结核杆菌侵犯除肺之外的身体其他部位所致的临床病症，按部位及脏器命名，如骨结核、肾结核、肠结核及结核性脑膜炎等。

【各型肺结核表现】

（一）原发型肺结核

人体初次感染结核杆菌所引起的肺结核病，最常见于儿童，少数见于青年。临床有低热、盗汗、乏力、消瘦等表现。

结核杆菌吸入肺部后，在肺实质内产生渗出性炎症改变，称为原发病灶，好发于上叶下部，下叶上部靠近胸膜处，同时结核杆菌经淋巴管蔓延至肺门淋巴结，引起结核性淋巴管炎和结核性淋巴结炎。原发病灶、淋巴管炎和淋巴结炎三者合称为原发综合征。

1. X 线表现

（1）原发综合征：原发病灶表现为云絮或斑片状模糊阴影，也可为肺叶或肺段范围内的实变影。结核性淋巴结炎表现为肺门和（或）纵隔淋巴结肿大，向同侧肺野内突出的致密影。原发病灶与肿大的肺门淋巴结之间有一条或数条条索状密度增高影，边缘模糊，是为结核性淋巴管炎。典型的原发综合征表现为原发病灶、淋巴管炎与肺门淋巴结三者之间形成哑铃状（图 2-4-9），但此种征象临床不多见。

（2）胸内淋巴结结核：原发综合征中原发病灶的炎症改变一般较轻，且易被吸收，而淋巴结炎吸收速度较缓慢，故当原发病灶完全吸收后，仅留肺门和（或）纵隔淋巴结肿大，此称为胸内淋巴结结核，表现为肺门或纵隔向肺野内突出的圆形或类圆形致密影（图 2-4-10）。边缘模糊，周围有炎性渗出的为炎症型。炎症吸收被结缔组织包绕，边缘清楚的为结节型。

2. CT 表现　可清晰显示肺内原发病灶、淋巴管炎和肿大的淋巴结，更易于显示肿大淋巴结的形态、大小、边缘及部位等，尤其是纵隔内淋巴结。CT 增强扫描显示淋巴结内干酪性坏死部分不强化，边缘呈环形强化。

（二）血行播散型肺结核

血行播散型肺结核是结核杆菌侵入血液后播

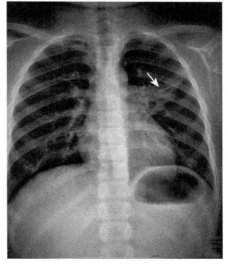

图 2-4-9　原发综合征
左肺上叶大片模糊影，与增大的左肺门相连

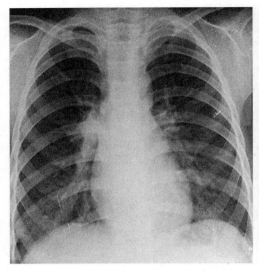

图 2-4-10　胸内淋巴结结核
右肺门增大,边缘清楚

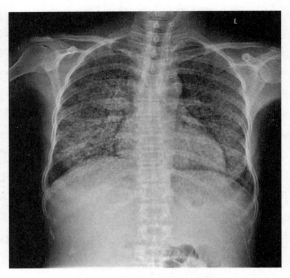

图 2-4-11　急性粟粒性肺结核
两肺野分布均匀,大小均匀(1～2mm),密度
均匀的小结节状病变

散至肺内所致。根据结核杆菌侵入血行的途径、数量、次数和机体的反应,分为急性粟粒性肺结核和亚急性或慢性血行播散型肺结核。

　　1. 急性粟粒性肺结核　为大量结核杆菌一次或短时间内数次侵入血液循环所致。大多起病急,中毒症状重,有高热、寒战、盗汗、乏力、咳嗽、咳痰、胸痛等。

　　(1) X 线表现:早期仅见肺纹理增强。约 2 周后出现广泛分布的粟粒大小结节状密度增高影,病变典型表现为“三均匀征”,即分布均匀、大小均匀(直径 1～2mm)、密度均匀。由于病灶数量多而分布密集,两肺野可呈磨玻璃样改变。肺纹理被掩盖而不易辨别(图 2-4-11)。

　　(2) CT 表现:更易显示粟粒影,尤其是高分辨力 CT 能显示发病初期 X 线不能显示的病灶。

　　2. 亚急性或慢性血行播散型肺结核　为少量结核杆菌较长时间内反复多次侵入血液循环所致。临床症状可不明显或有轻度结核中毒症状。

　　(1) X 线表现:病理改变多样而复杂,以增殖为主。病灶大小不一,从粟粒至直径 1cm 左右。密度不一,渗出密度浅淡,边缘模糊,增殖密度较高,边缘清楚,钙化密度更高,边缘锐利。分布不一,多分布在两肺中上肺野。即“三不均匀征”(图 2-4-12)。

　　(2) CT 表现:显示病灶的分布、大小、密

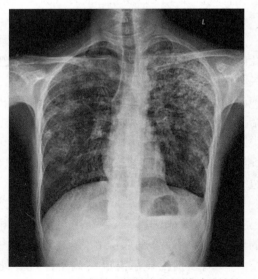

图 2-4-12　亚急性及慢性血行播散型肺结核
两肺病灶大小不一、密度不均匀、分布不均匀,
以右上肺野分布为多

度比 X 线平片敏感,易显示细小钙化。

(三)继发型肺结核

机体再次感染结核杆菌所引起的肺结核病,是最常见的肺结核类型,多见于成年人。感染途径可为肺内原有静止病灶复发或再次从外界感染结核杆菌。根据病变性质的不同,分为浸润为主型、干酪坏死为主型和空洞为主型。临床上起病多缓慢,以咳嗽、咳痰、咯血、胸痛、呼吸困难为主,全身中毒症状明显,有午后低热、盗汗、乏力、食欲减退、消瘦等症状。实验室检查痰液中可找到结核杆菌,TB-PPD 试验阳性。

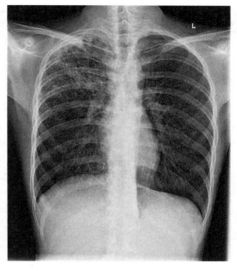

图 2-4-13　浸润性肺结核
右上肺野云絮状、条索状阴影,边缘模糊

1. X 线表现

(1)浸润为主型:好发于上叶尖后段或下叶背段,以肺尖和锁骨下区多见。病变性质复杂、多样,可出现渗出、增殖、纤维化、钙化、空洞、干酪坏死及支气管播散灶,故病变形态出现多形性。渗出性病变呈斑片状或云絮状,边缘模糊(图 2-4-13)。增殖性病变呈斑点状,边缘清楚,密度较高,多个可堆积成"梅花瓣"状。空洞可为厚壁、薄壁和形态不规则的纤维性空洞,空洞周围可见斑片状、斑点状及条索状卫星病灶(图 2-4-14)。有时病变内还可见密度较高的钙化灶。以上病变形态可同时存在或以其中某一种为主。

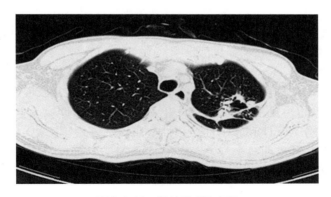

图 2-4-14　肺结核 CT 表现
左肺可见一厚壁中央型空洞,内无液平,边缘清楚,周围可见卫星病灶

(2)干酪坏死为主型:以干酪病变为主,包括干酪性肺炎和结核球。①干酪性肺炎,为大量结核杆菌侵入肺组织而迅速引起的干酪样坏死性肺炎。一般发生于一个肺叶或肺段,呈高密度实变影,与大叶性肺炎相似,以上叶多见,有时密度不均匀,内可见形态不规则、大小不一的纤维性空洞。有时同侧和(或)对侧肺野可见支气管播散的斑片状或斑点状阴影。②结核球,是干酪性病变被纤维组织包绕而形成的球形病灶,也可因空洞的引流支气管阻塞后被干酪物质充填所致。好发于上叶尖后段及下叶背段,其余部位少见。多为单发,少数为

多发,形态圆形或椭圆形,边缘清楚,大小多在 2~3cm,密度较高且均匀(图 2-4-15),但其内的干酪物质可液化经支气管排出后形成空洞,多为厚壁空洞,有时可见环形或斑点状钙化,邻近肺野可见卫星病灶。

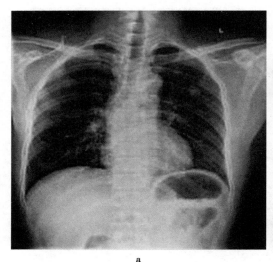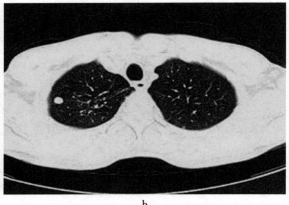

图 2-4-15　结核球

a. 正位胸片,左上肺野一类圆形密度增高影,边缘清楚;b. CT 肺窗,右肺一圆形高密度影,边缘光滑清楚

（3）空洞为主型:由纤维厚壁空洞、广泛纤维性病变及支气管播散灶组成。由于广泛纤维化,使同侧肺门上提,肺纹理呈垂柳征,还可使同侧胸廓塌陷,肋间隙变窄,纵隔牵拉向患侧移位。邻近肺野出现代偿性肺气肿表现。合并胸膜增厚、粘连(图 2-4-16)。

2. CT 表现　与 X 线表现类似,在发现病灶内小空洞、轻微的病灶钙化、支气管播散灶及支气管扩张、卫星病灶等有较明显优势。

（四）结核性胸膜炎

结核性胸膜炎是结核杆菌及其代谢产物进入高敏感状态的胸膜腔引起的胸膜炎症。既可见于原发型肺结核,也可见于继发型肺结核。既可与肺结核同时发生,也可单独发生。多见于儿童和青少年。分为干性和渗出性结核性胸膜炎。干性胸膜炎一般无明显症状,渗出性胸膜炎起病急、高热,伴有明显全身中毒症状,积液量大时可有气急和呼吸困难的表现。

1. 干性结核性胸膜炎　不产生明显渗出液,影像学表现常呈阴性。

2. 渗出性结核性胸膜炎　有明显渗出液产生,多为单侧,液体一般为浆液或血液,可游离或被包裹。影像学表现为胸腔积液的改变。

【鉴别诊断】

1. 原发病灶与大叶性肺炎鉴别　原发病灶范围较小,伴同侧肺门淋巴结增大;大叶性肺炎范围较大,可为一个肺叶或肺段,肺门淋巴结一般不大。

2. 胸内淋巴结结核与恶性淋巴瘤鉴别　两者均有肺门淋巴结增大,但胸内淋巴结结核为一侧肺门淋巴结增大,而恶性淋巴瘤常为两侧肺门淋巴结增大。

3. 干酪性肺炎与大叶性肺炎鉴别　干酪性肺炎密度较高,且不均匀,内可见虫蚀状空洞,同侧或对侧肺野可见支气管播散灶。大叶性肺炎密度均匀,无支气管播散灶,可见空气支气管征。

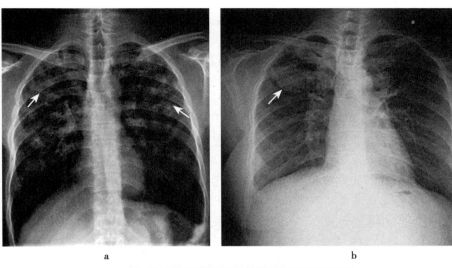

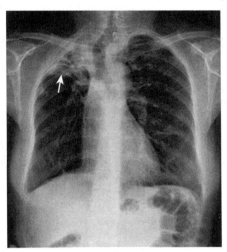

图 2-4-16　慢性纤维空洞型肺结核
两上肺广泛纤维条索影,上肺叶体积缩小,肺门上提,肺纹理呈垂柳状

总之,肺结核的诊断需根据病史、体检、实验室检查、痰菌检查、痰培养及影像学检查综合分析。尤其是 X 线检查不但能发现早期结核病变,可确定病变的部位、范围、性质、类型及病变的发展情况,还可帮助临床决定治疗方案和观察治疗效果。

六、肺肿瘤

（一）支气管肺癌

【疾病概要】

1. 病因病理　支气管肺癌简称肺癌,肺内最常见的原发性恶性肿瘤,起源于支气管上皮、腺体或细支气管及肺泡上皮。

1）病因:尚不是很明确,现普遍认为与吸烟、空气污染、长期接触放射性物质有关,也与遗传、免疫功能下降、代谢及内分泌功能失调有一定关系。

2）分型：①根据组织学细胞类型不同分为鳞状上皮癌（鳞癌）、腺癌、鳞腺癌、大细胞癌、小细胞癌、细支气管肺泡癌及类癌。②根据肿瘤的发生部位不同分为中央型、周围型、弥漫型。

中央型肺癌是指发生于主支气管、叶支气管、段支气管的肺癌。主要为鳞状上皮癌、小细胞癌、大细胞癌及类癌。根据生长方式分为管内型、管外型和管壁型，可单独或同时存在。肿瘤向支气管腔内生长使管腔狭窄或阻塞，引起阻塞性肺气肿、阻塞性肺不张或阻塞性肺炎，即所谓三阻症。

周围型肺癌是指发生于肺段以下支气管的肺癌。可见于各种组织学类型。大体病理形态分为肺内结节或肿块。肿瘤多呈浸润性生长，内可发生瘢痕与坏死，坏死物质经支气管排出后形成癌性空洞。发生于肺尖部位的周围型肺癌又称肺上沟瘤。

弥漫型肺癌多为细支气管肺泡癌，是指发生于细支气管或肺泡上皮的肺癌。呈弥漫性生长和分布。癌组织沿淋巴管蔓延，在肺内形成多发粟粒大小的结节影，也可沿肺泡壁蔓延，形成一个或多个肺叶的实变如肺炎样。

3）转移途径：①淋巴转移，癌细胞转移至纵隔及肺门淋巴结，导致淋巴结肿大。②血行转移，癌细胞可向肺内或身体其他部位转移，形成单发或多发结节。③胸膜转移，癌细胞转移至胸膜引起胸腔积液、胸膜结节，转移至胸壁引起胸壁肿块及肋骨破坏。

> **考点提示**
>
> 肺癌的分型和各型肺癌的影像学表现

2. **临床表现** 肺癌的临床症状与肺癌的组织类型、发生部位、病程发展情况密切相关。一般早期无明显症状，多在体检中偶然发现。中晚期可出现明显症状，以咯血、刺激性咳嗽、胸痛为主，痰中带血丝是重要临床表现，晚期可出现明显全身症状，低热、贫血、消瘦等恶病质。发生转移时，可出现相应的临床症状和体征。

【影像表现】

1. X线表现

（1）中央型肺癌

1）直接征象：癌灶较小时X片可无任何异常发现，或仅有肺门轻度增大、结构不清。随着肿瘤的增大显示为肺门区不规则高密度肿块影，为肺癌的直接征象。

2）间接征象：癌组织引起支气管阻塞的征象。①阻塞性肺气肿，可为中央型肺癌最早的间接征象，是癌灶局限于支气管内或支气管壁轻度增厚所致。表现为一个肺叶或肺段的体积增大，肺野透亮度增高，肺纹理稀疏，纵隔、横膈移位，纵隔摆动等征象。②阻塞性肺不张，是癌灶完全阻塞支气管所致。表现为肺叶体积缩小，密度增高，纵隔、横膈、叶间裂向患侧移位。当右肺上叶不张时，肺叶体积缩小，水平裂向上向内移位，凹面向下，与肺门肿块的下缘相连，称之为反S征或横S征（图2-4-17）。③阻塞性肺炎，阻塞相应部位可见斑片状影。特点为抗炎治疗吸收缓慢或不易吸收，且在同一部位反复出现。

（2）周围型肺癌

1）早期征象：直径2cm以下，呈密度不均、边缘较模糊的结节状或小片状阴影，其中可见到小的透亮区，称"空泡征"。

2）肺野肿块：是周围型肺癌的直接征象。直径3～5cm或更大，形态为圆形、椭圆形或不规则形。肿块密度较均匀致密（图2-4-18），也可形成癌性空洞，特点为单发、厚壁、偏心

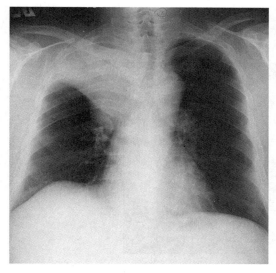

图 2-4-17 中央型肺癌
右肺门肿块与右肺上叶不张形成反 S 征

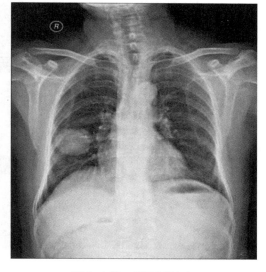

图 2-4-18 周围型肺癌
右下肺野一类圆形肿块影

性、内壁凹凸不平、无明显气液平面。肿块边缘可呈凹凸不平的分叶征或长短不一的毛刺征。侵犯胸膜可引起胸膜凹陷征。

（3）弥漫型肺癌

1）早期征象：孤立结节或肺炎样浸润影。

2）晚期征象：两肺弥漫分布粟粒状、结节状及斑片状阴影，病变大小不等、分布不均、以两肺中、下肺野为主。

（4）肺癌转移征象

1）肺门及纵隔淋巴结转移：表现为肺门阴影增大、纵隔阴影增宽，可见结节或肿块影，边缘呈分叶状或波浪状。

2）胸膜转移：表现为胸腔积液。若胸腔积液与阻塞性肺不张同时存在时，则表现为一侧肺野密度增高，但周围结构无移位，肋间隙宽度无改变。

3）肺内转移：表现为肺内单发或多发的结节或肿块。

4）骨骼转移：可向邻近骨骼转移至肋骨及胸椎，也可通过血行转移至远处骨骼，多表现为骨质破坏。

5）其他部位转移：多通过血行转移至肝、脑等处。

2. CT 表现 由于 CT 检查密度分辨力高，影像无重叠，能检出微小的早期病变，能发现纵隔肿大的淋巴结，能确定肿瘤侵犯胸膜的范围，能确定肿瘤与周围大血管的关系等诸多优点，故 CT 在肺癌的诊断上发挥了重要的作用，在肺癌的早期诊断、病期确定、临床治疗效果观察方面有重要的价值。

（1）中央型肺癌：除可显示肺门区肿块外，还可显示支气管壁不规则增厚，引起支气管腔狭窄或阻塞，狭窄段常呈楔形改变。CT 增强扫描可见阻塞性肺不张内的肿块影，且可显示肺不张内有条状或结节状低密度影，为支气管内潴留的黏液，因不强化而呈 V 形或 Y 形低密度影，称为黏液支气管征。

（2）周围型肺癌

1）瘤体的形态：多为圆形、椭圆形、不规则形。较大肿瘤分叶征常见，表现为肿块边缘凹凸不平，多为深分叶（图 2-4-19）。

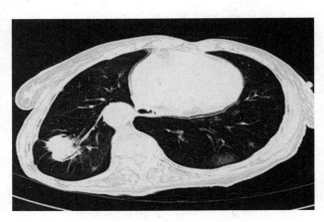

图 2-4-19　周围型肺癌 CT 表现

右肺不规则肿块影，可见分叶征、毛刺征

2）瘤体的密度：根据密度不同分为实性结节、磨玻璃样密度结节或磨玻璃样密度与实性密度混合结节。磨玻璃样密度是指结节病灶的全部或大部分区域的密度浅淡似磨玻璃样，病变内可见血管影，边缘多较清楚，2cm 以下肺癌多见。结节病灶内可见直径 <5mm 的小透亮区，为空泡征。CT 易显示肿瘤空洞及钙化，空洞多不规则、厚壁、偏心性、内壁凹凸不平，有壁结节，钙化多为斑片状或结节状。增强扫描比平扫的 CT 值增加 15～80Hu，呈均匀或不均匀强化。

3）瘤体的边缘与邻近结构：多数肿瘤边缘毛糙有毛刺征，表现为结节或肿块边缘较短细而僵直呈放射状的细线影。肿瘤侵犯胸膜，与胸膜之间形成线形或三角形影，在胸膜陷入的部位可形成明显凹陷称为胸膜凹陷征。肿瘤周围的血管向其聚集，有的血管在肿瘤边缘中断，有的穿过肿瘤，为血管聚集征。

（3）弥漫型肺癌：可出现两种情况：①两肺弥漫分布的大小不等小结节或小斑片影，内可有小泡状透亮区，为小泡征或空泡征。②肺叶、肺段分布的多发实变影，可见空气支气管征，是肺泡实变而支气管内仍有气体所致。由于肿瘤侵犯及肺间质异常，含气支气管不规则狭窄、扭曲、僵硬、细小分支消失截断。增强扫描可在实变影中出现血管强化影，称为血管造影征。

【鉴别诊断】

周围型肺癌肿块需与肺良性肿瘤、结核球及肺炎性假瘤鉴别。周围型肺癌边缘不规则，可见毛刺、分叶，可出现偏心空洞、空泡征、胸膜凹陷征及血管聚集征等改变。肺错构瘤边缘光滑清楚，有"爆米花样"钙化。结核球好发于上肺野，边缘光滑清楚，直径一般 <3cm，周围可见卫星病灶。炎性假瘤密度高而不均匀，边缘清楚，周围可见粗长条索影，无分叶征，可有跨叶现象。

（二）肺转移瘤

【疾病概要】

1. 病因病理　肺转移瘤是肺内或肺外的原发恶性肿瘤转移至肺内而形成的肿瘤。人体许多部位的肿瘤都可经血行转移、淋巴转移或直接侵犯的方式转移至肺部。以血行转移最多见,瘤栓经血行到达肺小动脉及毛细血管后,浸润并穿过血管壁,在肺间质或肺泡内生长,形成肺转移瘤。淋巴转移是肿瘤细胞穿过血管壁侵入周围淋巴管,并通过淋巴管在肺内播散形成肺转移瘤,常发生于支气管血管周围间质、小叶间隔及胸膜下间质。肿瘤向肺内直接转移的原发病变为胸膜、胸壁及纵隔的恶性肿瘤。

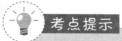

考点提示

肺转移瘤的影像学表现

2. 临床表现 早期可无任何症状。晚期可表现为咳嗽、胸闷、胸痛、呼吸困难、咯血等,有的可有原发病灶的症状及体征。

【影像表现】

1. X线表现

(1) 血行转移:较多见。典型表现为两肺弥漫分布、大小不等的结节或肿块影,边缘光滑清楚,两肺中下肺野多见(图2-4-20)。也可呈单发结节或粟粒状影。

(2) 淋巴转移:可单独存在或与血行转移并存。肺门、纵隔淋巴结肿大,肺野内出现细线状、网状及小结节状影。

2. CT表现 较X线检查更易于发现小结节。

(1) 血行转移:两肺随机分布的大小不等的结节或肿块,边缘光滑清楚,密度多均匀(图2-4-21),少数可出现空洞及钙化,钙化多见于成骨肉瘤肺转移。

(2) 淋巴转移:表现为沿淋巴管分布的结节,支气管血管束增粗,边缘有结节状突起,小叶间隔增厚呈串珠状改变或不规则增粗,小叶中心有结节灶,并有胸膜下结节,可合并胸腔积液,多有肺门纵隔淋巴结肿大。

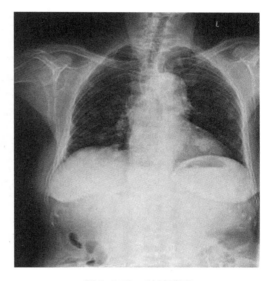

图 2-4-20 肺转移瘤
两肺弥漫分布大小不一的结节影

（三）肺错构瘤

【疾病概要】

1. 病因病理 正常肺组织因内胚层与间胚层发育异常而形成。

根据发生部位不同,分为中央型和周围型。发生于肺段和肺段以上支气管者称为中央型,阻塞支气管引起阻塞性肺炎和阻塞性肺不张,含脂肪组织较多。周围型错构瘤是发生于肺段以下支气管及肺内的错构瘤,多见,在肺内形成结节或肿块,组织学上主要由软骨、纤维结缔组织、平滑肌和脂肪等成分构成。

2. 临床表现 体积较小时无明显症状,体检时偶然发现。较大时可出现咳嗽、咯血、气短等压迫症状。较大的中央型肺错构瘤引起阻塞性肺炎可出现咳嗽、咳痰、发热及胸痛等症状。

【影像表现】

1. X线表现 周围型肺错构瘤表现为肺内类圆形的结节状或肿块状影,边缘清楚,多无分叶,可有切迹。部分病变内可见钙化,呈典型"爆米花样"钙化(图2-4-22)。中央型肺错

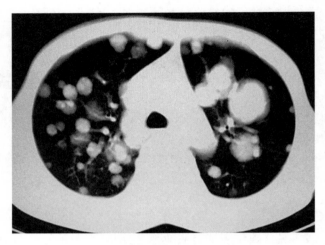

图 2-4-21 肺转移瘤 CT 表现
两肺弥漫分布大小不一的结节影,边界清楚,密度均匀

构瘤引起的阻塞性肺炎表现为斑片状模糊影,阻塞性肺不张表现为肺叶或肺段的实变影,体积缩小。

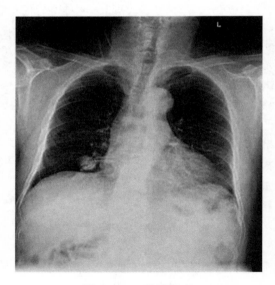

图 2-4-22 肺错构瘤
右下肺近心膈角处类圆形密度增高影,边缘清楚,内可见"爆米花样"钙化

2. CT 表现 周围型肺错构瘤肿块直径多在 2.5cm 以下,少数较大,可达 5cm 以上。病变边缘光滑、清楚,瘤体内可有"爆米花样"钙化,部分病变具有脂肪密度。增强扫描大多数病灶无明显强化。中央型肺错构瘤可见支气管腔内结节状阴影,边缘光滑。

第五节　纵隔肿瘤及囊肿

纵隔肿瘤是指原发于纵隔的肿瘤。种类繁多,且好发部位有一定的规律,如前纵隔肿瘤中胸骨后甲状腺位于前纵隔上部,胸腺瘤和畸胎瘤位于前纵隔中部;中纵隔肿瘤中以淋巴瘤最多见,位于中纵隔上中部;后纵隔肿瘤中以神经源性肿瘤最多见。

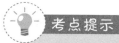
考点提示

纵隔肿瘤的好发部位

纵隔肿瘤共同表现为纵隔内肿块性病变,向一侧或两侧突出,需与肺内肿块鉴别(表2-5-1)。

表2-5-1　纵隔肿块与肺内肿块的鉴别

	肺肿瘤	纵隔肿瘤
肿瘤中心	位于肺内	位于纵隔内
肿瘤最大径线	在肺内	位于纵隔内
与纵隔边缘交角	呈锐角	呈钝角
肺的继发改变	多见	少见
透视下深呼吸	随呼吸上下移动	不随呼吸移动
透视下转动体位	可与纵隔分开	不与纵隔分开

纵隔肿瘤临床表现依肿瘤大小、部位和良恶性不同而异。病灶较小时无明显症状,或仅有胸骨后不适及隐痛。生长在前、后纵隔内的肿瘤很大时才出现症状。恶性肿瘤生长迅速短期内出现症状。纵隔肿瘤的临床表现症状以压迫症状为主,常见表现包括以下几个方面:①上腔静脉受压,主要为头、颈、上肢水肿,颈静脉怒张,多为恶性病变引起,以淋巴瘤及转移瘤多见。②气管受压,可出现刺激性咳嗽、窒息,多见于胸内甲状腺、胸腺瘤、淋巴瘤。③食管受压,吞咽困难,多见于转移瘤及后纵隔肿瘤。④神经受压,多提示恶性病变,预后不良。喉返神经受侵,出现声音嘶哑;迷走神经受侵,出现心率减慢、恶心、呕吐;交感神经受侵,出现 Horner 综合征;肋间神经受侵,出现放射性疼痛;膈神经受侵,出现呃逆、膈麻痹、膈矛盾运动等。

一、胸内甲状腺肿

【疾病概要】

1. 病因病理　胸内甲状腺肿包括胸骨后甲状腺及先天性迷走甲状腺。胸骨后甲状腺,较多见,为颈部甲状腺向胸骨后的延伸,与颈部甲状腺相连。先天性迷走甲状腺,较少见,与颈部甲状腺无任何联系。病变一般位于气管前方,可为甲状腺增生肿大、甲状腺囊肿、甲状腺瘤,恶性者少见。

2. 临床症状　多见于40岁以上女性,可无症状,体检时偶然发现;较大时可压迫邻近结构出现相应症状;颈部可扪及肿大甲状腺。

【影像表现】

1. X 线表现　表现为上纵隔影增宽,向一侧(右侧多见)或两侧突出,肿块与颈部甲状腺相连,侧位显示胸骨后软组织影。气管受压、移位,多向对侧及后方移位(图2-5-1)。透视下肿块随吞咽动作而上下移动。

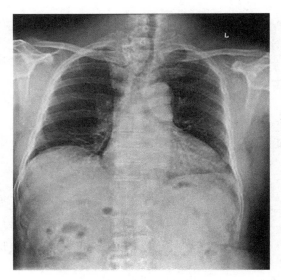

图2-5-1 胸内甲状腺肿
右上纵隔影增宽,气管受压向对侧移位

2. CT 表现 肿瘤大多位于气管前方和侧方,邻近结构受压移位。CT 冠、矢状面重建可显示肿瘤与颈部甲状腺组织直接或间接相连。肿瘤多为稍高密度,常可见囊变、坏死、钙化等(图2-5-2)。增强扫描实质部分增强明显,且持续时间长。

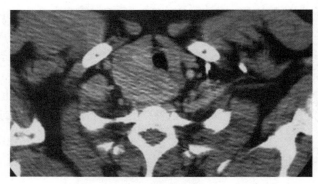

图2-5-2 胸内甲状腺肿 CT 表现
气管右侧软组织肿块影,气管受压移位

二、胸腺瘤

【疾病概要】

1. 病因病理 前纵隔肿瘤中最常见的肿瘤。起源于未退化的胸腺组织,多见于成年人。组织学上胸腺瘤分为侵袭性和非侵袭性。非侵袭性胸腺瘤圆形或椭圆形,边缘光滑。侵袭性胸腺瘤边缘不规则,包膜不完整,可向邻近结构侵犯,如胸膜、心包及纵隔淋巴结等。

2. 临床表现 体积较小时可无明显症状。体积增大后出现压迫症状,表现为胸痛、胸闷、咳嗽及胸前部不适。约30%～50%胸腺瘤患者出现重症肌无力,而重症肌无力患者中约有15%有胸腺瘤。

【影像表现】

1. X线表现 肿瘤多位于前纵隔中上部,心脏与升主动脉交界处。正位胸片上可见纵隔影增宽,向一侧或两侧突出,形状呈圆形、椭圆形或分叶状(图2-5-3)。侧位可见前纵隔内肿块影。

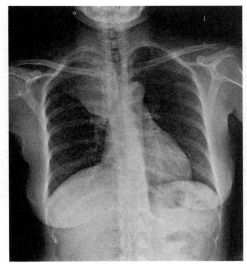

图2-5-3 胸腺瘤

右上纵隔影增宽,向右肺野突出

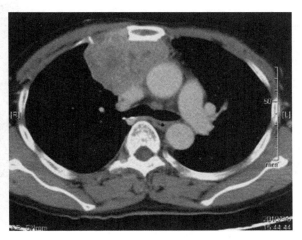

图2-5-4 胸腺瘤CT表现

升主动脉右前方一不规则肿块影,内可见囊状低密度影

2. CT表现 胸腺瘤通常为实性肿块,少数可有钙化,肿瘤囊变可有囊状低密度区。侵袭性胸腺瘤呈浸润性生长,边缘不规则,与邻近器官间的脂肪间隙消失,侵犯胸膜可见胸膜多发结节及胸腔积液(图2-5-4)。增强扫描肿瘤实性部分呈中度均匀强化,坏死囊变区不强化。

三、畸胎瘤

【疾病概要】

1. 病因病理 畸胎瘤为纵隔内常见肿瘤。属于生殖细胞瘤,由于胚胎期第3对鳃弓发育异常,部分多潜能组织、细胞迷走脱落,并随着心血管的发育进入胸腔形成肿瘤。

畸胎瘤病理上分两类,一类是囊性畸胎瘤,即皮样囊肿,均为良性,呈单房或多房含液囊肿;另一类是实性畸胎瘤,有良、恶性之分,可存在于人体各部的组织结构内。畸胎瘤内可含有皮脂样物质、脂肪、牙齿、骨和软骨等成分。

2. 临床表现 畸胎瘤虽在胎儿期发病,但多在成年后才发现。体积较小时可无明显症状。体积增大后出现压迫症状。发生支气管瘘时,出现咳嗽、咯血,典型者可咳出毛发、钙化物等。

【影像表现】

1. X线表现 畸胎瘤多见于前纵隔中部,圆形、椭圆形或分叶状,轮廓一般光滑清楚,合并感染时边缘毛糙。肿块密度常不均匀,瘤内出现骨骼及牙齿影,为畸胎瘤特征性表现。

2. CT 表现　皮样囊肿表现为圆形、椭圆形单房或多房厚壁囊肿,CT 可明确显示囊壁厚度,囊内呈均匀一致的液性密度,也可有脂肪成分,囊壁可有蛋壳状钙化(图 2-5-5)。实性畸胎瘤呈混杂密度,瘤内出现脂肪、牙齿、骨骼和钙化是特征性表现(图 2-5-6)。可显示瘤灶与周围结构的关系,若呈浸润性生长则提示为恶性。增强扫描实性部分及囊壁不同程度强化,囊性及脂肪不强化。若出现一过性显著强化提示恶性。

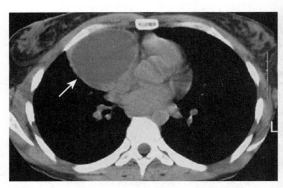

图 2-5-5　皮样囊肿
前纵隔圆形低密度影,囊内呈均匀一致液性密度

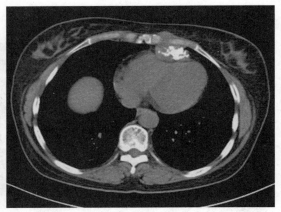

图 2-5-6　畸胎瘤
前纵隔一混杂密度肿块,内可见钙化

四、淋巴瘤

【疾病概要】

1. 病因病理　恶性肿瘤,起源于淋巴结或结外淋巴组织。病理上分为霍奇金病和非霍奇金病。霍奇金病,多见,以侵犯淋巴结为主,结外少见,常从颈部淋巴结肿大开始,向邻近淋巴结扩散。非霍奇金病,常呈跳跃式,病变广泛,结外气管易受累。

2. 临床表现　多见于青少年,早期常无症状,仅触及浅表淋巴结增大,中晚期可出现发热、乏力、贫血、消瘦,气管、食管和上腔静脉受压则出现相应症状,常伴肝脾肿大。

【影像表现】

1. X 线表现　都同时侵犯纵隔和肺门淋巴结,表现为纵隔向两侧增宽,以上纵隔为主,边缘清楚,呈分叶状,气管及大支气管受压变窄(图 2-5-7)。侧位可见肿块影但边缘欠清。

2. CT 表现　CT 检查易于显示纵隔各区肿大的淋巴结及其大小。表现为纵隔内多发

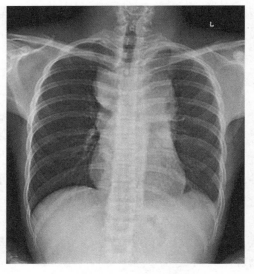

图 2-5-7　恶性淋巴瘤
两上纵隔影增宽,气管受压

淋巴结肿大,可融合成团块,也可以分散存在。较大肿瘤中心可发生坏死,但很少出现钙化,纵隔结构可受压移位。增强扫描肿大的淋巴结有轻中度强化,可有胸腔积液、心包积液、胸膜结节等肿瘤侵犯征象(图2-5-8)。

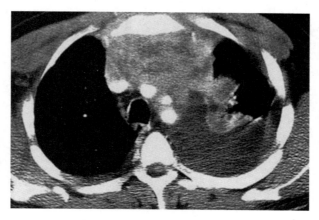

图2-5-8　恶性淋巴瘤 CT 表现
前、中纵隔多个淋巴结肿大融合成块,左侧胸腔积液

五、神经源性肿瘤

【疾病概要】

1. 病因病理　常见的纵隔肿瘤,绝大多数位于后纵隔椎旁间隙。分为良性和恶性。良性肿瘤有神经鞘瘤、神经纤维瘤和节细胞神经瘤。恶性肿瘤包括恶性神经鞘瘤、神经节母细胞瘤、交感神经母细胞瘤。

2. 临床表现　多无明显症状,体检时偶然发现,肿瘤较大时可出现压迫症状,如胸痛、肩背疼痛等。

【影像表现】

1. X 线表现　多位于后纵隔脊柱旁,呈圆形、椭圆形或哑铃状,向一侧纵隔突出,边缘光滑。侧位可见肿瘤后缘与脊柱重叠,椎间孔扩大,邻近骨质有吸收或破坏(图2-5-9)。

2. CT 表现　肿瘤多发于后纵隔脊柱旁,圆形或椭圆形,密度较均匀。良性者边缘光滑锐利,可压迫邻近骨质造成骨质吸收,压迹光整。恶性者呈浸润性生长,边界不清,密度不均匀。病变侵犯椎管内外时,可清楚显示肿瘤呈哑铃状(图2-5-10)。增强扫描肿瘤呈轻中度强化。

六、纵隔囊肿

(一)淋巴管瘤

也称为囊性淋巴管瘤、囊状水瘤或淋巴囊肿,为淋巴系统先天变异所致。

【疾病概要】

病理上可为单房、多房囊状或海绵状,以多房多见。囊内含浑浊液体。有些囊肿可与淋巴系统相连,如与胸导管相连。一般为良性,恶性者少见。

【影像表现】

1. X 线表现　多见于前纵隔上部,表现为上纵隔阴影增宽。

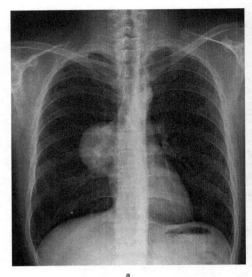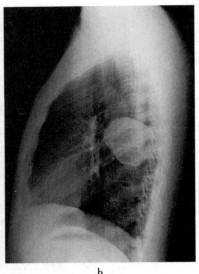

图 2-5-9 神经源性肿瘤

a. 肿瘤呈圆形突向右侧肺野,边缘光滑;b. 侧位肿瘤与脊柱重叠

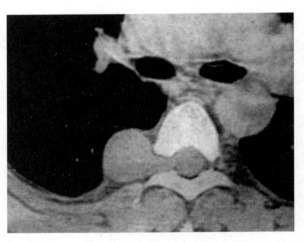

图 2-5-10 神经源性肿瘤 CT 表现

右侧后纵隔脊柱旁一软组织肿块,与椎管内肿块通过椎
间孔相连,病灶呈哑铃状,相应椎间孔扩大

2. CT 表现 表现为边缘光整的水样密度病灶,肿块较大时可见邻近结构受压而变形移
位,病变若向颈部延伸,可于颈部见到类似表现。

（二）支气管囊肿

是胚胎时期支气管胚芽迷走至纵隔伴发育异常所致。

【疾病概要】

病理上囊壁结构与支气管壁相似。囊壁可有钙化。

临床上多无症状,常在体检时偶然发现,如与气管相通,常伴继发感染,可出现咳嗽、胸
痛、咯血。囊肿较大时可出现压迫症状,如气急、喘鸣,幼儿可出现阻塞性肺气肿。

【影像表现】

1. X 线表现　多位于中纵隔中上部,与气管、支气管及纵隔内大血管关系密切,也可发生于纵隔其他各部。呈类圆形均匀致密影,亦可呈分叶状。少数囊肿壁可有钙化。

2. CT 表现　紧邻气管或支气管,边缘光滑锐利。密度与其内容物性质密切相关:浆液性囊肿 CT 值为 0 ~ 20Hu,黏液性囊肿一般为 30 ~ 40Hu,合并感染或囊内出血,则在 30Hu 以上。囊肿如与支气管相通时则可见气体影或气-液平面。改变体位扫描可见其形态有所改变。增强扫描囊肿无强化。

（三）食管囊肿

发生机制与支气管囊肿相似。

【疾病概要】

囊壁结构与食管相似,囊内含黏液,偶可呈血性。囊壁可发生溃疡,甚至穿孔,与气管相通形成瘘管。

临床上多见于小儿,囊肿可逐渐增大,较早出现邻近结构的压迫症状,可出现气急、发绀、吞咽困难等。亦可继发肺炎及胸膜炎。

【影像表现】

1. X 线表现　囊肿位于食管中 1/3 附近的纵隔内,向一侧或两侧突出。若溃疡穿孔,食管与气管相通可出现气—液平面。

2. CT 表现　囊肿呈圆形或椭圆形,密度均匀,CT 值一般为 10 ~ 15Hu,边缘光滑,与周围纵隔分界清楚。增强扫描囊壁菲薄,轻度强化。

（四）心包囊肿

胚胎发育过程中形成,属先天性畸形。临床多无症状,体检时发现。

1. X 线表现　多位于右心膈角处,呈圆形或椭圆形,轮廓光整、清楚,侧位上呈水滴状,上尖下圆。

2. CT 表现　与心包不能分割,囊内为液体密度,壁光整,多无钙化。增强扫描囊壁可见轻度强化。

第六节　胸 部 创 伤

胸部创伤比较常见,由各种外界暴力伤所致,如车祸伤、挤压伤、挫伤、刀伤、火器伤、爆炸伤等,其严重程度取决于外伤的程度及方式。可导致胸部各处损伤,如肋骨骨折、肺挫伤、液气胸等。

一、肋骨骨折

【疾病概要】

1. 病因病理　可单发,也可多发。多发生于第 3 ~ 10 肋骨腋部及背部,也可为单一肋骨多处骨折。可以是不完全性骨折,也可以是完全性骨折并移位。多根肋骨骨折导致胸廓塌陷。

2. 临床表现　临床症状与肋骨骨折的数量、部位及是否移位有关。主要症状是胸痛、呼吸或活动时加剧,持续时间长。

【影像表现】

1. X 线表现　可直接显示骨折线及其形状,并能观察对位情况,同时可发现继发症,如气胸、液-气胸、皮下气肿、纵隔气肿等。

2. CT 表现 易于发现肋骨骨折，清楚显示骨折类型及部位（图 2-6-1）。还可同时发现肺、胸膜腔及软组织的外伤性改变。

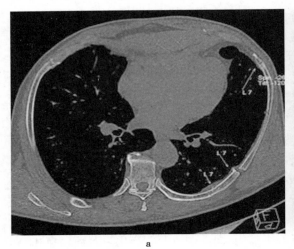
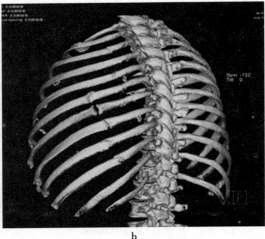

a   b

图 2-6-1 肋骨骨折

a. CT 横断面示左第 7 肋骨多发性骨折；b. CT 三维重建影像示左侧多根肋骨骨折

二、肺挫伤

【疾病概要】

1. 病因病理 肺挫伤是肺部常见的外伤性改变，可由直接撞击伤或高压气浪伤引起，可见于外伤的着力部位，亦可见于对冲部位。

肺挫伤后肺泡破裂或肺内血管受冲击而破裂，血液和血浆渗入肺间质和肺泡腔内。以肺外围多见。

2. 临床表现 由于肺挫伤多是胸部复合伤的一部分，肺挫伤的症状往往被掩盖或忽视。轻微者可无症状，较重者可有胸痛、咯血、呼吸困难。

【影像表现】

1. X 线表现 不规则斑片状或大片状高密度影，边缘模糊，不按肺叶、肺段分布，与受伤部位有关。肺纹理模糊不清。

2. CT 表现 CT 发现肺挫伤及肺内血肿较 X 线敏感，可显示轻微的肺挫伤改变，表现为边缘模糊的磨玻璃样密度影，肺内血肿表现为圆形椭圆形高密度影，边缘清晰（图2-6-2）。

📊 小结

本章重点介绍了呼吸系统正常及异常影像学表现，对呼吸系统的炎症、结核、肿瘤、外伤等常见疾病影像学表现进行了阐述，简略介绍了呼吸系统的病因病理及临床表现及影像学鉴别诊断。

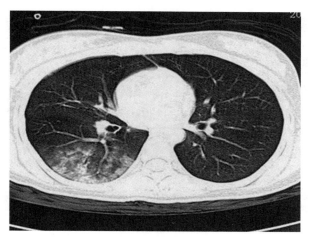

图2-6-2　肺挫伤

右肺可见边缘模糊磨玻璃样实变影

【读片窗1】

病史:患者,男,65岁,反复咳嗽半年多,胸闷不适近日加重。

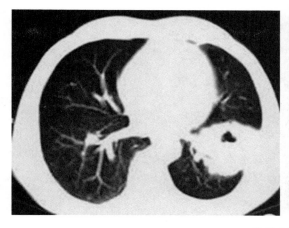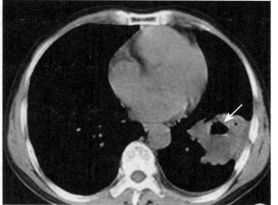

读片窗图2-1

1. 写出本病的诊断依据

2. 写出诊断结论

【读片窗2】

病史:患者,女,58岁,病理学检查:子宫内膜中分化乳头状腺癌,肿物侵犯浅肌层并累及一侧卵巢,一侧输卵管组织(−)。

1. 写出本病的诊断依据。

2. 写出诊断结论。

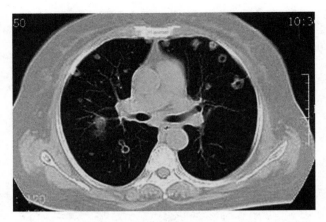

读片窗图2-2

 目标测试

A1／A2 型题

1. 肺渗出性病变的基本 X 线征象**错误**的是
   A. 片状密度增高影　　　　　　　B. 病变可相互融合
   C. 边缘模糊　　　　　　　　　　D. 可见空气支气管征
   E. 密度高低与渗出液的成分无关

2. 双侧弥漫性肺气肿的 X 线征象**错误**的是
   A. 桶状胸　　　　　　　　B. 纵隔变狭长　　　　　　C. 肺大疱
   D. 肺野透亮度增高　　　　E. 肺野透亮度减低

3. 游离性胸腔积液 X 线表现描述**错误**的是
   A. 患侧肋膈角变钝　　　　　　　B. 积液上缘可呈外高内低的斜弧线
   C. 肋间隙增宽　　　　　　　　　D. 纵隔向患侧移位
   E. 患侧中下肺野呈均匀致密影

4. 气胸的 X 线表现描述**错误**的是
   A. 患侧胸部高度透亮带(区)　　　B. 肺组织向肺门处萎缩
   C. 患侧肋间隙变窄　　　　　　　D. 横膈下移
   E. 纵隔向健侧移位

5. 纵隔向患侧移位的常见疾病是
   A. 肺广泛纤维化　　　　　　　　B. 胸腔积液
   C. 一侧气胸　　　　　　　　　　D. 胸内巨大肿瘤
   E. 一侧主支气管不完全性阻塞

6. "爆米花样"钙化,是下列哪种病变的典型表现
   A. 淋巴结钙化　　　　　　B. 结核球钙化　　　　　　C. 多结节钙化
   D. 错构瘤钙化　　　　　　E. 主动脉钙化

7. 恶性淋巴瘤 X 线表现**不正确**的是
   A. 上纵隔阴影增宽　　　　　　　B. 密度增高且均匀

C. 轮廓清楚且呈波浪状　　　　　　　D. 侧位胸片示,常位于前纵隔

E. 气管旁淋巴结肿大且多为对称性

8. 急性肺脓肿的常见空洞的 X 线表现是

A. 虫蚀样空洞　　　　　　　B. 厚壁空洞　　　　　　　C. 空腔

D. 薄壁空洞　　　　　　　E. 偏心性空洞

9. 中央型肺癌 X 线表现描述**不正确**的是

A. 肺门增大　　　　　　　B. 肺门肿块　　　　　　　C. 肺野肿块

D. 阻塞性肺炎　　　　　　E. 阻塞性肺不张

10. 下列哪项**不是**大叶性肺炎的 X 线表现

A. 局限性肺纹理增强　　　　　　B. 极淡薄的云雾状阴影

C. 大片状均匀一致的密度增强影　　　D. 大片阴影中可见空气支气管征

E. 全肺散在的斑片状阴影

A3/A4 型题

(11 ~ 13 题共用题干)

患者,男,65 岁,吸烟史 40 年,胸闷、咳嗽、咳血丝痰月余,X 线检查右肺门处一肿块影。

11. 该患者可能为

A. 中央型肺癌　　　　　　　B. 周围型肺癌　　　　　　　C. 肺结核

D. 炎性假瘤　　　　　　　E. 肺转移瘤

12. 该患者为明确诊断,需进一步做以下哪种检查

A. USG　　　　　　　B. MRI　　　　　　　C. CT

D. 支气管造影　　　　　　　E. 痰检

13. 该患者出现反 S 征,可能合并下列哪种征象

A. 右肺下叶不张　　　　　　　B. 左肺下叶不张

C. 右肺上叶不张　　　　　　　D. 右肺中叶不张

E. 左肺上叶不张

B 型题

(14 ~ 18 题共用备选答案)

A. 渗出灶　　　　　　　B. 增殖灶　　　　　　　C. 纤维化灶

D. 空洞　　　　　　　E. 钙化灶

请指出下列肺炎病理改变的 X 线表现

14. 肺部急性炎症反应

15. 肺部慢性炎症的通常表现

16. 肺部炎症破坏后发生钙盐沉积

17. 肺结核的卫星病灶

18. 肺部大范围炎症破坏,坏死组织液化并经支气管排出

（徐　艳）

第三章　循 环 系 统

1. 掌握：循环系统正常及异常影像学表现。
2. 熟悉：循环系统常见疾病的影像学表现及临床表现。
3. 了解：循环系统常见疾病的病因病理及鉴别诊断。

第一节　正常影像学表现

一、正常 X 线表现

（一）X 线平片心脏大血管的正常投影（图 3-1-1）

1. 后前位　后前位是基本的投影位置，心影约 2/3 位于中线左侧，1/3 位于右侧，心尖指向左下，心底部朝向右后上方。心影分左、右两缘。

左心缘由三段组成，上段由主动脉弓与降主动脉的起始部构成，呈向左突出的弓状，又称主动脉结，老年人明显。中段由肺动脉主干外缘构成，称为肺动脉段或心腰，该段可平直、轻度凹陷或略有隆凸。下段由左心室构成，有时左心房耳部可投影在其上端，与左心室段不易分开。左心室的左下端为心尖部。透视下，左心室段与肺动脉段的搏动方向相反，两者的交点称为相反搏动点，是判断左、右心室增大的依据之一。

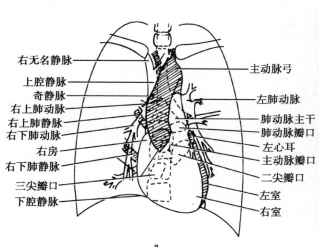

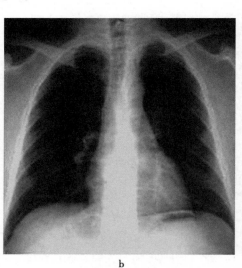

右无名静脉 ——　　　　　　　　　　　—— 主动脉弓
上腔静脉 ——　　　　　　　　　　　—— 左肺动脉
奇静脉 ——　　　　　　　　　　　—— 肺动脉主干
右上肺静脉 ——　　　　　　　　　　　—— 肺动脉瓣口
右下肺动脉 ——　　　　　　　　　　　—— 左心耳
右房 ——　　　　　　　　　　　—— 主动脉瓣口
右下肺静脉 ——　　　　　　　　　　　—— 二尖瓣口
三尖瓣口 ——　　　　　　　　　　　—— 左室
下腔静脉 ——　　　　　　　　　　　—— 右室

a　　　　　　　　　　　　　　b

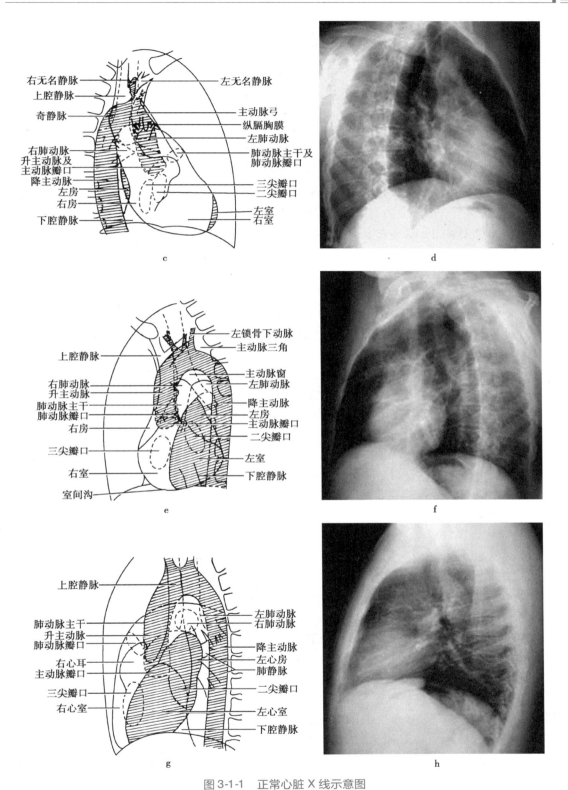

图 3-1-1　正常心脏 X 线示意图

a. 后前位线图；b. 后前位像；c. 右前斜位线图；d. 右前斜位像；e. 左前斜位线图；f. 左前斜位像；g. 左侧位线图；h. 左侧位像

心右缘分为上、下两段,上段为上腔静脉及升主动脉的复合影,在儿童及青少年主要为上腔静脉,而在老年,由于胸主动脉迂曲、延长、扩张,则主要为升主动脉影。下段由右心房构成,右心缘与横膈的交角称右心膈角,深吸气时此处可见三角形的下腔静脉影。

后前位用于观察右心房、左心室和部分大血管的轮廓以及进行心脏大血管的测量。

2. 右前斜位　心影分前、后两缘。

心前缘自上而下分三段。上段由主动脉弓及升主动脉构成;中段由肺动脉主干和右心室漏斗部(圆锥部)构成;下段大部由右心室前壁构成,仅膈上的一小部分为左心室下端构成。心前缘与胸壁之间的三角形尖端向下的透明区,称为心前间隙或胸骨后区。

心后缘分为两段。上段为升主动脉后缘、弓部、气管及上腔静脉重叠影;下段大部分由左心房构成,膈上一小部分为右心房。食管与左心房后缘相邻。

右前斜位主要用于观察左心房、肺动脉主干和右心室漏斗部。

3. 左前斜位　此位置投射时,X线中心线几乎与室间隔接近平行,心影呈对称分开,右前方一半为右心,左后方一半为左心。心影分前、后两缘。

心前缘上段为右心房,下段为右心室,房室间分界不清。心后缘上段由左心房,下段由左心室构成。此体位可见由升主动脉、主动脉弓及降主动脉起始部形成的透亮区,称主动脉窗。主动脉窗内可见气管分叉、左主支气管和伴行的左肺动脉。左主支气管下方为左心房。

左前斜位是观察左、右心室,右心房和胸主动脉的重要体位,对了解左肺动脉、左心房与左主支气管的关系,也有较大帮助。

4. 左侧位　心影呈椭圆形,分为前、后两缘。

心前缘自上而下分升主动脉、右心室的漏斗部与肺动脉主干及右心室前壁三段。前方与前胸壁之间形成三角形透亮区,称为心前间隙或胸骨后区。

心后缘上段一小部分为左心房,下段大部分由左心室构成与膈肌成锐角相交,下腔静脉可在此显影。心后缘、脊柱前缘与膈肌之间形成一三角形的心后间隙。

左侧位主要是观察左心房、左心室,尤其是左心房,其次是右心室漏斗部。

(二)心脏大血管的测量

1. 心胸比率　心脏横径(T_1+T_2)与胸廓横径(Th)之比即为心胸比率(CTR);自心脏右缘和左缘最外侧点分别向中线作垂直线,即为T_1和T_2,二者之和即为心脏横径;胸廓横径是指通过右侧膈顶两侧肋骨内缘之间的水平距离。正常值≤0.5,最大不超过0.52。大于此数值应认为心脏增大。此法比较简便,但受体形以及膈肌位置的影响,只能对心脏大小作粗略估计,不适用于横位型及垂位型心脏的测量(图3-1-2)。

2. 肺动脉测量　右下肺动脉宽径:右肺门角以下1cm处右下肺动脉干的宽径正常应在15mm以下,超过15mm提示右下肺动脉扩张。

(三)正常三种心型

1. 垂位心　多见于瘦长体形,胸廓狭长而扁,膈肌位置

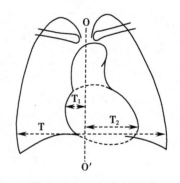

图3-1-2　心胸比率测量

OO′:中线;T:胸廓横径;T_1:右心缘最外侧点至中线的距离;T_2:左心缘最外侧点至中线的距离

低,心影狭长,呈垂位,心纵轴与水平面的夹角大于45°,心膈面小,心胸比率常小于0.5,肺动脉段轻度凸出。

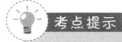

考点提示

右下肺动脉主干的正常宽度

2. 横位心 见于矮胖体形,胸廓短而宽,前后径大,膈肌位置高,心纵轴与水平面的夹角小于45°,心膈面大,心胸比率大于0.5,主动脉结明显,心腰凹陷。

3. 斜位心 也称中间型心脏,常见于胸廓及体形适中者,心影呈斜位,心纵轴与水平面的夹角约为45°,心胸比率约为0.5(图3-1-3)。

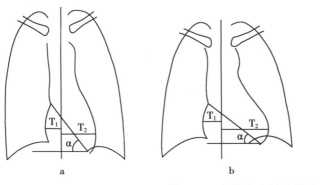
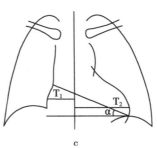

图3-1-3 体型和心脏的类型

a. 垂位型心脏;b. 斜位型心脏;c. 横位型心脏

(四)正常冠状动脉造影表现

1. 左冠状动脉 起自左冠状窦,随即分成前降支及回旋支。前降支走行于前室间沟,下行至心尖,主要分支有对角支、前(室)间隔支。回旋支走行于左侧房室沟内,终止于心脏膈面,主要分支有钝缘支、左房旋支、房室结支(图3-1-4)。

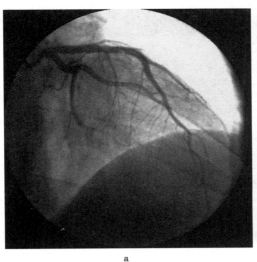
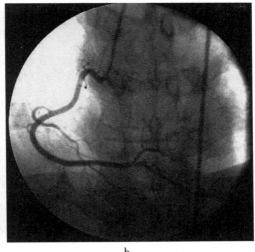

图3-1-4 正常冠状动脉造影表现

a. 左冠状动脉;b. 右冠状动脉

2. 右冠状动脉 起自右冠状窦,走行于右侧房室沟,沿心脏右缘至心后缘。主要分支有圆锥支、窦房结支、后降支、后(室)间隔支(图3-1-4)。

二、正常 CT 表现

(一)心脏大血管

正常心脏大血管 CT 扫描代表性的层面(图3-1-5):

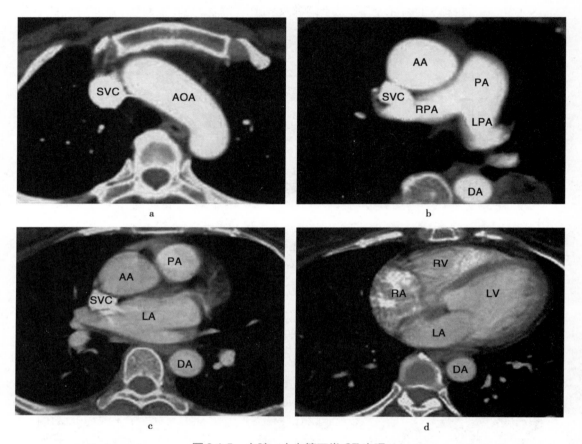

图3-1-5 心脏、大血管正常 CT 表现
a. 主动脉弓层面(SVC:上腔静脉;AOA:主动脉弓);b. 主肺动脉及其分叉层面(AA:升主动脉;SVC:上腔静脉;PA:主肺动脉;RPA:右肺动脉;LPA:左肺动脉);c. 左心房层面(AA:升主动脉;SVC:上腔静脉;PA:主肺动脉;LA:左心房;DA:降主动脉);d. "四腔心"层面(RA:右心房;RV:右心室;LA:左心房;LV:左心室;DA:降主动脉)

1. 主动脉弓层面 可见主动脉弓自右前向左后斜行,位于气管左前方。约 10% 的人在此层面可见奇静脉弓。

2. 主-肺动脉窗层面 其上界为主动脉弓下缘,下界为左肺动脉,前方为升主动脉,内后方为气管。主肺动脉向左向后延伸为左肺动脉;向后、向右延伸为右肺动脉。此层面主肺动脉与两侧肺动脉呈人字形排列。正常主肺动脉直径不应超过 29mm。在此层面可同时观察到升主动脉和降主动脉,两者比例为 2.2 ~ 1.1:1。奇静脉弓大多位于此层面,自后向前越过右上叶支气管上缘汇入上腔静脉。

3. 左心房层面 在此平面可见脊柱左前方为降主动脉,降主动脉前方为左心房。左心房前方为主动脉根部,其右侧为右心房,其左前方为右心室及流出道。左心房前后径30～45mm。此平面常同时显示冠状动脉主干及主要分支的近段。

4. "四腔心"层面 可见左、右心房和左、右心室,心腔和心壁。需注射对比剂观察,如不注射对比剂则无法区分。

(二)心包

CT扫描几乎均能显示心包壁层,正常厚度为1～4mm,脏层心包由于较薄,CT扫描常难显示。

第二节 异常影像学表现

一、异常X线表现

(一)心脏外形改变

某些心脏疾病造成心脏增大,在后前位上心脏和大血管形状的改变,这种改变并不代表具体的心脏大血管疾病。习惯上分为以下几种类型(图3-2-1)。

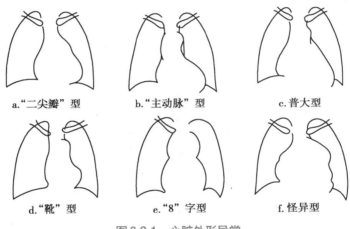

a."二尖瓣"型　　b."主动脉"型　　c.普大型

d."靴"型　　e."8"字型　　f.怪异型

图3-2-1　心脏外形异常

1. 二尖瓣型心脏 心影近似梨形,肺动脉段凸出,心尖圆隆,主动脉结缩小或正常,右或(和)左心缘不同程度地向外膨凸。通常反映右心负荷过大或以其为主的心腔变化,常见于二尖瓣疾患、房间隔缺损、肺动脉瓣狭窄、肺动脉高压和肺源性心脏病等。

2. 主动脉型心脏 心腰凹陷,心尖向左下移,升主动脉右凸,主动脉结多增宽,左心室段延长。通常反映左心负荷过大或以其为主的心脏变化,常见于主动脉瓣疾患、高血压、冠心病或心肌病等。

3. 普大型心脏 心脏均匀地向两侧增大,肺动脉段平直,主动脉结多属正常。反映左右双侧负荷增加的心腔变化,或因心包病变等心外因素所致。常见于心包、心肌损害或以右心房增大较著的疾患。

4. 移行型心脏 如二尖瓣-主动脉型、二尖瓣-普大型等。

5. 其他类型心脏 如"靴型"心,8字形心,怪异或分叶状心影等。

(二)心脏房室增大

1. 左心房增大 一般先向后、向右,再向上、向左膨凸(图3-2-2)。

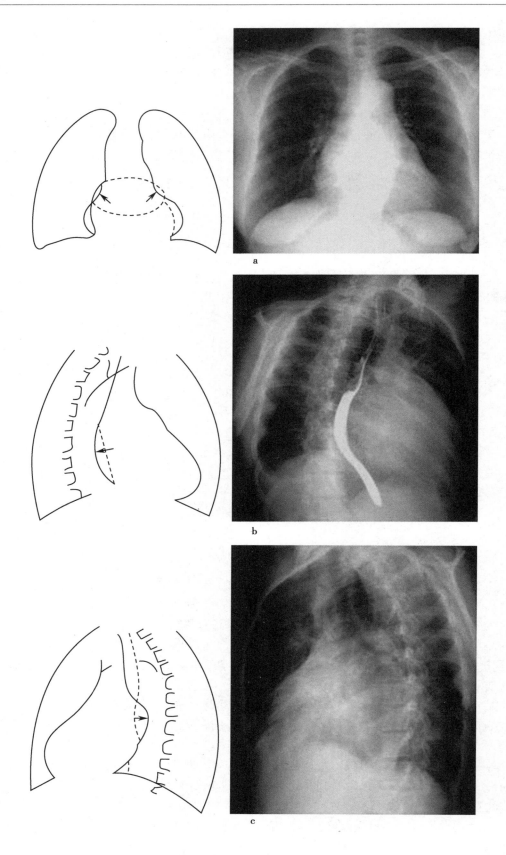

a

b

c

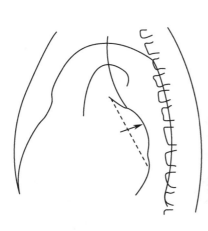
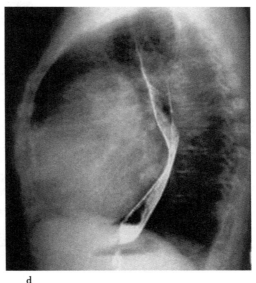

d

图 3-2-2　左心房增大示意图（X 线平片）

a. 后前位：右心缘呈双弧影，心影中可见增大的左心房影；b. 右前斜位：食管左心房段压迹明显，向后移位；c. 左前斜位：增大左心房使左主支气管上移、变窄；d. 左侧位：左心房增大并使食管局限后移

（1）后前位：左心房只向后增大时，心脏轮廓不发生改变，但在心脏阴影内之右上方，可见类圆形密度增高影，称"双重密度"；左心房向右增大时可达或超过右心房边缘，形成右心缘的"双重边缘"或"双弓征"，亦称"双心房影"，是左心房增大的可靠征象；左心房耳部增大时可见左心室段与肺动脉段之间的左房耳部膨凸，形成左心缘第三弓影；气管隆嵴角度>90°。

（2）左前斜位：心后缘左房段隆凸，与左主支气管间的透明带消失，明显者可向上后方推压左主支气管，使其受压移位或变窄。

（3）右前斜位或左侧位吞钡检查：左心房向后增大的主要 X 线征象之一就是食管受压向后移位。食管移位的程度和左心房增大的程度常成比例。左心房轻度增大时，食管前缘受压而无移位；中度增大时，食管前后壁均受压伴轻度移位，但止于胸椎前缘；重度增大时，食管明显向后移位，并与胸椎重叠（图 3-2-3）。

> 💡 **考点提示**
>
> 　　左心房增大在各个体位的表现

左心房增大主要见于二尖瓣病变、各种原因引起的左心衰竭以及动脉导管未闭、室间隔缺损等先天性心脏病。

2. **右心房增大**　一般先向右前方膨凸，继之向后、向左（图 3-2-4）。

（1）后前位片：右心房段向右膨凸，且长度增加，右心房/心高比值>0.5。上腔静脉或（和）下腔静脉扩张，为右心房增大的间接征象。

（2）左前斜位：心前缘上段向上或（和）向下膨凸，该段延长，有时与其下方的右心室段形成"成角现象"。

（3）右前斜位：心后缘下段呈圆弧状膨凸，为右心房体部增大的表现。

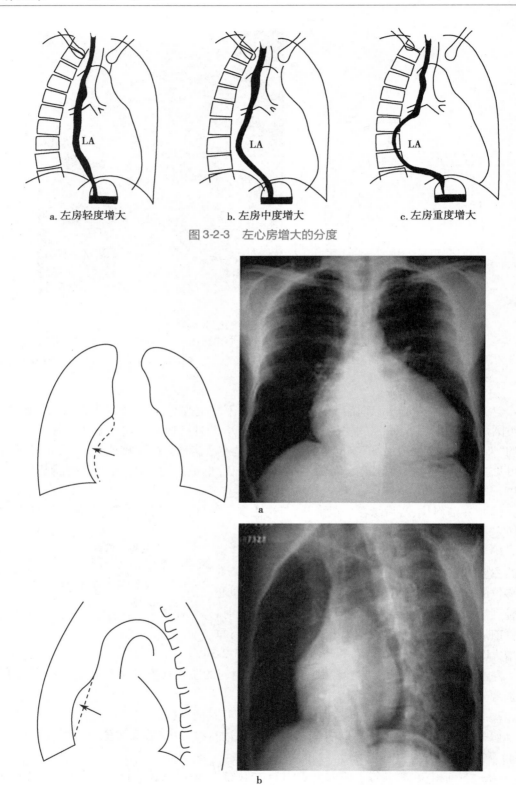

a. 左房轻度增大　　　　b. 左房中度增大　　　　c. 左房重度增大

图 3-2-3　左心房增大的分度

a

b

图 3-2-4　右心房增大示意图（X线平片）

a. 后前位：心右缘膨隆、延长；b. 左前斜位：心缘右心房段延长、凸出

（4）右心房增大常伴有上腔静脉扩张,后前位观察,右上纵隔阴影增宽。

单发的右心房增大少见,常与右心室增大并存。右心房增大见于右心衰竭、房间隔缺损、三尖瓣病变和心房黏液瘤等。

3. 左心室增大　一般先向左下,继之向后上膨凸(图3-2-5)。

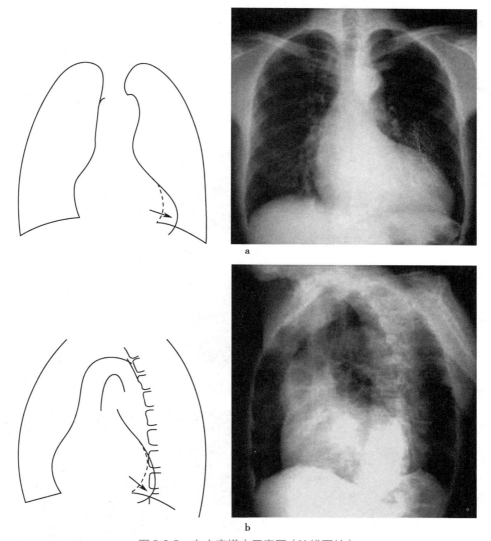

图3-2-5　左心室增大示意图（X线平片）

a. 后前位:左心缘向左增大、凸出,相反转动点上移,心尖向下、向外移位;b. 左前斜位:左心缘向后凸出,左前斜位转到60°时左室仍与脊柱重叠,室间沟前移

（1）后前位:左心室段延长,心尖下移,可伸入横膈阴影下或胃泡阴影之内;左心室段向左膨隆,心脏横径增大,相反搏动点上移,心腰凹陷。

（2）左前斜位:心后缘下段向后下膨凸、延长,与脊柱重叠。

（3）左侧位:心后缘下段向后膨凸超过下腔静脉后缘1.5cm可视为左心室增大。心后间隙缩小以及

考点提示

左心室增大在各个体位的表现

75

心后食管前间隙变窄或消失。

左心室增大常见于高血压病、主动脉瓣病变、二尖瓣关闭不全、室间隔缺损和动脉导管未闭等。

4. 右心室增大　一般先向前向左上，继之向下后膨凸（图3-2-6）。

（1）后前位：心尖圆隆、上翘；肺动脉段饱满、凸出，为右心室增大的间接征象。

（2）左前斜位：心前缘右心室段向前膨凸；心膈面延长。

（3）右前斜位：肺动脉段下方的圆锥部膨凸，为右心室增大的早期表现。

（4）左侧位：心前缘下段前凸，与胸骨的接触面增大。

考点提示

右心室增大在各个体位的表现

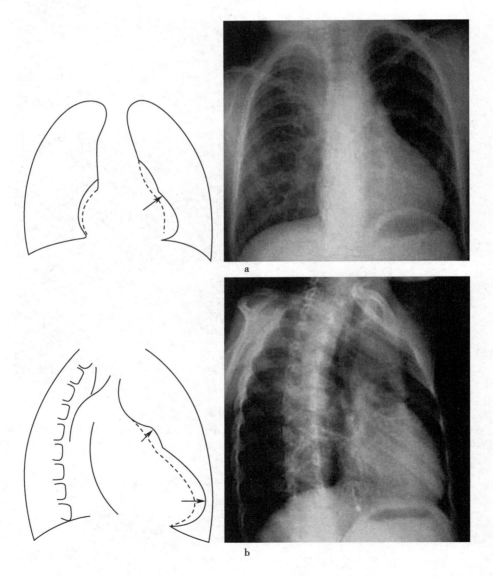

a

b

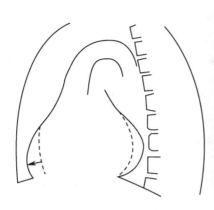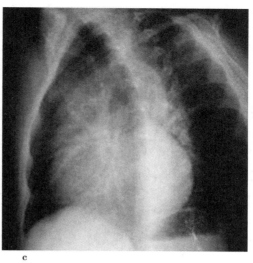

图 3-2-6　右心室增大示意图（X 线平片）

a. 后前位：左心缘腰部消失，相反搏动点下移；b. 右前斜位：右室前缘呈弧形、前凸，心前间隙缩小和下部闭塞，肺动脉圆锥隆起；c. 左前斜位：右室膈段增长，室间沟后上移

右心室增大，可由于流出道的狭窄或循环阻力增加致肺循环障碍所引起，如肺动脉狭窄、肺动脉高压、二尖瓣狭窄等，也可因血液的过量充盈而造成，如房、室间隔缺损等。

（三）主动脉改变

心脏病变可伴发主动脉的改变。显示胸主动脉形态、宽度和走行方向最适宜的投照位置是后前位结合左前斜位或左侧位。

1. 胸主动脉迂曲延长　扩张引起胸主动脉迂曲延长、扩张的原因主要有：①主动脉粥样硬化；②高血压；③各种心脏和主动脉本身的病变或先天性畸形等；④正常解剖变异。

X 线表现：①升主动脉向右（前）弯凸；②主动脉弓顶高达或超过胸锁关节，或明显向左凸出；③主动脉窗增大（左前斜位或左侧位）；④降主动脉向左（后）弯凸，或呈 S 状弯曲：先向左、向右而于膈上再弯向左；⑤吞钡检查可见食管呈相应的牵拉移位，于左前斜位或左侧位随迂曲延长的降主动脉向左后方移位，一般上段较明显（此点有别于左房增大的食管移位），下段可反而前凸。

2. 动脉壁钙化　以主动脉弓或弓降部最常见，X 线表现为弧形线状密度增高影，常为主动脉本身粥样硬化的表现。升主动脉钙化多见于梅毒，而降主动脉钙化常见于大动脉炎。

（四）肺循环异常

肺循环由肺动脉、肺毛细血管和肺静脉组成，因肺循环沟通左、右心腔，所以心脏病变常常反映在肺循环血管改变上，有时甚至比心脏大小形态改变更为敏感。正常肺循环的特点是：①相同大小的肺动、静脉相比，动脉的密度较高；②肺动脉分支由内向外成比例地逐渐变细，肺静脉分支在一段范围内粗细相近；③在肺野内带肺动脉分支以纵向走行为主，而肺静脉分支以水平走行为主；④肺动脉约于第 7～8 后肋水平自肺门发出，肺静脉则大致于第 8～10 后肋水平引流入左心房。肺循环可反映心脏血流动力学及功能状态，是 X 线平片诊断心脏病的一面镜子。

1. 肺血增多　为肺动脉血流量增多，也称为肺（动脉）充血。主要见于：①不合并右心排血受阻的左向右分流或双向分流畸形,如房间隔缺损、室间隔缺损、动脉导管未闭等;②心排血量增加疾病,如贫血、甲状腺功能亢进等。

X 线表现:①肺纹理增粗、增多、边缘清楚;②肺动脉段凸出,两肺门动脉扩张,右下肺动脉干扩张超过 15mm,透视下可见肺动脉段及两侧肺门血管搏动增强,呈扩张性搏动,称"肺门舞蹈";③肺野透明度正常。

2. 肺血减少 为肺动脉血流量减少,亦称肺(动脉)缺血。主要见于:①右心排血受阻或兼有右向左分流畸形,如肺动脉瓣狭窄、法洛四联症、三尖瓣狭窄或闭锁等;②原发性和继发性重度肺动脉高压、肺心病等;③肺动脉分支本身的重度狭窄、阻塞性病变,如肺动脉血栓栓塞、一侧肺动脉缺如、发育不全等。

X 线表现:①肺纹理变细、稀疏;②右下肺动脉干变细或正常;③肺野透明度增加;④严重的肺血减少,侧支循环形成表现为肺门动脉正常或缩小,在肺野内显示为扭曲而紊乱的血管影,有时类似肺血增多,常见于肺动脉闭锁患者;⑤肺动脉段可平直、凹陷或凸出。凸出者多为肺动脉瓣狭窄后扩张或肺动脉高压所致。

3. 肺动脉高压 正常肺动脉主干血压为 2～4kPa,平均在 2.67kPa 以下。

通常肺动脉收缩压高于 4kPa,平均高于 2.67kPa 即可视为肺动脉高压。引起肺动脉高压的原因主要有:①肺动脉血流量增加,如左向右分流畸形;②心排血量增加的疾患;③肺小动脉阻力增加,多为肺血管分支本身的疾患;④肺胸疾患,如肺气肿或(和)慢性支气管炎、肺纤维化等。

X 线表现:①肺动脉段凸出;②肺门动脉扩张、搏动增强,肺外围动脉分支纤细,有时与肺门动脉之间有一突然分界,称肺门截断现象或"残根"征;③右心室增大。

4. 肺静脉高压 肺静脉正常压力平均为 1.07～1.33kPa。引起肺静脉高压的原因主要有:①左心房阻力增加,如二尖瓣狭窄、左心房内肿瘤等;②左心室阻力增加,如主动脉瓣狭窄、高血压以及各种病因所致的左心衰竭;③肺静脉阻力增加,如各种先天性、后天性疾患所致的肺静脉狭窄、阻塞等。

X 线表现:

(1) 肺淤血:肺血管纹理普遍增多、增粗,边缘模糊;肺门影增大,边缘模糊;肺野透明度降低。

(2) 间质性肺水肿:出现小叶间隔线,因最早由 Kerley 所描述,故又称克氏线。分 A、B、C 三种,以克氏 B 线最常见。克氏 B 线表现为长 2～3cm、宽 1～3mm 的水平横线,多位于肋膈角区,常见于二尖瓣狭窄和慢性左心衰竭。克氏 A 线为长 5～6cm、宽 0.5～1.0mm 的自肺野外围斜行引向肺门的线状影,不分支,与支气管和血管走行不一致,多位于上叶,常见于急性左心衰竭。克氏 C 线呈网格状影,多位于肺下野,常见于肺静脉高压明显增重者。常伴有少量胸腔积液。

(3) 肺泡性肺水肿:分布于一侧或两侧肺的斑片状阴影,边缘模糊,常融合成片,肺尖及肺野边缘部分很少受侵犯,有的以两肺门为中心,表现为蝴蝶状阴影。阴影在短期内变化较大,经恰当的治疗可在数小时或数日内吸收。

（4）胸膜水肿增厚。

（5）含铁血黄素沉着:X 线表现为直径 2～3mm 的圆形或外形不整的边缘比较清楚的结节阴影。

（五）心力衰竭

1. **左心衰竭**　多见于冠心病心肌梗死及心肌病等。X 线表现:①肺淤血;②间质性和肺泡性肺水肿;③左室、左房增大;④胸膜腔积液。肺泡性肺水肿为急性左心衰竭的重要指征,而间质性肺水肿则多见于慢性左心衰竭。肺水肿和胸腔积液的出现反映有肺静脉高压,淋巴回流受阻。X 线平片检查左心衰竭的阳性发现早于临床症状出现之前,根据左心增大、肺淤血和间质性肺水肿等典型左心衰竭的 X 线表现,即可诊断。

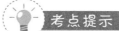

考点提示

左心衰的 X 线表现

2. **右心衰竭**　多见于肺源性心脏病等。X 线表现:①右心室、右心房增大;②上腔静脉或(和)奇静脉扩张;③胸腔积液,较常见,可单侧或双侧,胸腔积液可达中等量程度;④有时可见右侧膈肌抬高,此为右心衰竭时,腹水和肝肿大所致。右心衰竭的 X 线表现常出现较晚,往往中心静脉压已有明显升高,而 X 线平片尚无右心衰竭的征象。

3. **全心衰竭**　无论左心衰竭或右心衰竭,最后均可导致全心衰竭。全心衰竭的 X 线表现为:①心脏呈普大型,各部的轮廓尚可见;②心脏搏动减弱,主动脉搏动亦可减弱;③左心衰竭严重时,肺呈淤血和肺水肿表现,右心衰竭严重时,肺内充血改变不明显;④上腔静脉扩张时右上纵隔阴影增宽。全心衰竭和心包积液的鉴别有时很困难,两者心脏外形均呈普大型。大量心包积液各房室的弧影消失,心影呈烧瓶状,搏动减弱甚至消失,但主动脉搏动一般正常或稍减弱。

二、异常 CT 表现

（一）心脏

1. **心肌的异常表现**

（1）心肌厚薄的改变:普通 CT 平扫不能观察心肌厚度的变化,增强 CT 扫描可良好显示心肌的厚度。肥厚型心肌病可显示非对称性肌肥厚和肌小梁肥大的征象。心肌梗死可见局部心肌变薄及室壁瘤形成。但房、室间隔的缺损较难直接显示。

（2）心肌密度的改变:冠状动脉病变常导致心肌血供的改变,最终导致心肌缺血或梗死,坏死心肌由结缔组织取代。增强扫描时表现为局部心肌密度减低或无强化区;而心肌原发或继发性肿瘤均表现为与正常心肌不同的增强表现,肿瘤增强后的密度根据其性质可高于或低于正常心肌。

（3）心肌运动的异常:心电门控超高速 CT 可反映局部心肌缺血等病变所致的运动异常,如心肌梗死时局部心室壁有反常运动。电影 CT 可反映心室容积的变化,并测定射血分数,定量测定由心肌运动异常所致的心输血量的变化。

2. **心腔的异常表现**

（1）心腔大小的改变:CT 增强扫描可直观显示心腔内径的变化,如心腔扩大(扩张型心肌病)、心腔狭小(肥厚型心肌病);心肌梗死后左心室室壁瘤可见心室壁局部向外扩张。

（2）心腔内密度的改变:心腔内肿块或血栓,增强 CT 表现为高密度的心腔血池内有低密度的充盈缺损。

（二）心包

1. 心包缺损　部分性缺损多见，完全性缺损仅占9%，左侧约占70%，右侧占4%，膈心包缺损占17%。

2. 心包渗出　正常的心包腔含10~20ml液体，心包积液达到50ml时CT扫描即可检出。少量的渗出液于仰卧检查时，常聚集在左心室与右心房的后外侧。大量渗出时则形成环绕心脏的水样密度带，使壁层心包与心脏的距离加大，此时的心包积液在200ml以上。

3. 心包增厚和钙化　结核性或放射性心包炎常引起心包增厚，心包厚度5~20mm，可束缚心脏的舒张，也可呈局限性增厚，引起两侧心室进行性舒张功能障碍。部分增厚的心包内可出现钙化。钙化常提示炎症的后期，CT扫描为检测钙化最敏感的检查方法，并能准确定位钙化的部位和范围。

（三）血管

1. 位置异常　CT平扫和增强扫描可直接显示大血管位置的异常。如右位主动脉弓表现为主动脉弓位于气管的右侧且常合并迷走的左锁骨下动脉。

2. 管径异常　CT增强扫描可直接显示大血管管径的异常，如扩张（主动脉瘤）、狭窄（冠心病）等。

3. 密度的异常　血管壁的钙化，CT表现为高密度影，CT值可达200Hu以上。主动脉夹层时，CT增强扫描可区分真、假腔及内膜片，增强后表现为真、假腔之间的密度差异，假腔的显影及排空均较真腔稍延迟，真腔常受压、变形或移位。

（朱锦芝）

第三节　先天性心脏病

先天性心脏病是胚胎时期心脏大血管发育异常而产生的畸形性疾病，是小儿时期最常见的心脏病。先天性心脏病按照血流动力学改变分为左向右、右向左分流与无分流三类；按临床分为发绀与无发绀两类；按肺血改变分为肺血增多、肺血减少与肺血无明显改变三类。

一、房间隔缺损

房间隔缺损是最常见的先天性心脏病之一，女性发病率较高，可单独存在或合并其他心脏大血管畸形。

【疾病概要】

1. 病因病理　房间隔缺损属于心房水平的左向右分流的先天性心脏病。按照缺损部位可分为第一孔（原发孔）型和第二孔（继发孔）型。临床以第二孔型常见。缺损的数目通常为一个，也可多个，大小多为1~4cm。

正常情况下左心房压力大于右心房，当有房间隔缺损时，左心房的血液可向右心房分流，使右心房、右心室及肺循环的血流量增加，从而加重了右心系统的负荷，导致右心房和右心室肥厚和扩张。久之可出现肺动脉高压，右心压力逐渐增高，分流量减少，甚至出现双向分流。

2. 临床表现　患者早期可无症状，随后可出现劳累后心悸、气短，易患呼吸道感染等。体检：胸骨左缘2~3肋间可闻及Ⅱ~Ⅲ级收缩期杂音，重度肺动脉高压者可有发绀。

【影像表现】

1. X线表现

（1）缺损较小时，X线表现可正常。

（2）缺损较大时，可出现如下表现：①心影增大呈"二尖瓣"型；②右心房、右心室增大，左心室缩小或正常；③肺血增多，肺动脉段凸出，肺门动脉扩张，搏动增强，透视下可见"肺门舞蹈"征；④主动脉结缩小或正常（图3-3-1）。

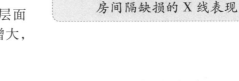

2. CT表现 CT增强扫描横断位可见心房层面房间隔的连续性中断；此外可见右心房、右心室增大，肺动脉增宽等（图3-3-2）。

考点提示
房间隔缺损的X线表现

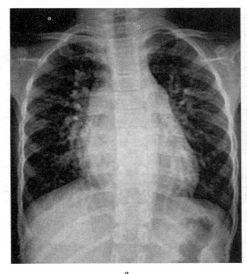
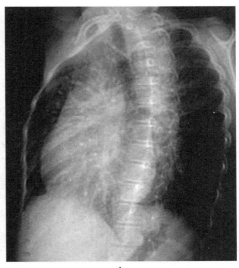

图3-3-1 房间隔缺损

a. 后前位示两肺血增多，心影呈二尖瓣型，主动脉结偏小，肺动脉段突出，右心缘膨隆，心尖上翘；
b. 左前斜位片示心前缘上段向前膨凸，心膈面延长，心后缘向上膨凸

二、室间隔缺损

室间隔缺损是较常见的先天性心脏病之一，男性较多见，可单独存在或合并其他心脏大血管畸形。

【疾病概要】

1. 病因病理 室间隔缺损属于心室水平的左向右分流的先天性心脏病。根据缺损部位不同，可分为膜部缺损、漏斗部缺损和肌部缺损三型。其中，膜部缺损型最常见，缺损面积较大。

正常情况下左心室压力大于右心室，当有室间隔缺损时，左心室的血液可向右心室分流，使右心室及肺循环的血流量增加，从而加重了右心系统的负荷，导致右心室肥厚和

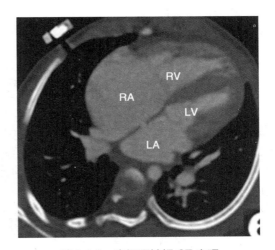

图3-3-2 房间隔缺损CT表现

心脏CTA四腔位重建图像，显示房间隔中部连续性中断，直径2.7mm，右心房室（RA，RV）增大

扩张。左心容量负荷也加大,致左心室、左心房也扩张和肥厚。久之可出现肺动脉高压,右心压力逐渐增高,分流量减少,甚至出现双向分流。

2. 临床表现 取决于缺损的大小,缺损较小可无症状,缺损大者可表现为发育较差,常出现劳累后心悸、气短,易患呼吸道感染等。体检:胸骨左缘 3～4 肋间可闻及收缩期杂音,重度肺动脉高压者可有活动后出现发绀。

【影像表现】

1. X 线表现

(1) 缺损较小时,X 线表现可正常。

(2) 缺损较大时,可出现如下表现:①心影增大呈"二尖瓣"型;②左、右心室均增大,以左心室增大为主;③肺血增多,肺动脉段凸出,肺门动脉扩张,搏动增强,透视下可见"肺门舞蹈"征;④主动脉结缩小或正常(图 3-3-3)。

考点提示

室间隔缺损与房间隔缺损的 X 线表现鉴别要点

2. CT 表现 增强扫描横断位可见心室层面室间隔的连续性中断或消失;此外可见左、右心室增大,左心房增大,肺动脉增宽等间接征象。

【鉴别诊断】须与房间隔缺损鉴别,鉴别要点如表 3-3-1 所示。

三、动脉导管未闭

动脉导管未闭是较常见的先天性心脏病之一,女性较多见,可单独存在或合并室间隔缺损或主动脉缩窄等畸形。

【疾病概要】

1. 病因病理 动脉导管位于主动脉峡部和肺动脉根部之间,是胎儿期血液循环的主要通道,一般出生后 6 个月即闭合,持续未闭者称为动脉导管未闭。按照未闭的动脉导管形态分为圆柱型、漏斗型和窗型等三型。

主动脉与肺动脉之间存在压力差,主

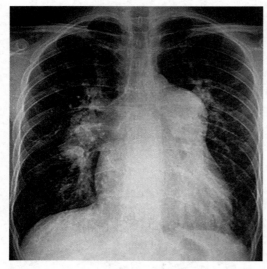

图 3-3-3 室间隔缺损

后前位 X 线片示肺血明显增多;中心肺动脉扩张,外围分支扭曲变细;肺动脉段高度凸出,心影略大,心尖下移

动脉的血液经未闭的动脉导管分流入肺动脉,使肺循环的血流量增加,体循环的血流量减少。肺循环回流至左心的血流量增加,左心容量负荷加重,致使左心房、左心室肥厚和扩张增大;长期的肺循环的血流量增加,产生肺动脉高压,右心室因此增大,分流量减少,可出现双向分流或以右向左为主的分流。

表 3-3-1 房间隔缺损和室间隔缺损的鉴别要点

	房室改变	听诊杂音
房间隔缺损	右心房、右心室增大,左心室正常或缩小	胸骨左缘第 2～3 肋间闻及收缩期杂音
室间隔缺损	左、右心室增大,以左心室增大为主	胸骨左缘第 3～4 肋间闻及收缩期杂音

2. 临床表现 取决于分流量的多少,分流量少可无症状,分流量较大者可表现为活动后心悸、气短,反复患呼吸道感染等,并影响发育。体检:胸骨左缘2~3肋间可闻及连续性杂音,合并重度肺动脉高压者,临床上出现发绀,往往下肢重于上肢,称为差异性发绀。

考点提示

动脉导管未闭的 X 线表现

【影像表现】

1. X 线表现

(1)心影增大呈"二尖瓣"型。

(2)左心室、左心房增大,以左心室增大为主。

(3)肺血增多,肺动脉段凸出,肺门动脉扩张,搏动增强,透视下可见"肺门舞蹈"征。

(4)主动脉结增宽,部分患者出现"漏斗征",即正位片上主动脉弓降部外凸,其下方的降主动脉与肺动脉相交处骤然内收形似漏斗。

(5)透视下左心室和主动脉弓的搏动增强,降主动脉的搏动减弱,出现大幅度的搏动差异即"陷落脉"(图3-3-4)。

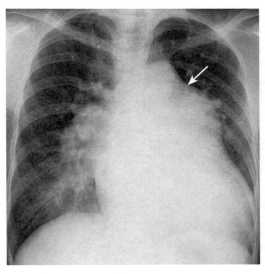

图3-3-4 动脉导管未闭
心脏远达片示心脏呈二尖瓣-主动脉型,以左心室增大为主,主动脉结增宽,有漏斗征(↑),肺动脉段轻度凸出,肺血增多

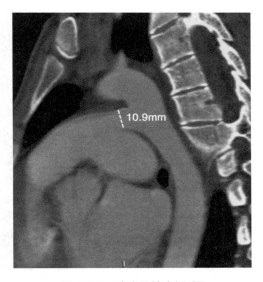

图3-3-5 动脉导管未闭 CT
动脉导管未闭(MSCT)显示主动脉峡部的管状动脉导管,直径 10.9mm

2. CT 表现 增强扫描可见左肺动脉根部与降主动脉之间有一管道相通。CTA 可清晰显示未闭的动脉导管全貌(图3-3-5)。

四、法洛四联症

法洛四联症是最常见的右向左分流、发绀型先天性心脏病。

【疾病概要】

1. 病因病理 法洛四联症由肺动脉狭窄、室间隔缺损、主动脉骑跨和右心室肥厚四种畸形构成,其中以肺动脉狭窄、室间隔缺损为主要畸形。

法洛四联症的肺动脉狭窄起主要作用,狭窄越重,右心室的射血阻力越大,血液通过缺损的室间隔和骑跨的主动脉向体循环分流,导致肺动脉血流量减少,体循环血氧含量降低,从而出现发绀。

2. 临床表现 患儿发育迟缓,常有发绀,多于出生后 4～6 个月内出现,久之可有杵状指、趾,气短、活动能力低,喜蹲踞,严重者出现缺氧性晕厥等。体检:胸骨左缘 2～4 肋间可闻及较响亮的收缩期杂音。

【影像表现】

1. X 线表现

(1) 心影增大呈"靴型",心腰凹陷,心尖圆隆、上翘。

(2) 肺血减少,肺动脉细小,肺野清晰。

(3) 主动脉升弓部不同程度的增宽、凸出。

(4) 部分患者可合并右位主动脉弓。

2. CT 表现 CT 平扫及增强扫描可显示右心室流出道的狭窄、主动脉转位、室间隔缺损及右心室肥厚(图 3-3-6)。

> **考点提示**
>
> 法洛四联症的四种畸形及影像表现

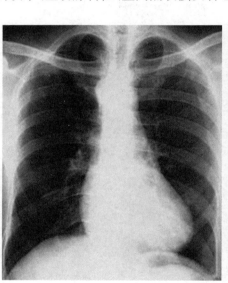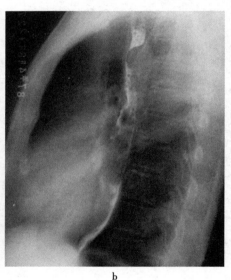

a   b

图 3-3-6 法洛四联症

心脏远达片前后位(a)及左侧位(b)示两肺少血,心尖圆隆上翘,心腰部凹陷,右位主动脉弓

第四节 获得性心脏病

一、风湿性心脏病

【疾病概要】

1. 病因病理 风湿性心脏病是风湿热累及心脏瓣膜的慢性风湿性瓣膜炎的后遗损害。

病变最常累及二尖瓣,导致二尖瓣狭窄,常伴有关闭不全。

基本病理改变为瓣叶不同程度的增厚、卷曲,可伴钙化,瓣叶粘连,开放受限,造成瓣口狭窄;瓣口变形、乳头肌和腱索缩短、粘连,致瓣膜关闭不全。

二尖瓣狭窄使左心房压力增高,导致左心房扩大和肺循环阻力增加,最后产生肺动脉高压,右心负荷加重,使右心室肥厚增大;二尖瓣关闭不全,左心室收缩时部分血液向左心房反流,造成左心房压力升高、增大。最后可累及肺循环,引起肺循环高压。

2. 临床表现 瓣膜损害轻或心功能代偿期,可无明显临床症状,仅有轻度的活动后心悸、气短。严重者可出现明显的临床症状。二尖瓣狭窄时,表现为易疲劳、劳力性呼吸困难、咯血、下肢水肿等,也可出现"二尖瓣面容"。体检于心尖区闻及隆隆样舒张期杂音。二尖瓣关闭不全时,表现为乏力、心悸、气短和左心衰竭等,体检于心尖区闻及收缩期杂音。

【影像表现】

1. X线表现

(1) 二尖瓣狭窄:①心影增大呈"二尖瓣"型;②左心房、右心室增大,以左心房增大为主;③肺淤血表现为间质性肺水肿,同时伴有肺动脉高压征象;④左心室及主动脉结缩小或正常;⑤二尖瓣钙化表现为心影内二尖瓣区片状高密度影(图3-4-1)。

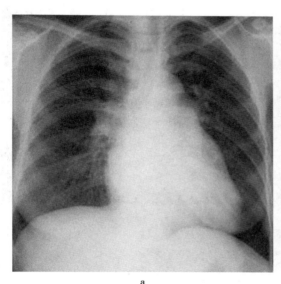
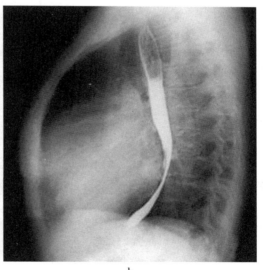

a b

图 3-4-1 二尖瓣狭窄

远达后前位片(a)示心影呈二尖瓣型,肺淤血,左房、右室增大,心底部双重阴影,左心耳突出;左侧位片(b)示食管左心房段受压、后移

(2) 二尖瓣关闭不全:①心影增大呈"二尖瓣"型;②左心房、左心室增大,常伴有右心室增大;③肺淤血表现为间质性肺水肿,同时伴有肺动脉高压征象(图3-4-2)。

2. CT表现 常规CT检查可见瓣叶的钙化及左心房、室及右心室的肥厚增大表现并可显示左心房内的高密度血栓影(图3-4-3)。

 考点提示

二尖瓣狭窄与二尖瓣关闭不全的 X 线鉴别要点

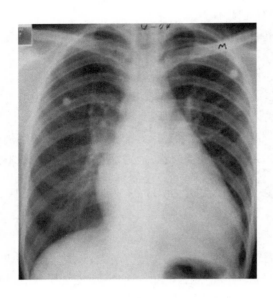

图 3-4-2 二尖瓣关闭不全

远达片示左房、左室及右室增大,肺动脉段隆凸,以左心增大为主,"二尖瓣"型心脏、心胸比率 0.65,两肺轻度淤血改变

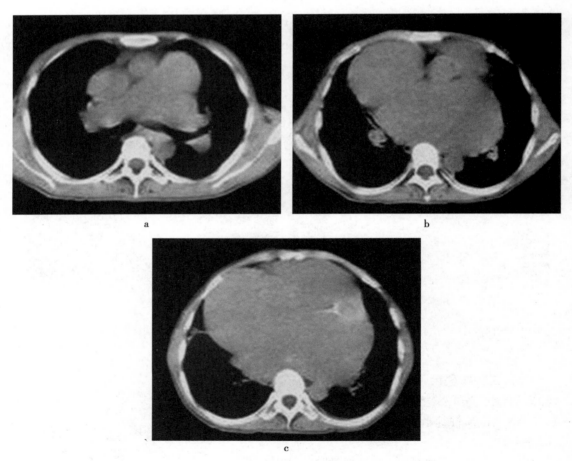

图 3-4-3 二尖瓣狭窄 CT 表现二尖瓣钙化

CT 平扫纵隔窗示肺动脉扩张(a),心脏各房室均扩大,左心房为著,二尖瓣见钙化(b、c)

【鉴别诊断】 二尖瓣狭窄须与二尖瓣关闭不全鉴别,鉴别要点见表3-4-1:

表3-4-1 二尖瓣狭窄和二尖瓣关闭不全的鉴别要点

	房室改变	听诊杂音
二尖瓣狭窄	左心房、右心室增大,左心室正常或缩小	心尖区闻及舒张期杂音
二尖瓣关闭不全	左心室、右心室均增大,左心房增大	心尖区闻及收缩期杂音

二、肺源性心脏病

【疾病概要】

1. 病因病理 肺源性心脏病简称肺心病,是由于慢性胸肺疾病和肺血管病变等引起的肺动脉压力增高,导致右心室肥厚、扩大及右心功能不全。

2. 临床表现 患者有慢性咳嗽及咳痰的病史,伴有心悸、气短,部分患者可有咯血。体检有肺气肿和慢性支气管炎的体征。

【影像表现】

1. X线表现

（1） 慢性胸肺疾患表现:如慢性支气管炎、广泛肺组织纤维化、肺气肿、胸膜肥厚及胸廓畸形等。

（2） 肺动脉高压表现:肺动脉段凸出,右下肺动脉增粗,横径大于15mm,外围血管细少,形成"肺门残根征"。

（3） 心影呈"二尖瓣型",右心室增大。

2. CT表现 CT平扫可显示慢性胸肺疾病,增强扫描可见肺动脉主干、左右肺动脉扩张,肺动脉管腔内的充盈缺损、狭窄或阻塞性病变,右心室及室间隔肥厚等(图3-4-4)。

> **考点提示**
>
> 肺心病的X线表现

三、冠状动脉粥样硬化性心脏病

【疾病概要】

1. 病因病理 冠状动脉粥样硬化性心脏病简称冠心病,是由冠状动脉粥样硬化使血管腔狭窄、阻塞导致心肌缺血、缺氧而引起的心脏病变。病变主要分布于冠状动脉主干及大分支,以左前降支最为常见,其次为左回旋支、右冠状动脉及左冠状动脉主干。当狭窄大于50%时,部分患者于运动时可导致心肌缺血;冠状动脉完全闭塞时可发生心肌梗死。若心肌缺血或梗死面积较大,累及乳头肌或室间隔时可引起乳头肌断裂、室间隔穿孔、室壁瘤出现。

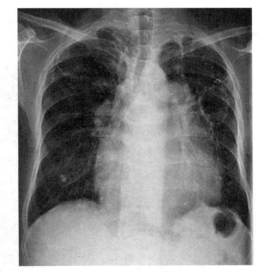

图3-4-4 肺源性心脏病

2. 临床表现 主要表现为心绞痛、心律失常,严重者可发生猝死。

【影像表现】

1. X线表现

（1） 平片表现:多无异常征象。少数可表现为心脏不同程度的增大,以左心室增大为主。左心衰竭时,可有肺淤血及肺水肿。继发室壁瘤时表现为左心缘局限性膨凸,左室缘搏动减弱或出现反向搏动,左室壁钙化。

（2）冠状动脉造影表现:为冠心病诊断的金标准,可显示冠状动脉管腔内的充盈缺损、不同程度的狭窄及完全阻塞(图3-4-5)。

2. CT 表现　CT 平扫可显示冠状动脉的钙化,表现为沿房室沟及室间沟走向的高密度斑点状、索条状影。缺血梗死心肌 CT 值低于正常心肌,一般为 5～10Hu,局部心肌壁变薄。CTA 可显示冠状动脉管腔内的充盈缺损、不同程度的偏心性狭窄及完全阻塞(图3-4-6、3-4-7)。

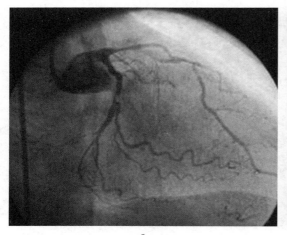
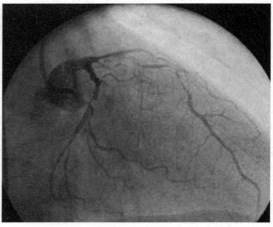

a
b

图 3-4-5　冠状动脉粥样硬化性心脏病冠状动脉造影表现

冠脉造影(a、b)示左前降支近段向心性狭窄程度约85%,回旋支中段80%偏心性狭窄(半圆形充盈缺损)

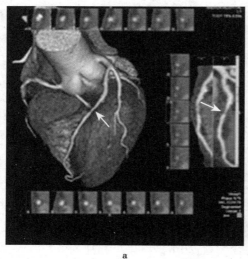
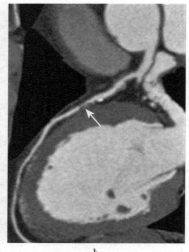

a
b

图 3-4-6　冠状动脉重度狭窄 CTA 表现

a. 三维重组及探针技术显示前降支中段局限性重度狭窄(↑);b. 曲面重组,同时显示前降支管壁和管腔,↑为 a 图病变处

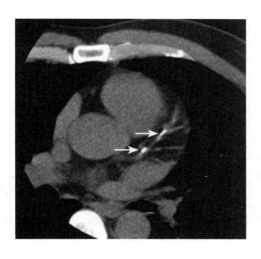

图 3-4-7 冠状动脉 CT 扫描钙化
前降支近段的多发钙化(↑)

第五节 大血管及心包疾病

一、心包炎

【疾病概要】

1. 病因病理 心包炎是心包脏、壁层产生炎性病变。可分为急性和慢性两种。急性心包炎以非特异性、结核性、化脓性和风湿性较为常见,主要病理改变为心包积液;慢性心包炎大多为急性心包炎迁延所致,主要表现为心包脏、壁两层增厚、粘连和钙化,形成缩窄性心包炎。

急性心包炎心包积液使心包腔内压力升高,达到一定程度时可压迫心脏导致心室舒张功能受限,使心房和体肺静脉回流受阻,心房和体肺静脉压力升高,心脏排血量减少,甚至出现心脏填塞。缩窄性心包炎心包异常增厚,首先限制心脏的舒张功能,体肺静脉压力升高,回心血量减少,继而也可限制心脏的收缩功能,导致心力衰竭。

2. 临床表现 心包积液量少时,患者可无临床症状。大量积液时,患者可出现乏力、发热、心前区疼痛;急性者可有心脏填塞症状,如呼吸困难、面色苍白、发绀、端坐呼吸等。体检:心音遥远、颈静脉怒张、血压及脉压均降低、肝大、腹水等。缩窄性心包炎患者多表现为呼吸困难、腹胀、水肿等,体检可见颈静脉怒张、腹水、奇脉等。

【影像表现】

1. X 线表现

(1)心包积液:少量积液(300ml 以下)可无异常表现。中、大量积液可出现典型 X 线表现为心影向两侧扩大呈"普大型"或烧瓶形;心腰及心缘各弧段的正常分界消失;心膈角变钝;心脏搏动普遍减弱或消失,主动脉搏动可正常;上腔静脉不同程度扩张,肺血多正常。

(2)缩窄性心包炎:心影大小正常或轻度增大,呈三角形或近似三角形;两侧或一侧心缘僵直,各弧段分界不清;心脏搏动减弱甚至消失;心包钙化是本病的特征性表现,可呈蛋壳状累及整个心缘或包绕大

💡 **考点提示**

心包积液与缩窄性心包炎的影像表现

部分心脏;左心房压力增高时,可出现肺淤血征象;可合并胸腔积液和胸膜肥厚粘连。

　　2. CT 表现　心包积液 CT 平扫可见心包增厚,厚度大于 4mm,密度依积液的性质而异,多为水样密度,也可为血样高密度。缩窄性心包炎 CT 平扫除可见心包增厚外,常见到心包的高密度钙化影(图 3-5-1、3-5-2、3-5-3)。

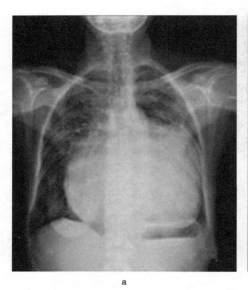
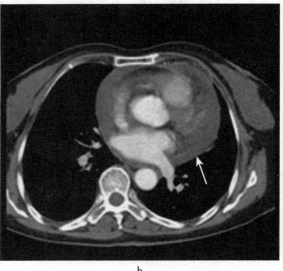

a　　　　　　　　　　　b

图 3-5-1　心包积液 X 线、CT 表现

a. X 线平片可见两肺纹理模糊、肺野透过度减低,上纵隔变短,上腔静脉扩张,心影呈球形增大;b. 横轴位增强 CT 示心包腔间距增大,为大量心包积液表现,边缘规则,内部呈均匀水样密度(↑)

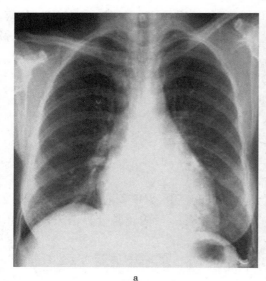
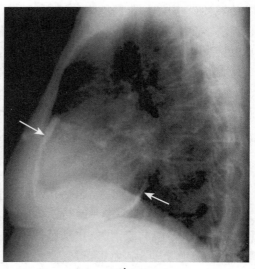

a　　　　　　　　　　　b

图 3-5-2　缩窄型心包炎并钙化

立位胸片(a)示心影不大,上腔静脉增宽,心缘稍僵直,轻度肺淤血改变;侧位片(b)示大范围心包增厚、钙化(↑)

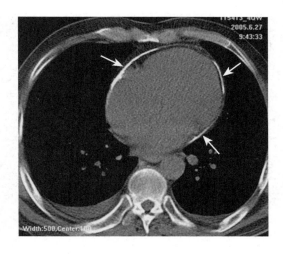

图3-5-3 缩窄型心包炎并钙化 CT 表现
胸部 CT 平扫示心包蛋壳样钙化
（↑），右心房（RA）增大

二、肺动脉血栓栓塞症

【疾病概要】

1. 病因病理 肺动脉血栓栓塞症是指来自静脉系统和右心的血栓或外源性栓子栓塞肺动脉或其分支所引起的呼吸系统和循环系统功能障碍的综合征。本病发病率和死亡率均较高。栓子可包括血栓、脂肪、空气、羊水等。肺动脉血栓栓塞主要引起肺循环阻力增加，肺动脉高压及右心功能障碍。肺动脉血栓栓塞如并发肺出血或坏死者称为肺梗死。

2. 临床表现 最常见的症状为呼吸困难及胸痛、晕厥，其他可表现为烦躁、咳嗽、咯血、心悸等。体征为呼吸急促、心动过速、血压下降甚至休克等。

【影像表现】

1. X 线表现

（1）平片：可见区域性肺纹理稀疏、纤细、透亮度增加或肺叶、肺段不张；肺梗死表现为尖端指向肺门的楔形致密实变影。还可有肺动脉高压、右心室增大等表现。

（2）肺动脉造影：是临床上诊断肺动脉血栓栓塞症的"金标准"，可以直接显示肺动脉管腔内的充盈缺损和管腔完全或不完全阻塞（图3-5-4）。

2. CT 表现 MSCTA 是诊断肺动脉血栓栓塞症的较常用和可靠的方法，可直接显示肺动脉管腔内的充盈缺损或闭塞（图3-5-5）。

三、主动脉夹层

【疾病概要】

1. 病因病理 主动脉夹层是主动脉中膜

> 考点提示
>
> 肺动脉血栓栓塞症的影像表现

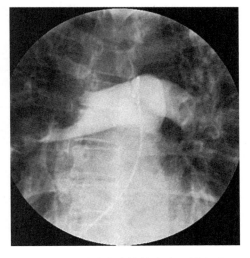

图3-5-4 肺动脉血栓栓塞症 X 线表现
肺动脉造影示左右肺动脉主干不规则狭窄、闭塞，内示充盈缺损

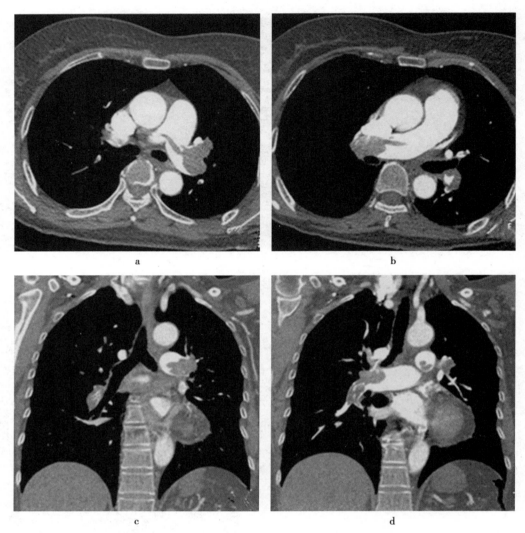

图3-5-5　左右肺动脉血栓栓塞症CT横断面扫描及冠状位重建表现

CTA示：a. 左肺动脉主干不规则狭窄、闭塞，内示充盈缺损；b. 右肺动脉主干不规则狭窄、闭塞，内示充盈缺损；MPR示：c. 左肺动脉主干不规则狭窄、闭塞，内示充盈缺损；d. 右肺动脉主干不规则狭窄、闭塞，内示充盈缺损

血肿或出血。多见于中老年人，多有高血压病史，男性多见。继发于马方综合征者，则多为青壮年。主动脉内膜和部分中膜撕裂，主动脉腔内血流经破裂口灌入中膜内形成壁内血肿，并在主动脉的壁内扩展延伸，形成主动脉的壁内假腔。一旦主动脉夹层处血管外膜破裂，会发生大出血而猝死。DeBakey将此病分为三型：Ⅰ型：内膜撕裂口在升主动脉近端，夹层伸展到主动脉弓及降主动脉；Ⅱ型：夹层起源于升主动脉，终止于无名动脉水平；Ⅲ型：夹层发生于胸主动脉降部，向下延伸可达腹主动脉。

考点提示

主动脉夹层的影像表现

2. 临床表现　慢性病例可无临床症状。急性者出现突发剧烈的胸背部疼痛，可向颈、腹部放射，伴有心率加快、呼吸困难、恶心呕吐、少尿或无尿、血压下降等。

【影像表现】

1. X线表现

（1）平片：上纵隔或主动脉影增宽，主动脉壁（内膜）钙化内移大于4mm。

（2）主动脉造影：可显示主动脉真、假腔，假腔常较真腔大。真、假腔之间的线状低密度影为内膜片，可见破裂口。

2. CT表现　CT平扫可显示主动脉壁钙化内移；增强扫描可见真、假腔和内膜片，假腔内常可见附壁血栓。重要的是MSCTA三维重组，可以明确破口的位置（图3-5-6）。

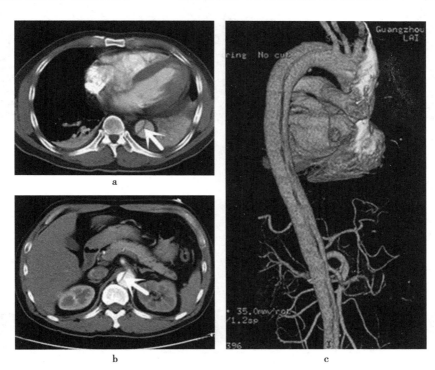

图3-5-6　主动脉夹层CT增强扫描及重建图像

CT增强扫描横断面（a、b）显示降主动脉夹层，管腔内可见膜样分隔（↑），VR重建（c）显示撕裂口向下延伸至腹主动脉

本章小结

本章主要介绍了循环系统心脏大血管在X线平片四个常用体位上及CT扫描的正常表现；心脏大小、形态及肺血管改变异常影像表现；各种常见先天性、获得性心脏大血管疾病的病因病理、临床表现和影像表现及鉴别诊断。

【读片窗1】

病史：患者，女，35岁，劳累后心悸并呼吸困难8年。体检：呈二尖瓣面容，颈静脉轻度怒张，心尖搏动未超过左锁骨中线第五肋间。心律不齐，心音强弱不等。心尖部闻及隆隆样舒张期杂音。

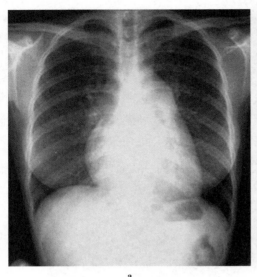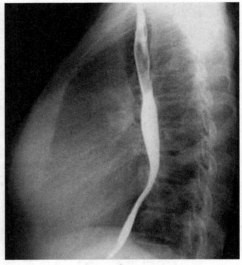

a   b

读片窗图 3-1

1. 写出本病的诊断依据。
2. 写出诊断结论。

【读片窗 2】

病史：患者，女，27 岁，反复呼吸困难、发绀 23 年。

1. 写出本病的诊断依据。
2. 写出诊断结论。

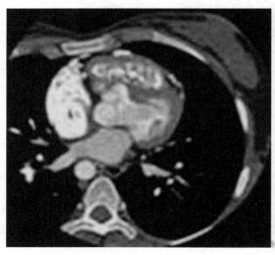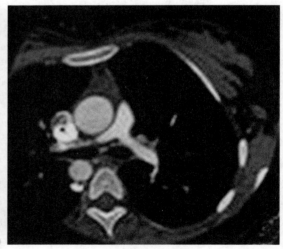

a   b

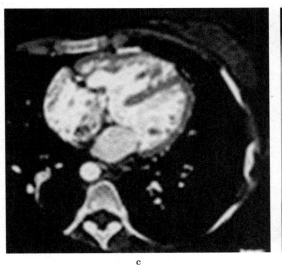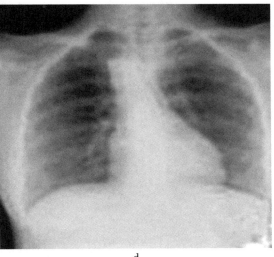

c   d

读片窗图 3-2

 目标测试

A1 型题

1. 目前诊断冠状动脉疾病最准确的方法是

 A. 心电图   B. 超声心动图   C. CT

 D. 磁共振成像   E. 冠状动脉造影

2. 缩窄性心包炎的特征性 X 线表现为

 A. 心影近似三角形

 B. 心包蛋壳样钙化

 C. 上腔静脉扩张

 D. 心搏减弱、消失

 E. 两心缘僵直,分界不清,伴胸膜炎改变

3. 哪一项是急性肺水肿的典型 X 线表现

 A. 肺纹理增强   B. 间隔线   C. 胸腔少量积液

 D. 肺门旁蝶翼状阴影 E. 含气支气管征

4. 风湿性心脏病最易侵犯的瓣膜是

 A. 主动脉瓣   B. 肺动脉瓣   C. 二尖瓣

 D. 三尖瓣   E. 二尖瓣+主动脉瓣

5. 下列哪种疾病所致的心脏呈"靴型"改变

 A. 房间隔缺损   B. 室间隔缺损   C. 动脉导管未闭

 D. 法洛四联症   E. 主动脉缩窄

A2 型题

6. 某男,13 岁,胸骨左缘第二、三肋间连续性机器样杂音,胸片示主动脉弓及肺动脉段凸出,肺血增多。下述疾病哪种可能性大

A. 房间隔缺损　　　　　B. 室间隔缺损　　　　　C. 动脉导管未闭

D. 肺动脉狭窄　　　　　E. 法洛四联症

7. 某女,50 岁,风湿性心脏病二尖瓣狭窄 9 年,突然呼吸困难,口吐泡沫痰,肺内最可能出现下列哪项 X 线表现

A. 肺门残根征　　　　　B. 肺门舞蹈征　　　　　C. 蝶翼征

D. 肺野透明清晰　　　　E. 肺血减少

A3/A4 型题

(8~9 题共用题干)

女性患者,20 岁,X 线检查后前位两肺门阴影增大,肺内尤其两下肺纹理明显增多、增粗,肺门及血管影模糊不清,肺透亮度差,上肺静脉增粗,下肺静脉变细。

8. 该患者应考虑为下列哪种肺血管改变

A. 肺血增多　　　　　　B. 肺血减少　　　　　　C. 肺淤血

D. 肺水肿　　　　　　　E. 肺动脉高压

9. 该患者应考虑患何种疾病

A. 肺动脉狭窄　　　　　B. 二尖瓣狭窄　　　　　C. 房间隔缺损

D. 室间隔缺损　　　　　E. 冠心病

B1 型题

(10~11 题共用备选答案)

A. 左心房、右心室增大　　B. 右心房增大　　　　　C. 右心室增大

D. 右心房、右心室增大　　E. 左心室增大

10. 二尖瓣狭窄时的主要影像学表现为

11. 房间隔缺损时的主要影像学表现为

(姜金龙)

第四章 消化系统

学习目标

1. 掌握:消化系统正常和异常影像学表现。
2. 熟悉:消化系统常见疾病的影像学表现及临床表现。
3. 了解:消化系统常见病的病因、病理及鉴别诊断。

第一节 胃 肠 道

一、正常影像学表现

(一)正常 X 线表现

1. **咽部** 咽部吞钡正位观察,上方正中透明区为会厌,其两旁充钡的小囊状结构是会厌溪。会厌溪外下方较大的充钡空腔是梨状窝,近似菱形且两侧对称,两侧梨状窝中间的透明区是喉头,勿误认为病变。

2. **食管** 食管于第 6 颈椎水平与下咽部相连,其下端相当于第 10 ~ 11 胸椎水平与贲门相连,全长约 25cm。腹段食管在肝左叶之后向左下斜行入胃。在食管上口与咽连接处以及在膈的食管裂孔处各有一生理性高压区,为上、下食管括约肌。

吞钡后正位观察,食管位于中线偏左,轮廓光滑整齐,管壁伸缩自如,宽度可达 2 ~ 3cm。食管有四处生理性狭窄:①咽与食管交界处,即食管上端;②主动脉弓压迹处;③左主支气管压迹处;④食管下段,相当于膈肌食管裂孔处。食管有三个压迹:主动脉弓压迹、左主支气管压迹及左心房压迹。

食管的黏膜皱襞表现为数条纤细纵行而平行的条纹状影,通过贲门与胃小弯的黏膜皱襞相连续。

食管的蠕动将钡剂自上向下推进,可分三种:第一蠕动波系由下咽动作激发,使钡剂迅速下行,数秒钟内进入胃;第二蠕动又名继发蠕动波,由食物团对食管壁的压力引起,常始于主动脉弓水平向下推进;第三收缩波是食管下段环状肌的局限性不规则收缩,形成波浪状边缘,常见于老年和食管功能紊乱者。

贲门上方 3 ~ 4cm 长的一段食管,称为胃食管前庭段,具有特殊的神经支配和功能。此段是一高压区,有防止胃内容物反流的重要作用(图 4-1-1)。

3. **胃** 胃分为胃底、胃体、胃窦三部分及胃小弯和胃大弯。贲门入口水平线以上的胃腔称胃底;胃小弯弯曲处为角切迹,角切迹与胃大弯最低点连线以远的胃腔称胃窦;此连线

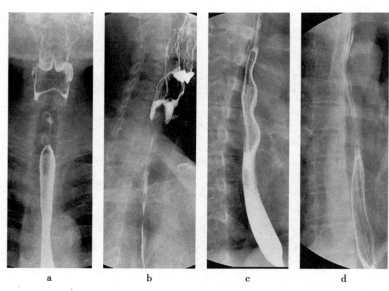

图 4-1-1　正常咽部及食管

a. 咽部正位；b. 咽部右前斜位；c. 食管充盈像；d. 食管黏膜像

与贲门入口水平线之间的胃腔则称胃体。幽门为长约 5mm 的短管（图 4-1-2）。

胃的形状与体型、张力和神经功能状态有关。一般分为四种类型：

（1）牛角型胃：呈横位，上宽下窄，胃角不明显。

（2）钩型胃：位置与张力中等，胃角明显，胃下极大致位于髂嵴水平。

（3）瀑布型胃：胃底呈囊袋状向后倾，胃泡大，胃体小，张力高，钡先进入后倾的胃底，充满后再溢入胃体，犹如瀑布。

（4）长钩型胃：又名无力型胃，位置与张力均较低，胃腔上窄下宽如水袋状，胃下极常在髂嵴平面以下，多见于瘦长型人（图 4-1-3）。

胃黏膜皱襞间的沟内充钡，呈条纹状致密影，皱襞则为条状透亮影。胃小弯的皱襞

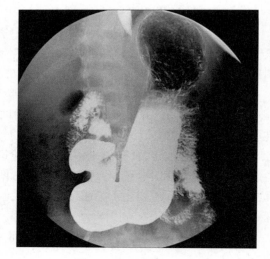

图 4-1-2　正常胃充盈像

平行整齐，向大弯处逐渐变粗而成横行或斜行。胃底皱襞较粗而弯曲，略呈网状。胃窦黏膜皱襞主要与胃小弯平行，有时也可斜行。一般胃体部黏膜皱襞的宽度不超过 5mm。正常胃黏膜是从胃底、胃体、胃窦依次逐渐变细（图 4-1-4）。

双重对比造影能显示胃小区和胃小沟，胃小区是胃黏膜表面的微细结构，胃小区大小约 1～3mm，呈圆形、椭圆形、多角形大小一致的网眼状结构；胃小沟呈线状致密影，宽约 1mm 以下，胃小区是由胃小沟围成的。显示胃小区对于发现胃的早期病变及浅表型胃炎有重要的意义（图 4-1-5）。

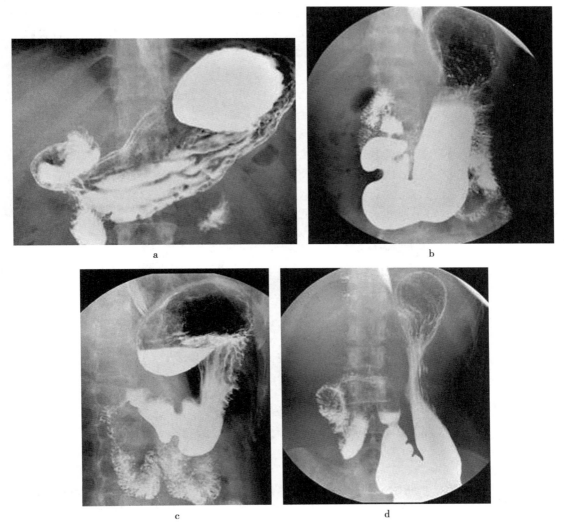

图 4-1-3　正常胃的分型
a. 牛角型胃；b. 钩型胃；c. 瀑布型胃；d. 长钩型胃

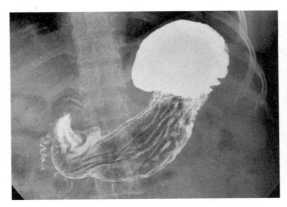

图 4-1-4　正常胃黏膜像

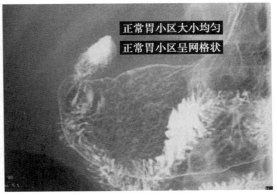

图 4-1-5　正常胃小区像
胃小区呈大小一致的网眼状结构，胃小沟呈细
线状致密影

胃的蠕动由胃体上部开始,有节律地向幽门方向推进,同时波形逐渐加深,一般同时可见到 2~3 个蠕动波。胃窦是整体向心性收缩,将钡剂排入十二指肠。但不是每次胃窦收缩都有钡被排入十二指肠。胃的排空受胃张力、蠕动、幽门功能和精神状态等影响,一般于服钡后 2~4 小时排空。

4. 十二指肠　十二指肠全程呈 C 型,全长 25~30cm,将胰头包绕其中。一般分为球部、降部、水平部和升部。球部呈锥形,降部位于第 1~3 腰椎的右缘,在第 3 腰椎平面肠管向左横行称为水平部。继而肠管转向左上行走称为升部,升部向左延续为空肠。

球部轮廓光滑整齐,黏膜皱襞为纵行彼此平行的条纹。降部以下则与空肠相似,多呈羽毛状。球部的运动为整体性收缩,可一次将钡排入降部。十二指肠正常时可有逆蠕动。钡剂进入球部后可短时停留,然后以整体性收缩将钡剂排入降部。降部和升部表现为波浪状前进的蠕动波,有时可见逆蠕动(图 4-1-6)。

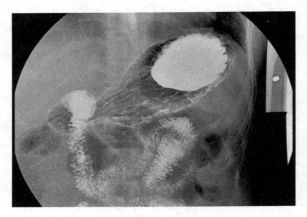

图 4-1-6　正常十二指黏膜像

5. 空肠与回肠　小肠由空回肠组成,全长约 600cm。空肠位于左上中腹,常显示为羽毛状影像;回肠肠腔较小,皱襞呈纵行,末段回肠自盆腔向右上行与盲肠相接;回盲瓣的上下缘呈唇状突起。服钡后 2~6 小时钡剂前端可达盲肠,7~9 小时小肠排空。小肠的蠕动是分节状运动,推进式运动(图 4-1-7)。

6. 结肠及阑尾　结肠共分六部分即盲肠、升结肠、横结肠、降结肠、乙状结肠和直肠,全长约 150cm。盲肠在回肠入口以下,呈袋状,长约 5~7cm,宽约 6cm。结肠气钡双重对比造影检查:X 线表现的主要特征是充钡时可见多数大致对称的袋状凸出,称为结肠袋。结肠黏膜纵、横、斜三种方向的都存在。在肠黏膜表面与肠管横径相平行的无数细微浅沟,称无名沟,彼此之间相互平行或交叉成微细的网状结构,其与胃小区一样,是肉眼可见的 X 线最小单位。结肠的运动是总体推进

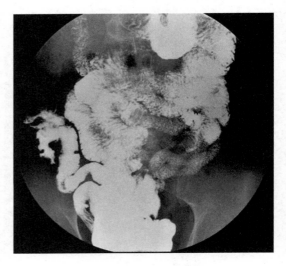

图 4-1-7　正常小肠黏膜像

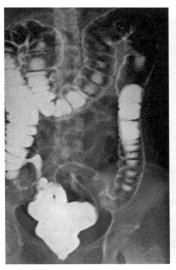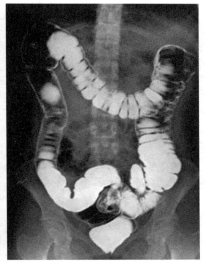

图 4-1-8 正常结肠双对比造影像

式运动。结肠在 24～48 小时内排空（图 4-1-8）。

　　阑尾在钡餐或钡灌肠时均可显影，但正常也可不显影，呈长条状或蚯蚓状影位于盲肠内下方。一般粗细均匀、边缘光滑，易于推移。通常阑尾常与盲肠同时排空，最迟不应超过服钡后 72 小时（图 4-1-9）。

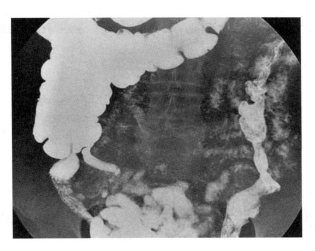

图 4-1-9 正常阑尾充盈像

（二）正常 CT 表现

　　1. 食管　充分扩张的食管壁其厚度多小于 3mm，颈段食管位于中线，与气管后壁紧密相邻；胸骨切迹水平，食管位于气管后方；主动脉弓水平，食管紧靠气管左后方；气管隆嵴以下水平，食管紧靠左主支气管后壁；左主支气管水平以下，食管紧靠左心房后壁；左心房水平以下，食管位于降主动脉前方；食管穿过膈后，向左水平走行入胃底，因贲门管较厚，勿认为肿块（图 4-1-10）。

　　2. 胃　胃适度扩张后，胃壁的厚度正常在 2～5mm，虽有个体差异，但均在 10mm 以下。胃底常见气液面，能产生线状伪影。胃底左后方是脾，右前方是肝左叶连续层面观察，见胃

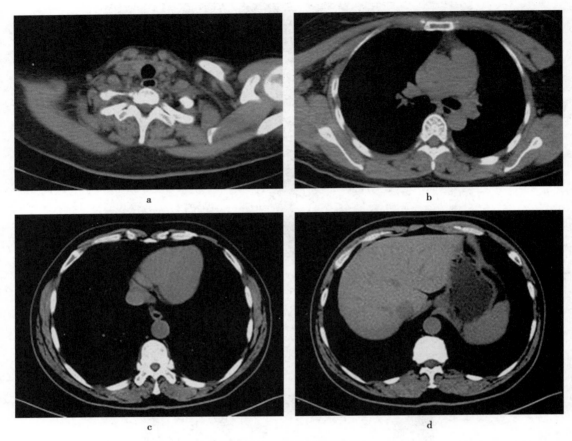

图 4-1-10　正常食管 CT 像

体自左向右与胃窦部相连,胰体在其背侧,胃窦与十二指肠共同包绕胰头(图4-1-11)。

3. 十二指肠和小肠　十二指肠上接胃窦,向下绕过胰头及沟突,水平段横过中线,走行于腹主动脉、下腔静脉与肠系膜上动脉、静脉之间,其肠壁厚度与小肠相同,充盈良好。正常的小肠壁厚约3mm,回肠末端肠壁厚可达5mm。小肠肠曲间有少量脂肪组织,系膜内有大量脂肪组织。通常空肠位于左上腹,回肠位于右下腹。

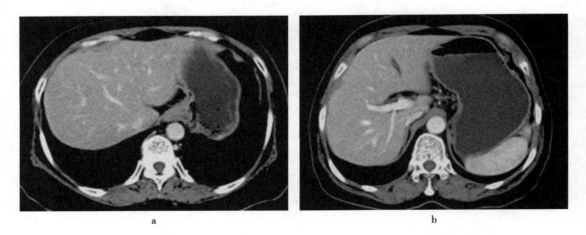

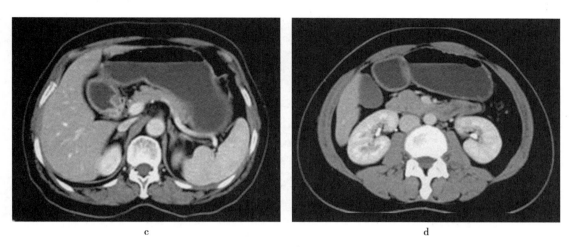

图 4-1-11 正常胃 CT 像

4. 结肠 正常结肠壁厚约 3～5mm，CT 图像显示清晰，轮廓光滑，边缘锐利，结肠内含有气体，结肠肝曲和脾曲的位置一般较固定。横结肠及乙状结肠的位置、弯曲度及长度差异较大，横结肠位置多数偏前靠腹壁。直肠壶腹部位于盆腔出口正中水平，肠壁周围脂肪层厚，肠内常含有气体及粪便（图 4-1-12）。

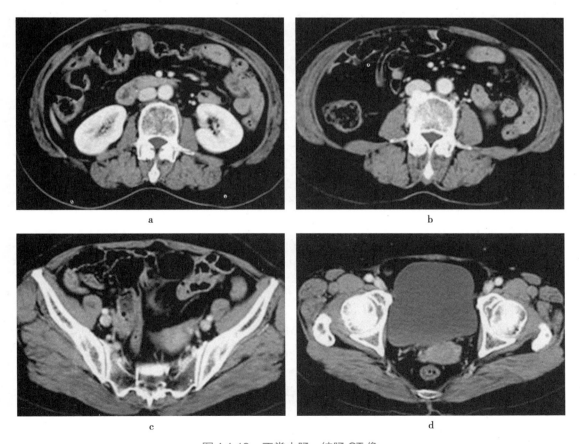

图 4-1-12 正常小肠、结肠 CT 像

二、异常影像学表现

（一）异常 X 线表现

1. 胃肠道轮廓的改变

（1）龛影：是由于胃肠道壁产生溃烂，达到一定的深度，被造影剂充填，在切线位上形成了向腔外突出的影像，称为龛影。常见于溃疡（图 4-1-13）。

（2）憩室：是由于胃肠道壁的薄弱区向外囊袋状膨出或由于管腔外病变的粘连、牵拉造成管壁各层向腔外突出的影像，有正常黏膜伸入，与龛影不同。食管及胃肠道常见到憩室。

考点提示

龛影的概念

（3）充盈缺损：是胃肠道腔内的肿块形成占位，造成了局部造影剂的缺失，称为"充盈缺损"。常见于肿瘤、息肉及胃石症（图 4-1-14）。

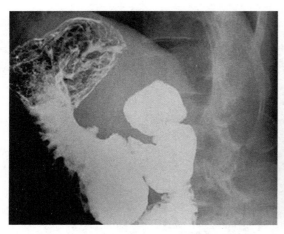

图 4-1-13 胃体小弯侧龛影

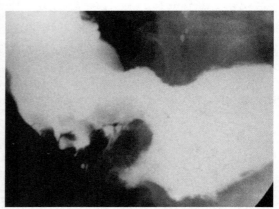

图 4-1-14 胃大弯充盈缺损

2. 黏膜皱襞的改变

（1）黏膜皱襞破坏：正常的细条形黏膜皱襞消失，代之以杂乱不规则的钡斑影，多系恶性肿瘤侵蚀所致。

（2）黏膜皱襞平坦：表现为黏膜皱襞的条纹影不明显或者完全消失，见于肿瘤早期或萎缩性胃炎。

（3）黏膜皱襞的增粗和迂曲：表现为透明条形皱襞影增宽和弯曲。见于黏膜及黏膜下层的炎性肿胀和增生，如肥厚性胃炎。

（4）黏膜皱襞的纠集：X 线检查时可见黏膜皱襞从各方面向一处集中，呈星状或放射状排列，这种改变多是由于慢性炎症侵犯黏膜层和黏膜下层，在愈合处产生瘢痕收缩所致。如胃和十二指肠慢性溃疡（图 4-1-15）。

（5）胃微皱襞的改变：胃小区扩大，见于浅表性胃炎；胃小沟增宽，见于萎缩性胃炎；胃小区破坏见于早期胃癌。

3. 管腔大小的改变

（1）管腔狭窄：超过正常限度管腔持续性缩小，称为管腔狭窄。化学灼伤及炎症的狭窄

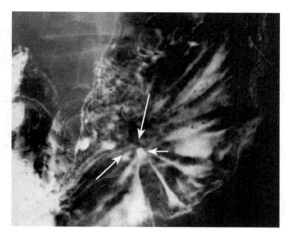

图 4-1-15　胃黏膜皱襞呈放射状纠集

范围较长;肿瘤所致的狭窄多较局限;外来压迫造成的食管狭窄则在管腔一侧,呈局限而光滑的压迹;贲门失弛缓症引起的食管下端狭窄表现为光滑对称的鸟嘴状或萝卜根状。

(2)管腔扩张:超过正常限度管腔持续性增大,称为管腔扩张。狭窄段以上表现为管腔增宽、钡剂滞留、气液面形成。

4. 位置及移动度改变　食管、胃肠道在体内占有一定的位置,能致食管、胃肠道位置改变的原因有先天性和后天性两类。先天性都是胚胎发育期的变异所致;后天性多为食管、胃肠道内外肿瘤的推压或邻近器官病变的炎性牵拉、推移。如左心房增大推压食管移位,都可使胃肠道产生不同的方向及不同位置的改变、移动度受限;腹水造成肠管活动度加大。

5. 功能的改变

(1)张力的改变:胃肠道有一定的张力,可以维持管径的正常大小。张力增高造成管腔变小,张力减低则管腔扩张。胃炎胃痉挛,张力增高。胃肠梗阻后期,胃肠腔扩张,张力减低。

(2)蠕动的改变:蠕动的改变可以表现为蠕动增强和蠕动减弱。蠕动增强表现蠕动波增多、加深、加快。蠕动减弱表现蠕动波减少、变浅、变慢。逆蠕动,表现为与正常的蠕动方向相反,常发生梗阻以上的部位。在炎性病变区的早期,蠕动多半增强;在肿瘤浸润区则蠕动减弱或消失。

(3)运动力的改变:运动力是胃肠道输送食物的能力。具体表现为排空时间。运动力增强,排空加快,运动力减弱,排空变慢。例如十二指肠溃疡出现激惹征,胃的排空加快;当胃肠道梗阻时,则排空延迟。

(4)分泌功能的改变:胃液分泌增加,表现为空腹滞留液,钡剂沉淀于胃液底部。

(二)异常 CT 表现

1. 胃肠道管壁增厚　CT 能清晰的显示胃肠道管壁增厚的征象。一般认为食管壁超过 5mm,胃壁超过 10mm,小肠壁超过 5mm 为管壁增厚,大肠壁超过 5mm 为可疑增厚,超过 10mm 则可确定为异常增厚。一般炎症性病变引起管壁广泛的增厚;肿瘤引起管壁局限性增厚甚至有肿块突入腔内(图 4-1-16)。

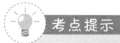

考点提示

胃肠道异常 CT 表现

2. 肿块　不同的疾病可显示腔内或腔内腔外肿块。良性肿瘤如食管平滑肌瘤边缘光滑,恶性肿瘤则表面不规则可伴有溃疡形成(图 4-1-17)。

3. 周围脂肪层改变　周围脂肪层存在与否是判断肿瘤有无向浆膜层浸润和是否与周围脏器有粘连的重要指征。一般脂肪层清晰并有钙化者是良性病变征象,恶性肿瘤浸润者可致脂肪层模糊、消失。但是这种改变也见于炎症。

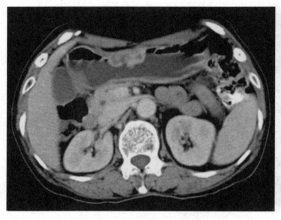

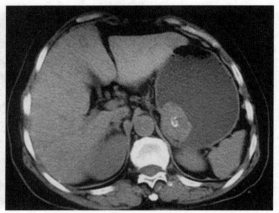

图 4-1-16　胃壁增厚 CT 表现　　　　　　　图 4-1-17　胃腔内肿块 CT 表现

4. 邻近器官浸润　胃肠道恶性肿瘤侵及邻近组织及脏器时,CT 可显示异常征象。如胃体上部肿瘤多向腹主动脉周围及脾门浸润;胃角及幽门部肿瘤易浸润肝门及胰腺;小肠肿瘤多有肠系膜增厚;下部结肠肿瘤可侵及盆腔各组织器官。

5. 转移征象　CT 检查可显示消化道恶性肿瘤转移征象,如结肠癌的肝转移;食管癌、胃癌转移到肺门、纵隔、肝门、主动脉旁淋巴结。一般认为淋巴结直径超过 15mm 者,具有诊断意义。

三、食管异物

【疾病概要】

1. 病因病理　食管异物是指某种物质嵌留于食管内不能通过。可分为透 X 线异物及不透 X 线异物两类。儿童常为误服硬币、徽章、别针、小玩具等;成人则多见鱼刺、骨骼或义齿等。食管异物多停留在食管狭窄处,尤以食管入口第一生理狭窄处多见,其次为主动脉弓压迹、左主支气管压迹处。由于异物嵌顿,食管局部可发生充血、水肿,甚至穿孔,并可引起食管周围炎、纵隔炎、纵隔脓肿及食管气管瘘。

2. 临床表现　临床有异物吞咽史,异物梗阻感,吞咽困难和咽痛,剧烈疼痛;婴幼儿由于不能用语言表达病史和症状,常出现哭闹、厌食、流涎。合并感染时疼痛加剧。食管穿孔、出血、感染者可出现相应症状。

【影像表现】

1. X 线表现　不透 X 线的异物,透视或摄片可以直接确定异物的部位、形状及大小。由于食管横径大于前后径,硬币及徽章等扁平异物常呈冠状位,在正位呈圆形、椭圆形或片状高密度影,侧位呈扁条状高密度影(图 4-1-18)。气管内异物与食管异物的表现相反。

透 X 线异物,在透视或摄片时不易被显示,需要做钡餐造影检查。较大的异物,钡剂通过不同程度受阻,形成充盈缺损(图 4-1-19);较小的异物要做 CT 检查。

2. CT 表现　CT 的密度分辨率高,可以显示食管内异物的位置、形状、大小、密度。多平面重组使定位更准确,还可以发现异物是否穿入、穿透食管壁及邻近的器官结构,发现有无并发症(图 4-1-20)。

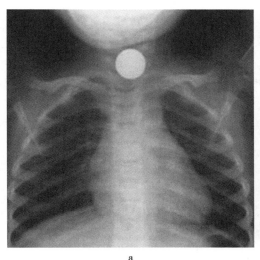
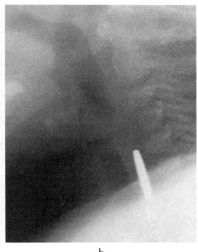

图 4-1-18　食管上段硬币
a. 正位表现为片状;b. 侧位呈扁条状影

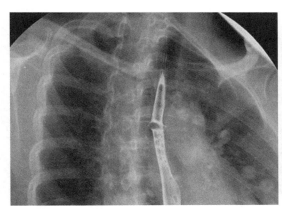

图 4-1-19　食管内透光的异物
食管上段梭形充盈缺损(枣核)

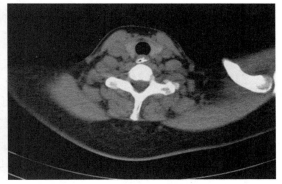

图 4-1-20　食管异物 CT 表现
上段食管腔内可见高密度异物影

【鉴别诊断】

食管黏膜损伤:有时患者有明确的异物史和吞咽疼痛感,钡餐检查未发现食管异物,建议 CT 检查,若仍未发现异物,可能是食管损伤,或者异物已通过食管。

四、食管癌

【疾病概要】

1. 病因病理　食管癌为我国最常见的恶性肿瘤之一,也是食管最常见的疾病。其发病率北方高于南方,山西、河南为高发区,男性多于女性。多在 40 岁以上发病,50～70 岁之间占多数。

食管癌发生于食管的黏膜,以鳞状上皮癌多见,腺癌和未分化癌少见,偶见鳞癌与腺癌并存的鳞腺癌。腺癌的恶性度高,易转移。因食管组织无浆膜层,癌组织易穿透肌层侵及邻近器官,食管癌多为淋巴道与血行转移。发病以食管中段多见,下段次之,上段最少见。鳞癌多见于中上段,腺癌多见于食管下段贲门口及其他异位胃黏膜。

早期食管癌:癌组织仅浸润至食管的黏膜、黏膜下层,其中无淋巴结转移者为早期食管癌。

中晚期食管癌:是指癌组织累及到肌层或达外膜或外膜以外,有局部或远处淋巴结的转移。大体病理分为以下四型。

(1)髓质型:病变向腔内外生长,侵及食管壁的大部或全部,食管壁明显增厚,肿瘤在管腔内有隆起及溃疡。

(2)蕈伞型:肿瘤似蕈伞样或菜花样突向腔内,与正常食管分界清,表面多有浅表性溃疡,侵及食管壁的一部分或大部分。

(3)溃疡型:肿瘤在肌层形成深大溃疡,周围不规则并凸起,管腔狭窄不明显。

(4)缩窄型(即硬化型):肿瘤在食管壁内浸润生长,食管壁均匀增厚,常累及食管全周,管腔呈环形狭窄,近端食管扩张明显。

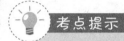

考点提示

食管癌的大体病理分型

2. 临床表现　早期食管癌无症状,或仅有异物感。中晚期食管癌表现为进行性吞咽困难,或伴有胸骨后痛、呕吐,癌肿侵犯喉返神经可以出现声音嘶哑,形成食管-气管瘘后可以发生呛咳,继发纵隔及肺部感染。晚期出现消瘦、贫血、恶病质及癌肿转移征象。

【影像表现】

1. X线表现

(1)早期食管癌的X线表现

1)平坦型:切线位上见食管壁边缘不规则,局部管壁扩张度差。正位可见食管黏膜变粗糙呈颗粒状,提示糜烂,病灶邻近黏膜欠规整。

2)隆起型:病变呈小的隆起,呈不规则的小的充盈缺损。

3)凹陷型:切线位见管壁边缘轻微的不规则。正位可见食管黏膜不规则浅钡斑,周围有颗粒状隆起的黏膜皱襞(图4-1-21)。

以上三型可伴有不同程度的管壁局限性僵硬,舒张度减低,双重造影显示清晰。

(2)中晚期食管癌的X线表现

1)髓质型:病变范围较长的不规则的充盈缺损及龛影,管腔狭窄,狭窄以上食管扩张,在管腔内钡剂和肺组织的对比下显示出增厚的食管壁为软组织密度影。

2)蕈伞型:管腔内不规则的充盈缺损,管腔偏心性狭窄,近端食管有轻、中度扩张。

3)溃疡型:龛影的一部分位于食管腔内而另一部分位于腔外,龛影边缘不规则,近端食管无明显扩张。

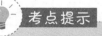

考点提示

中晚期食管癌的影像表现

4)缩窄型(硬化型):典型的表现为管腔呈环状狭窄,边缘光滑整齐,近端食管明显扩张(图4-1-21)。

2. CT表现　食管壁不规则增厚,管腔狭窄,食管外脂肪模糊消失。CT可显示肿瘤与邻近器官的关系,了解有无浸润、包绕及淋巴结转移,有利于肿瘤的分期(图4-1-22)。

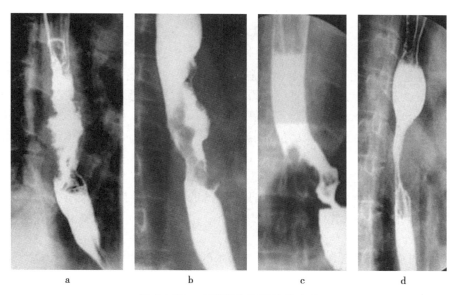

图 4-1-21 中晚期食管癌 X 线表现
a. 髓质型;b. 溃疡型;c. 蕈伞型;d. 缩窄型

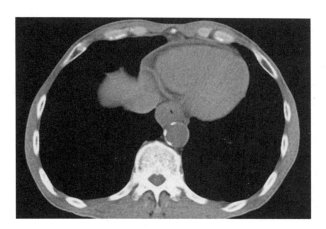

图 4-1-22 食管癌 CT 表现
中下段食管壁增厚,管腔狭窄

【鉴别诊断】

1. 食管良性狭窄 缩窄型食管癌应与食管良性狭窄鉴别,后者有误服强酸、强碱或有慢性食管炎病史,病变部分与正常部分呈移行性,管壁仍能轻度扩张。

2. 食管平滑肌瘤 蕈伞型食管癌与食管平滑肌瘤鉴别,后者可见边缘光滑的充盈缺损,周围黏膜完整,管腔扩张度好。

3. 食管静脉曲张 髓质型食管癌应该与食管静脉曲张鉴别,后者食管黏膜迂曲,管腔无狭窄,连续服钡显示管腔扩张。

4. 贲门失弛缓症 食管下段贲门癌应该与贲门失弛缓症鉴别,后者贲门管呈萝卜根状,黏膜完整,大口服钡或者口服温水可见贲门管仍能轻度扩张,有少量钡剂通过。

5. 反流性食管炎 食管黏膜粗乱,但食管黏膜无破坏,管壁柔软,蠕动正常,钡过顺利。

五、食管静脉曲张

【疾病概要】

1. 病因病理　食管静脉曲张是门静脉高压的重要并发症,常见于肝硬化。正常情况下,食管下半段的静脉网与门静脉系统的胃冠状静脉、胃短静脉之间存在着吻合。当门静脉血液受阻时,来自消化道及脾脏等器官的静脉血液不能进入肝,大量血液通过胃冠状静脉和胃短静脉进入食管黏膜下静脉和食管周围静脉丛,经奇静脉进入上腔静脉,形成食管和胃底静脉曲张。

2. 临床表现　上行性食管静脉曲张是门脉高压并发症之一,发病率高达 80% ~ 90%,常见于肝硬化。主要症状为呕血,是由于曲张变薄的静脉易受损伤破裂所致;肝脾肿大,脾功能亢进、肝功能异常和腹水。

【影像表现】

1. X 线表现　X 线检查是发现食管静脉曲张的有效、简便而安全的一种方法。

(1) 早期表现:食管下段黏膜局限性轻度增粗、稍迂曲,食管边缘轮廓不连续或呈锯齿状改变,钡剂通过顺利,食管张力无明显改变。

(2) 中期表现:食管黏膜明显增粗呈串珠样或蚯蚓状充盈缺损,管腔扩张,食管蠕动及排空差。

(3) 晚期表现:食管黏膜重度增粗,呈蛇皮状或蔓状充盈缺损,管腔扩张,蠕动明显减弱,排空延迟。可伴有胃底静脉曲张,见到胃底贲门部黏膜呈泡状或息肉状充盈缺损,胃底增厚。

2. CT 表现　CT 平扫可见食管、胃底壁增厚,食管、胃底腔内及周围可见迂曲的血管影,同时还可见肝硬化及脾大的 CT 影像表现;增强扫描迂曲的静脉呈明显的强化(图 4-1-23)。

【鉴别诊断】

1. 食管裂孔疝　立位有时在膈上见到增粗的黏膜,呈颗粒状,但俯卧位可见到膈上的典型的疝囊。

2. 食管癌　食管癌可有管腔狭窄,食管壁僵硬,钡剂通过不畅,而食管静脉曲张则管腔扩张,管壁柔软,钡剂通过变慢。

六、食管裂孔疝

【疾病概要】

1. 病因病理　腹腔内脏器通过膈肌的食管裂孔进入胸腔,称为食管裂孔疝。疝入的脏器多为胃。发病原因与食管裂孔扩大,腹内压增高有关。

食管裂孔疝分为先天性和后天性,以后天性为多。先天发育不全或后天的外伤、手术及腹内压增高、高龄等均可致食管裂孔扩大,膈食管膜及食管周围韧带松弛变性,都可致使胃底经裂孔向上疝入。食管裂孔疝分为可复性和不可复性。凡脏器滑动于食管裂孔上下者,称为滑动性食管裂孔疝或可复性食管裂孔疝。不可复性的食管裂孔疝又分为短食管型、食管旁型和混合型。

2. 临床表现　上腹部及胸骨后疼痛不适,灼热感及疼痛放射到肩背部、季肋部。饱食后反酸、呕吐、呕血、便血。较大的食管裂孔疝,可出现心悸、气急等症状。

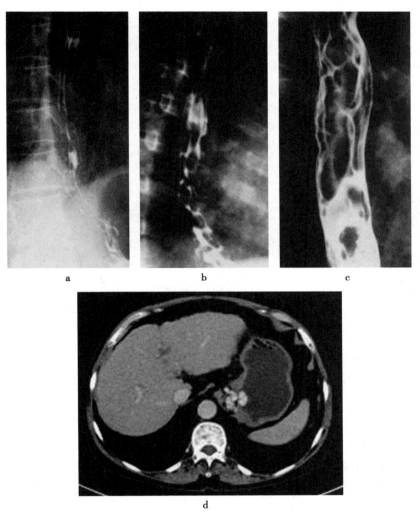

图 4-1-23 食管静脉曲张 X 线及 CT 表现

a. 早期;b. 中期;c. 晚期;d. CT 表现

【影像表现】

1. X 线表现

（1）立位平片:重者在膈上心影后方可见含气的囊状影像,其内可见气液平面。

（2）钡餐造影:直接征象为膈肌上方可见疝囊,俯卧、头低足高、左后斜位服钡,显示更佳。

1）膈上出现疝囊:大小不等的囊状存钡区。

2）疝囊中出现胃黏膜:黏膜粗乱、迂曲呈颗粒状。

3）"三环"征象:A 环:上升的食管下段括约肌处收缩形成的环;B 环:食管黏膜与胃黏膜交界处黏膜与肌层附着紧密,在疝囊一侧或双侧形成切迹。下环:胃在膈肌食管裂孔处变窄。

各型食管裂孔疝表现:

1）短食管型：食管位于膈上段，较正常食管短，短食管与膈上疝囊相接。

2）食管旁型：贲门仍位于膈下，食管左侧膈上可见疝囊，疝囊较大者可压迫食管。

3）混合型：贲门位于膈上，钡剂经食管进入膈下之胃腔和膈上疝囊内，疝囊常较大，可压迫食管，可见反流征象。

4）滑动性食管裂孔疝，疝囊并不固定存在，卧位显示，立位消失。

2. CT 表现　胃底及胃体部分在膈上胸腔内。

【鉴别诊断】

膈食管壶腹：口服钡剂后食管下段暂时性的扩张，为正常表现，随着食管的蠕动钡剂通过，壶腹消失。食管裂孔疝的疝囊不消失（图 4-1-24）。

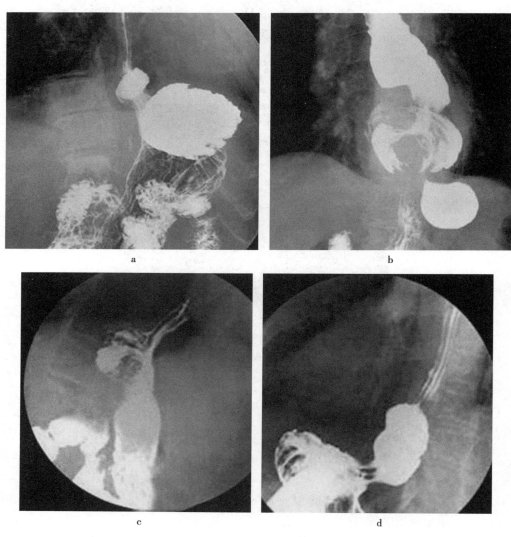

图 4-1-24　各型食管裂孔疝 X 线表现

a. 滑动型；b. 短食管型；c. 食管旁型；d. 混合型

七、食管憩室

【疾病概要】

1. 病因病理 食管憩室是食管腔向外突出的囊袋状结构,分为内压性憩室、牵引性憩室、功能性憩室。内压性憩室是食管内压力升高引起管壁薄弱处向外突出形成的,因缺少肌层或仅有黏膜或黏膜下组织,称假性憩室。牵引性憩室是由于外力的牵引使食管壁局限性向外突出,常见于食管周围炎症及瘢痕牵引所致。功能性憩室为食管的暂时性多发囊状扩张,与食管壁神经支配失调有关。

2. 临床表现 临床常见症状为局部异物感,吞咽不净感或不同程度的梗阻症状。当发生炎症、溃疡、出血、穿孔时可出现相应的临床症状。

【影像表现】

1. X 线表现 影像学表现以 X 线表现为主。

（1）内压性憩室:多见于食管的上段,自食管腔向外突出的囊袋状影,憩室内的黏膜与食管黏膜延续,可见憩室造影剂充盈、排空。

（2）外牵性憩室:多见于食管的中段,自食管腔向外的三角形存钡影,可有一个或多个。

（3）功能性憩室:食管下段的痉挛收缩及扩张,食管呈串珠状改变。

（4）食管憩室炎:食管憩室合并感染时,憩室周围黏膜粗乱,食管痉挛(图 4-1-25)。

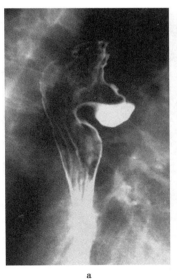
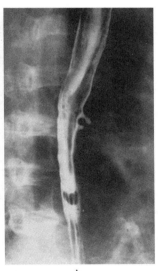

a b

图 4-1-25 食管憩室
a. 内压性憩室;b. 外牵性憩室

2. CT 平扫 可见食管腔向外突出。

【鉴别诊断】

在食管收缩时,主动脉弓压迹与左主支气管压迹之间的食管壁可以暂时性的局限突出,类似食管憩室,但在食管扩张时此现象消失。

八、贲门失弛缓症

【疾病概要】

1. 病因病理 贲门失弛缓症又称贲门痉挛,是一种原因不明的食管下端运动障碍性疾病。女性多于男性,以 20~40 岁多见。

病理上贲门及食管下端肌壁内奥氏(Auernach)神经丛的神经节细胞变性,减少,甚至消失,妨碍了神经冲动的正常传递,导致食管不能松弛,食管上段扩张变薄,甚至发生食管穿孔纵隔炎。食管黏膜糜烂、出血,继发炎症后发生纤维化和上皮增生。

2. 临床表现 病程长,发病缓慢,数月甚至数年。主要症状为咽下不畅和吞咽困难,胸骨后沉重感时轻时重与精神因素有关,呕吐、呕血,食管扩张重者有心悸、胸闷。

【影像表现】

1. X 线表现

(1) 平片或透视:纵隔增宽,其内有液平面,轮廓光整,不可误诊为肿瘤及纵隔积液。

(2) 钡餐表现:食管下端变细、狭窄段长 2~5cm,呈鸟嘴状,边缘光滑,管壁软,腔内有平行的黏膜纹存在。食管扩张程度依贲门狭窄程度的不同而异,吞温水后贲门管轻度开放,钡剂部分通过(图 4-1-26)。

2. CT 表现 食管扩张,贲门管变窄。

考点提示

　　贲门失弛缓症的影像表现

【鉴别诊断】

食管癌:发病年龄较大,食管下段贲门管处黏膜破坏,管壁僵硬不能扩张,食管蠕动消失。

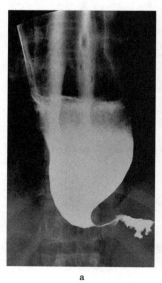
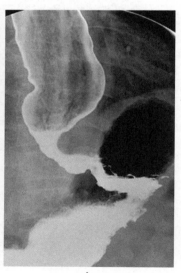

图 4-1-26 贲门失弛缓症
a. 术前贲门狭窄;b. 术后贲门增宽

九、慢性胃炎

【疾病概要】

1. 病因病理 慢性胃炎是由多种病因引起的胃黏膜的慢性炎症性病变,与物理、化学、药物、生物性有害因素持续反复刺激有关。其病理分为三型:浅表型、萎缩型和肥厚型。浅表性胃炎:仅有表面充血水肿,表面可有糜烂出血点,病变不累及腺管。萎缩性胃炎:病变累及黏膜全层,腺体减少或消失,胃壁变薄,有时可以发生肠上皮化生。肥厚性胃炎:黏膜及黏膜下层增生肥大,腺管发生破坏,最终导致纤维增生及囊性变。

2. 临床表现 临床表现可不一致。主要有上腹钝痛,饱胀不适、恶心、呕吐、上腹烧灼感和反酸。萎缩性胃炎时,胃酸减少,周期性反复发作。

【影像表现】

1. X线表现

(1) 浅表性胃炎:较轻时常无异常X线表现,中度以上可以显示黏膜粗乱,双重造影显示胃小区均匀性扩大。如扩大的胃小区中心有点状钡斑存留,称为糜烂性胃炎。

(2) 萎缩性胃炎:胃黏膜变细、变平甚至消失,双重造影显示胃小沟增宽,胃小区扩大呈破网状改变。

(3) 肥厚性胃炎:胃体胃窦部黏膜粗大、迂曲,排列紊乱,严重者可见到小的溃疡及增生明显的息肉样结节(图4-1-27)。

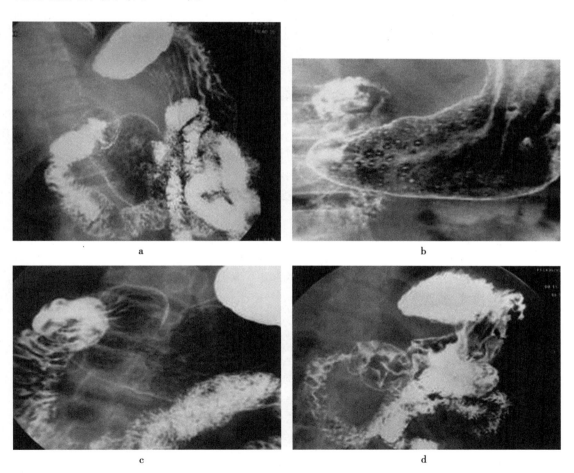

图 4-1-27 各型慢性胃炎
a. 浅表性胃炎;b. 糜烂性胃炎;c. 萎缩性胃炎;d. 肥厚性胃炎

2. CT 表现　可见黏膜水肿,胃壁增厚。

【鉴别诊断】

Ⅳ型(浸润型)胃窦癌和胃窦炎均可表现为胃窦狭窄,但胃窦癌可见黏膜破坏、胃壁僵硬不能扩张、蠕动消失。胃窦炎则表现为胃窦痉挛性狭窄且能扩张,胃黏膜形态可有变化。

十、胃溃疡

【疾病概要】

1. 病因病理　胃溃疡从黏膜开始并侵及黏膜下层,常深达肌层,其直径多为 5~20mm,深为 5~10mm,溃疡口部周围呈炎性水肿。慢性溃疡如深达浆膜层时,称穿透性溃疡。如浆膜层被穿破且穿入游离腹腔为急性穿孔。胃后壁溃疡易致慢性穿孔,与网膜、胰等粘连甚至穿入其中。溃疡周围具有坚实的纤维结缔组织增生者,称为胼胝性溃疡。溃疡愈合后,常有不同程度的瘢痕形成,严重者可使胃和十二指肠变形或狭窄。溃疡常单发,少数为多发。胃和十二指肠同时发生溃疡称为复合性溃疡。

2. 临床表现　临床主要症状为上腹部疼痛,具有反复性、周期性、规律性特点。疼痛多在进食后,持续 1~2 小时逐渐消失,具有饭后痛的规律,还可出现呕吐、恶心、嗳气、反酸,有出血者则有呕血或黑便。出现穿孔者有急腹症的症状。

【影像表现】

1. X 线表现

(1) 直接征象:龛影为造影剂充填胃壁缺损的直接投影。

1) 切线位:良性龛影呈乳头状、半圆形、长方形、锥形,边缘光滑。龛影口部可见:①黏膜线:龛影口部约 1~2mm 的透亮细线影,常见于龛影上、下端。此征象为龛影口部的胃黏膜水肿翻卷所致。②狭颈征:龛影口部狭窄,似有一个狭长的颈部。③项圈征:龛影口部约 0.5~1.0cm 的透亮带,形如项圈。

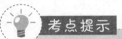

考点提示
胃良性溃疡的影像表现

2) 正面观:龛影表现为圆形,椭圆形的钡斑,由于溃疡周围水肿,钡斑周围可见环状透光区。慢性溃疡周围的瘢痕收缩,造成黏膜皱襞均匀性纠集,这种皱襞如轮辐状向龛影口部集中且到达口部边缘并逐渐变窄,是良性溃疡的又一特征(图 4-1-28)。

(2) 间接征象

1) 痉挛性改变:胃小弯的溃疡在相对胃大弯侧出现痉挛性切迹。

2) 分泌增加:空腹可见到胃内中量以上的潴留液。

3) 胃蠕动增强:胃蠕动波加深加快,排空加速。

4) 胃变形:胃小弯溃疡因纤维瘢痕收缩所致,形成蜗牛胃,发生在幽门的溃疡出现痉挛或瘢痕组织,可以形成幽门狭窄或梗阻。

(3) 特殊类型的溃疡特点

1) 穿透性溃疡:溃疡较大而深,可见到龛影突出于腔外呈袋状,立位自上而下依次可见气、液、钡分层现象。

2) 胼胝性溃疡:龛影直径多不超过 2cm,周围有类似溃疡型胃癌的环堤,黏膜纹至透光带突然中断,但龛影口部光滑整齐,无指压迹、裂隙征,龛影周围透光带宽窄一致,表面光整,有一定可塑性。但需要定期复查或胃镜活检进一步确诊。

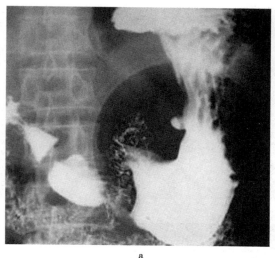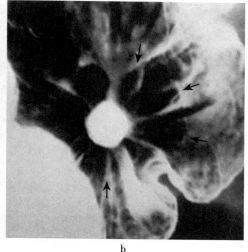

图 4-1-28 胃溃疡

a. 切线位:胃体小弯侧龛影可见狭颈征、项圈征;b. 正面观:龛影呈圆形,周围黏膜放射状纠集

3) 多发性溃疡:胃内发生两个以上的溃疡,称为多发性溃疡。

4) 复合型溃疡:指胃和十二指肠同时发生溃疡。

5) 胃溃疡愈合:龛影变小、变尖,逐渐消失,不留瘢痕。较大溃疡可留瘢痕。

【鉴别诊断】

良性溃疡要和溃疡型胃癌鉴别(见胃癌)。

十一、十二指肠溃疡

【疾病概要】

1. 病因病理 十二指肠溃疡好发于球部后壁,约占 90%,其次是球后部,发生于降部者较少,本病多见于青壮年。溃疡呈圆形,椭圆形,大小、深浅不一,直径多在 4 ~ 12mm 之间,周围有炎性细胞浸润,黏膜水肿;若伴有纤维组织增生,则出现黏膜纠集,球部变形;可以合并出血、穿孔或形成窦道,常见的为十二指肠胆管瘘。溃疡可以单发,也可以多发。

2. 临床表现 临床有上腹部周期性节律性疼痛,多为进食后 3 ~ 4 小时疼痛,称为饥饿性疼痛,夜间疼痛加重;恶心、呕吐、反酸、嗳气。体检上腹偏右剑突下压痛,常放射到肩背部,若合并出血、穿孔,幽门梗阻则出现相应症状。

【影像表现】

X 线表现

(1) 龛影:X 线检查易于发现,球部溃疡常较胃溃疡小,直径多在 4 ~ 12mm,大都在后壁和前壁,表现为类圆形或米粒状密度增高影,其边缘大都光滑整齐,周围常有一圈透明带,或有放射状黏膜纠集,溃疡可以是单个或多个。龛影通常使用加压法和双重造影法才能显示(4-1-29)。

(2) 恒久的球部变形:许多球部溃疡不易显出龛影,但如有恒久的球部变形,也能做出溃疡的诊断。球部变形主要是由于痉挛、瘢痕收缩、黏膜水肿所致,可以是山字形三叶形,葫芦形等。有时在变形的球部仍可显示龛影。

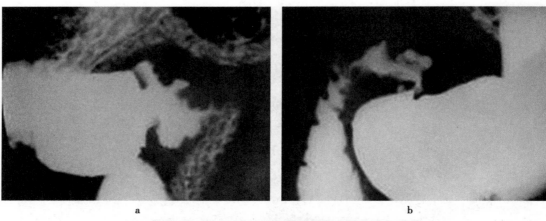

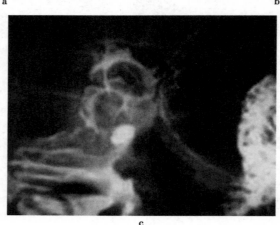

图 4-1-29　十二指肠球溃疡

a. 十二指肠球部龛影；b. 球部变形；c. 球后溃疡

（3）其他征象：此外，球部溃疡还可出现：①激惹征：表现为钡剂到达球部后不易停留，迅速排出；②幽门痉挛，开放延迟；③胃分泌增多和胃张力及蠕动方面的改变等。也常伴有胃炎的一些表现如胃黏膜皱襞的粗乱、迂曲等；④球部有固定压痛。

【鉴别诊断】

十二指肠炎症：十二指肠黏膜粗乱，球部功能性痉挛变形，无龛影。

十二、胃癌

【疾病概要】

1. 病因病理　胃癌是胃肠道最常见的肿瘤，好发年龄为 40～60 岁，胃癌起源于胃黏膜上皮细胞，大多为腺癌，胃癌常见于胃窦，其次为贲门及胃底、胃体及全胃。

早期胃癌：是指癌组织局限于黏膜或黏膜下层，而不论其大小或有无转移。早期胃癌分三型。

Ⅰ型：隆起型，癌肿隆起高度>5mm，呈息肉状。

Ⅱ型：浅表型，癌灶比较平坦，无明显的隆起或凹陷，分为 3 个亚型。

Ⅱa 型：浅表隆起型，癌灶隆起高度≤5mm。

Ⅱb型:浅表平坦型,癌灶表面平坦,无明显隆起或凹凸。

Ⅱc型:浅表凹陷型,癌灶凹陷深度≤5mm。

Ⅲ型:凹陷型,癌灶凹陷深度>5mm。

除上述三型外,尚有混合型:如Ⅲ+Ⅱc、Ⅱa+Ⅱc等。

进展型胃癌:是指癌组织超过黏膜下层已侵及肌层以下者,亦称中晚期胃癌,常有远处或近处的淋巴结浸润。目前多采用Borrmann分型Ⅰ~Ⅳ型:

Ⅰ型:病灶表现为突向腔内的肿块,表面呈菜花状或息肉状,基底部较宽,与正常胃壁分界清楚,多有溃疡和糜烂,生长慢转移晚。此型也称肿块型或蕈伞型。

Ⅱ型:癌肿表现火山口样的溃疡,外形大而不规则,周围有明显不规则的隆起,其外缘与正常胃壁分界清楚。此型也称溃疡型。

Ⅲ型:癌肿表现为溃疡外形大而不规则,周围不规则的隆起较低,与正常胃壁分界不清。此型也称作浸润溃疡型。

Ⅳ型:癌组织沿胃壁浸润性生长,胃壁弥漫性不规则增厚,胃腔狭窄,胃黏膜表面无明显的隆起或凹陷,病变可累及胃的全部或局部,此型也称浸润型。

2. 临床表现　早期胃癌常无明显的症状,随病程的进展,常有上腹不适,消化不良,食欲不振,上腹痛。消化道出血多为呕血、黑便。上腹痛不易缓解,腹部肿块扪之甚硬。贲门及幽门部位的癌肿可引起消化道梗阻。胃癌晚期有转移,出现消瘦,恶病质。

【影像表现】

1. X线表现

(1) 早期胃癌:胃双对比造影可以显示胃的微细结构,对早期胃癌的显示具有重要的价值。但是要密切结合内镜检查与活检方能明确诊断。

1) 隆起型:显示为小的充盈缺损,呈类圆形,高度大于5mm,边缘锐利,基底较宽,表面毛糙。

2) 表浅型:良好的双对比造影检查可以显示肿瘤的胃黏膜改变表浅平坦,隆起和凹陷均小于5mm,胃小区扩大、破坏,呈不规则的颗粒状影,有轻微的隆起或凹陷。

3) 凹陷型:典型表现为不规则小龛影,深度大于5mm。局部胃壁局限性僵硬,蠕动减弱。

(2) 进展期胃癌的基本X线表现:腔内不规则的充盈缺损,癌性溃疡龛影,黏膜破坏、中断,胃腔变窄,胃壁僵硬,蠕动消失,局部扪及肿块。

(3) 各型进展期胃癌的X线表现

Ⅰ型:胃腔内不规则的分叶状充盈缺损,表面不光滑,基底较宽,与邻近胃壁分界清楚,局部胃壁僵硬。

Ⅱ型:龛影位于胃轮廓之内,龛影口部不规整,可见"指压迹"为龛影口部癌结节形成的手指状充盈缺损。"裂隙征"为癌结节之间的尖角状存钡影。"环堤征"是龛影周围宽窄不一的透光带,周围黏膜破坏,管壁僵硬,蠕动消失,可触及肿块。

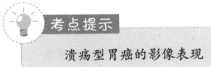

考点提示

溃疡型胃癌的影像表现

Ⅲ型:类似Ⅱ型,不同点在于Ⅲ型呈浸润性生长明显,环堤外缘呈斜坡状隆起,龛影较浅,与正常胃壁之间无明确的分界。

Ⅳ型:可分为局限浸润型和弥漫浸润型,部分或全胃壁增厚,胃腔狭窄,胃壁僵硬,蠕动消失。

2. CT表现 胃癌的CT检查需要用对比剂或清水将胃充分扩张才能观察胃壁正常厚度。CT表现直接反映了肿瘤的大体形态。蕈伞型可见向胃腔内突出的息肉状肿块。浸润型表现为胃壁增厚,其范围可局限也可呈弥漫性。溃疡型则表现为在肿块的表面有不规则的凹陷。CT检查的重要价值还在于直接观察肿瘤侵犯胃壁、周围浸润及远处转移的情况。如果胃周围脂肪线消失提示肿瘤已突破胃壁。CT的另一重要作用是有利于肿瘤的分期和治疗计划的制定。还可以作为判定治疗效果和术后随访的依据(图4-1-30)。

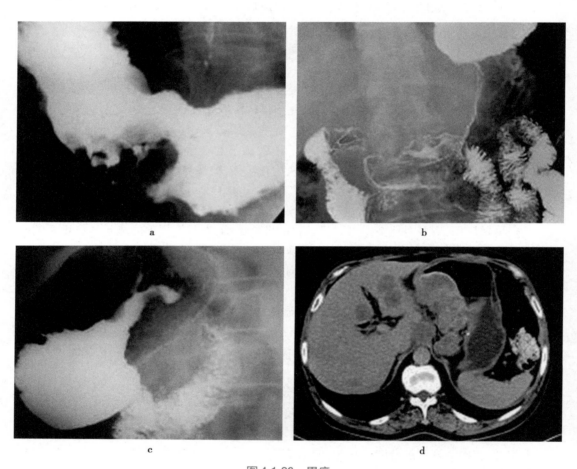

图 4-1-30 胃癌
a. Ⅰ型(蕈伞型或肿块型);b. Ⅱ(溃疡型);c. Ⅳ(浸润型);d. 胃癌的CT表现

【鉴别诊断】

1. 蕈伞型胃癌与胃间质瘤鉴别 胃间质瘤边缘光滑,周围黏膜无破坏,胃壁柔软,蠕动正常。

2. Ⅳ型(浸润型)胃窦癌和胃窦炎鉴别 两者均可表现为胃窦狭窄,但是胃窦炎则表现为胃窦痉挛性狭窄,胃壁扩张良好,蠕动增强,胃黏膜形态无破坏。

3. 溃疡型胃癌与良性胃溃疡鉴别(表4-1-1)。

表 4-1-1　胃良性溃疡与恶性溃疡的鉴别

	良　　性	恶　　性
龛影的位置	突出于胃轮廓之外	位于胃轮廓之内
龛影的形状	正面呈圆形或椭圆形	龛影口部不规则
	边缘光滑	呈星状
龛影口部及周围	口部黏膜线,狭颈征	指压迹、裂隙征、环堤征
	项圈征,黏膜放射状集中	周围黏膜破坏
邻近胃壁	邻近胃壁柔软　蠕动正常	邻近胃壁僵硬　蠕动消失

十三、结肠癌

【疾病概要】

1. 病因病理　结肠癌是常见的胃肠道的恶性肿瘤,病因不明。发病率仅低于胃癌与食管癌,多发生在乙状结肠和直肠,占70%左右。发病年龄多在40~50岁之间。结肠癌在病理上大多为腺癌,其次为黏液癌、胶样癌、乳头状腺癌、类癌、腺鳞癌等。按大体病理表现分为三种类型:①增生型,肿瘤向腔内生长,呈菜花样肿块,基底部较宽。②浸润型,肿瘤主要沿肠壁浸润,使肠壁增厚,病变绕肠壁呈环形生长,使肠腔呈环形狭窄。③溃疡型,肿瘤主要表现为深而不规则的溃疡。

2. 临床表现　为腹部肿块、便血和腹泻,或有顽固性便秘,也可以有脓血便和黏液样便。直肠癌主要表现为便血、大便变细和里急后重感。

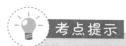

考点提示

结肠癌的大体病理分型

【影像表现】

1. X线表现　结肠气钡双重对比造影表现如下:

（1）增生型:肠腔内可见肿块,其轮廓不规则,该处结肠袋消失、肠壁僵硬,如肿瘤较大,可使钡剂通过困难。

（2）浸润型:局限性肠管狭窄,呈偏心性狭窄或环状狭窄,轮廓可以光滑整齐或不规则,病变界限清楚,肠壁僵硬。此型肿瘤易造成梗阻。

（3）溃疡型:肠腔内较大的龛影,形状多不规则,边缘不整齐,具有一些尖角,龛影周围常有不同程度的充盈缺损和狭窄,肠壁僵硬,结肠袋消失。

2. CT表现

（1）可以发现局限性肠壁增厚,肠腔狭窄,肠腔内不规则肿块。

（2）评估肿瘤与其周围的关系:局部有无肿大淋巴结,其他脏器有无浸润和转移,对肿瘤进行分期。应用多排CT仿真内镜技术可以观察结肠癌梗阻近端的肠腔内的情况（图4-1-31）。

【鉴别诊断】

1. 结肠息肉与增生型结肠癌鉴别　结肠息肉表现为肠腔内边缘光滑的充盈缺损,有蒂或无蒂,有蒂者可以活动,肠管扩张良好,钡剂通过顺利。

2. 溃疡性结肠炎与溃疡型结肠癌鉴别　溃疡性结肠炎表现为多发的小溃疡,管壁柔软,典型的可见肠腔轮廓外"T"字形龛影。

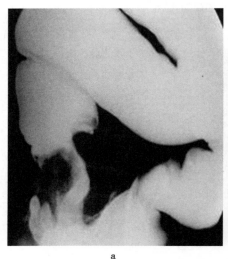 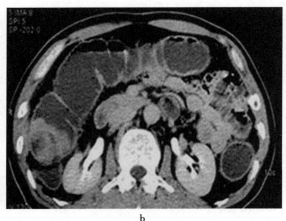

a   b

图 4-1-31　结肠癌

a. 浸润型;b. CT 显示结肠腔内肿块

十四、先天性巨结肠

【疾病概要】

1. 病因病理　先天性巨结肠又称赫什朋(Hirschsprung)病,是由于肠壁间神经丛的神经节细胞先天性缺如或减少所致。男孩较多见。病变多发生于直肠及乙状结肠远端,个别病例病程较长,甚至累及部分回肠,病变段肠管呈痉挛状态,缺乏蠕动,近段肠管扩张,较正常宽 1～3 倍,狭窄段与扩张段结肠之间为移行段,神经节细胞从远向近依次出现,可伴巨膀胱、巨输尿管,但少见。

2. 临床表现　生后数日腹胀、呕吐、无粪便排出,灌肠缓解,进行性腹胀、便秘。大便数日、十日一次,腹部可见到肠型,腹部触及肠襻。肛门指检直肠空虚感。

【影像表现】

X 线表现

(1) 平片或透视:若肠管内有气体,可显示狭窄段肠管,见到气液平面。

(2) 钡灌肠检查:用生理盐水调钡剂,浓度要低,或者用非离子型造影剂灌肠,插管不能太深。表现为结肠远端或直肠狭窄,边缘光滑,病变段长短不一;近段结肠明显扩张,移行段肠管可逐渐变细或骤然变细(图 4-1-32)。

【鉴别诊断】

先天性巨结肠的肠管狭窄段要与结肠痉挛鉴别,结肠痉挛是暂时性的,不同的时相可见痉挛肠管扩张度良好,近段结肠无明显的扩张。

十五、胃肠道穿孔

【疾病概要】

1. 病因病理　胃肠道穿孔是常见的急腹症之一。胃肠道穿孔常继发于溃疡、创伤破裂、炎症及肿瘤,其中胃十二指肠溃疡为穿孔最常见的原因,其次是外伤所导致多脏器损

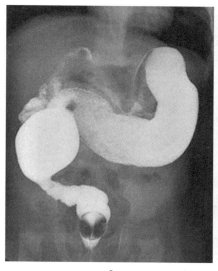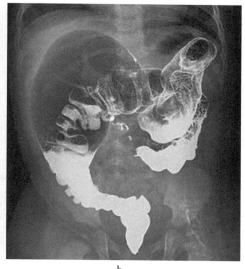

a   b

图 4-1-32 先天性巨结肠

a. 结肠远端局限性狭窄,结肠近段明显扩张;b. 24 小时复查,结肠内钡剂存留

伤。肿瘤穿孔是因肿瘤坏死引起。坏死性肠炎以及溃疡性结肠炎也可造成肠穿孔。胃肠道破裂、胃肠道内的气体和液体进入腹腔,引起局限性或弥漫性腹膜炎,严重者可出现休克。

2. 临床表现　突然性持续的上腹部剧痛,迅速延及全腹部,有不同程度的休克症状;触诊呈板状腹,全腹部压痛、反跳痛等腹膜刺激症状。

【影像表现】

1. X 线表现

（1）立位透视或平片:可见双侧或单侧膈下游离气体,呈透亮的新月状影像。游离气体量较少时可见位于右膈下。气体量较多时,可见双侧膈下游离气体,游离气体也可以仅位于左侧膈下(图 4-1-33)。

（2）左侧侧卧水平摄片:示右侧腹壁下出现气体透亮影。

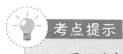

考点提示

胃肠道穿孔的 X 线表现

（3）X 线检查未见膈下游离气体也不能完全排除胃肠道穿孔的可能。胃前壁穿孔在腹膜腔内形成游离性气体,但要注意后壁穿孔的气体局限于小网膜囊内;腹膜间位或腹膜后空腔器官向腹膜后间隙穿孔,气体进入并积存于肾旁前间隙及腹膜后其他间隙,而腹腔内膈下并无游离气体。因此,膈下没有游离气体并不能排除胃肠道穿孔。

2. CT 表现　CT 检查除能显示膈肌下方的游离气体外,还能显示小网膜囊、腹膜后间隙及其他部位的游离气体,还可以显示腹腔积液及积液量(图 4-1-34)。

【鉴别诊断】

1. 人工气腹　有人工气腹病史或近期腹部手术史,无急性腹痛症状。

2. 间位结肠　膈下透亮影中有横行的结肠袋影,有的患者亦具有明显的腹痛症状。

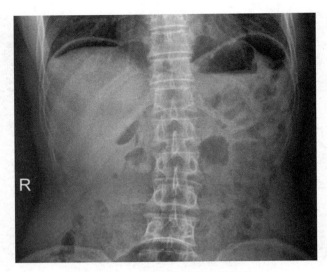

图 4-1-33　胃肠道穿孔 X 线表现
双侧膈下游离气体,呈新月状透亮影

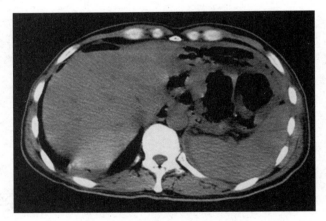

图 4-1-34　胃肠道穿孔 CT 表现
右侧膈下游离气体;腹膜腔内可见积气

十六、肠梗阻

【疾病概要】

1. 病因病理　肠梗阻是外科常见急腹症之一。肠内容物不能正常运行、顺利通过肠道,称为肠梗阻。肠梗阻一般分为机械性、动力性和血运性三类。机械性肠梗阻多由肠粘连、炎症、蛔虫、结石、肿瘤、肠扭转、肠疝等多种原因引起。机械性肠梗阻分单纯性与绞窄性两类,前者只有肠管通过障碍,无血液循环障碍,后者同时伴有通道及血液循环障碍。动力性肠梗阻分为麻痹性肠梗阻与痉挛性肠梗阻,肠管本身并无器质性病变导致通道障碍。血运性肠梗阻见于肠系膜血栓形成或栓塞,有血液循环障碍和肠肌运动功能失调。

单纯性肠梗阻发生后,大量液体和气体在肠管内积聚,使肠管扩张,肠壁变薄。绞窄性肠梗阻形成后,除上述表现外,还有静脉回流受阻,大量的血流渗入肠腔和腹腔,血液丢失,细胞内及细胞外脱水,肠道内产生的大量毒素被吸收,发生循环衰竭与休克,肠管可坏死、穿孔。

2. 临床表现　肠梗阻表现为腹痛、腹胀、呕吐、无排便排气四大症状,单纯性肠梗阻多呈阵发性腹绞痛,听诊肠鸣音亢进,有气过水声,可见肠型。绞窄性肠梗阻多为持续性腹痛,阵发性加剧,绞窄性肠梗阻可有腹膜刺激征。

【影像表现】

1. X线表现　影像学检查的目的在于明确有无肠梗阻,若有梗阻则应进一步明确梗阻的类型,即机械性或动力性;若为机械性,还应确定单纯性还是绞窄性;若为动力性还应确定是痉挛性还是麻痹性;是完全性还是不完全性。此外,还需确定梗阻的位置并寻找梗阻的原因。

（1）单纯性肠梗阻:小肠扩张、积气、积液。典型表现为大跨度充气扩张的肠袢,占据腹腔的大部或中上部,肠袢内有多个气液平面,呈阶梯状排列,可见小肠黏膜影呈弹簧状排列,透视下观察肠管及气液平面随肠管的蠕动而上下移动;结肠无扩张充气(图 4-1-35)。

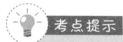
考点提示

肠梗阻的影像表现

（2）绞窄性肠梗阻:小肠扩张,肠管内积气、积液。还可见到下列征象:

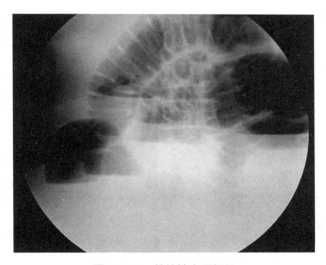

图 4-1-35　单纯性小肠梗阻

1）假肿瘤征:见于完全性绞窄性肠梗阻,是由于闭袢肠管完全被液体充满,在周围气体衬托之下,形成类圆形的软组织肿块影,类似肿瘤。

2）咖啡豆征:见于不完全性绞窄性肠梗阻,近端肠管内大量气体和液体进入闭袢肠管,致使肠管不断扩大,闭袢肠管内有气体,气体能进但不能排出,将肠壁集中,显示为椭圆形中央有一条分隔的透光影,形如咖啡豆。

3）小跨度卷曲肠袢:是积气扩张的小肠肠袢明显卷曲,并在两端相互靠拢,形成各种排列形状,如 C 形、香蕉型、花瓣形、8 字形。

4）长液平面征:在立位腹部平片上,在扩大的肠管内可见几个长的液平面,其内气液平面宽而低。

5）空回肠换位征：小肠扭转后,回肠位于左上腹,空肠位于右下腹部。

（3）麻痹性肠梗阻：常见于腹部手术后,腹部炎症,腹膜炎,腹部外伤及感染后。临床表现为腹胀,也可腹痛、呕吐、无排气排便,腹部柔软,肠鸣音减弱或消失。

卧位检查胃、小肠、大肠均扩张积气,结肠积气明显。立位可见肠腔内少量气液平面,复查时肠管形态无明显改变,肠间隙正常。如合并感染腹腔积液,肠间隙增宽。

2. CT 表现　可显示肠管扩张、积气、积液,腹腔积液。CT 有助于肠梗阻病因的诊断,如积液的肠管相互靠拢并与腹壁粘连提示为粘连性肠梗阻。肠管或腹腔内有肿块提示为肿瘤所致肠梗阻。CT 还可以进一步证实"假肿瘤征",若发现肠系膜血管扭曲(旋涡征)换位、变形,则有利于肠扭转的诊断。腹部增强检查可发现肠系膜血管栓塞(图 4-1-36)。

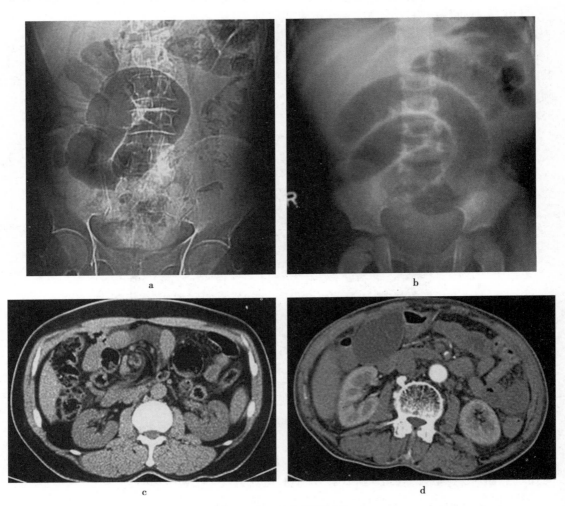

图 4-1-36　绞窄性肠梗阻

a. 咖啡豆征;b. 小跨度卷曲肠袢;c. 肠扭转:旋涡征;d. 肠系膜上动脉栓塞

【鉴别诊断】

1. 反射性肠管痉挛　腹部的病变也可以反射性引起肠管的痉挛,表现为腹部多个小的气液平面,液平面宽度一般不超过3cm。

2. 各类肠梗阻　诊断为肠梗阻后,还要进一步判断是否为绞窄性肠梗阻;若发现"假肿瘤征"、"咖啡豆征"、"长液平面征",小跨度卷曲肠袢如 C 形、香蕉型、花瓣形、8 字形征象,或 CT 上"旋涡征"这些征象,再结合病史、临床症状和体征,可以提示绞窄性肠梗阻的诊断,为临床治疗方案提供依据。

十七、肠套叠

【疾病概要】

1. 病因病理　一段肠管套入另一段相连的肠管腔内,称为肠套叠。肠套叠分为急性和慢性。急性者多见于 2 岁以下小儿,又称儿童型肠套叠。慢性者多见于成年人,又称成人型肠套叠,往往有肠道原发肿瘤或息肉。肠套叠的肠壁反折可分为三层,自内向外称为套入管、反折管、套鞘;套入管和反折管称为套头;反折管和套鞘交界处称为颈部。肠套叠是一种绞窄性肠梗阻,肠套叠发生后,颈部痉挛,使肠系膜缺血发生肠壁坏死、出血、穿孔。

2. 临床表现　阵发性腹痛、呕吐、黏液血便、腹部肿块四大症状,晚期病人有脱水、感染、高热、休克,有肠坏死时可产生腹膜刺激症状。

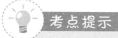
考点提示

肠套叠的影像表现

【影像表现】

1. X 线表现

(1) 平片或透视:常无明显异常发现,或有肠梗阻的征象。

(2) 空气灌肠检查:直肠插管充气,结肠肠管内气体通过受阻,可见套头呈圆形、半圆形或哑铃状软组织肿块影。

(3) 整复治疗方法:整复前应先做清洁灌肠,用双腔气囊导管插入患者肛门,使气囊充气,然后用球囊或空气灌肠器使结肠充气加压(压力不超过 8 ~ 16kPa),可见套头为圆形或椭圆形软组织影,即确定诊断。

继续充气加压可见套头退缩,直至套头消失,小肠顺利充气,表示套叠的肠管被复位成功(图 4-1-37)。

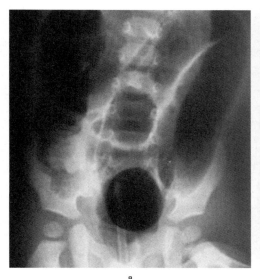
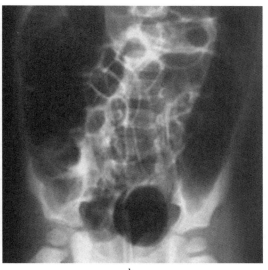

a　　　　　　　　　　　　　　　b

图 4-1-37　肠套叠

a. 升结肠可见套头;b. 加压后套头消失,小肠顺利充气

2. CT 表现 肠套叠长轴与 CT 扫描层面平行,可显示三层肠壁,第一层为套鞘部肠壁,第二层第三层为套入部肠壁,第三层内部为套入部肠腔,第二层第三层之间有套入部肠系膜的脂肪,套鞘和套入部肠管内有气体。肠套叠长轴与 CT 扫描层面垂直,可显示典型的多层"靶环"征(图 4-1-38)。

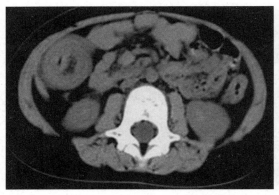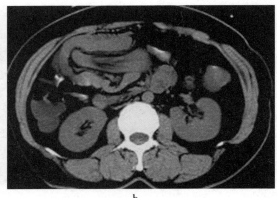

图 4-1-38 肠套叠 CT 表现
a. CT 表现为多层靶征;b. 可见肠套叠三层肠壁

(陆云升)

第二节 肝脏、胆系、胰腺和脾

一、正常影像学表现

(一)正常 CT 表现

1. 肝脏

(1)平扫:CT 比较容易显示肝叶及肝段,临床上根据肝血管解剖把肝脏分为若干段,如 Couinaud 划分法把肝脏分为八段,肝中静脉将肝分为左、右叶;肝右静脉分肝右叶为前、后段;肝左静脉分肝左叶为内、外侧段;这四个段又以门静脉左、右分支主干的横线分为上、下段。因此,肝脏八段为尾叶(Ⅰ段),左外上段为Ⅱ段,左外下段为Ⅲ段,左内段为Ⅳ段,右前下段为Ⅴ段,右后下段为Ⅵ段,右后上段为Ⅶ段,右前上段为Ⅷ段(图 4-2-1)。肝脏为双重供血的器官,肝动脉占血供 25%,门静脉占血供 75%。肝动脉和门静脉于肝门进入肝脏并分支到肝各段,肝的左、中、右三大静脉在第二肝门汇入下腔静脉。所以,正常肝脏 CT 平扫特点为:①密度:肝

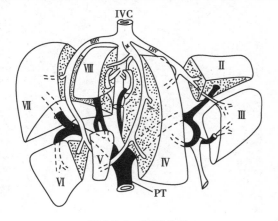

图 4-2-1 肝脏分段
IVC:下腔静脉;RHV:肝右静脉;M:肝中静脉;
LHV:肝左静脉

实质呈均匀的软组织密度,CT值为 40 ~ 70Hu,高于脾、胰和肾的密度,肝内肝动脉、肝静脉和门静脉密度低于肝实质,表现为树枝状低密度,肝门和肝裂内有较多脂肪,为低密度。②大小、形态及轮廓:正常肝脏的轮廓光滑整齐,其形态和显示的结构依层面不同而有差异(图4-2-2)。

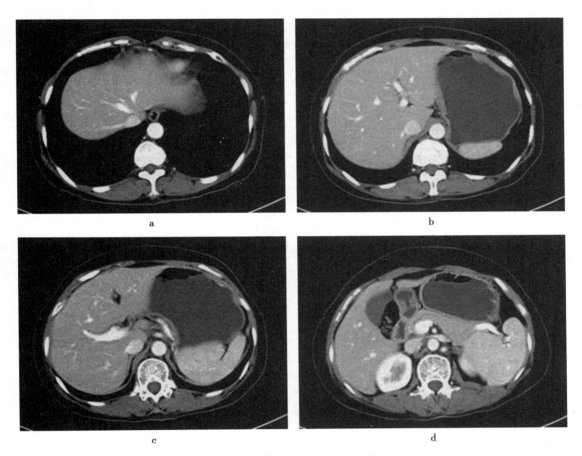

图 4-2-2 正常肝脏 CT 增强扫描
a. 肝脏第二肝门层面,左、中、右肝静脉汇入下腔静脉;b. 门脉左、右分支层面;c. 肝门层面;
d. 肝脏下部层面,显示胆囊

(2) 增强扫描:静脉注射对比剂增强 CT,不同期相,肝实质及肝内血管强化程度不一。

1) 动脉期:肝动脉明显强化,肝实质和肝静脉无强化,脾脏强化明显高于肝脏。

2) 门静脉期:门静脉和肝静脉明显强化,肝实质开始强化。

3) 平衡期:肝实质明显强化,肝内静脉密度仍高于肝实质(图4-2-3)。

2. 胆系

(1) 平扫:胆囊的位置、大小和外形变异很大。
一般情况下,CT 可以准确定位。胆囊位于肝门下方,肝右叶内侧,为卵圆形或梨形,直径约 3 ~ 5cm,分为胆囊底、体、颈三部分;胆囊腔表现为均匀水样低密度,CT 值为 0 ~ 20Hu,壁光

考点提示

正常肝脏的平扫及增强表现

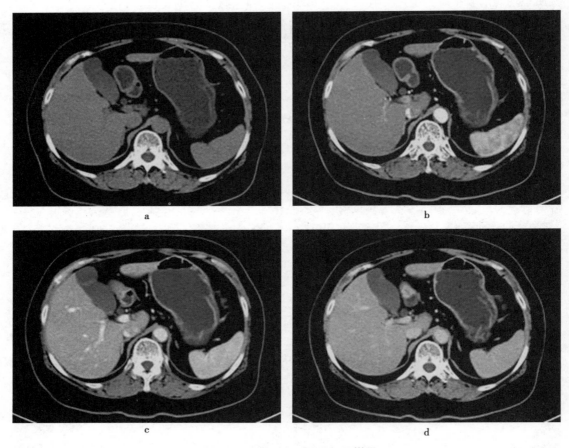

图 4-2-3 正常肝门 CT 平扫及增强

a. 平扫,肝脏密度高于脾脏,其内血管呈低密度;b. 动脉期,肝动脉强化,脾脏强化明显高于肝脏;
c. 门静脉期,肝实质明显强化,门脉强化明显;d. 平衡期,肝脏密度明显下降

滑锐利,厚度 2～3mm。肝内胆管不显影,左、右肝管汇合而成的肝总管在肝门部横断面呈一圆形低密度影;肝总管与胆囊管汇合向下延续形成胆总管,胆总管长约 4～8cm,内径 6～8mm。

(2) 增强扫描:胆囊腔内无强化,胆囊壁均匀强化,胆总管显示为低密度(图 4-2-4a)。

3. 胰腺

(1) 平扫:胰腺是腹膜后脏器,位于后腹膜腔中的肾前旁间隙内,周围存在脂肪层,所以它的轮廓能在 CT 上显现出来。正常胰腺实质密度均匀,略低于肝脏;其形态为凸面向上的弓形软组织影,正常胰头、体、尾与胰腺长轴垂直的径线可达 3cm、2.5cm 和 2cm。胰腺受年龄、体型、性别等因素影响存在一定的差异,60 岁以上老人胰腺逐渐萎缩变细。一般胰尾位置最高,胰体位于中线,钩突是胰头最低的部分,是胰头下方向内延伸的楔形突出,其前方可见肠系膜上动、静脉。脾静脉沿胰腺体尾部后缘走行,是识别胰腺的重要标志。胰管位于胰腺偏前部,可不显示或表现为细线状低密度影。

(2) 增强扫描:胰腺实质明显强化,其强化时间早于肝实质。肥胖者,由于脂肪浸润,胰腺可显示为羽毛状结构。

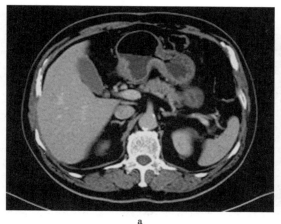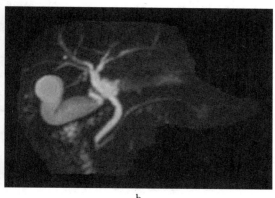

a b

图 4-2-4 正常胆囊 CT 及 MRI 表现

a. 胆囊正常 CT;b. 正常 MRCP,清楚显示正常的胆囊和胆管

4. 脾脏

（1）平扫:脾脏在 CT 横断面上表现为外缘光滑,内侧面形态不规则,呈波浪状或分叶状。脾密度均匀,略低于肝,正常 CT 值平均为 49Hu。脾脏大小个体差异较大,判断脾肿大时应特别慎重。在横轴位图像上,正常脾的宽径不超过 6cm,上下径不超过 15cm。外侧缘累及不超过 5 个肋单元(即以每一个与脾相邻的肋骨断面或一个肋间隙为 1 个肋单元),一般情况下脾的下缘消失应该早于肝下缘,如果肝下缘已经消失,而脾下缘仍然存在则为脾脏向下增大。

（2）增强扫描:动脉期脾呈不均匀强化,门静脉期和实质期的密度逐渐为均匀强化。

（二）正常 MRI 表现

1. 肝脏正常 MRI 表现　肝脏 MRI 平扫常进行轴位和冠状位扫描。正常肝在 T_1WI 上呈均匀中等信号,与胰腺相似,但高于脾的信号,T_2WI 上为低信号,明显低于脾的信号;肝门与肝裂内含较多脂肪,在 T_1WI 呈不规则高信号,T_2WI 上呈稍高信号;肝门血管在 T_1WI、T_2WI 呈无信号的管状影;胆管在 T_1WI 上也呈低信号,在 T_2WI 上由于含有静止的胆汁而呈高信号(图 4-2-5),增强扫描表现为动脉期肝实质强化不显著,肝内动脉明显强化;门脉期及平衡期同 CT 增强表现。

2. 胆系正常 MRI 表现　胆囊壁 T_1WI、T_2WI 均呈中等信号,胆汁内化学成分不同,信号强弱不一,一般显示为 T_1WI 低信号,T_2WI 高信号,胆汁浓缩时 T_1WI、T_2WI 均为高信号。胆管 T_1WI 呈低信号,T_2WI 等信号。MRCP 显示的胰胆管结构清晰,表现为边缘光滑整齐,均匀的高信号,且具有无创伤性和多方位观察的优点,在诊断上的作用正在取代 ERCP(图 4-2-4b)。

3. 胰腺正常 MRI 表现　MRI 胰腺的信号强度与肝脏相似。T_1WI 与 T_2WI 上呈均匀性中低信号,周围的脂肪组织为高信号。其背侧的脾静脉由于流空效应呈现为无信号影,可勾画出胰腺的后缘。MRCP 可清晰的显示主胰管的走行、分支、管径及通畅情况。

4. 脾脏正常 MRI 表现　脾脏的 T_1、T_2 弛豫时间比肝脏长,所以,T_1WI 脾的信号低于肝脏,T_2WI 上信号则高于肝脏。脾门血管信号呈黑色流空低信号,易于辨认。

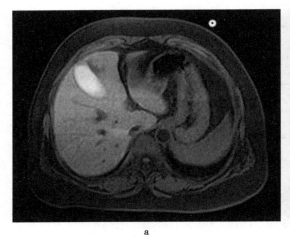
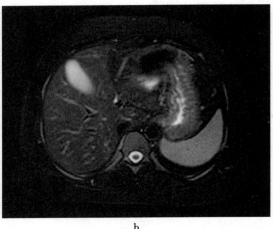

a   b

图 4-2-5 肝脏正常 MRI 表现

a. 肝脏 T_1WI,呈均匀中等信号,与胰腺相似,但高于脾的信号;b. 肝脏 T_2WI,为低信号,明显低于脾脏信号

二、异常影像学表现

（一）异常 CT 表现

1. 肝脏

（1）平扫:CT 检查为肝脏病变主要的检查方法。

1）大小、形态及轮廓改变:正常肝脏外形光滑。肝脏增大表现为肝叶厚度和长度增加,肝叶饱满;肝脏缩小表现为肝叶萎缩、变形,肝外缘与腹壁距离增宽,肝裂、胆囊窝增宽。肝叶大小的改变,如肝硬化,常表现一个肝叶增大而另一肝叶萎缩,肝叶径线测量表现为各肝叶大小比例失常,肝脏边缘不光滑,轮廓凹凸不平,边缘呈锯齿状或波浪状(图 4-2-6a)。

2）密度改变:表现为全肝或某一肝叶、肝段的密度减低、增高或混杂密度改变。肝脏弥漫性密度减低常为脂肪肝(图 4-2-6b);肝脏弥漫性增高见于含铁血黄素沉着症;局限性密度减低多为肝脏占位性病变,常见于肝囊肿、肝脓肿、血管瘤、肝癌等,CT 值介于水与正常肝之间。肝囊肿呈水样密度;如病灶内出现小气泡或液平面为细菌性肝脓肿的可靠证据;良性肿瘤边缘多光滑整齐,而恶性肿瘤边缘模糊不清(图 4-2-6c)。

（2）增强扫描:囊肿或缺乏血供的病变表现为不强化;肝脓肿表现为环形强化;海绵状血管瘤动脉期表现为边缘强化,门脉期至平衡期及延迟期为强化逐渐向中心扩展最后变为等密度或高密度;肝癌大部分在动脉期表现为明显强化,但门脉期强化程度快速下降。

2. 胆系

（1）平扫

1）大小、形态的改变:胆囊横断面直径超过 5cm 可诊断为胆囊增大,常见于急性胆囊炎、胆道梗阻等;胆囊可缩小、闭合,常见于慢性胆囊炎;胆囊壁厚度超过 3mm 则认为胆囊壁增厚,可表现环形或局限性增厚,常有胆囊缩小,可见于炎症和肿瘤,单纯胆囊壁增厚常见于胆囊炎。胆总管直径超过 10mm 为扩张,见于肿瘤、结石和炎症性病变;通过扩张胆管逐层追踪,当出现扩张胆管变细的层面,即为胆管狭窄段。

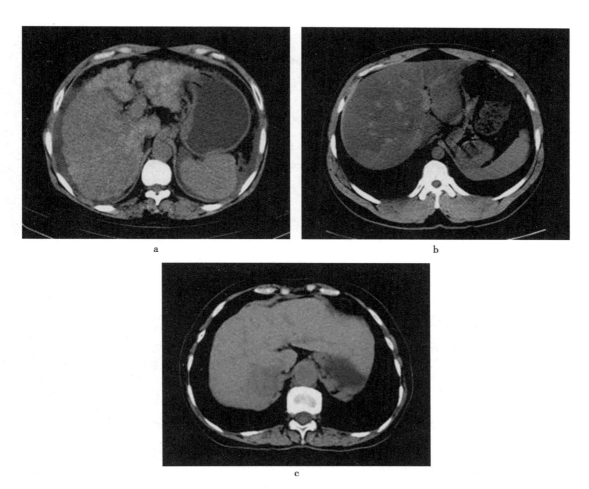

图 4-2-6　肝脏异常 CT 表现

a. 肝硬化腹水,肝脏体积缩小,边缘不光滑;b. 脂肪肝,肝脏密度弥漫性减低;c. 肝癌,肝脏密度局限性减低

2）密度改变:密度增高常见结石(图 4-2-7a)或肿瘤,高密度结石在周围低密度胆汁衬托下出现所谓"靶征"、"新月征",胆管内肿瘤则表现为软组织肿块;密度减低常见结石(图 4-2-7b)或气体。

（2）增强扫描:不强化为结石,强化的多为炎症或肿瘤性病变。

3. 胰腺

（1）平扫

1）胰腺大小和外形的改变:急性胰腺炎表现为整个胰腺弥漫性增大(图 4-2-8a);胰腺肿瘤则表现为胰腺的局限性增大;慢性胰腺炎多表现为胰腺萎缩;部分胰头癌除胰头部肿块外还伴有胰腺体尾部萎缩,对诊断很有意义。

2）主胰管的改变:一般情况下 CT 平扫主胰管不显示,只有薄层 CT 扫描时才可见位于胰体中央的纤细条状低密度影。胰腺癌梗阻远端胰管扩张是其明显的异常表现。扩张的胰管在 CT 上表现为胰腺中央条状低密度影。须注意的是不要把胰腺与脾静脉之间的脂肪间隙误认为扩张的胰管,CT 增强扫描脾静脉可见明显强化,有利于鉴别。慢性胰腺炎及老年

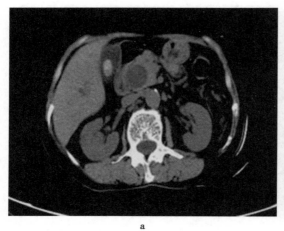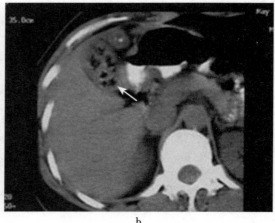

图 4-2-7　胆囊异常 CT 表现
a. 胆囊高密度结石；b. 胆囊低密度结石

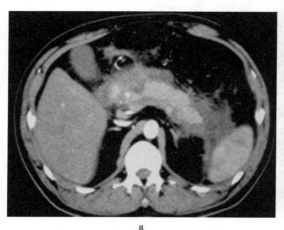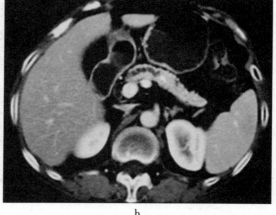

图 4-2-8　胰腺异常 CT 表现
a. 急性胰腺炎；b. 慢性胰腺炎

人也可见主胰管增宽，但它们多为胰管全程增宽及伴有胰腺萎缩。

3）胰腺密度的改变：密度减低常见于炎症、肿瘤、囊肿、胰管扩张等，密度增高见于出血、钙化、结石等。慢性胰腺炎可发生钙化（图 4-2-8b），胰岛细胞瘤可有砂粒状钙化。

4）胰腺边缘及周围的异常：胰腺病变时，因肿瘤浸润或炎症渗出等使胰腺的边界变得模糊不清，胰周脂肪密度发生改变。

（2）增强扫描：不强化病灶为囊肿、扩张的胰管等，轻度强化多为胰腺癌，明显强化常为胰岛细胞瘤、囊腺瘤等。

4．脾脏

（1）平扫

1）脾脏大小的异常：脾脏大小的个体差异较大，轻度增大常难以确定。CT 横断面脾外缘超过 5 个肋单元为前后径增大，脾下缘低于正常肝脏下缘为上下径增大。

2）脾脏密度异常：脾脏密度高于肝脏密度为异常，常提示有肝脏弥漫性病变。脾脏密度局限性减低见于脾脏肿瘤、梗死、囊肿等，密度增高多为钙化、出血等。

（2）增强扫描：脾梗死、囊肿无强化，脾脓肿、转移瘤为环形强化，肿瘤性病变多为明显强化。

（二）异常 MRI 表现

1. 肝脏异常 MRI 表现　肝脏局限性信号改变多数为实质性肿瘤，其细胞内水分增多，T_1 及 T_2 弛豫时间延长，在 T_1WI 上显示稍低信号，T_2WI 为稍高信号；在 T_1WI 上若病灶内可见高信号，则提示出血。含液体的肿块表现为 T_1WI 低信号。海绵状血管瘤腔内为缓慢流动的血液，表现为长 T_1、长 T_2，故在 T_2WI 上为极高信号，形成典型的"灯泡征"。如果 T_1WI 肝脏弥漫性高信号，应考虑脂肪肝；如果肝内有含铁血黄素沉着，则 T_1WI 和 T_2WI 都表现为低信号。

2. 胆系异常 MRI 表现　胆管内的胆汁在 MRI 的 T_2WI 上呈高信号，所以胆管越扩张，MRI 检查越清楚。①大小、形态改变：MRI 检查容易发现胆囊增大，肝内外胆管扩张；②信号改变：结石在 T_1WI 和 T_2WI 均表现为低信号（图 4-2-9a），T_2WI 及 MRCP 可以清楚显示结石，胆囊结石表现为高信号的胆汁中圆形、类圆形的低信号充盈缺损（图 4-2-9b）。胆管结石若仅部分阻塞，T_2WI 表现为低信号的胆石两边有线条状的高信号胆汁通过，横断面上呈圆形低信号结石周围一圈高信号的胆汁。胆石完全阻塞胆管时，则 MRCP 可见扩张的胆管下端有杯口状或半月状低信号的充盈缺损。T_1WI 低信号，T_2WI 高信号多为肿瘤性病变。增强扫描无强化为结石，明显强化多为炎症、肿瘤等。

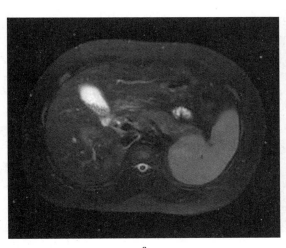
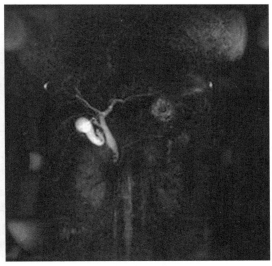

a　　　　　　　　　　　　　　　　　　b

图 4-2-9　胆系结石 MRI 表现

a. 胆囊结石 T_2WI 显示胆囊内多发圆形低信号；b. MRCP 显示胆囊颈部及胆总管下段多发低信号充盈缺损

3. 胰腺异常 MRI 表现　胰腺肿块多数表现为 T_1WI 及 T_2WI 等信号，少数病例为 T_1WI 低信号、T_2WI 为混杂不均的高信号，这是由于肿瘤内出血、坏死、液化所致。胰腺囊性病变呈边缘光滑的 T_1WI 低信号、T_2WI 高信号。急性胰腺炎见胰腺增大，表现为 T_1WI 低信号、

T_2WI高信号改变。慢性胰腺炎T_2WI可呈混杂信号,胰腺内的钙化呈低信号区。扩张的胰管显示为高信号条状影。

4. 脾脏异常MRI表现 T_1WI信号减低、T_2WI信号增高见于脾囊肿、脓肿、梗死、肿瘤等,T_1WI和T_2WI上信号均增高见于出血。单纯的脾肿大MRI信号强度和均匀度没有改变。

三、肝弥漫性疾病

(一)肝硬化

【疾病概要】

1. 病因病理 肝硬化是以肝组织弥漫性纤维化、假小叶和再生结节形成为特征的慢性肝病。常见病因为病毒性肝炎和酗酒。

肝硬化病情发展缓慢,在各种病因的作用下,肝细胞出现弥漫性变性、坏死,进一步发生纤维组织增生和肝细胞结节状再生,最终肝小叶结构和血液循环途径被改建,致使肝变形、变硬,同时引起门静脉高压和肝功能不同程度的损害。病理学按病变形态不同可分为小结节性肝硬化,直径<1cm;大结节肝硬化,直径1~3cm;以及混合性肝硬化,大小结节共存。

2. 临床表现 早期可无明显症状,后期可出现不同程度的腹胀、消化不良、消瘦、乏力、贫血、黄疸、低烧,合并门静脉高压则出现腹壁静脉怒张、肝大、脾大、腹水。实验室检查血清转氨酶升高,白蛋白/球蛋白比例倒置。

【影像表现】

1. CT表现 CT扫描可反映肝硬化的病理形态学变化。

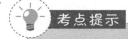
考点提示
肝硬化的影像表现

(1)平扫

1)肝脏大小的改变:早期肝脏可能表现增大,CT检查没有特异性。中晚期肝硬化可出现肝叶增大和萎缩并存,可表现为全肝萎缩,更多为尾叶、左叶外侧段增大,右叶、左叶内侧段萎缩,致肝脏各叶大小比例失调。

2)肝脏形态轮廓的改变:因结节再生和纤维化收缩,肝轮廓边缘凹凸不平,部分肝段正常形态消失。

3)肝密度的改变:脂肪变性、纤维化可引起肝脏弥漫性或不均匀的密度减低,较大而多发的再生结节可为散在的略高密度结节。

4)肝裂增宽:纤维增生、肝叶萎缩致肝裂和肝门增宽,胆囊也因此而外移。

5)继发改变:①脾脏增大;②腹水;③门静脉扩张,侧支循环形成,脾门、胃底、食管下段及腰旁静脉血管增粗扭曲,脐静脉开放(图4-2-10)。

(2)增强扫描:再生结节强化方式与肝实质相同,呈均匀强化。门静脉扩张及侧支循环形成等表现更加明确。

2. MRI表现 在显示肝脏大小、形态改变和脾大、门脉高压的征象方面与CT相同。肝实质内血管分支细小,脂肪变性或同时存在肝炎所致的肝实质信号不均匀。再生结节T_1WI上一般等信号,T_2WI上呈低信号,当T_2WI低信号结节变为稍高信号时,应注意癌变可能。

【鉴别诊断】

早期肝硬化影像学表现缺乏特异性。中晚期肝硬化出现典型的肝脏大小、形态、轮廓、密度与信号异常以及脾大、门静脉高压改变的征象,可以作出诊断。30%~50%的肝硬化合

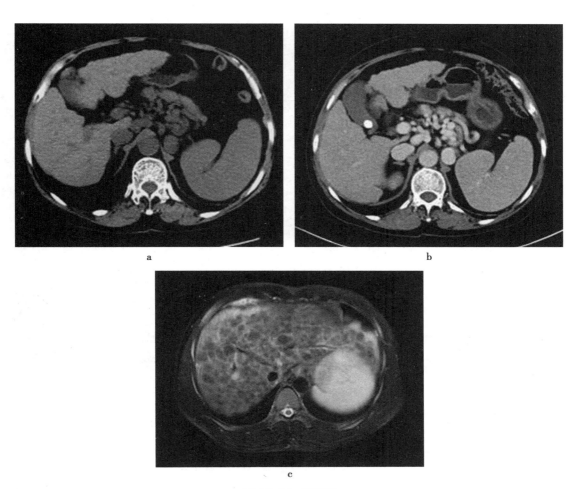

图 4-2-10　肝硬化

a. CT 平扫,肝脏体积缩小,肝裂增宽,边缘呈波浪状;b. CT 增强,肝脏明显强化;c. 肝硬化
MRI,T_2WI 可见多发低信号结节

并肝癌,诊断中必须提高警惕。再生结节有时需与早期肝癌鉴别,前者为门静脉供血而非动脉供血,动脉期的 CT 扫描结节没强化,静脉期只轻度强化,呈低密度;肝癌动脉期明显强化,门静脉强化程度降低,呈"快进快出"征象。

（二）脂肪肝

【疾病概要】

1. 病因病理　正常肝脂肪含量低于 5%,超过 5% 则可致脂肪肝。常见病因有肥胖、糖尿病、肝硬化、酗酒、库欣综合征、妊娠、肝炎、激素治疗、化疗和营养不良等,从而诱发甘油三酯和脂肪酸等脂类物质在肝内聚集、浸润和变性。根据脂肪浸润程度和范围,脂肪肝分为弥漫性和局限性脂肪肝。大体病理可见肝大,肝脂肪含量可高达 40% ~ 50% 或更多,颜色变黄,油腻感。

2. 临床表现　各有不同,在原发病基础上多出现肝大,高脂血症。

【影像表现】

1. CT 表现　CT 扫描是最有价值的影像学检查。

（1）平扫：显示肝实质密度减低，肝脏 CT 值低于脾脏。弥漫性脂肪肝表现为全肝密度减低；局灶性脂肪肝表现为肝叶或肝段局部密度减低。由于肝的密度减低，衬托之下肝内血管密度相对增高而显示清楚，但血管走向、排列、大小、分支正常，没有受压移位或被侵犯征象。

（2）增强扫描：肝比脾的增强效果差，增强的肝内血管在肝实质内显示特别清晰（图 4-2-11）。

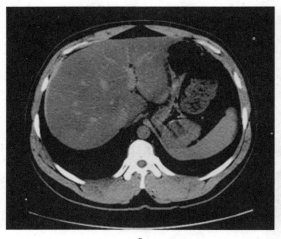 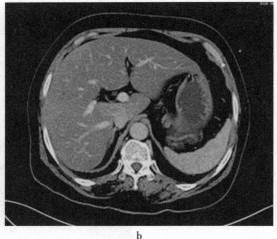

图 4-2-11　脂肪肝 CT

a. 平扫，肝密度明显降低，比脾的密度低，其内可见血管影分布正常；b. 对比增强扫描，肝实质均匀强化，但强化程度低

2. MRI 表现　轻度脂肪肝可表现正常。明显脂肪肝出现 T_1WI 和 T_2WI 稍高信号。化学位移反相位上，脂肪变性区的信号强度明显下降为其特征。

【鉴别诊断】

与正常肝脏相比较，弥漫性脂肪肝 CT 平扫肝脏弥漫性密度低于脾脏，肝内血管相对高密度而清楚显示，其走向、排列、大小、分支正常，无受压移位和被侵犯征象，增强扫描血管明显强化，肝实质强化差。局灶性脂肪肝有时需与肝肿瘤性病变鉴别，增强 CT 病灶内血管分布正常，则容易作出局灶性脂肪肝的诊断。

四、肝脓肿

【疾病概要】

1. 病因病理　肝脓肿是细菌、阿米巴原虫或真菌性病变引起的局限性化脓性炎症。以细菌性、阿米巴性肝脓肿多见，致病菌多为大肠埃希菌、金黄色葡萄球菌等。肝脓肿可单发或多发，单房或多房，右叶多于左叶。全身或肝邻近器官化脓感染的细菌及其脓毒栓子，通过门静脉、肝动脉、胆道扩散或直接蔓延等途径到达肝脏，导致局部肝组织充血、水肿，然后液化坏死形成脓腔；以多发小脓肿开始，融合成大脓肿，脓肿周围多伴水肿，脓肿壁由炎性水肿和纤维肉芽组织形成。

2. 临床表现　患者可出现肝大、肝区疼痛、触痛以及发热、白细胞升高等急性全身炎症反应。

【影像表现】

1. X 线表现 站立位腹部平片有时可见肝脏影增大,肝区内含气或气液平面的脓腔影,同时可见右膈膨隆、右下叶盘状肺不张等表现。

2. CT 表现

(1)平扫:显示肝实质内圆形或类圆形低密度病灶,中央为脓腔,可有间隔,密度均匀或不均匀,CT 值高于水而低于肝,部分脓肿内出现小气泡或气液平面。环绕脓腔可见密度低于肝而高于脓腔的环状影为脓肿壁。急性期脓肿壁周围可见环状水肿带,边缘模糊。

(2)增强扫描:脓肿壁呈环形明显持续强化,脓腔和周围水肿带无增强。环形强化的脓肿壁和周围无强化的低密度水肿带形成所谓"环征"。一般多见双环征(水肿带+脓肿壁),如果脓肿壁内层的炎性坏死组织不强化呈低密度,则形成所谓的"三环征"。环征和脓肿内的小气泡为肝脓肿的特征性表现(图 4-2-12)。

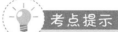

考点提示

肝脓肿的典型增强表现

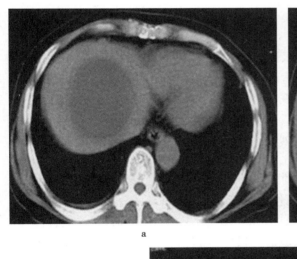
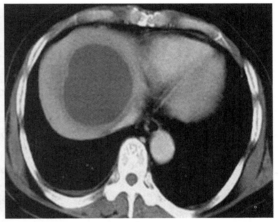

a

b

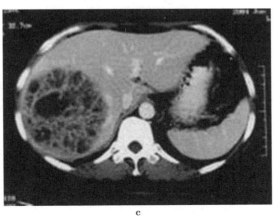

c

图 4-2-12 肝脓肿

a. CT 平扫,可见肝右叶类圆形低密度影;b. 对比增强 CT,脓肿壁明显强化,周围可见水肿带,形成典型"环征";c. 多房脓肿,分隔强化

3. MRI 表现

（1）平扫：肝脓肿的脓腔在 T_1WI 呈均匀或不均匀低信号，T_2WI 呈明显高信号；脓肿壁在 T_1WI 的信号为高于脓腔而低于肝实质，表现为圆环状稍高信号，称晕环征。晕环周围水肿 T_2WI 呈明显高信号，脓腔在 DWI 上呈高信号。

（2）增强扫描：脓肿壁呈环形持续强化，多房脓肿的间隔也可增强。

【鉴别诊断】

细菌性肝脓肿一般都有肝大、肝区疼痛以及全身感染的表现，CT、MRI 上显示厚壁的低密度病灶，特别是典型的"环征"和脓肿内的小气泡则可诊断。

1. 早期肝脓肿未出现液化需与肝癌鉴别，肝脓肿有炎症表现，血甲胎蛋白（AFP）无升高，或抗炎治疗后复查脓肿吸收可以鉴别。

2. 多发性脓肿需与转移瘤鉴别，后者常为多发，肿瘤较小，壁厚薄不均，周围常无水肿带，有原发肿瘤史。

3. 与肝囊肿鉴别，肝囊肿壁薄、无强化及周围无水肿带等易与肝脓肿鉴别。

五、肝脏恶性肿瘤

（一）肝细胞癌

【疾病概要】

1. **病因病理** 肝细胞癌是常见的肝脏恶性肿瘤之一，亦称为原发性肝癌或肝癌，男性多见，好发于 30～60 岁。其发病与肝硬化、病毒性肝炎密切相关。50%～90% 的肝细胞癌合并肝硬化，30%～50% 肝硬化并发肝细胞癌。

病理上分三型：巨块型，≥5cm，最多见；结节型，每个癌结节<5cm；弥漫型，弥漫性小结节分布全肝，较少见。小于 3cm 的单发结节，或 2 个结节直径之和不超过 3cm 的肝细胞癌称为小肝癌。

原发性肝癌主要由肝动脉供血，且 90% 的病例都为血供丰富的肿瘤。易侵犯门静脉和肝静脉而引起血管内癌栓或肝内外血行转移；侵犯胆道引起阻塞性黄疸；淋巴转移可引起肝门及腹主动脉或腔静脉旁等处淋巴结增大；晚期可发生肺、骨骼、肾上腺和肾等远处转移。

2. **临床表现** 症状多出现在中晚期，表现为肝区疼痛，消瘦乏力，腹部包块。60%～90% 肝细胞癌 AFP 阳性。晚期出现黄疸。

【影像表现】

1. CT 表现

（1）平扫：巨块型和结节型肝癌表现为单发或多发的圆形、类圆形或不规则形肿块，呈膨胀性生长，有假包膜者边缘清楚，绝大多数为低密度，少数表现为等密度或高密度，巨块型肝癌肿块中央坏死可出现更低密度区，合并出血、钙化则表现为高密度灶。弥漫型肝癌则可见广泛分布、边界不清的低密度小结节；小肝癌表现为肝实质内 3cm 以下的类圆形低密度结节，边界清楚或不清楚（图 4-2-13）。

（2）增强扫描：为了与其他占位性病变鉴别，目前肝癌常规进行 CT 多期对比增强扫描。

1）动脉期：门静脉供血的肝脏还未出现强化，而由肝动脉供血的肿瘤迅速出现明显的斑片状、结节状早期强化。

考点提示

肝癌 CT 平扫及增强典型影像表现

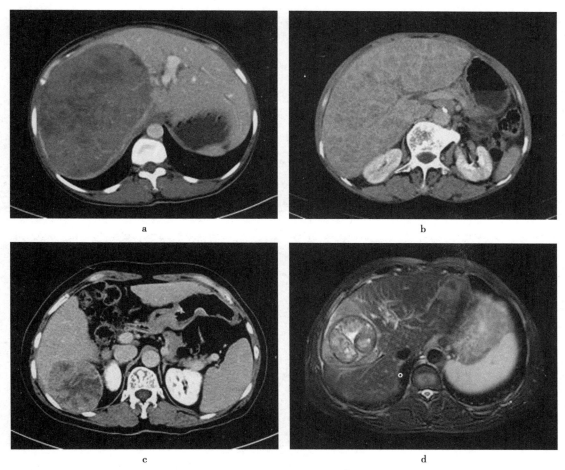

图 4-2-13　原发性肝癌 CT 及 MRI 表现

a. 巨块型;b. 弥漫型;c. 结节型;d. 肝癌 MRI 表现 T_2WI 呈稍高信号

2)门静脉期:门静脉和肝实质明显增强,而肿瘤没有门静脉供血则增强密度迅速下降。

3)平衡期:肝实质继续保持高密度强化,肿瘤增强密度则继续降低。

整个对比剂增强过程表现为"快进快出"的特征(图 4-2-14)。

(3)其他 CT 表现:肝癌侵犯血管或癌栓形成,可见门静脉、肝静脉或下腔静脉扩张,增强后出现充盈缺损及周围杂乱侧支循环;侵犯胆道系统,引起胆管扩张;肝门、腹主动脉淋巴结增大提示淋巴结转移;同时出现肺、肾上腺、骨骼等部位的转移也是肝癌的重要征象,并提示肿瘤已属晚期。

2. MRI 表现

(1)平扫:肿瘤在 T_1WI 上呈边界不清的稍低信号,T_2WI 呈略高于肝实质的稍高信号,如肿瘤内有脂肪变性、出血、坏死囊变等,可呈不均匀混杂信号;T_2WI 脂肪抑制序列肿瘤表现为边界更清楚的稍高信号;DWI 肿瘤多呈高信号。假包膜在 T_1WI 表现为环绕肿瘤的低信号环。静脉内癌栓在 T_1WI 上呈较高信号,T_2WI 上信号较低,且血管内正常流空效应消失。

(2)增强扫描:应用 Gd-DTPA 行增强扫描,强化表现与 CT 相同。用超顺磁性氧化铁增强后,正常肝实质的 T_2WI 呈低信号,而肿瘤则表现为相对高信号,从而提高肝脏肿瘤的检

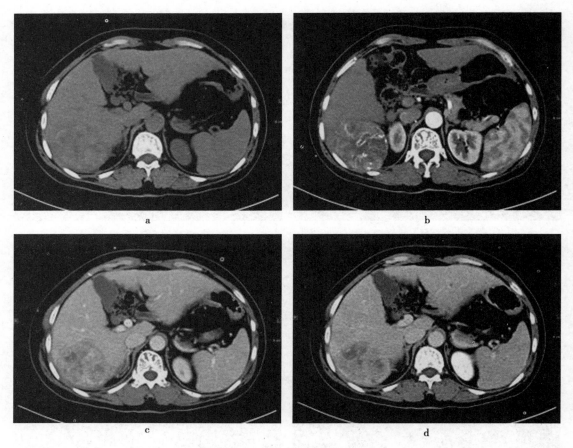

图 4-2-14　原发性肝癌

a. CT 平扫,肝右叶见低密度肿块;b. 动脉期,肿瘤不均匀明显强化,周围肝实质未见强化;c、d. 门静脉期及延迟期肿块强化密度减低,造影剂呈快进快出表现

出率。

【鉴别诊断】

影像学检查发现肝实质软组织肿块,肿块边缘有假包膜,CT、MRI 对比增强多期扫描表现"快进快出"的强化方式,同时发现门静脉、肝内静脉内癌栓、肝门及腹膜后淋巴结肿大以及远处器官转移征象则肝细胞癌的影像学诊断可以成立。

1. 肝海绵状血管瘤　主要依据各自 CT 对比增强特点鉴别,血管瘤动脉期表现为病灶边缘结节状、斑片状明显强化,门脉期向中央扩散病灶密度逐渐增高,延迟期呈略高密度或等密度,强化过程表现为"早出晚归"的特征。

2. 肝转移瘤　常为多发性病灶,增强扫描肿块边缘性强化,中央多出现无增强的坏死区,形成典型的"牛眼征",有助于转移瘤诊断。

3. 肝硬化　肝硬化结节无肝动脉供血,CT 或 MRI 无明显对比增强表现。

（二）肝转移瘤

【疾病概要】

1. 病因病理　肝转移瘤在我国发病率仅次于肝细胞癌。肿瘤转移至肝脏有四条途径:①邻近器官肿瘤的直接侵犯;②经肝门部淋巴转移;③经门静脉转移,为消化道恶性肿瘤的肝转移途径;④经肝动脉转移,肺癌比较常见。病理见肝内多发结节,易坏死、囊变、出血和钙化。

2. 临床表现　多在原发肿瘤的基础上,出现肝区疼痛、肝大、消瘦、黄疸、腹水等。AFP多为阴性。

【影像表现】

1. CT 表现

(1) 平扫:可见肝实质内多发、大小不等的圆形或类圆形低密度肿块,少数也可单发。边界模糊或清楚,密度均匀。发生钙化或出血可见肿瘤内有高密度灶,液化坏死、囊变则肿瘤中央呈水样密度。

(2) 增强扫描:动脉期出现不规则边缘增强;门脉期可出现整个肿瘤均匀或不均匀强化;平衡期强化减退。少数肿瘤中央见无强化的低密度区,边缘强化呈高密度,外周有一稍低于肝密度的水肿带,构成所谓"牛眼征"(图4-2-15)。有时肿瘤很小也可发生囊变,表现为边缘强化、壁厚薄不一的囊状瘤灶。

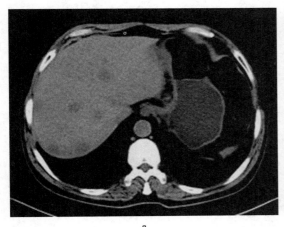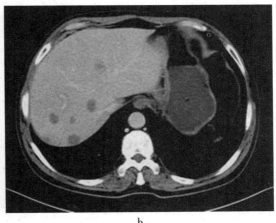

图 4-2-15　肝转移瘤
a. CT 平扫,肝内多发低密影;b. 增强扫描,肝脏多发边缘强化

2. MRI 表现　显示肝内多发或单发、边缘清楚的瘤灶。肝转移瘤 T_1WI 多表现为均匀的稍低信号,若中央发生坏死则表现为更低信号;T_2WI 则呈稍高信号,肿瘤中央坏死区信号强度更高,称为"环靶征"。有时肿瘤周围 T_2WI 表现成高信号环,称为"亮环征"或"晕征",这可能与肿瘤周边水肿或丰富血供有关。

【鉴别诊断】

原发恶性肿瘤诊断明确,一旦发现肝内多发结节,肝转移瘤诊断比较容易。若原发癌不明确,肝内见到多发结节,特别是囊性转移瘤需与肝脓肿、肝囊肿等肝内多发病变鉴别。肝脓肿有典型的"环征"和脓肿内小气泡特征;肝囊肿壁薄、无强化是其主要特点。

六、肝海绵状血管瘤

【疾病概要】

1. 病因病理　肝海绵状血管瘤是最常见的肝良性肿瘤,好发于女性。占肝良性肿瘤的84%。常为单发,直径从 2mm ~ 20cm 不等,超过 5cm 者称巨大海绵状血管瘤。肿瘤内由扩张的异常血窦组成,血窦内充满血液,其间有纤维组织不完全间隔,形成海绵状结构。偶然肿瘤内血栓形成,可出现钙化。

2. 临床表现 常无任何症状,多在体检时偶尔发现,巨大血管瘤可出现上腹部胀痛不适,肿瘤破裂可引起肝脏出血。

【影像表现】

1. CT 表现

(1) 平扫:肝实质内境界清楚的圆形或类圆形低密度肿块,CT 值约 30Hu(图 4-2-16a)。

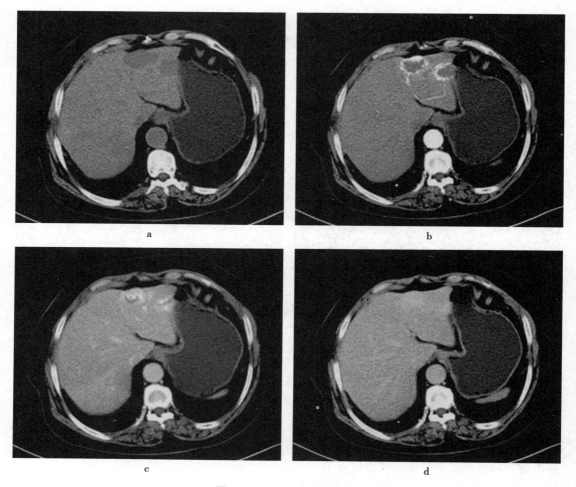

图 4-2-16 肝海绵状血管瘤

a. CT 平扫显示肝脏左叶低密度灶;b. 增强扫描动脉期,病灶边缘结节状强化;c. 门脉期,造影剂向中心扩散;d. 延迟期,病灶呈等密度充填;造影剂呈早出晚归表现

(2) 增强扫描:CT 多期增强扫描技术是检查海绵状血管瘤的关键。检查中要求对比剂注射速度要快,开始扫描要快,延迟扫描要长,即"两快一慢"的CT 扫描技术。

1) 动脉期(20~30秒),可见肿瘤自边缘开始出

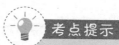

考点提示

肝海绵状血管瘤增强扫描的典型特点

现斑片状、结节状明显强化,增强密度高于正常肝,接近同层大血管的密度(图 4-2-16b)。

2)门静脉期(50~60 秒),强化灶互相融合,同时向肿瘤中央扩展(图 4-2-16c)。

3)延迟扫描(数分钟后),整个肿瘤均匀强化,增强程度也逐渐下降,可高于或等于周围正常肝实质的增强密度(图 4-2-16d)。

整个对比剂增强过程表现为"早出晚归"的特征。

2. MRI 表现

(1)平扫:海绵状血管瘤内的血窦充满缓慢流动的血液,形成的 MRI 表现颇具特征性。肿瘤在 T_1WI 表现为均匀的低信号,T_2WI 表现为均匀的高信号,并随回波时间延长信号强度增加,在肝实质低信号背景的衬托下,表现为边缘锐利的明显高信号病灶,称为"灯泡征"。

(2)增强扫描:GD-DTPA 对比增强后行 T_1WI 动态扫描,肿瘤强化从边缘开始,逐渐向中心扩展,最后整个肿瘤强化形成高信号肿块。

【鉴别诊断】

CT 平扫表现为边界清楚的低密度灶,多期增强扫描呈"早出晚归"的典型表现,90% 海绵状血管瘤 CT 可以确诊。若同时出现 MRI 的"灯泡征"则可提高正确诊断率。肝海绵状血管瘤常需与肝细胞癌鉴别,肝癌在 CT 上呈"快进快出"的强化特点,在 $MRIT_2$ 上呈稍高信号。

七、肝囊肿

【疾病概要】

1. 病因病理 通常所说的肝囊肿为先天性肝囊肿,病因不清楚。临床上分为单纯性肝囊肿和多囊肝,前者包括单发、多发性肝囊肿,后者为常染色体显性遗传性病变,常合并多囊肾。肝囊肿可单发或多发,囊肿的大小从数毫米到数厘米,囊壁很薄,囊内充满澄清液体。好发于肝右叶,生长缓慢。

2. 临床表现 临床症状轻微,常偶然检查发现。巨大囊肿可致肝大,上腹部胀痛等。

【影像表现】

1. CT 表现

(1)平扫:肝实质内圆形低密度区,边缘光滑,境界清楚,囊内密度均匀,CT 值为 0~20Hu。

(2)增强扫描:显示囊肿无强化,在周围强化肝实质的衬托下囊肿更清晰,囊壁菲薄一般不能显示。发现弥漫分布的肝囊肿,应注意有无多囊肾的存在(图 4-2-17)。

2. MRI 表现

(1)平扫:特点为 T_1WI 显示为边缘光滑锐利的低信号区,T_2WI 呈高信号。由于肝囊肿内含水量达 95% 以上,T_1 和 T_2 的弛豫时间比海绵状血管瘤更长。

(2)增强扫描:囊肿无强化。

【鉴别诊断】

根据 CT 平扫呈边界锐利的圆形水样低密度区,MRI 为长 T_1 和长 T_2 信号,增强扫描无强化即可明确诊断。有时要与肝脓肿和肝转移瘤鉴别,这些病变常有较厚的囊壁,且厚薄不均,边缘不整,增强扫描能明显强化,肝脓肿临床多有急性感染表现,肝转移瘤有原发病史。

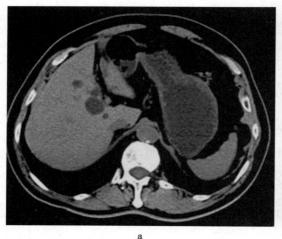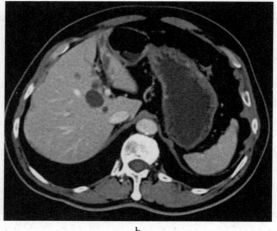

图 4-2-17 肝囊肿

a. CT 平扫肝右叶多个低密度影；b. 增强扫描病灶无强化

八、胆石症与慢性胆囊炎

【疾病概要】

1. 病因病理 胆石症是胆系常见的疾病，在胆汁淤积和胆道感染等因素的作用下，胆色素、胆固醇、黏液物质和钙盐析出、凝集而形成结石。胆结石经常合并胆囊炎，二者相互并存互为因果。根据化学成分不同，胆结石可分为胆固醇性、胆色素性和混合性胆结石三种类型。

2. 临床表现 主要症状为反复、突然发作的右上腹绞痛，呈持续性，3～4 小时后缓解，并放射至后背和右肩胛下部，同时出现呕吐。如合并胆囊炎则疼痛不缓解。检查右上腹压痛，有时可扪及肿大的胆囊。

【影像表现】

1. CT 表现

（1）平扫：根据其化学成分不同，可表现为胆囊及胆管内高密度、等密度或低密度影三种类型。胆囊内高密度结石显示清晰，常伴有慢性胆囊炎；等密度或低密度结石则表现为低密度的充盈缺损，其位置随体位变化而变化。肝内胆管结石表现为点状、条状高密度影，与胆管走行一致，可伴有远端胆管的扩张。合并胆囊炎时多数可见胆囊缩小，胆囊壁增厚和钙化（图 4-2-18）。

（2）增强扫描：结石不强化，胆囊壁或胆管壁可发生强化。

2. MRI 表现 胆系结石在 T_1WI 上多呈低信号，T_2WI 在高信号的胆汁衬托下显示为低信号。MRCP 既能显示低信号的结石的部位、大小、形态及数目，也能显示梗阻上方的胆管扩张程度；胆总管下端结石显示杯口状充盈缺损，为胆总管结石的典型表现（图 4-2-19）。慢性胆囊炎的 MRI 表现同 CT 表现。

【鉴别诊断】

根据 CT 上胆囊或胆管内高密度，增强无改变，MRI 上 T_1WI 和 T_2WI 均呈低信号，多可明确诊断胆结石。CT 及 MRI 上显示胆囊缩小，胆囊壁均匀增厚，增强扫描均匀强化，可考虑慢性胆囊炎。二者常同时存在。

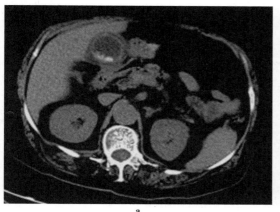
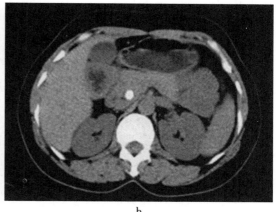

a   b

图 4-2-18　胆囊炎伴胆系结石

a. 胆囊结石伴慢性胆囊炎；b. 胆总管结石

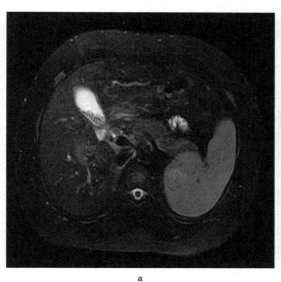
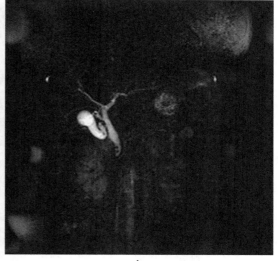

a   b

图 4-2-19　胆总管结石 MRI

a. 胆囊结石 T_2WI 显示胆囊内多发圆形低信号；b. MRCP 显示胆囊颈部及胆总管下段多发低信号充盈缺损

　　1. 慢性胆囊炎与胆囊癌鉴别　　胆囊癌多表现为胆囊壁显著不规则增厚、胆囊变形、壁僵硬等。

　　2. 胆管结石常引起胆管梗阻,需与胆管肿瘤、胆管炎症鉴别。

九、胆囊癌

【疾病概要】

　　1. 病因病理　　胆囊癌为胆系最常见的恶性肿瘤。其发病与胆囊结石和慢性胆囊炎的长期刺激有关。多发生在胆囊体部和底部,80% 为腺癌,其次为鳞癌。80% 的肿瘤为浸润性生长,胆囊壁增厚;20% 的肿瘤呈乳头状生长,表现为菜花样肿块突入胆囊腔。晚期肿瘤可侵犯肝、十二指肠等周围器官;也可通过肝动脉、门静脉和胆道产生远处转移;经淋巴转移到肝门、肠系膜和后腹腔淋巴结。

2. 临床表现 常发生于50～70岁老年人,女性多见。进展期常表现为右上腹持续性疼痛、黄疸、消瘦、肝大和上腹部包块。合并胆囊炎时可有发热、恶心、呕吐等。

【影像表现】

1. CT 表现

(1) 平扫:分三种类型。

1) 胆囊壁增厚型:胆囊壁呈不规则或结节状增厚。

2) 腔内型:胆囊腔内单发或多发乳头状肿块,肿块基底部胆囊壁增厚。

3) 肿块型:肿块充满整个胆囊,周围肝实质受侵,呈边界不清的低密度影。

(2) 增强扫描:增厚的胆囊壁、结节及肿块有明显强化(图4-2-20)。

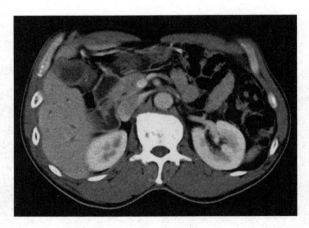

图 4-2-20 胆囊癌
CT 增强显示胆囊壁不规则增厚

2. MRI 表现 与 CT 相似,表现为胆囊壁增厚,胆囊内见 T_1WI 低信号,T_2WI 稍高信号的实质性肿块。T_2WI 上肿块周围的肝实质出现不规则高信号带,提示肿瘤侵犯肝脏。同时显示淋巴结转移和胆道扩张。增强扫描呈现不均匀强化。

【鉴别诊断】

根据 CT 平扫胆囊壁不规则增厚,胆囊腔内大小不等的宽基底肿块,增强后不均匀强化;MRI T_1WI 呈低信号,T_2WI 呈高信号,结合临床表现,可考虑胆囊癌诊断。

1. 侵及肝脏的胆囊癌易与肝癌混淆,胆囊癌累及胆道引起的胆道扩张明显,而肝癌侵及胆道扩张较轻,同时容易发生门静脉癌栓。

2. 胆囊壁增厚型胆囊癌还需与胆囊炎鉴别,胆囊壁明显不规则增厚,多数超过1cm,增强扫描明显强化,侵犯周围肝实质支持胆囊癌诊断。

十、胰腺炎

【疾病概要】

1. 病因病理 根据临床发病经过及病情不同可分为急性胰腺炎和慢性胰腺炎。

急性胰腺炎是一种常见的急腹症,常见的病因是胆道疾病或过量饮酒。病理分类:①急性水肿性胰腺炎:比较多见,病情轻,主要为胰腺组织的充血水肿和细胞浸润,胰腺体积增大;②急性出血坏死性胰腺炎:是较重的类型,主要为胰腺实质和胰腺邻近组织发生弥漫性出血、坏死、液化。

慢性胰腺炎多由急性胰腺炎反复发作所致,与长期酗酒和胰管阻塞有关。病理上胰腺间质细胞浸润,常有一定量的纤维组织增生,腺泡和胰腺组织萎缩、消失,有钙化或结石形成,胰管呈不同程度扩张。

2. 临床表现 急性胰腺炎起病急骤,主要症状为发热;恶心、呕吐;上腹部持续性剧烈疼痛,向腰背部放射,严重者有低血压、休克及腹膜炎体征。实验室检查:血、尿淀粉酶及胰蛋白酶升高。

慢性胰腺炎主要是反复的中上腹疼痛、消化不良、体重减轻及糖尿病等。

【影像表现】

1. CT 表现

(1) 平扫

1) 急性水肿性胰腺炎:少数轻型病人,CT 可无阳性表现。多数病例表现为不同程度的胰腺弥漫性增大,密度正常或轻度下降,胰腺轮廓模糊,渗出明显的可有胰周积液,邻近肾前筋膜增厚(图 4-2-21)。

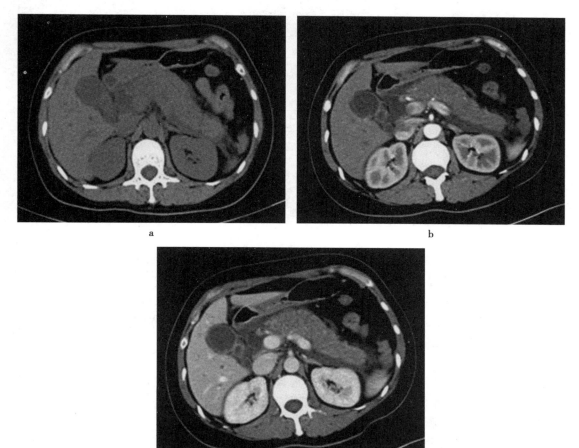

图 4-2-21 急性胰腺炎
a. CT 平扫胰腺体积增大,轮廓模糊;b、c. CT 增强胰腺均匀强化

2）急性出血坏死性胰腺炎：①胰腺体积弥漫性增大；②密度很不均匀（由于水肿而减低，坏死区密度更低，出血区则密度增高）；③胰周脂肪间隙消失，边界由于炎性渗出变得模糊不清；④胰周积液明显，肾前筋膜增厚；⑤假性囊肿形成；⑥严重者可见胰腺蜂窝织炎、胰腺脓肿等。

3）慢性胰腺炎：CT 表现多样，变化不一。轻型病例可完全正常，典型者主要表现为：①胰腺体积正常、缩小或增大；②胰管不同程度扩张；③胰管结石；④胰腺实质钙化；⑤胰腺假性囊肿，这类病例的囊肿常位于胰腺内（图 4-2-22）。

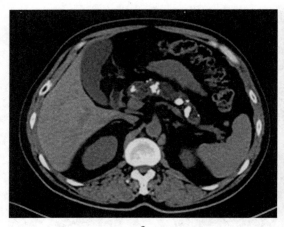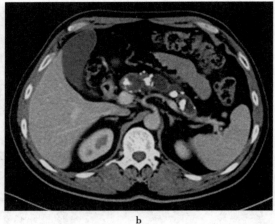

图 4-2-22　慢性胰腺炎
CT 显示胰腺体积变小，胰腺钙化，胰腺管扩张

（2）增强扫描

1）急性水肿性胰腺炎表现为胰腺均匀性强化，无坏死区。

2）急性出血坏死性胰腺炎表现为不均匀强化，坏死区不强化。

3）慢性胰腺炎增强扫描呈均匀强化。

2. MRI 表现

（1）急性胰腺炎：胰腺体积增大，T_1WI 呈低信号，T_2WI 呈高信号；MRI 对胰周积液较敏感，T_2WI 显示胰周明显高信号；胰内出血 T_1WI、T_2WI 均表现为高信号。

（2）慢性胰腺炎：胰腺萎缩或增大，T_1WI 呈混杂低信号，T_2WI 呈混杂高信号；假性囊肿 T_1WI 低信号，T_2WI 呈高信号，囊壁光滑均匀；胰腺钙化灶 T_1WI、T_2WI 均为低信号。MRCP 可显示主胰管僵直、扭曲及串珠样改变。

【鉴别诊断】

急性胰腺炎常有明确病史、体征及化验检查所见，结合影像学表现，诊断并不困难。慢性胰腺炎，特别是慢性胰腺炎所致的胰头局限性增大，有时与胰腺癌鉴别十分困难，它们都可表现为胰头增大及胰体尾部萎缩。

慢性胰腺炎所致的胰腺局部增大需与胰腺癌相鉴别：胰腺癌表现为胰腺肿块，胰腺外形失去正常形态；增强扫描动脉期肿块呈低密度或肿块边缘轻度强化；周围血管受侵；ERCP 或 MRCP 显示扩张胆管末端呈截然中断。

十一、胰腺癌

【疾病概要】

1. 病因病理　胰腺癌是胰腺最常见的肿瘤,约占全部胰腺恶性肿瘤的95%。胰腺癌发生于胰头部最多见,占60%~70%,其次为体、尾或全胰受累。病理上,胰腺癌绝大多数起源于胰管上皮细胞,为少血管肿瘤。胰腺癌可局部直接侵犯或通过血行、淋巴转移。胰头癌常直接侵犯胆总管、十二指肠;胰体癌直接侵犯腹腔动脉、肠系膜上动脉起始部;胰尾癌常侵犯脾门。胰腺癌易经门静脉转移到肝脏。胰腺癌通过淋巴常转移至胰周及腹膜后淋巴结。

2. 临床表现　主要为腹部胀痛不适、体重减轻、黄疸和腰背部疼痛。胰头癌因早期侵犯胆总管下端引起梗阻性黄疸而较早发现,胰体、尾癌早期症状不明显,多因肿块就诊,发现时常已是晚期。实验室检查:CA_{199}升高。

【影像表现】

1. CT 表现　因其无创、分辨率高,是首选的检查方法。

（1）平扫

1）胰腺局部增大、肿块形成:是胰腺癌主要和直接的表现。胰腺内显示局限性隆起或不规则的分叶状肿块。肿块为等密度或略低密度。胰头癌可见胰头部增大而胰体尾部萎缩;胰头钩突部癌表现为正常胰头钩突部的三角形态消失,与肠系膜上动脉、静脉分界不清。

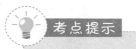

考点提示

胰腺癌的影像表现

2）胰管、胆总管扩张:侵犯胰管、胆总管引起阻塞时,可见主胰管或胆总管扩张,两者同时受累并扩张时形成所谓的"双管征",是诊断胰头癌较可靠的征象。

3）肿瘤侵犯周围脏器:肿瘤侵犯十二指肠、胃后壁、结肠、大网膜等,可出现局部胃肠管壁增厚、僵硬并引起消化道阻塞及胰周脂肪间隙消失。

4）肿瘤转移:肝脏是胰腺癌血行转移最常见的部位。淋巴转移时腹膜后淋巴结增大。

（2）增强扫描:正常胰腺组织明显强化,肿瘤因其少血供而强化不明显。如果肿瘤小于3cm 胰腺外形改变不明显时,多排 CT 双期扫描对提高早期胰腺癌检出率有重要价值。肿瘤侵犯胰周血管时,增强扫描表现为胰腺与血管之间的脂肪间隙消失,肿块包绕血管,血管形态不规则、变细,血管内有癌栓形成甚至完全阻塞(图4-2-23)。

2. MRI 表现　T_1WI 肿瘤呈低或等信号,T_2WI 肿瘤呈稍高信号,由于肿瘤液化、出血、坏死,可表现为混杂不均信号。应用脂肪抑制技术可使肿块与正常胰腺的对比加大。MRI 能很好地显示扩张的肝内外胆管及胰管,它们在 T_1WI 上显示为低信号,T_2WI 上为高信号。MRCP 可以直观地显示胰管梗阻的部位、形态、程度,如见双管同时受累对于胰头癌的诊断很有意义。

【鉴别诊断】

多数病例根据影像学的典型表现可对胰腺癌作出诊断。需要与慢性胰腺炎、胰腺其他肿瘤相鉴别。

1. 慢性胰腺炎　出现胰腺炎性肿块要与胰腺癌鉴别,胰腺炎性肿块增强扫描呈均匀强化,周围血管无侵犯。

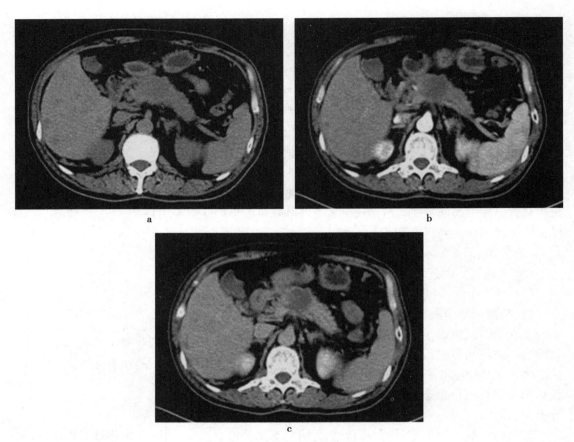

图 4-2-23　胰腺癌 CT 表现

a. CT 平扫胰腺低密度肿块；b、c. 增强扫描胰腺强化，肿块无强化

2. 胰腺囊腺瘤和囊腺癌　囊性或囊实性肿块，边缘规则；周围血管和邻近结构为推移受压改变；增强扫描显示囊壁和壁结节不规则强化。

本章小结

　　本章主要介绍了胃肠道正常、异常表现及常见疾病的钡餐造影表现，急腹症的 X 线及 CT 表现，重点介绍了肝脏、胆系、胰腺、脾的正常、异常表现和常见疾病的 CT 和 MRI 表现。对消化系统常见病的病因病理及临床表现做了简略的介绍，为影像技术专业学生将来的专业岗位工作奠定良好的基础。

【读片窗 1】

病史：男，63 岁；进行性吞咽困难 1 个月，临床诊断食管肿瘤。

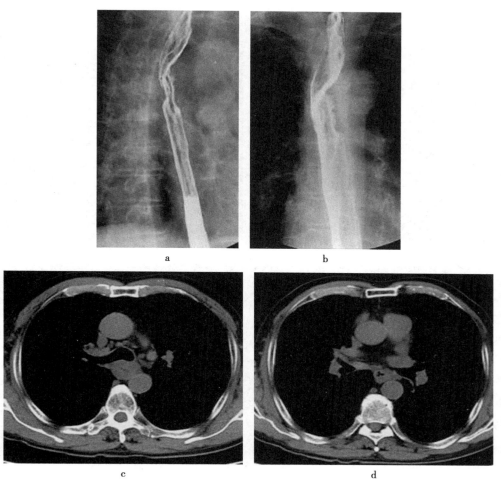

读片窗图 4-1

1. 写出本病的诊断依据。
2. 写出诊断结论。

【读片窗2】

病史:男,49岁,乙肝表面抗原阳性10余年,B超提示肝内结节。

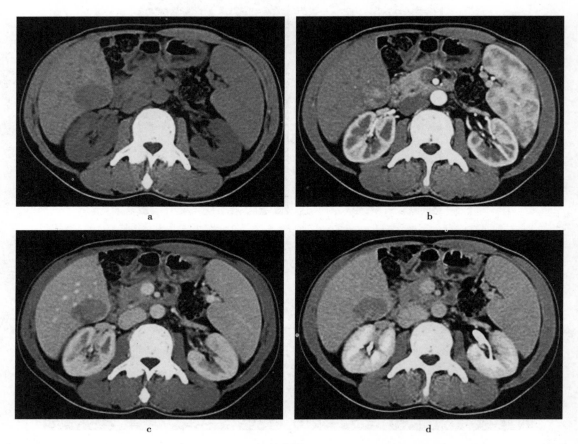

a

b

c

d

读片窗图4-2

1. 写出本病的诊断依据。
2. 写出诊断结论。

 目标测试

A1/A2 型题

1. 病理上食管癌其大体形态分类**不包括**

   A. 髓质型　　　B. 蕈伞型　　　C. 浸润性　　　D. 溃疡型　　　E. 僵硬型

2. 溃疡型胃癌的 X 线表现**不正确**的是

   A. 龛影位于胃轮廓之内　　　B. 龛影位于胃轮廓之外　　　　C. 龛影形态不规则

   D. 指压迹征　　　E. 裂隙征

3. 结肠癌的 X 线征象描述**不正确**的是

   A. 腔内不规则的充盈缺损　　B. 黏膜皱襞破坏　　　　C. 环形狭窄

   D. 腔内恶性龛影　　　E. 肠腔轮廓外"T"字形龛影

4. 胃溃疡的主要 X 线征象是

A. 龛影口部小的指压迹   B. 龛影周围透光带宽窄不一

C. 黏膜纹终止于透光带   D. 项圈征

E. 环堤征

5. 胃肠道穿孔的 X 线描述**不正确**的是

A. 膈下游离气体

B. 膈下无游离气体不能基本排除胃肠道穿孔

C. 左侧侧卧水平摄片示右侧胸壁出现气体透亮影

D. 可见空回肠换位征

E. 急性腹膜炎征象

6. 关于肝脓肿的影像表现,下列描述哪项**不正确**

A. 脓肿壁不强化   B. 急性期可见不到脓腔   C. 脓腔为液体密度

D. 病灶内可见分隔   E. 脓腔内偶可见到气体影

7. 下列哪种改变符合典型肝血管瘤的 CT 表现

A. 三期增强扫描,病灶明显强化并迅速降为低密度

B. 开始呈低密度并逐渐变为高密度

C. 病灶周围边缘呈结节状强化并逐渐向中央扩展

D. 病灶始终呈等密度

E. 病灶始终呈高密度

8. 关于胰腺炎的描述**错误**的是

A. 胰腺正常大小可排除胰腺炎   B. 肾前筋膜增厚

C. 假囊肿形成   D. 并发脓肿形成

E. 可有少量出血

9. 胰腺癌最好发于

A. 胰颈   B. 胰头   C. 胰体   D. 胰体、胰尾交界处   E. 胰尾

B 型题

(10~11 题共用备选答案)

A. 肝脏海绵状血管瘤   B. 局限性脂肪肝   C. 肝细胞癌

D. 肝囊肿   E. 肝脓肿

10. 男性患者,58 岁,CT 平扫显示肝右叶局限性低密度病灶;增强扫描,动脉期病灶呈明显强化,静脉期及平衡期造影剂退出,应首先考虑

11. 患者,女性,33 岁,因高热、寒战、肝区疼痛就诊,CT 平扫显示肝右叶圆形低密度病灶;其内为液体密度影;增强扫描,病灶边缘呈环状持续性强化,其内无强化,最可能的诊断为

A3/A4 型题(12~14 题共用题干)

患者,男性,60 岁,进行性吞咽困难 3 个月来诊。

12. 患者首选的检查方法为

A. MRI   B. 胸部 CT   C. 胸部 X 线片

D. 上消化道钡透   E. 超声检查

13. 若患者影像检查显示食管中段长约 5cm 狭窄段,壁僵硬,分界清楚,则首先考虑为

A. 贲门失弛缓症   B. 食管癌   C. 间质瘤

D. 平滑肌瘤　　　　　　　　E. 食管静脉曲张

14. 若患者拟行手术治疗，了解周围外侵情况首选检查方法为

A. 胸部 X 线片　　　　　B. 上消化道钡透　　　　C. DSA

D. MRI 检查　　　　　　E. 胸部 CT

（王　妮）

第五章　泌尿系统与生殖系统

1. 掌握：泌尿与生殖系统正常及异常影像学表现。
2. 熟悉：泌尿与生殖系统常见疾病的影像学表现及鉴别诊断。
3. 了解：泌尿与生殖系统常见疾病的病因病理及临床表现。

　　影像学检查是临床诊断泌尿系统疾病的重要手段，也是选择治疗方案的重要依据。对于绝大多数泌尿系统疾病，影像学检查多能准确发现病变，且可确定病变的数目、大小、范围及其性质。然而，有少数泌尿系统疾病，影像学检查可无任何异常发现。此外，还应当明确，即使对于影像学检查能够发现的泌尿系统病变，不同影像学检查方法也因病变的类型而价值各异。因此，应注意影像学检查的适应证，并且要根据临床拟诊情况或症状、体征和实验室检查，有目的地选择影像学检查方法，并根据检查结果再考虑是否选择其他检查方法。

第一节　泌尿系统

一、正常影像学表现

（一）正常 X 线表现

　　1. 腹部平片　于脊柱两侧常能显示密度略高的肾影，呈八字状，边缘光滑，成人长径 12 ~ 13cm，宽径 5 ~ 6cm。通常位于 T_{12} ~ L_3 水平之间，一般右肾略低于左肾。肾影的长轴自内上斜向外下，其与脊柱在下方形成的角度称为肾脊角，正常为 15° ~ 25°。侧位片上，肾影与腰椎重叠，不易分辨。正常输尿管及膀胱平片不能显示。

　　2. 尿路造影　主要用于观察肾盏、肾盂、输尿管和膀胱。包括排泄性尿路造影和逆行性肾盂造影，两种方法显示肾盏、肾盂、输尿管及膀胱的情况基本相同，静脉性肾盂造影还可显示肾实质。

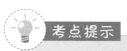
考点提示

腹部平片 X 线正常表现

　　（1）肾盏、肾盂：正常排泄性尿路造影时，注药后 1 ~ 2 分钟，肾实质显影，密度均匀；2 ~ 3 分钟后，肾盏和肾盂开始显影；15 ~ 30 分钟时，肾盏和肾盂显影最浓。肾盏包括肾小盏和肾大盏。肾小盏分为体部和穹隆部：①体部又称漏斗部，是与肾大盏相连的短管；②管的远端即为穹隆部，其顶端因肾乳头的突入而形成杯口状凹陷，杯口的两侧缘是尖锐的小盏穹隆。肾大盏边缘光整，呈长管状，分为三部分：①顶端或尖部,与数个肾小盏相连;②峡部或颈部,为长管状部分;③基底部,与肾盂相连。正常肾大、小盏的形态有很大差异,可短粗或细长,数目亦常不相同,两侧也多不对称。肾盂略呈三角形,上缘隆凸,下缘微凹,边缘光整。正常肾盂形态亦有很大变异,常呈喇叭状,少数呈分支型或壶腹型。

(2)输尿管:静脉注入对比剂后30分钟能清楚显示,全程约25~30cm,上端与肾盂相连,在腹膜后沿脊柱旁向前下行,入盆腔后在骶髂关节内侧走行,越过骶骨水平后再弯向外,最后斜行入膀胱。输尿管有三个生理狭窄区,即与肾盂连接处、通过骨盆缘处和进入膀胱处。输尿管腔的宽度因蠕动而有较大变化,宽度约为3~7mm,但边缘光滑,走行柔和,可有折曲。

(3)膀胱:能够显示膀胱腔,其大小、形态取决于充盈程度及相邻结构对膀胱的推压。正位观察充盈较满的膀胱呈椭圆形,横置在耻骨联合上方,边缘光滑、整齐,密度均一。膀胱顶部可略凹,为乙状结肠或子宫压迹。若膀胱未充满,其粗大的黏膜皱襞致边缘不整齐而呈锯齿状。

(二)正常 CT 表现

(1)肾脏:平扫时在肾周低密度脂肪组织的对比下,肾脏表现为圆形或椭圆形软组织密度影,边缘光整。肾的中部层面可见肾门内凹,指向前内。肾动脉和静脉呈窄带状软组织密度影,自肾门向腹主动脉和下腔静脉走行。除肾窦脂肪呈低密度和肾盂为水样密度外,肾实质密度是均一的,平扫不能分辨皮、髓质(图5-1-1a)。自肾盂层面向下连续追踪,多可确定腹段输尿管,呈点状软组织密度影,而盆段输尿管难以识别。

增强检查,肾脏的强化表现为三个期相:①皮质期(约注药后30~90秒),肾血管和肾皮质明显强化,而髓质仍维持较低密度,可清楚分辨出肾皮、髓质;②实质期(约注药后90~120秒),髓质强化程度类似或略高于皮质,皮髓质分界不再清晰;③排泄期(约注药后5~10分钟),肾实质强化程度下降,而肾盏和肾盂发生明显强化(图5-1-1b~d)。

(2)输尿管:平扫时正常输尿管显示不佳,多能识别正常输尿管腹段的上中部分,呈小圆形软组织密度影,位于腰大肌前缘处,而盆段输尿管通常难以识别。增强扫描管腔内充盈对比剂而呈点状致密影,常能观察输尿管全程。

(3)膀胱:平扫易于识别,膀胱的大小和形态与充盈程度相关。适度充盈的膀胱呈圆形或椭圆形,充盈较满的膀胱可呈类方形。膀胱腔内尿液呈均匀水样低密度。在周围低密度脂肪组织及腔内尿液的对比下,膀胱壁表现为厚薄均匀薄壁软组织密度影,内、外缘均较光整。增强检查,早期扫描显示膀胱壁强化;10~30分钟后的延迟扫描,膀胱腔呈均匀高密度,其内壁光整,若对比剂与尿液混合不均,则出现液-液平面。

(三)正常 MRI 表现

(1)肾脏:平扫,在 SE 序列 T_1WI 上,由于肾皮质、髓质含水量不同,致皮质信号强度略高于髓质,在 T_1WI 脂肪抑制序列上这种差异更加明显。T_2WI 上,肾皮、髓质均呈较高信号而难以分辨。肾窦脂肪组织在 T_1WI 和 T_2WI 上分别呈高信号和中高信号。正常肾盏难以显示,肾盂多可识别,类似于游离水的信号,T_1WI 呈低信号,T_2WI 呈高信号。肾血管由于流空效应常表现为无信号或低信号影。Gd-DTPA 增强检查,肾实质的强化形式取决于检查时间,表现类似 CT 增强检查。

(2)输尿管:T_1WI 或 T_2WI 横断面上,在高信号脂肪组织对比下,有可能识别出部分正常腹段输尿管,呈小圆形低信号,正常盆段输尿管难以识别。正常 MRU 表现与排泄性尿路

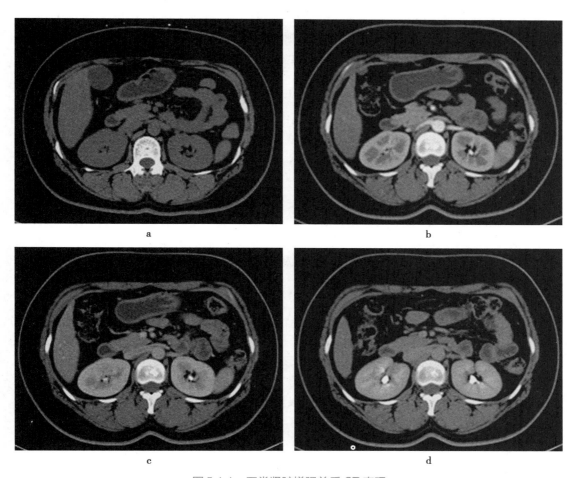

图 5-1-1 正常肾脏增强前后 CT 表现

a. CT 平扫,肾实质密度均匀,皮髓质难以识别,肾窦脂肪为低密度;b. 皮质期,皮质明显强化,可识别明显强化的肾柱;c. 实质期,髓质强化,与强化皮质不能分辨;d. 排泄期,肾实质强化程度减低,肾盏肾盂明显强化

造影类似,可较好的显示肾盏、肾盂及输尿管全程,并可多个角度进行观察。

(3) 膀胱:横断面膀胱形态同 CT 检查所见,矢状面上呈泪滴状。膀胱腔内尿液富含游离水,呈均匀 T_1WI 低信号、T_2WI 高信号。膀胱壁表现为厚度一致的薄壁环状影,在 T_1WI 和 T_2WI 上均与肌肉信号类似。Gd-DTPA 增强检查,膀胱腔内尿液含对比剂表现为高信号。

二、异常影像学表现

1. 肾脏数目、大小、形态和位置的异常 CT 或 MRI 检查易于发现肾脏数目、大小、形态和位置的异常。单纯肾脏数目、大小或位置的改变并不常见,主要见于肾的先天性发育异常。然而,肾脏的形态改变较为常见,多合并肾脏大小的改变,当并有局部增大时,常为肾实质肿块所致,而合并弥漫性变小时,常为瘢痕所致。

2. 肾脏肿块 肾脏肿块易由 CT 或 MRI 检查发现,表现为异常密度或信号强度的病灶,常见于各种类型的肾脏肿瘤、囊肿、脓肿和血肿。进一步分析观察,由于肿块的病理性质各异,因而各具不同的影像表现特征。例如,肾实质内不规则形肿块呈混杂密度或为不均匀长

T_1、长 T_2 信号并有明显不均一强化,是肾肿瘤的常见表现;而形态规则的圆形或卵圆形病灶,边缘光整,呈无强化的水样密度或信号强度,则是肾囊肿的典型表现。

3. 异常钙化影　腹部平片尤其是 CT 检查易于发现肾区和输尿管的异常钙化灶,而 MRI 检查对显示和确定异常钙化灶并不敏感。异常钙化在腹部平片和 CT 上显示为不同形态的高密度灶。肾实质病灶内异常钙化可见于肾结核或肾癌等病变,而肾盏、肾盂或输尿管内钙化则是泌尿系结石的基本表现,也是诊断的主要依据。

4. 肾盂、肾盏和输尿管异常　较常见的异常表现是尿路造影、CT 和 MRI(包括 MRU)检查时,显示肾盂、肾盏和(或)输尿管扩张、积水,多为梗阻所致,病因常为结石或肿瘤,后者于梗阻处可同时发现肿块性病变。同一侧显示双肾盂和双输尿管是一种较为少见的异常表现,为先天性发育异常所致。

5. 肾血管异常　腹主动脉造影和选择性肾动脉造影检查可清楚发现肾血管异常。常见肾动脉异常改变,可为不同病因所造成的肾动脉管腔不规则、狭窄、甚至闭塞,也可为不同性质的肾肿块所致肾动脉分支形态、口径和(或)位置发生改变。而局灶性肾动脉或其分支局限性囊性扩张即肾动脉瘤则很少见。

6. 膀胱基本病变表现

(1) 膀胱大小、形态异常:大膀胱和小膀胱系指膀胱体积或容量显著大于或小于正常者,其中前者常由于各种原因的尿道梗阻所致,或者见于神经源性膀胱;小膀胱主要见于慢性炎症或结核病所造成的膀胱挛缩。膀胱形态不规则,呈囊袋状突出,是膀胱憩室常见表现。

(2) 膀胱壁增厚:可为弥漫性增厚或局限性增厚。弥漫性增厚多为膀胱各种类型炎症或慢性梗阻所致;局限性增厚见于膀胱肿瘤或某些类型炎症,也可为膀胱周围肿瘤或炎症累及膀胱所致。

(3) 膀胱内团块:与膀胱壁相连的腔内团块影是各种成像检查中常见的表现,其既可为膀胱肿瘤,也可为血块或结石。它们常有不同的表现特征,其间多不难鉴别。呈菜花状或带蒂的肿块,与膀胱壁等密度或在 T_2WI 上信号强度高于正常膀胱壁,且 CT、MRI 增强早期有显著强化,为膀胱肿瘤常见表现。

三、先天性发育异常

泌尿系统的先天性发育异常较为常见且类型繁多,包括肾脏、肾盂和输尿管、膀胱及尿道的先天性发育异常,这同泌尿系统胚胎发育过程复杂有关。这一过程包括来自胚胎不同始基的肾曲管与集合系统的连接,肾轴的旋转,肾自盆腔升至腰部,在此过程中的任何阶段发生异常,均可导致先天性发育异常。以下仅介绍较为常见的马蹄肾、肾盂、输尿管重复畸形等类型。

(一) 马蹄肾

【疾病概要】

1. 病因病理　马蹄肾是一种最常见的融合肾畸形,为两肾的下极或上极相互融合,以下极融合多见,形态似马蹄而得名。两肾融合部称为峡部,多为肾实质,少数为纤维组织连接。马蹄肾的位置通常较正常为低,常伴有旋转不良,马蹄肾的双肾有各自的收集系统,输尿管通常较正常短。

2. 临床表现　多见于男性,临床多无自觉症状。因马蹄肾的肾盂在前方,而且输尿管进入肾盂的位置较高,尿流不畅,部分病例可有尿路梗阻、感染表现。

【影像表现】

1. X 线表现　平片上两肾影位置较低且肾脊角发生改变,下极境界不清。尿路造影检查,两肾下肾盏距离缩短,而上肾盏距离增大,且伴有肾盂肾盏旋转异常,输尿管分居两侧。

2. CT 表现　可清楚显示两侧肾实质下极或上极(少见)相连及肾轴的异常,其密度及强化方式等同于正常肾实质,通常肾盂位于腹侧,而肾盏指向背侧(图 5-1-2a ~ d)。

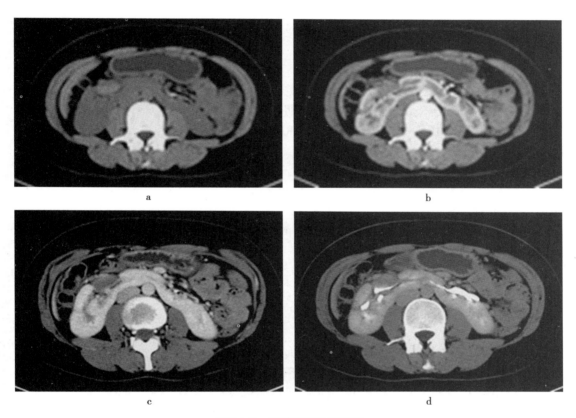

图 5-1-2　马蹄肾影像学表现

a. 平扫,示两肾下极融合,融合部由肾实质构成;b. 增强扫描皮质期;c. 增强扫描实质期示融合部强化程度与正常肾实质等同;d. 排泄期显示肾盂位于腹侧,肾盏指向背侧,双肾旋转不良

3. MRI 表现　与 CT 表现相似。

【鉴别诊断】

马蹄肾的病理特征是双肾实质上极或下极的连接,CT 和 MRI 检查显示这种征象即可明确诊断。

(二) 肾盂输尿管重复畸形

【疾病概要】

1. 病因病理　肾盂输尿管重复畸形即重复肾是一种常见的先天性发育畸形,为一个肾脏分为上、下两部分,各有一套肾盂和输尿管。上下两部多不相等,一般来说上段肾体多较小,而下段肾体较大,两段表面间有一浅沟。重复的输尿管向下走行时可互相汇合,为不完全性肾盂输尿管重复畸形;重复的输尿管分别开口于膀胱或其他部位,为完全性肾盂输尿管重复畸形。异位输尿管开口可发生狭窄,导致上肾盂、输尿管积水。

2. 临床表现 多无症状,合并感染或结石时可有临床症状。异位开口的输尿管根据开口位置不同,可有相应临床表现。

【影像表现】

1. X 线表现 平片无异常发现;排泄性尿路造影是确诊本病的主要检查方法之一,可显示同一侧肾区有两套肾盏、肾盂及输尿管,并可见两支输尿管相互汇合或分别进入膀胱或开口在其他位置。

2. CT 表现 CTU 联合 MIP、CPR 等多种后处理重建技术,可显示同一侧肾区有两套肾盏、肾盂及输尿管,表现类似于排泄性尿路造影。输尿管畸形形态、汇合位置及异位输尿管开口也可清晰显示,结合原始图像,还有利于明确发生积水的输尿管及肾盂的扩张程度。

3. MRI 表现 MRU 与 CTU 表现类似,MRU 的优势是无须注射对比剂。

【鉴别诊断】

需要与额外肾及交叉异位肾鉴别。

1. 额外肾 为一侧肾区有一个额外独立的肾脏,CT 及 MRI 可见每个肾脏有独立的肾包膜,易与鉴别。

2. 交叉异位肾 交叉肾脏位于正常肾脏的下方,尿路造影一侧肾区可见两个肾盂,CT 及 MRI 易于显示对侧无肾影。

四、泌尿系统结石

泌尿系统结石亦称尿路石,是常见病,多见于青壮年,20～50 岁为发病高峰期,男性多于女性。

泌尿系统结石依其发生部位,分为肾结石、输尿管结石、膀胱结石和尿道结石,肾和输尿管结石多见,肾结石居首位。临床疑为泌尿系统结石时,常以平片和(或)超声作为初查方法,当检查难以确诊或未发现结石者,需进行尿路造影或 CT 检查。

【疾病概要】

1. 病因病理 泌尿系统结石往往由多种成分组成,其中包括草酸钙、磷酸钙、胱氨酸钙、尿酸盐和碳酸钙等,但多以某一种成分为主。结石的成分不同,致 X 线检查时密度和形态也各异。以草酸盐为主的结石最常见,密度高,多为类圆、椭圆或星状;磷酸盐结石也较常见,多较大,密度高,发生于肾盂肾盏时可呈鹿角状;单纯尿酸盐结石密度较低,若为混合性结石,其密度高低相间;胱氨酸为主的结石较少见,为小圆形,可多发,密度低。

结石的成分有差异,致其含钙量不同。KUB 平片检查时,能够显影的泌尿系统结石称为阳性结石,不能显影者称之为阴性结石。阳性结石和阴性结石的概念只适用于 X 线平片检查,并非包括超声和 CT 检查。应当指出,由于成像原理不同,有相当比例的阴性结石可由超声或 CT 检查发现。

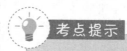
泌尿系统结石病理

2. 临床表现 典型症状为疼痛和血尿。疼痛可为钝痛或绞痛,常向下腹或会阴部放射。血尿多为镜下血尿,少有肉眼血尿。如并发感染,则出现尿频、尿急、尿痛等膀胱刺激症状。

【影像表现】

1. X线表现

（1）X线平片

1）肾结石：平片检查，肾结石可为单侧或双侧性，位于肾窦区，表现为圆形、卵圆形、桑葚状或鹿角状高密度影，可均匀一致，也可浓淡不均或分层。桑葚、鹿角状和分层均为结石典型表现（图5-1-3a）。侧位片上，肾结石与脊柱影重叠，借此与胆囊结石、淋巴结钙化等鉴别。

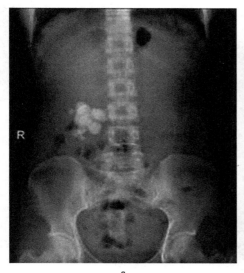
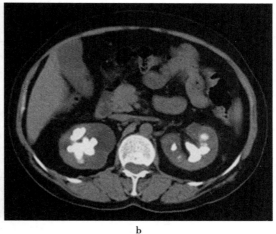

a   b

图5-1-3　肾结石影像学表现

a. 腹部平片，右侧肾区多发类圆形及不规则形高密度影；b. CT平扫双侧肾盂肾盏示类椭圆形、铸型高密度影，边缘清晰，可见扩张积水肾盏

2）输尿管结石：多为小的肾结石下移所致，易停留在生理性狭窄处，即输尿管与肾盂连接部、输尿管与髂血管交叉部及输尿管膀胱入口处。结石在X线平片表现为输尿管走行区内约米粒至枣核大小的致密影（图5-1-4a），边缘多毛糙不整，其长轴与输尿管走行一致。

3）膀胱结石：膀胱结石多为阳性结石，表现为耻骨联合上方圆形、横置椭圆或多角状高密度影，单发或多发，大小不等，边缘光滑或毛糙，密度均匀、不均或分层，如同树木的年轮（图5-1-5）。膀胱结石可随体位变化而改变位置。

（2）尿路造影表现：主要用于检查阴性泌尿系统结石，表现为肾盏和（或）肾盂内充盈缺损影，阳性结石表现为充盈对比剂的肾盏、肾盂内的更高密度影，需要指出的是，较小结石易被对比剂掩盖。输尿管结石尿路造影的价值在于显示结石上方输尿管及肾盂肾盏扩张积水的程度。

2. CT表现　CT平扫即可明确显示泌尿系统各部位的结石，不仅可以发现较小的结石，某些平片难以显示的阴性结石也可以显示。不仅定位比平片更准确，而且通过图像后处理技术可以更直观地显示输尿管、肾盂、肾盏的扩张积水程度（图5-1-3b、图5-1-4b）。

3. MRI表现　结石在T_1WI、T_2WI上均呈极低信号，故MRI检查对结石显示不佳，但

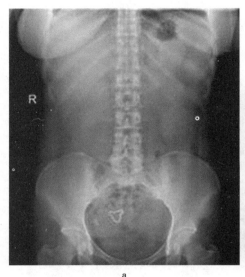
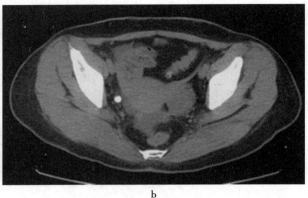

a   b

图5-1-4　输尿管结石影像表现

a. 右侧输尿管盆段结石,盆腔右侧示类椭圆形边缘光滑致密影,其长轴与输尿管走行一致;b. 同一病例CT平扫,示右侧输尿管盆段高密度结石影

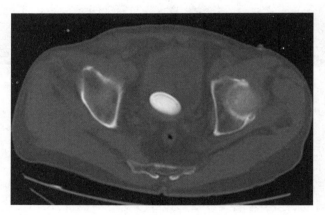

图5-1-5　膀胱结石影像表现

膀胱内类椭圆形致密影,边缘光滑,可见环形分层,似年轮状

MRU可显示结石梗阻所致的输尿管、肾盂、肾盏的扩张积水情况。

【鉴别诊断】

1. 肾盂、肾盏小结石需要与肾窦区肾动脉壁钙化鉴别,特别是年龄较大患者有动脉壁多处钙化时,CT增强扫描肾皮质期能显示动脉强化,有助于两者鉴别。此外多发肾结石还需与髓质海绵肾和肾钙质沉着症鉴别,后两者钙化均位于肾锥体处,且为双侧多发性。

2. 输尿管下段结石需要与盆腔静脉石鉴别,腹部平片静脉石表现为圆形致密影,位置偏盆壁,CT检查显示其不在输尿管走行区,而是在静脉血管内。

五、泌尿系统肿瘤

（一）肾细胞癌

【疾病概要】

1. 病因病理　肾细胞癌是最常见的肾恶性肿瘤,约占全部肾恶性肿瘤的85%,主要发生在中老年人,男女比例为3∶1。

肾细胞癌起源于肾小管上皮细胞,由于在组织病理学上的多样化,其分类不尽统一,根据已知的基因突变和组织学表现,通常分为透明细胞癌(占70%)、乳头状细胞癌(占10%~20%)、嫌色细胞癌(占5%~10%)、集合管癌(占1%)和未分化癌(罕见)五种亚型。

肾癌多发生在肾上极或下极,瘤周可有被压缩的肾实质及纤维组织形成的假包膜,瘤体血供丰富(主要指透明细胞癌),切面为实性,较大肿瘤常有坏死、出血和囊变,并可有钙化。进展期肾癌发生周围侵犯、向内侵犯肾盂肾盏、向外可突破肾纤维膜和肾旁

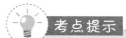

考点提示

肾细胞癌病因病理

筋膜浸润相邻组织和器官,晚期可有淋巴结和血行转移,依次形成肾静脉、下腔静脉内瘤栓。

2. 临床表现　临床典型表现为无痛性血尿,间歇性血尿是最常见的初发症状;肿瘤较大时可触及肾区肿块;腹部钝痛或隐痛。

【影像表现】

1. X线表现　可见肾轮廓局限性外突或点状、弧线样钙化影。尿路造影检查,可显示邻近肾盏拉长、狭窄和受压变形,压迫或侵犯肾盂时,肾盂变形或出现充盈缺损。

2. CT表现　平扫肾癌表现为肾实质内肿块,边缘模糊,较大者突向肾轮廓外。肿块的密度可以较均匀,低于或类似周围肾实质,偶尔为略高密度;也可密度不均,内有不规则低密度区,代表陈旧性出血和坏死,尤见于较大肿块。少数肿块内可有点状或不规则形钙化灶。增强扫描,肿块的强化程度及方式与病理类型相关:透明细胞癌于皮质期肿瘤明显强化,实质期强化程度迅速减低(图5-1-6);而乳头状和嫌色细胞癌在皮质期肿块强化程度较低,低于肾皮质,且其后各期强化程度有增高趋势。

进展期肾癌肿瘤向肾外侵犯,致肾周脂肪密度增高、消失和肾筋膜增厚;肾静脉和下腔静脉发生瘤栓时,管径增粗,增强检查其内有低密度充盈缺损(图5-1-7);淋巴结转移表现为肾血管和(或)腹主动脉周围单个或多个类圆形软组织密度结节。

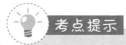

考点提示

肾细胞癌CT表现

3. MRI表现　T_1WI上,肿块信号强度常低于正常肾皮质;T_2WI上,肿块常呈混杂高信号,部分肿块周边可见低信号环,代表假性包膜。MRI的优点是即使平扫亦可确定肾静脉和下腔静脉内有无瘤栓,发生瘤栓时这些结构的流空信号消失。增强检查肿瘤强化程度和方式与CT增强扫描类似。

【鉴别诊断】

1. 肾血管平滑肌脂肪瘤　肿瘤内含有脂肪组织是诊断的主要依据,CT值测量和MRI预饱和脂肪抑制技术检查均能可靠的明确这一特征,以此作出鉴别诊断。

2. 肾盂癌　病变主要位于肾窦区,一般不会造成肾轮廓改变,且强化程度不及大部分肾细胞癌。

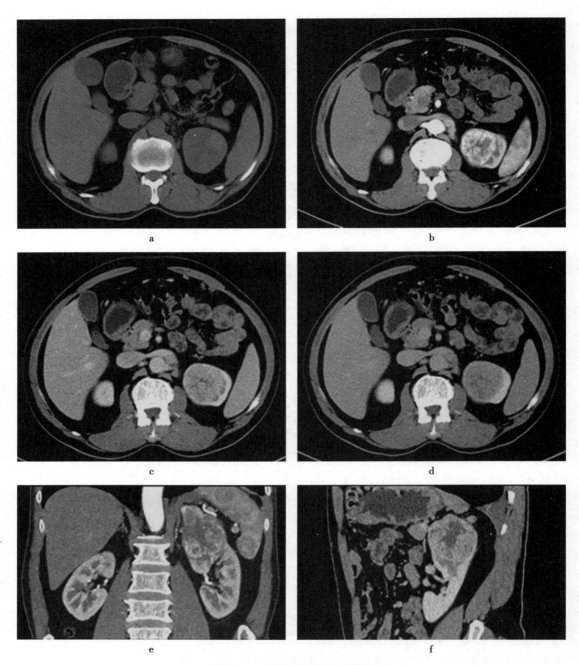

图 5-1-6　肾细胞癌影像学表现

左肾透明细胞癌,a. 平扫左肾上极类圆形软组织密度肿块,密度不均,局部突出于肾轮廓外;b. 增强扫描皮质期,肿瘤实性部分明显强化,与肾皮质强化程度近似,坏死区未见强化;c. 实质期,肿块强化程度迅速减低;d. 排泄期,肿块呈相对低密度;e、f. CT 重组图像,从冠状位、矢状位显示肿瘤与肾实质关系

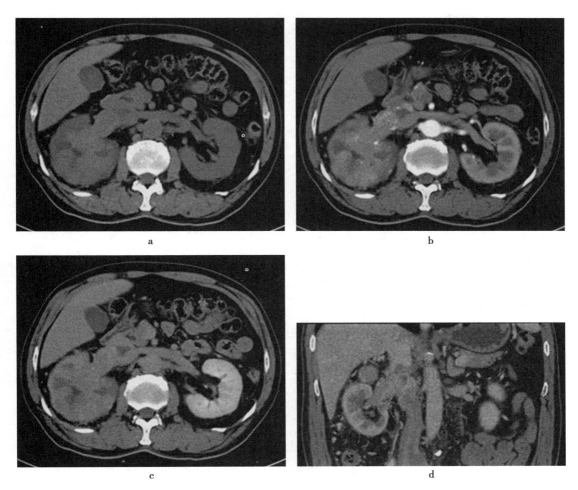

图 5-1-7 进展期肾细胞癌 CT 表现

右肾癌,a. 平扫右肾混杂密度肿块,侵犯肾盂;b. 增强扫描肾皮质期,肿块明显不均匀强化,坏死区无强化;c. 肾实质期,肿块密度减低,肾静脉增粗,内有充盈缺损;d. 冠状位重建,显示肾静脉及下腔静脉增粗,内有充盈缺损

3. 诊断较为困难的是少数囊性肾癌与肾囊肿合并感染、出血的鉴别,往往需穿刺活检甚至手术才能明确诊断。

（二）肾盂癌

【疾病概要】

1. 病因病理 肾盂癌好发于 40 岁以上男性。病理上属于尿路上皮细胞肿瘤,80% ~ 90% 为移行细胞癌,常呈乳头状生长,或结节状、扁平状生长,边界不清。肿瘤可顺行种植在输尿管和（或）膀胱壁上。

2. 临床表现 典型临床表现为无痛性全程血尿,并有胁腹疼痛,瘤体较大或并肾积水时可触及肿物。

【影像表现】

1. X 线表现 平片检查无价值。尿路造影:显示肾盂肾盏内有固定不变的充盈缺损,形态不规则,肾盂和肾盏受压、变形、分离或聚拢。由于肿块阻塞可造成肾盂、肾盏扩张积水。

2. CT 表现 表现为肾窦区肿块,其密度高于尿液而低于肾实质,易于辨认,肿块较大时可侵犯肾实质;增强检查,肿块有轻中度强化(图 5-1-8),CTU 可清楚显示肿瘤所致的充盈缺损。

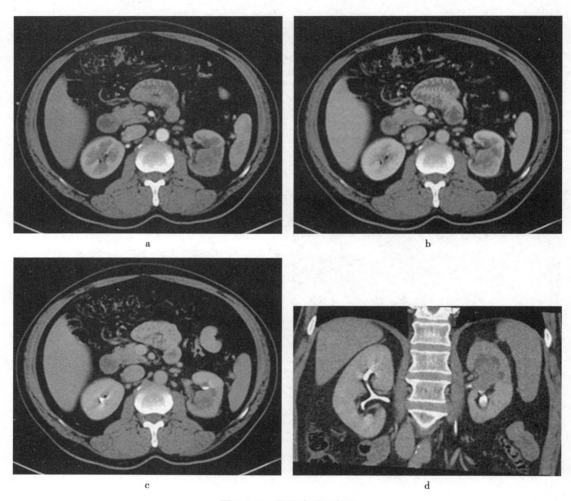

图 5-1-8 肾盂癌 CT 表现

左肾窦区示软组织密度肿块,边界不清,增强扫描肾皮质期(a)肿块轻度强化;肾实质期(b)肿块持续
强化;排泄期(c、d)示肿块占据肾盂肾盏,肾盂内示充盈缺损,肾盂肾盏变形

3. MRI 表现 T_1WI 上,肿块信号高于尿液低于肾实质;T_2WI 上,肿块信号低于尿液。MRU 显示肿块导致的肾盂肾盏内充盈缺损。增强扫描肿块呈轻中度强化。

【鉴别诊断】

肾盂癌应与肾盂内阴性结石及血块鉴别:阴性结石在 CT 上呈较高密度,结石和血块 CT 增强扫描各期均无强化。

(三) 肾血管平滑肌脂肪瘤

【疾病概要】

1. 病因病理 肾血管平滑肌脂肪瘤是肾脏较为常见的良性肿瘤。肿瘤一般为孤立性,常见于中年女性;20% 肿瘤并有结节性硬化,常为双侧多发,见于任何年龄。病理上血管平滑肌脂肪瘤为一种无包膜的错构性肿块,瘤体大小不等,可自数毫米至数厘米,由平滑肌、血管和脂肪组织构成,但构成比例上有很大差异,多数以脂肪成分为主,少数以平滑肌为主。

2. 临床表现 早期多无症状,较大者偶可触及肿块,血尿少见。肿瘤并发出血时可产生腰腹部剧烈疼痛。

【影像表现】

1. X线表现 肿瘤较小时可无异常发现。较大肿块可致肾轮廓改变;尿路造影表现为肾盂肾盏受压、移位和变形等改变。

2. CT表现 典型表现为肾实质内或突向肾轮廓外边界清楚的混杂密度肿块,内有脂肪性低密度影和软组织密度区,前者代表脂肪成分,后者代表病变内血管和平滑肌组织。增强扫描,血管性结构明显强化,脂肪性低密度区无强化。并发急性出血时,肿块内可见高密度出血灶(图5-1-9)。

考点提示

　　血管平滑肌脂肪瘤CT表现

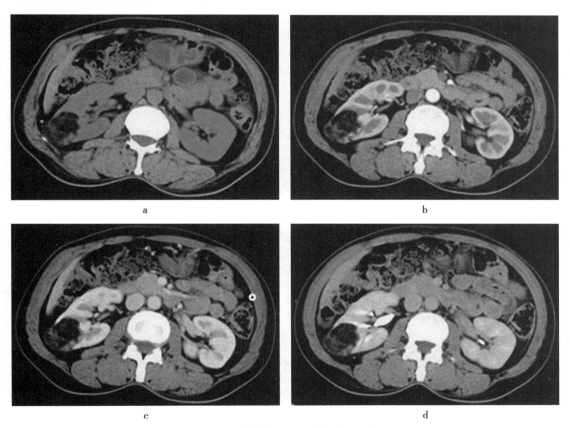

图 5-1-9　肾血管平滑肌脂肪瘤 CT 表现

右肾血管平滑肌脂肪瘤。a. CT平扫示右肾类圆形混杂密度肿块,含脂肪及软组织密度;b~d. 增强扫描,肿块内软组织密度成分强化,脂肪成分无强化

3. MRI表现 取决于肿瘤内脂肪与非脂肪成分的比例。T_1WI、T_2WI 均呈混杂信号,应用 T_2WI 脂肪抑制技术,高信号脂肪灶转变为低信号,具有特征。MRI检出肿瘤合并的出血较敏感。

【鉴别诊断】

CT 和 MRI 检查依据肾不均质肿块内有明确脂肪成分,通常不难作出血管平滑肌脂肪瘤的诊断。诊断较为困难的是含脂肪量很少的肿瘤,不能与常见的肾癌相鉴别。

(四) 输尿管肿瘤

【疾病概要】

1. 病因病理　输尿管肿瘤较为少见,其中 80% 为恶性肿瘤,多见于男性。输尿管恶性肿瘤多来自输尿管上皮组织,包括移行细胞癌、鳞状细胞癌和腺癌,以移行细胞癌最常见,80% 左右肿瘤呈乳头状生长,突入腔内,即乳头状;少数呈浸润性生长,累及输尿管壁各层。

2. 临床表现　常见症状是血尿和腹部疼痛,肿瘤多引起输尿管梗阻,常可触及肾积水所致肿块。

【影像表现】

1. X 线表现　平片无异常发现。尿路造影直接征象是输尿管内充盈缺损,形态不规则,表面凹凸不平;间接征象是肿块所致输尿管梗阻,其上方输尿管及肾盂、肾盏扩张积水。

2. CT 表现　平扫显示病灶上方的输尿管、肾盂、肾盏不同程度扩张积水,输尿管梗阻端可见软组织密度肿块;增强扫描肿块呈轻中度强化。CTU 可直观显示输尿管梗阻位置;CT 检查还可显示肿瘤有无邻近结构侵犯及淋巴结转移。

3. MRI 表现　肿块在 T_1WI 上信号高于尿液,T_2WI 信号低于尿液;MRU 无须注射对比剂即可显示输尿管、肾盂、肾盏扩张积水情况。

【鉴别诊断】

需与输尿管阴性结石及血块鉴别,输尿管即使阴性结石其 CT 密度也显著高于输尿管肿瘤密度;输尿管血块密度及形态短期复查可发生变化,且增强扫描各期均不强化,据此可与输尿管肿瘤鉴别。

(五) 膀胱癌

【疾病概要】

1. 病因病理　膀胱癌是泌尿系统最常见的恶性肿瘤,多发生于 50~70 岁男性。多为移行细胞癌,少数为鳞癌和腺癌。移行细胞癌多呈乳头状向腔内生长,故称乳头状癌,易发生于三角区和两侧壁,表面凹凸不平,可有溃疡,可向外侵犯肌层,进而延伸至周围组织和器官。

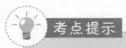

考点提示

膀胱癌病因病理

2. 临床表现　临床表现为无痛性肉眼血尿,一般为全程血尿,终末加重。可并有尿频、尿急和尿痛等膀胱刺激症状。

【影像表现】

1. X 线表现　平片诊断价值不大。膀胱造影:肿瘤通常单发,也可多发。乳头状癌表现为自膀胱壁突向腔内的结节状或菜花状充盈缺损,表面多凹凸不平,非乳头状癌时充盈缺损可不明显,仅显示局部膀胱壁僵硬。

2. CT 表现　由于肿瘤的密度既不同于膀胱腔内尿液,也不同于膀胱周围脂肪组织,因而易于发现膀胱癌向腔内生长所形成的肿块,平扫呈软组织密度,肿块大小不等,呈菜花、结节、分叶或不规则状,多数呈宽基底与壁相连,密度较均匀(图 5-1-10a),部分肿块表面可有点状或不规则钙化。少数膀胱癌无确切肿块,仅表现为膀胱壁局部不规则增厚,表面凹凸不平。增强扫描,肿块多均匀强化(图5-1-10b、c),延迟扫描,腔内充盈对比剂,肿块表现为充盈缺损(图5-1-10d)。

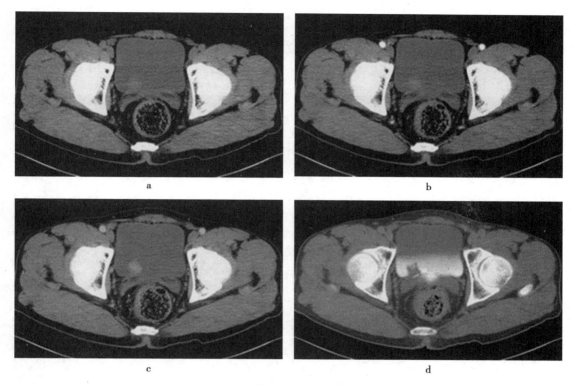

图 5-1-10　膀胱癌 CT 表现

a. 平扫,膀胱三角区偏右侧结节状软组织密度影,呈宽基底与膀胱壁相连;b、c. 增强扫描肿块持续强化;d. 延迟扫描表现为腔内充盈缺损

膀胱癌发生壁外侵犯,表现为膀胱壁外缘不清,周围脂肪密度增高,出现条索状软组织密度影或者肿块。精囊受累时精囊角消失,受累精囊增大;前列腺受侵时增大、变形。CT 检查还可显示肿瘤有无盆腔或腹主动脉淋巴结转移。

3. MRI 表现　肿块在 T_1WI 上信号与膀胱壁近似,T_2WI 上多为中等信号,高于正常膀胱壁。增强扫描早期肿瘤强化显著高于膀胱壁,显示肿瘤及侵犯范围较 CT 准确。

【鉴别诊断】

膀胱癌需与膀胱结石或血块鉴别,根据病变的密度、信号强度及其可移动性,一般不难与膀胱癌鉴别。膀胱癌与少见的非上皮性肿瘤如平滑肌瘤、淋巴瘤以及非肿瘤性腺性膀胱炎有时不易鉴别,此时膀胱镜检查并活检可明确诊断。

六、肾囊性疾病

(一) 肾单纯性囊肿

【疾病概要】

1. 病因病理　肾囊肿有多种类型,其中最常见者是单纯性肾囊肿,病理上,单纯性肾囊肿为一薄壁充液囊腔,大小不等,可单发或多发,多起于肾皮质,常突向肾外。

2. 临床表现　多无症状,于体检偶然发现。较大囊肿可有季肋部不适。

【影像表现】

1. X线表现　平片多无异常发现,较大囊肿可致肾轮廓改变。尿路造影表现与囊肿大小及位置有关:囊肿小或向肾外生长时可无异常发现;囊肿较大且位置较深可见肾盂肾盏受压变形,但无破坏征象。

2. CT表现　肾内边缘锐利圆形水样低密度影(图5-1-11a),常向肾外突出,可以单发或多发,增强扫描各期均无强化(图5-1-11b～d)。

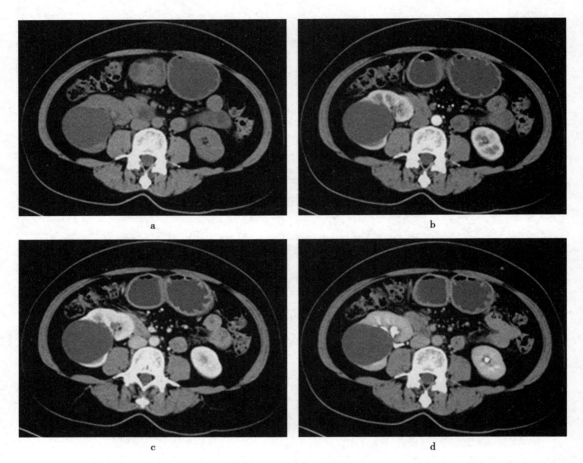

图5-1-11　肾囊肿 CT 表现

肾单纯性囊肿。a. 平扫右肾类圆形水样低密度影,密度均匀,边界锐利,右肾受压转位;b～d. 增强扫描各期均未见强化

3. MRI表现　T_1WI 上呈低信号,T_2WI 上呈高信号,信号均匀,边界锐利;增强扫描无强化。

【鉴别诊断】

单纯性肾囊肿并有出血、感染或钙化时即转变为复杂性囊肿,诊断困难,有时不易与囊性肾癌鉴别。

（二）多囊肾

【疾病概要】

1. 病因病理　多囊肾即多囊性肾病,为遗传性病变,分常染色体显性遗传性多囊肾(成人型)和常染色体隐性遗传性多囊肾(婴儿型),成人型多见,常合并多囊肝。病理上表现为双肾大小不等的囊肿,早期囊肿间仍有正常肾实质,晚期全部肾实质几乎完全为大小不等的囊肿所替代。

2. 临床表现 本病虽为遗传性疾病,通常在 30～50 岁出现症状,表现为腹部肿块、血尿、高血压,晚期发生尿毒症。

【影像表现】

1. X 线表现 平片示双肾影增大,边缘呈分叶状。尿路造影可见双侧肾盂肾盏移位、拉长、变细和分离,呈蜘蛛足样改变。

2. CT 表现 双肾布满多发大小不等囊肿,其密度类似于单纯性囊肿,增强扫描囊肿无强化(图 5-1-12a～d)。肾形态早期可正常,随病变进展,囊肿增大增多,肾体积增大、边缘分叶,残存的正常肾实质较少甚至难以识别。同时,合并多囊肝的表现。

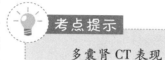

考点提示

多囊肾 CT 表现

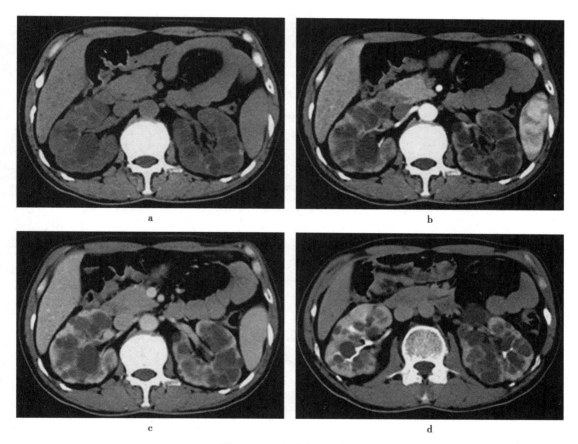

图 5-1-12 多囊肾 CT 表现

a. 平扫,双肾影增大,边缘凹凸不平,其内示大小不等水样低密度影,仅见少量肾实质存留;b～d. 增强扫描各期,肾实质强化,囊性病灶各期均未见强化

3. MRI 表现 形态类似 CT 表现,囊肿 T_1WI 上呈低信号,T_2WI 上呈高信号,部分囊内可见血性信号。

【鉴别诊断】

需与双侧多发肾单纯性囊肿鉴别,后者肾脏体积增大不明显,囊肿数目相对较少,且无阳性家族史,据此可鉴别。

七、肾外伤

【疾病概要】

1. 病因病理　肾外伤较常见,是泌尿系统中最易发生损伤的脏器,常为严重多发脏器损伤的一部分。肾外伤分为多种类型,常见者包括肾被膜下血肿、肾周血肿、肾挫伤及肾撕裂伤。

2. 临床表现　临床表现视损伤程度而异,主要为疼痛、血尿、尿少,严重者出现休克。

【影像表现】

1. X线表现　目前很少应用X线平片或尿路造影来检查肾脏损伤。

2. CT表现　目前,CT是确诊肾脏损伤的最佳选择。可确定有无损伤、损伤的类型和程度。

（1）肾被膜下血肿:早期表现为与肾实质边缘紧密相连的新月形或双突状高密度影,邻近肾实质常受压变形。增强扫描,病变无强化。随血肿液化和吸收,血肿密度逐渐减低并缩小。

（2）肾周血肿:早期表现为肾脏周围新月形高密度影,范围较广,但局限于肾筋膜内,常合并有肾被膜下血肿(图5-1-13a～b)。

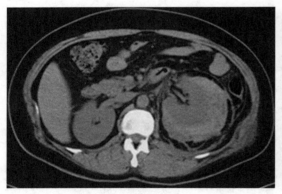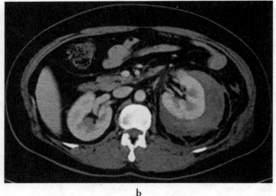

a　　　　　　　　　　　　　　b

图5-1-13　肾周血肿CT表现

a. CT平扫示左侧肾周间隙内广泛的新月形高密度影;b. 增强扫描肾实质明显强化,周围新月形血肿未见强化

（3）肾挫伤:随出血量的多少及并存的肾组织水肿及尿液外溢情况而有不同表现,可为肾实质内高密度、混杂密度或低密度灶。增强扫描多无强化。

（4）肾撕裂伤:表现为肾实质连续性中断,间隔以血液和外溢的尿液而呈不规则带状高密度或低密度影。增强扫描,撕裂的肾组织可发生强化,完全离断可无强化。

3. MRI表现　MRI检查较少应用。

【鉴别诊断】

肾区外伤,CT和超声是主要检查方法,CT应作为首选检查方法。检查时,除应观察肾脏损伤外,还需要注意有无并存的其他脏器如肝、脾、胰及肾上腺的损伤,以利于临床全面了解损伤情况。

第二节　男性生殖系统

一、正常影像学表现

男性生殖系统疾病,主要检查方法是超声、CT 和 MRI,而 X 线诊断价值不大,仅输精管精囊造影偶可应用,因此本节中不再叙述 X 线有关内容。

（一）正常 CT 表现

1. 前列腺　前列腺紧邻膀胱下缘,呈圆形或横置椭圆形均匀软组织密度,有被膜,边缘光整,但 CT 检查无法识别其被膜。前列腺大小一般随年龄而增大,年轻人,前列腺平均上下径、横径和前后径分别为 3.0cm、3.1cm 和 2.3cm;而老年人则分别为 5.0cm、4.8cm 和 4.3cm。CT 检查,无论平扫还是增强扫描,均不能确切分辨前列腺各解剖带。

2. 精囊　精囊位于膀胱后方,呈八字形软组织密度影分居两侧,边缘可见小分叶状。两侧精囊前缘与膀胱后壁之间各有一尖端向内的锐角形脂肪性低密度区,称为精囊角。

（二）正常 MRI 表现

1. 前列腺　前列腺大小、形态及毗邻关系同 CT 检查,MRI 的优势是可在横轴位、冠状位和矢状位上直接显示前列腺,可显示前列腺被膜,区分前列腺各解剖带。

T_1WI 上,前列腺呈均匀低信号,不能识别各解剖带。T_2WI 上,前列腺各解剖带由于组织结构和含水量的差异而表现为不同强度信号:尿道周围的移行带即中央腺体呈低信号,属于周围腺体的中央带亦呈低信号,与移行带难以区分;同属于周围腺体的周围带呈较高信号;位于尿道前方的前纤维肌基质呈低信号。位于前列腺周边的细环状低信号影代表前列腺被膜。DWI 上,前列腺的信号强度略高于周围组织,其周围带信号强度稍低于移行带和中央带。

2. 精囊　精囊由卷曲的细管构成,其内充有液体。T_1WI 上,精囊呈均一低信号;T_2WI 上,呈高信号,周围壁呈低信号。

二、异常影像学表现

（一）异常 CT 表现

1. 前列腺　常见异常是前列腺增大,可合并形态和密度异常。

（1）前列腺增大:最常见的异常征象,表现为前列腺横径大于 5cm 或在耻骨联合上方 2cm 层面仍可见前列腺。对称性增大常见于前列腺增生,但难以与前列腺癌鉴别;非对称性增大常见于前列腺癌。

（2）形态异常:前列腺分叶状表现常伴有腺体增大,多为前列腺癌。

（3）密度异常:前列腺钙化常见,多为腺体内结石;低密度影多见于脓肿或肿瘤坏死灶。

2. 精囊　精囊原发性疾病少见,而前列腺癌或膀胱癌侵犯精囊则较常见。

考点提示

前列腺增生影像诊断标准

（1）大小异常：双侧精囊对称性增大通常为液体潴留所致；一侧精囊增大多为占位性病变所致。

（2）形态异常：精囊角消失是常见的异常征象，在前列腺癌或膀胱癌时，代表肿瘤已侵犯精囊。

（3）密度异常：精囊肿块呈软组织密度并有强化，常为精囊肿瘤。

（二）异常 MRI 表现

1. 前列腺　大小、形态异常表现意义同 CT 检查。信号异常：T_2WI 上外周带内显示有低信号，常提示为前列腺癌，但也可能为良性病变，如慢性前列腺炎、肉芽肿性病变和活检后出血。移行带增大并以多发不均匀 T_2WI 高信号结节为主时，常表示以腺体增生为主的前列腺增生；若以中等信号为主，则表示以基质为主的良性前列腺增生。

2. 精囊　大小、形态异常表现意义同 CT 检查。若精囊肿块与前列腺肿块相连并且 T_2WI 呈低信号，常提示为前列腺癌侵犯精囊。

三、前列腺增生

【疾病概要】

1. 病因病理　前列腺增生又称良性前列腺增生，是老年男性常见病变，60 岁以上发病率高达 75%。前列腺增生主要发生在前列腺移行带，增生的早期结节可由疏松的纤维组织和平滑肌组成，病变进展可出现纤维、腺体和平滑肌增生性结节，并可见结节钙化。增生的腺体表面光滑，呈结节状，质韧有弹性。当增大的移行带压迫邻近的尿道和膀胱出口时，可引起下尿路梗阻。

2. 临床表现　主要表现为尿频、尿急、夜尿、排尿困难及尿潴留。

【影像表现】

1. CT 表现　主要表现为前列腺弥漫性增大。正常前列腺的上缘低于耻骨联合水平，增大的前列腺上缘超过耻骨联合上方 2cm 和（或）前列腺横径大于 5cm，即可诊断前列腺增大。增大的前列腺边缘光滑锐利，密度较均匀，但其内可见钙化，代表结石；增大的前列腺常突入膀胱底部。增强扫描，增大的前列腺均匀强化。

2. MRI 表现　形态改变同 CT 检查，MRI 的优势在于可在横轴位、冠状位和矢状位上直接显示增大的前列腺，对前列腺各个径线的增大评价更准确。T_1WI 上，增大的前列腺呈均匀低信号，T_2WI 上中央带和移行带体积明显增大，当以腺体增生为主时，呈结节状不均匀高信号，若以基质增生为主，则呈中等信号。增生的结节周围可见环形低信号影，代表假包膜；外周带受压变薄，但 T_2WI 上外周带仍维持正常高信号。DWI 未见弥散受限，增强扫描前列腺均匀强化，未见异常多血供区（图 5-2-1）。

【鉴别诊断】

前列腺增生诊断时，主要与前列腺癌鉴别，特别是前列腺增生合并前列腺癌患者，DWI 呈高信号部分，增强扫描明显强化，往往提示癌变。

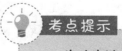

考点提示

前列腺增生 MRI 表现

四、前列腺癌

【疾病概要】

1. 病因病理　前列腺癌是男性生殖系统较常见的恶性肿瘤，好发于老年男性，在欧美各国发病率较高，我国发病率相对较低，但近年来发病率逐渐增高。

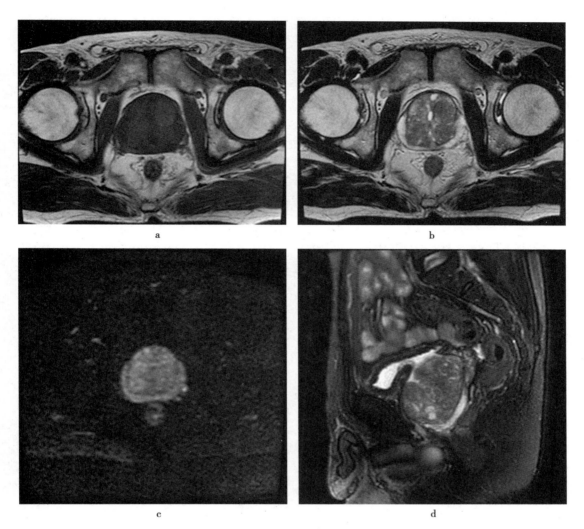

图 5-2-1　前列腺增生 MRI 表现

前列腺增生,a. T₁WI 前列腺体积增大,呈均匀低信号;b、d. T₂WI 前列腺中央带和移行带体积增大,呈不均匀稍高信号,周围带受压变薄仍维持较高信号;c. DWI 上前列腺未见弥散受限

前列腺癌约 70% 发生于前列腺的周围带,多数起源于被膜下的周边部,约 90% 以上为腺癌。肿瘤质硬,瘤体呈多结节状,边界不清。其生长可侵犯周围结构,可突破前列腺被膜,进而侵犯周围脂肪、精囊和邻近结构如膀胱、尿道,还可发生淋巴转移和血行转移,血行转移以成骨性骨转移多见。实验室检查,前列腺特异抗原显著增高。

2. 临床表现　早期可无症状。早期临床表现类似于良性前列腺增生,即排尿困难,晚期可出现血尿、膀胱和会阴部疼痛。

【影像表现】

1. CT 表现　早期前列腺癌 CT 密度改变可不明显,仅可表现为前列腺局部膨隆。常规增强检查,前列腺组织与肿瘤强化程度近似,容易漏诊;但动脉增强扫描,有时肿瘤可表现为富血供结节。肿瘤突破包

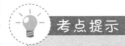
考点提示

前列腺癌病理

膜向外侵犯,最易受累的是精囊。表现为精囊不对称、精囊角消失和精囊增大。CT 检查还可发现盆腔淋巴结转移及骨转移。

2. MRI 表现 目前,MRI 是前列腺癌最佳影像检查方法。对于发现前列腺癌和评价其大小、范围及对邻近结构的侵犯均有较高价值。T_1WI 上,前列腺癌与前列腺组织均呈低信号,难以识别肿瘤;T_2WI 上,前列腺癌典型表现为正常较高信号的周围带内出现低信号影,肿瘤与周围组织有显著的信号差异,易于发现早期肿瘤(图 5-2-2)。DWI 上肿瘤表现为高信号结节;动态增强扫描前列腺癌明显强化,呈快进快出表现。

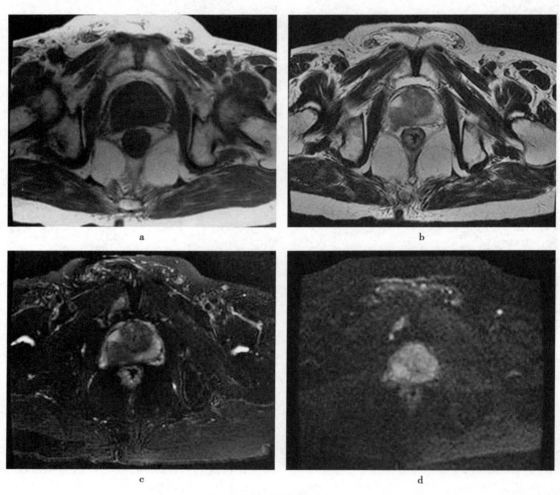

图 5-2-2 前列腺癌 MRI 表现

a. T_1WI 上,前列腺增大,右后缘局限性膨隆,与前列腺组织呈等信号,周围脂肪信号减低;b、c. T_2WI 及 T_2WI 脂肪抑制序列,右侧周围带可见边界不清低信号影,局部前列腺包膜不完整;d. 上述 T_2WI 低信号区域 DWI 上呈稍高信号

MRI 能够发现早期局限于前列腺被膜内的肿瘤,低信号被膜显示完整。当被膜局部不光整,连续性中断,被膜突出或两侧神经血管丛不对称,均提示被膜受累。精囊受侵犯时,精囊角消失,受累精囊增大并

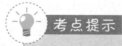

考点提示

前列腺癌 MRI 表现

T_2WI 信号减低；累及膀胱时，膀胱壁信号中断。MRI 亦易于检出盆腔淋巴结转移及骨转移。

【鉴别诊断】

T_2WI 上于较高信号周围带内发现低信号结节是诊断前列腺癌的主要依据，但慢性前列腺炎造成的局部纤维化、局限性梗死和前列腺内穿刺后出血，亦有相似表现，结合 DWI 上肿瘤呈高信号，动态增强扫描明显强化及实验室检查前列腺特异抗原显著增高，均有助于前列腺癌的诊断。

（孙贞超）

第三节　女性生殖系统

一、正常影像学表现

（一）正常 X 线表现

1. 平片　女性生殖系统包括内生殖器和外生殖器。内生殖器包括子宫、卵巢、输卵管、阴道和附属腺。卵巢具有产生卵子和分泌女性激素的功能。卵巢排出的卵子经腹膜腔进入输卵管，与精子相遇受精，受精卵移至子宫，在子宫内着床、发育成胎儿。分娩时，胎儿从子宫、阴道娩出。

由于女性生殖系统多为软组织，不能与周围组织形成明显的自然对比，在平片上几乎不显影。

2. 子宫输卵管造影表现　子宫腔为倒置三角形，上为子宫底，两侧为子宫角，与输卵管相通，下端与宫颈管相连，宫颈管形态为边缘呈羽毛状的柱形。两侧输卵管呈迂曲的线状影，自子宫角向外下依次为间质部、峡部、壶腹部及伞端。输卵管结扎术常在输卵管峡部进行。输卵管壶腹部是受精的场所。在手术时，输卵管伞端被作为识别输卵管的标志。输卵管通畅时，造影显示为多发波浪状或弧状致密影（图 5-3-1）。

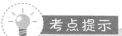

考点提示

输卵管结扎、受精、手术标志相对应的部位

3. 盆腔动脉造影表现　显示子宫动脉由髂内动脉分出，至子宫峡部水平至宫颈、阴道支供应阴道和子宫颈；再向上至子宫内角，为子宫边缘支，其在上行中发出肌壁动脉进入子宫肌层和内膜，子宫动脉末端与子宫和输卵管结合后，分为子宫底支、输卵管支、卵巢支三个终支。卵巢动脉起于腹主动脉前壁，供应卵巢和输卵管。

（二）正常 CT 表现

平扫时，子宫体显示为边缘光滑的软组织密度影，宫腔为位于中心的低密度区，子宫体下方的类圆形软组织低密度影为宫颈，边缘光整，横径小于 3.0cm。子宫体、宫颈两旁的脂肪性低密度影区为宫旁组织，其内有血管、神经和纤维组织，表现为点状或条状软组织密度影。子宫前方有水样低密度影，为膀胱；后方有气体影，为直肠。两侧的卵巢及输卵管平扫时难以显示（图 5-3-2）。

（三）正常 MRI 表现

FSE 序列 T_2 加权像软组织对比度高，是检查女性生殖系统的主要扫描序列。虽然 T_1 加权像软组织对比度差，但显示解剖结构及肿大淋巴结清楚。观察子宫常用矢状面和横断面两个扫描断面。

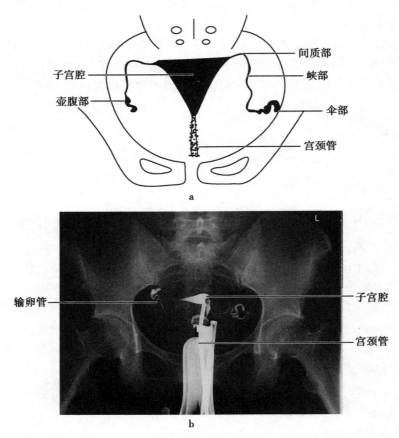

图 5-3-1 正常子宫输卵管造影

a. 正常子宫输卵管造影示意图；b. 正常子宫输卵管造影 X 线表现

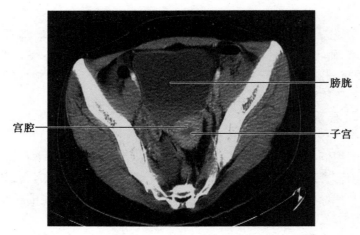

图 5-3-2 正常子宫 CT 表现

子宫体呈软组织密度，中心宫腔较子宫体密度低

　　子宫在冠状面上显示为倒置的三角形,矢状面上显示为倒置的梨形状,横断面上显示为横置的椭圆形。平扫时,T_1WI 像上,宫体、宫颈及阴道显示为一致性较低信号。T_2WI 像上,宫体、宫颈及阴道的解剖结构显示清晰。①宫体有三层信号,自内向外依次表现为高信号、低信号和等信号。高信号为子宫内膜及宫腔内分泌物,低信号为联合带,等信号为子宫肌层。②宫颈有四层信号,自内向外依次表现为高信号、等信号、低信号、等信号,相对应依次为宫颈管内黏液、宫颈黏膜、宫颈纤维化基质、宫颈肌层。③阴道内分泌物为高信号,阴道壁为低信号。卵巢位于宫体两侧外上方,呈卵圆形,T_1WI 像上,呈均匀低信号,T_2WI 像上,卵巢周围的卵泡呈高信号,中央部呈低至中等信号。输卵管不显示(图 5-3-3)。

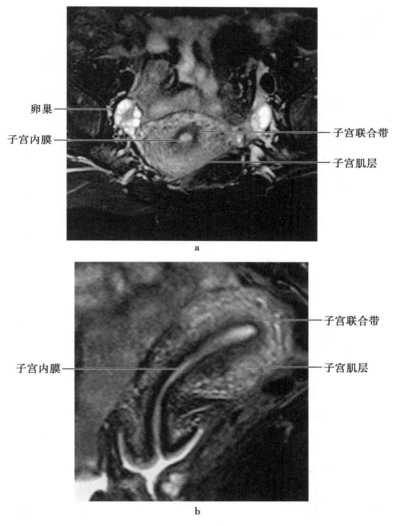

图 5-3-3　正常子宫卵巢 MRI 表现

a. T_2WI 横断面:子宫内膜、子宫联合带、子宫肌层分别呈高信号、低信号、等信号,卵泡表现为高信号;b. T_2WI 矢状面

二、异常影像学表现

（一）异常 X 线表现

1. 子宫异常 宫腔大小、形态异常;造影时子宫肌瘤可表现为腔内充盈缺损。

2. 输卵管异常 输卵管炎及结核可导致输卵管积水、闭塞、扩张等改变。

（二）异常 CT 表现

1. 子宫异常 宫腔大小、形态以及密度异常。一般情况下,良性子宫肿块表现为边缘光整,密度较低,可发生钙化;恶性子宫肿块表现为边缘不清,无包膜,密度为等密度。

2. 卵巢异常 卵巢各个疾病表现各不相同。卵巢囊肿表现为类圆形的水样密度影;卵巢腺瘤或囊腺癌表现为边缘不光整的多房状肿块影,含有液体和实性成分;卵巢囊性畸胎瘤的特征性表现为肿块内有脂-液分层或脂肪性低密度影。

（三）异常 MRI 表现

1. 子宫异常 MRI 显示子宫内部结构的病变优于 CT,表现为子宫大小、形态、信号的异常。息肉、宫颈癌等疾病均可使子宫信号异常。

2. 卵巢肿块 卵巢不同疾病信号表现不同。其信号强度和形态体现了其组织特征和大体结构:卵巢囊性畸胎瘤的特征性表现为肿块内有脂肪性高信号病灶;卵巢囊肿和囊腺瘤时信号与液体相同,类圆形;卵巢囊腺癌表现为分叶状或不规则形肿块,信号混杂,长 T1 长 T2 信号,实性部分强化明显。

三、女性生殖系统发育异常

1. 子宫发育异常 先天性无子宫、双角子宫、双子宫等。先天性无子宫者卵巢输卵管可能正常,第二性征不受影响,不能作子宫输卵管造影。双角子宫是两子宫角相交成 90°~100°,宫体部分融合,宫颈管完全融合。

2. 卵巢发育异常 缺如或发育不良。

3. 输卵管发育异常 畸形、憩室或闭塞(图 5-3-4)。

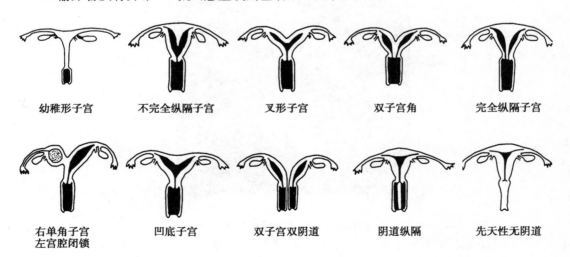

幼稚形子宫　不完全纵隔子宫　叉形子宫　双子宫角　完全纵隔子宫

右单角子宫　凹底子宫　双子宫双阴道　阴道纵隔　先天性无阴道
左宫腔闭锁

图 5-3-4　女性生殖系统的先天异常

四、女性生殖系统炎症性疾病

（一）慢性子宫输卵管炎

【疾病概要】

1. 病因病理　慢性子宫输卵管炎为妇科常见疾病,病因主要有以下两点:①由下生殖道炎症上行扩散感染所致,如慢性宫颈炎、子宫内膜炎等;②急性输卵管炎治疗不彻底或未经治疗转为慢性炎症。慢性子宫输卵管炎常导致不孕。

2. 临床表现　全身症状不明显,临床主要症状为下腹部坠痛、腰骶部酸痛及月经不调等。妇科检查附件区可扪及增粗的条索状输卵管,轻度压痛,合并输卵管积水或卵巢囊肿时,宫旁可扪及囊性肿物,活动度较差。

【影像表现】

主要检查方法为子宫输卵管造影,此方法同时还具有疏通输卵管的作用。炎症可造成宫腔及输卵管粘连、闭塞,对比剂止于粘连或闭塞处,当完全闭塞时,24 小时后复查,对比剂不减少;当不完全闭塞时,24 小时后复查,对比剂可减少;输卵管积水时,闭塞的输卵管近端扩张。

【鉴别诊断】

子宫输卵管造影检查若发现宫腔狭小、变形,输卵管僵直并有钙化影则为子宫输卵管结核;若发现子宫输卵管粘连、闭塞及输卵管积水则为子宫输卵管炎。

（二）子宫输卵管结核

【疾病概要】

1. 病因病理　一般是继发感染,盆腔脏器受累后病变向邻近器官直接蔓延,首先侵犯输卵管,随后是子宫,最后是卵巢。

2. 临床表现　全身症状一般为消瘦、低热、乏力等。输卵管结核表现为下腹痛、月经失调、不孕等。妇科检查附件区触及大小不等的包块,若累及盆腔可扪及大片硬化组织,称为"冰冻骨盆"。

【影像表现】

1. 平片　腹部平片,发现盆腔有孤立钙化点,提示有结核病灶;盆腔平片有孤立钙化点,提示曾有盆腔淋巴结结核病灶。

2. 子宫输卵管造影　输卵管管腔呈典型的串珠状,有多个狭窄部分,或显示管腔细小而僵直,当病变累及子宫或盆腔时,可见宫腔形态改变,狭窄,边缘呈锯齿状,盆腔、淋巴结卵巢等部位钙化点。

【鉴别诊断】

与子宫输卵管炎相鉴别。见慢性子宫输卵管炎。

五、女性生殖系统肿瘤

（一）子宫肌瘤

【疾病概要】

1. 病因病理　又称子宫平滑肌瘤,是女性生殖系统中最常见的良性肿瘤,好发年龄为30～50 岁,可能与雌激素刺激有关,发生在子宫体最多见,肌瘤可单发,也可多发。按发生部位肌壁内肌瘤最常见,其次为浆膜下肌瘤,黏膜下肌瘤最少见。血供不足时可发生各种继发变性,包括玻璃样变、液化囊变、脂肪变性、红色变性、黏液变性、坏死及感染。

2. 临床表现 临床症状取决于肌瘤的部位、大小和扭转情况。常见临床表现有不规则或持久出血、月经量多、腹部肿块、疼痛、不育等;当膀胱、直肠压迫时,出现排尿、排便不畅。

【影像表现】

1. CT 表现 子宫肌瘤使子宫增大,波浪状轮廓,密度同子宫肌壁,其内可见点状、条状钙化影。增强检查时强化强度与子宫肌壁接近,有变性改变时密度低于子宫肌壁(图 5-3-5)。

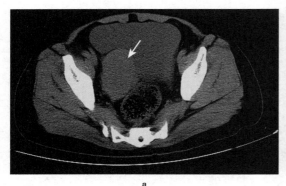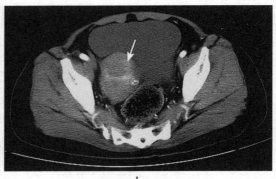

| a | b |

图 5-3-5 子宫肌瘤 CT 表现
a. 横断面扫描,子宫增大,呈团块状影;b. 肿块强化

2. MRI 表现 子宫轮廓不平整,在 T_1WI 上,信号与子宫肌接近,在 T_2WI 上,肌瘤呈均匀低信号。肌瘤变性的范围和性质不同,其表现也不同。增强扫描瘤体有强化,强化程度不同(图 5-3-6)。

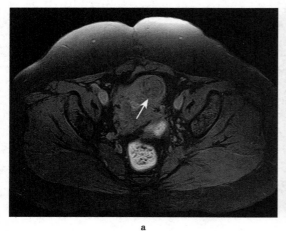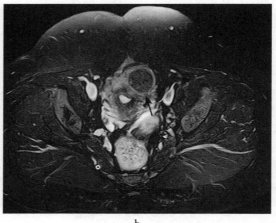

| a | b |

图 5-3-6 子宫肌瘤 MRI 表现
a. T_1WI 压脂,病变呈混杂信号;b. T_2WI 压脂,病变呈边界清楚的均一低信号

【鉴别诊断】

子宫腺肌病为子宫内膜侵入子宫肌层的良性病变,常有月经过多、进行性痛经等症状。

MRI 表现为在 T_1WI 上,出血灶为高信号,子宫为中低信号,在 T_2WI 上,肌层内见小囊性高信号病灶,并可见节段性明显的连接带。子宫肌瘤在 T_2WI 上呈均匀的低信号。

（二）子宫颈癌

【疾病概要】

1. 病因病理　是最常见的妇科恶性肿瘤,危险因素包括初次性生活过早、多个性伴侣等。发病高峰年龄为55～65岁,好发于子宫颈鳞状上皮与柱状上皮移行处。病理类型以鳞癌为主,腺癌其次,腺鳞癌罕见。主要转移途径是直接蔓延和淋巴转移。子宫颈癌临床分期如下:

Ⅰ期　肿瘤完全限于宫颈

Ⅱ期　肿瘤延伸超过宫颈,但不达到盆壁和阴道下 1/3

Ⅲ期　肿瘤延伸至盆壁或阴道下 1/3

Ⅳ期　肿瘤延伸超过盆腔或侵犯膀胱、直肠

2. 临床表现　早期表现为自发性或接触性阴道出血,阴道分泌物增多,有感染时可有恶臭;进展期侵犯至盆腔引起肾功能受损症状,侵犯至膀胱、直肠引起尿频、尿急、里急后重等症状。妇科检查可见到宫颈糜烂及结节状或菜花状肿物。

【影像表现】

影像检查主要适用于判断其侵犯范围,盆腔受累及淋巴结转移情况,从而帮助临床诊断和治疗。

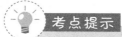

考点提示

子宫颈癌的影像表现

1. CT 表现　早期子宫颈增大,边缘光滑,有坏死病灶为低密度影,随着病情进一步发展,子宫颈边缘模糊,出现软组织肿物影,侵犯至宫旁组织器官,周围脂肪间隙不清,膀胱或直肠壁不规则。

2. MRI 表现　MRI 检查为宫颈癌首选影像检查方法。肿瘤典型表现为在 T_1WI 上呈中等信号,在 T_2WI 上呈中高信号,若有坏死灶,表现为不均匀混杂信号。增强扫描有助于检出小病灶,肿瘤表现为早期强化。

【鉴别诊断】

需与子宫内膜癌相鉴别,除临床表现及影像学检查鉴别,主要靠病理组织学检查。

（三）子宫内膜癌

【疾病概要】

1. 病因病理　子宫内膜癌是发生在子宫内膜的癌,与雌激素、肥胖、糖尿病、高血压等因素有关。病理分型为弥漫型和局限型两种,前者多见。组织学腺癌多见。好发于老年人,多在绝经后发病。主要转移途径是直接蔓延和淋巴转移。依据侵犯范围,临床上将子宫内膜癌分为四期:

Ⅰ期　肿瘤限于子宫体

Ⅱ期　肿瘤侵犯子宫颈

Ⅲ期　肿瘤侵犯至宫外,但范围限于真盆腔

Ⅳ期　肿瘤侵犯膀胱、肠管或发生远处转移

2. 临床表现　最常见的症状为阴道出血及异常分泌物。诊断主要依靠刮宫和细胞学检查。

【影像表现】

1. CT 表现　平扫时受累子宫大小正常或增大,肿瘤呈菜花状,密度低于周围子宫肌层。

侵犯至周围组织,可见软组织密度影;增强后,病灶强化程度较周围子宫肌低。

2. MRI 表现 肿瘤呈菜花状,在 T_1WI 上呈等信号,在 T_2WI 上呈中高信号,若肿瘤侵犯至肌层,则联合带信号中断;增强扫描,肿瘤晚于周围子宫肌层强化(图 5-3-7)。

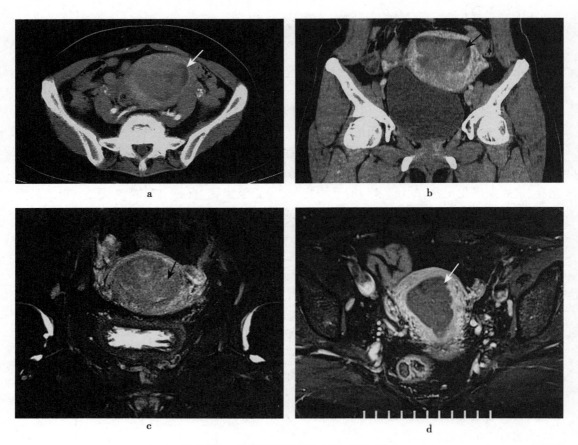

图 5-3-7 子宫内膜癌增强 CT、MRI 表现

a. CT 增强横断面,子宫增大,肿瘤强化低于周围正常组织;b. CT 冠状面增强,坏死部分不增强;
c. T_2WI 冠状面,病变呈混杂中、高信号,内膜周围联合带中断、消失;d. T_1WI 横断面增强子宫内膜增厚,强化不均匀

【鉴别诊断】

见子宫颈癌鉴别。

(四)卵巢囊肿

【疾病概要】

1. 病因病理 卵巢囊肿包括单纯囊肿、滤泡囊肿、黄体囊肿、皮样囊肿等,其中单纯性卵巢囊肿多见。囊肿可单发可多发,可单侧也可双侧同时发生,一般为单房状。滤泡囊肿是垂体分泌促卵泡素过多,使卵泡内液体增多所致。黄体囊肿是绒毛膜促性腺激素刺激卵泡造成。皮样囊肿是含外胚层成分的囊性畸胎瘤。巧克力囊肿是由子宫内膜异位症引起。

2. 临床表现 临床上多无症状。若合并感染,包块有压痛,还会出现腹膜刺激征以及腹水等。

【影像表现】

1. CT 表现 平扫时,表现为边缘光整的均匀水样低密度区,CT 值为 0～15Hu,与周围组织分界清楚。增强后,囊内没有强化,囊壁有轻度强化(图 5-3-8)。

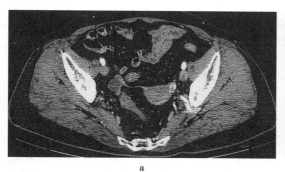
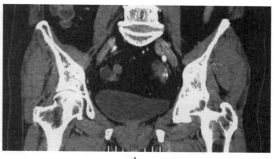

图 5-3-8 卵巢囊肿 CT 表现

a. CT 增强横断面,右侧附件区见均匀的囊性密度区,囊内无强化;b. CT 增强冠状面重建,病变显示清晰

2. MRI 表现 平扫时,在 T_1WI 上表现为低信号,在 T_2WI 上表现为均匀的高信号;增强扫描,囊肿内不出现强化。巧克力囊肿及皮样囊肿在 T_1WI 上表现为高信号,在 T_2WI 上仍表现为高信号,具有一定特征性(图 5-3-9)。

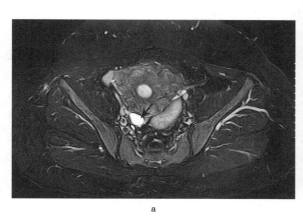
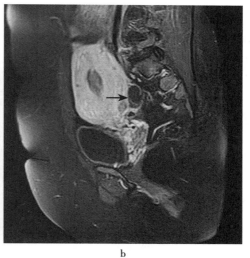

图 5-3-9 卵巢囊肿 MRI 表现

a. T_2WI 横断面囊肿呈高信号;b. T_1WI 矢状面囊肿呈低信号

【鉴别诊断】

根据 CT 及 MRI 表现特征结合临床检查不难诊断此病。

(五)卵巢畸胎瘤

【疾病概要】

1. 病因病理 是卵巢较常见的良性肿瘤。常为单侧。好发于育龄期妇女。肿瘤包含以外胚层组织为主的三个胚层的成熟组织。肿瘤表面光整呈囊性,内含皮脂样物质、脂肪、毛发、牙齿、骨组织以及浆液。

2. 临床表现 临床上多无症状。少部分病人有下腹不适,腹部胀痛。

【影像表现】

1. CT 表现 平扫时,表现为密度不均匀的囊性肿块,边界清楚,囊壁厚薄不均匀,其内可见发育不全的骨组织、牙齿结构,偶见斑片状或弧形钙化,低密度影为脂肪组织。边缘光整的均匀水样低密度区,CT 值为 0~15Hu,与周围组织分界清楚。增强后,表现为不均匀强化(图 5-3-10)。

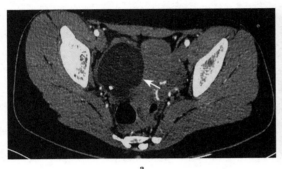 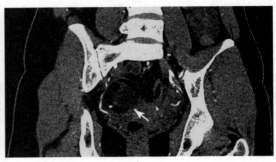

a   b

图 5-3-10 卵巢畸胎瘤 CT 表现

a. 横断面;b. 冠状面:右侧附件区密度不均匀肿块,内有钙化

2. MRI 表现 平扫时,MRI 能清楚的显示畸胎瘤的内部结构,脂肪组织表现为短 T_1 长 T_2,T_1WI、T_2WI 均为高信号;囊性组织表现为长 T_1 长 T_2;骨组织及钙化表现为长 T_1 短 T_2。皮样囊肿则表现为短 T_1 长 T_2。增强扫描后,囊壁和壁结节有强化。

【鉴别诊断】

卵巢畸胎瘤在 CT 和 MRI 上均有特征性表现,即盆腔内有不均匀肿块,其内含脂肪、牙齿、骨、软组织和液体成分,不难做出诊断。

(六)卵巢癌

【疾病概要】

1. 病因病理 是卵巢最常见的恶性肿瘤。主要为浆液性囊腺癌和黏液性囊腺癌,以浆液性囊腺癌多见。卵巢癌的转移包括局部侵犯、腹膜腔的直接种植和淋巴转移。卵巢癌多起源于上皮,临床分四期:

Ⅰ 期 肿瘤限于卵巢

Ⅱ 期 肿瘤有盆腔内延伸,累及子宫、输卵管或盆腔其他组织

Ⅲ 期 肿瘤发生腹膜腔转移,包括网膜和(或)腹膜后、腹股沟淋巴结转移

Ⅳ 期 发生远处转移,包括胸部、肝脏转移

2. 临床表现 卵巢癌早期多无症状或症状较轻,发现时一般为晚期。表现为腹部肿块,可有压迫膀胱、直肠症状;腹水、消瘦、贫血、乏力等。

【影像表现】

1. CT 表现 平扫时,表现为盆腔内或下腹部软组织肿块,边界不清,大小不等,形态不规则,密度多不均匀。有时可见腹水。增强扫描后,间隔、囊壁及实性部分明显强化。发生

腹腔转移时表现为器官周围边缘模糊。大网膜转移表现为横结肠与前腹壁见有软组织肿块影,密度不均匀,边缘不光整,界限不清。当卵巢黏液腺癌的囊性病变侵入腹膜腔时,表现为盆腔内均匀的水样密度影,其内分隔明显。卵巢癌有腹主动脉旁淋巴结和髂总、髂外淋巴结转移时,表现为淋巴结肿大。肝脏转移表现为多个大小不等的圆形低密度影(图 5-3-11)。

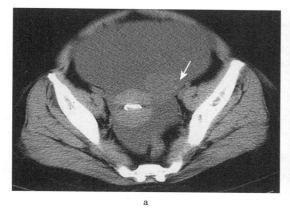

a

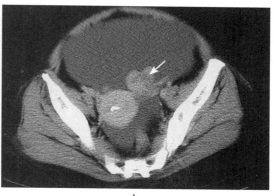

b

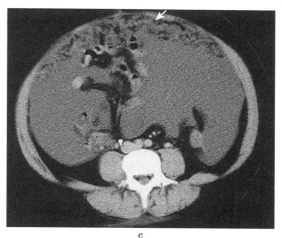

c

图 5-3-11 卵巢癌 CT 表现

a. CT 平扫,盆腔内见囊实性肿块影;b. CT 增强实性部分强化明显;c. CT 增强,前腹壁后方可见边界不清的扁平状软组织影,密度不均

2. MRI 表现 平扫时,肿瘤形态与 CT 表现相同,表现为边界不清的囊性肿块,在 T_1WI 上,囊性表现为低信号,在 T_2WI 上,囊性部分表现为高信号。增强扫描,表现为实性部分强化,囊性部分不强化。和 CT 一样,MRI 检查可观察到腹水、腹膜的种植性转移、淋巴结转移。

考点提示

卵巢癌的影像表现

【鉴别诊断】

卵巢囊腺癌需与卵巢囊腺瘤相鉴别。中年女性盆腔内发现囊实性肿块,其壁和内隔厚且不规则,有明显实体部分,考虑卵巢囊腺癌。卵巢囊腺瘤则边界光整清晰,囊壁和囊隔薄且均匀,无远处转移及种植征象。

（七）卵巢转移瘤

【疾病概要】

1. 病因病理　原发瘤多在胃肠道或乳腺,卵巢是恶性肿瘤常发生转移的部位之一,可来自直接蔓延、腹腔种植、血行转移或者淋巴道转移。卵巢转移瘤称为库肯伯瘤。好发年龄在40~50岁。

2. 临床表现　转移瘤表现较原发瘤明显,表现为生长迅速的下腹部肿块,伴有腹痛、腹胀,有腹水或胸腔积液。

【影像表现】

1. CT表现　表现为卵巢内低密度区,可单侧,也可双侧,可伴有腹水或胸腔积液,有时发现其他脏器转移。

2. MRI表现　卵巢肿块表现为长T_1和长T_2,表现与CT表现相似。

【鉴别诊断】

有明确胃肠道或乳腺的恶性肿瘤,并且影像检查中观察到卵巢多发肿块,伴有腹水或胸腔积液,应考虑本病。

第四节　乳　　腺

一、正常影像学表现

（一）正常X线表现

1. 乳头　可呈扁平状,两侧大小相等,密度均匀一致。

2. 乳晕　位于乳头四周,呈盘状,乳晕区皮肤较乳房其他部分皮肤稍厚。

3. 皮肤　厚度均匀,呈线样,乳晕与下方褶皱处皮肤最厚。

4. 皮下脂肪层　呈囊状包于乳腺周围,形成半球,这层囊状脂肪组织称脂肪囊。脂肪囊的厚薄有个体差异。脂肪组织的多少是决定乳房大小的重要因素之一。脂肪组织将皮肤与乳腺分开。因含有的脂肪丰富,表现为高密度透亮影。

5. 悬吊韧带　对乳房起支持作用,在皮肤、乳腺、胸肌筋膜之间。正位片显示外侧悬吊韧带向前内方向走行,内侧向前外走行(图5-4-1)。

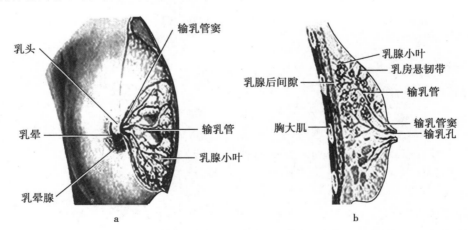

图5-4-1　正常乳腺解剖示意图

a. 正面观;b. 矢状剖面观

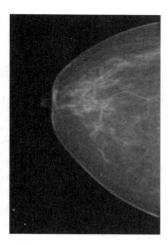

图 5-4-2　正常乳腺钼靶 X 线图

6. 腺体　由小叶及其周围纤维组织间质形成的边缘模糊的片状和羽毛状致密影。乳腺位于胸前部,内侧达到同侧的胸骨缘,外侧为同侧的腋中线,上缘达到第二肋骨水平,下缘到第六肋骨水平,大部分乳腺位于胸大肌的表面,小部分乳腺位于前锯肌、腹外斜肌和腹直肌。正常乳腺实质呈半球形,较为光滑,两侧对称。正常乳腺分三型:①脂肪型:也称为萎缩退化型,多见于老年人,表现为腺体萎缩;②腺体型:多见于成年人以及哺乳期妇女,表现为腺体团状高密度影;③致密型:多见于年轻未孕女性,表现为致密影,为腺体或结缔组织影(图 5-4-2)。

7. 乳导管　起自乳头下方的放射状线样影。

8. 血管　乳房的动脉包括:胸部内动脉穿支、腋动脉分支及上位肋间动脉的前穿支。乳房具有丰富的皮下静脉网,位于浅筋膜浅层的后面。在乳腺上部的皮下脂肪层中可见到静脉阴影,但乳腺动脉一般不易见到。

9. 淋巴　乳房的淋巴管由皮肤与小叶乳腺间的毛细淋巴网和淋巴丛组成。淋巴系统是乳腺癌的转移途径之一。

（二）正常 CT 表现

平扫时,皮肤、乳腺脂肪组织、乳头、导管、腺体均清晰可见。皮肤厚度测量在 1 ~ 2mm 之间。乳腺脂肪组织 CT 值在 −80 ~ −100Hu 之间。较大的乳腺导管表现为自乳头下呈扇形的软组织影。腺体表现为大片状软组织密度影(图 5-4-3)。

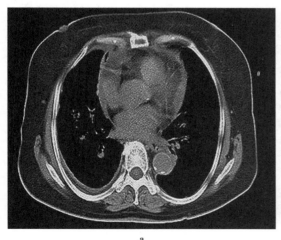
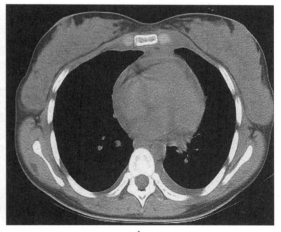

a　　　　　　　　　　　　　　　　　b

图 5-4-3　正常乳腺 CT 平扫图

a. 脂肪型;b. 致密型

增强扫描时,腺体轻度强化,血管强化明显。

（三）正常 MRI 表现

所选脉冲序列不同,乳腺所显示的信号不同。乳头、乳腺小叶及乳腺导管在 T_1WI 上和

T_2WI 上均为低信号,而脂肪组织在 T_1WI 上和 T_2WI 上均为高信号,导管在矢状位上显示最清晰。增强扫描,乳腺实质轻度强化,脂肪组织无强化(图 5-4-4)。

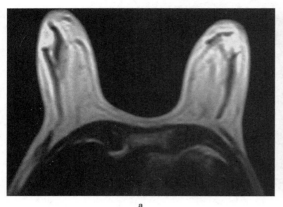
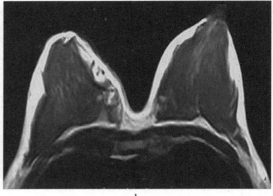

a   b

图 5-4-4 正常乳腺 MRI 平扫 T_1WI 图

a. 脂肪型;b. 致密型

二、异常影像学表现

(一)异常 X 线表现

1. 肿块 主要表现在形状、大小、边缘及密度这四方面。一般情况下,良性肿瘤表现为圆形或类圆形、密度与正常腺体密度接近、边缘光滑;恶性肿瘤表现为分叶状或不规则形、密度较致密、边缘模糊(图 5-4-5)。

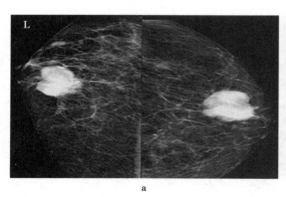
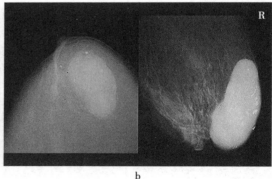

a   b

图 5-4-5 乳腺肿块钼靶 X 线图

a. 分叶状肿块;b. 椭圆形肿块,其内见钙化

2. 钙化 钙化情况是鉴别良、恶性病变的一项重要依据。通常情况下,良性病变钙化较粗大,呈颗粒状、棒状、新月形,较分散,密度较高;恶性病变钙化大小不一,呈细沙粒状,较集中,密度浓淡不一(图 5-4-6)。

3. 局限性皮肤增厚、内陷 多见于恶性肿瘤,由于肿瘤直接侵犯至皮肤,造成皮肤局限性增厚并向肿瘤方向回缩,即酒窝征。癌症晚期,由于淋巴回流受阻,组织发生水肿,癌变处与皮肤粘连紧密,皮肤上出现许多小凹陷,皮肤呈"橘皮样",有助于乳腺癌的诊断。

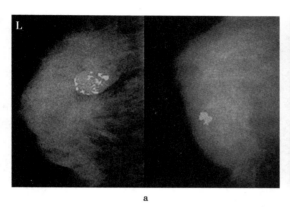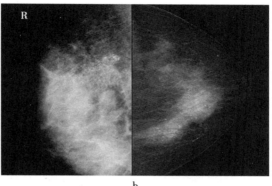

图 5-4-6　乳腺钙化钼靶 X 线图

a. 良性病变结节状钙化；b. 乳腺癌砂粒样钙化

4. 乳头回缩　乳头后方的肿瘤与乳头间有浸润时，造成乳头回缩、内陷，即漏斗征（图 5-4-7）。

（二）异常 CT 表现

CT 扫描可清晰显示良、恶性肿块的特征。乳腺内的钙化、肿块、乳头内陷及回缩表现与 X 线相同。CT 能准确测量乳腺内组织成分。增强扫描，良性肿块为中等强化，恶性肿块为明显强化（图 5-4-8）。

（三）异常 MRI 表现

平扫时，病变在 T_1WI 上多为中或低信号，在 T_2WI 上依据成分不同而表现不同，纤维成分含量多则病变信号低，含水量多则病变信号高。通常良性病变信号均匀，恶性病变信号混杂。增强扫描，良性病变缓慢均匀强化，恶性病变不规则强化，强化程度呈速升速降（图 5-4-9）。

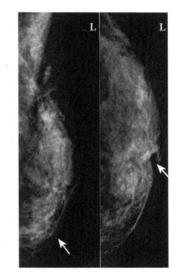

图 5-4-7　乳腺皮肤及乳头改变钼靶 X 线图

左侧乳腺癌导致乳头凹陷

三、乳腺疾病

（一）乳腺小叶增生

【疾病概要】

1. 病因病理　乳腺小叶增生是指乳腺上皮和纤维组织增生，乳腺组织导管和乳腺小叶的退行性变，是乳腺疾病中较常见的一类疾病，病因与雌激素相关。组织学上分为四类：囊性增生病、小叶增生、腺病和纤维性病。好发年龄在 30 ~ 40 岁，发病可在单侧，也可在双侧。

2. 临床表现　表现为：①乳房疼痛，常在月经前数天，停经后减弱或消失，可一侧或双侧；②乳房肿块，好发于乳房外上象限，可单侧或双侧；③乳头溢液，较少见，为草黄色或棕色溢液。

【影像表现】

1. X 线表现　乳腺内局限性或弥漫性的结节影，边界模糊，呈片状或棉絮状。小乳管高度扩张形成囊肿时，呈边缘光整的圆形或类圆形稍低密度影，直径多小于 1cm（图 5-4-10）。

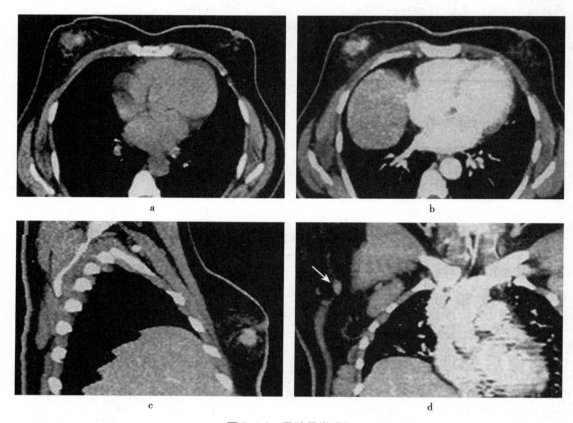

a   b

c   d

图 5-4-8　乳腺异常 CT

右侧乳腺癌 a、c. CT 平扫：右侧乳腺外侧密度不均的分叶状肿块，内见砂粒样钙化；b、d. CT 增强扫描：中等程度强化；d：右侧腋窝淋巴结肿大

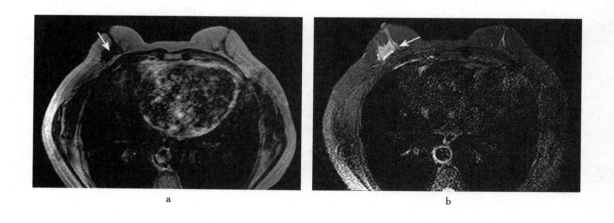

a   b

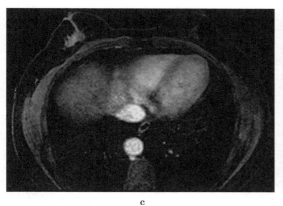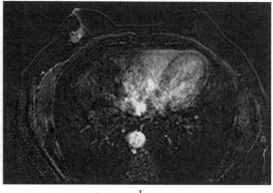

图 5-4-9　乳腺异常 MRI 图

右侧乳腺癌 a. 平扫 T_1WI；b. 平扫脂肪抑制 T_2WI；c、d. 增强扫描脂肪抑制 T_1WI：右侧乳腺分叶状肿块，信号不均，增强扫描后肿块明显强化

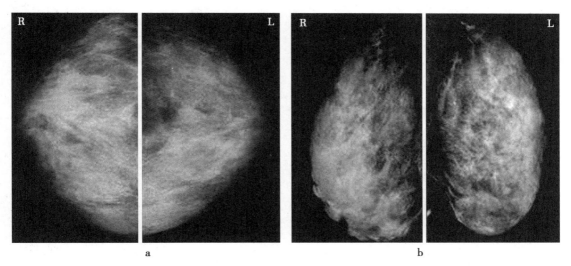

图 5-4-10　双侧乳腺增生症钼靶 X 线图
双侧乳腺内见大片状密度增高模糊影

2. CT 表现　平扫时，乳腺组织增厚，密度稍高，呈块状或片状致密影，增厚的组织中可见条索状低密度影。有囊肿时，可见类圆形的水样均匀密度影。增强扫描时，呈轻中度强化。囊肿无强化（图 5-4-11）。

3. MRI 表现　平扫时，在 T_1WI 上，增生的导管腺体组织与周围正常乳腺组织信号接近，表现为低或中等信号；在 T_2WI 上，增生组织的含水量越高，则信号越高，有囊肿形成时，呈高信号。增强扫描时，增生越严重，强化越明显。通常表现为弥漫性或多发片状轻中度渐进性强化（图 5-4-12）。

【鉴别诊断】

局限性增生与乳腺癌相鉴别。后者血运丰富、边缘不光滑、有毛刺、皮肤增厚、钙化密集。

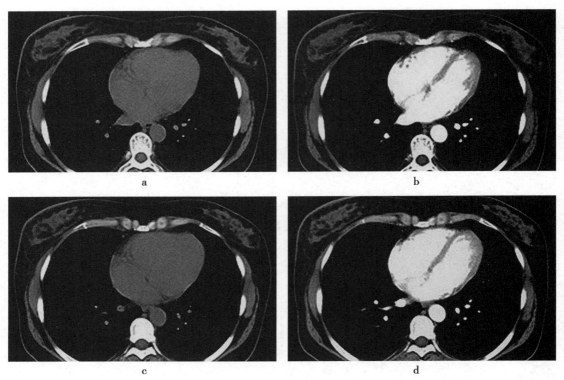

图 5-4-11 乳腺增生 CT 图

a、c. CT 平扫：双侧乳腺密度增高，内见片状模糊密度增高影；b、d. CT 增强扫描：轻度强化

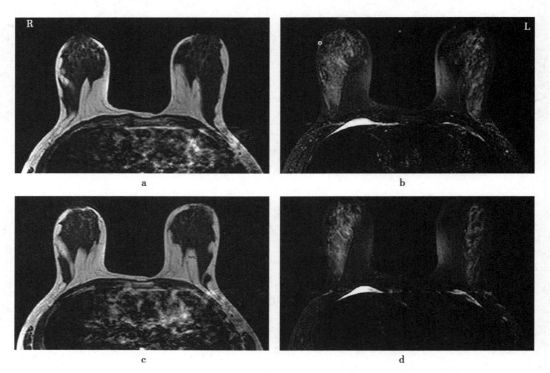

图 5-4-12 双侧乳腺增生 MRI 图

双侧乳腺内见片状影，a、c：T_1WI 病变稍低信号，b、d：T_2WI 病变稍高信号

（二）乳腺纤维腺瘤

【疾病概要】

乳腺纤维腺瘤是最常见乳腺良性肿瘤,好发于 15~30 岁的女性,多见于乳房外上象限,常单发。

1. 病因病理　肿瘤与雌激素作用相关。乳腺纤维腺瘤由乳腺纤维组织和腺上皮两种成分构成。在组织学上,成分以纤维组织为主称为纤维腺瘤,以腺上皮为主称为腺纤维瘤,多数以纤维组织为主。

2. 临床表现　一般在无意中发现,少数患者有疼痛,月经时明显。检查时肿块边缘清晰、可自由推动。少数会有乳头溢液。

【影像表现】

1. X 线表现　通常表现为圆形或类圆形,边界清楚,肿物密度接近正常腺体密度。肿块大小多在 1~3cm 之间,周围脂肪组织被挤压形成透亮环。少数肿块可呈分叶状,也可出现钙化(图 5-4-13)。

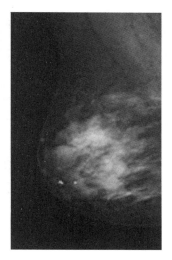

图 5-4-13　乳腺纤维腺瘤钼靶 X 线图

肿块呈类圆形,无毛刺及分叶

2. CT 表现　平扫时,表现为圆形或类圆形的稍低密度影,边缘光整,肿块内的钙化清晰可见。增强扫描时,肿块轻度均匀强化(图 5-4-14)。

3. MRI 表现　平扫时,在 T_1WI 上,肿块呈圆形或类圆形的边界清楚的中低信号影,在 T_2WI 上,肿块成分不同,信号强度不同。纤维成分多则信号强度低,黏性及腺性成分多则信号强度高。钙化呈低信号。增强扫描时,大多表现为缓慢均匀性强化(图 5-4-15)。

【鉴别诊断】

与乳腺癌相鉴别。乳腺癌边缘多有毛刺及分叶,与周围组织粘连,不易推动,有泥沙样钙化,强化明显。

（三）乳腺癌

乳腺癌是女性较常见的恶性肿瘤之一,好发于绝经前后的女性,大约在 40~60 岁之间。

【疾病概要】

1. 病因病理　病因可能与雌激素水平相关。病理学上大体分为三类:①非浸润性癌;

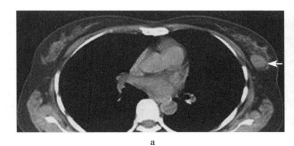
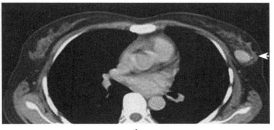

图 5-4-14　乳腺纤维腺瘤 CT 图

a. 平扫:病变边缘光整,密度均匀;b. CT 增强扫描:中度强化

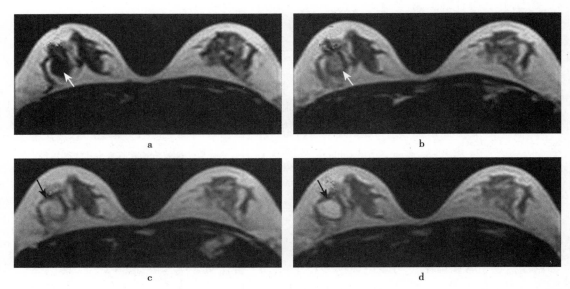

图 5-4-15　乳腺纤维腺瘤 MRI 图

右乳病变在 $T_1WI(a)$ 呈低信号、$T_2WI(b)$ 呈稍高信号,动态增强扫描(c、d)显示轮廓清晰,病灶信号由中心逐渐强化

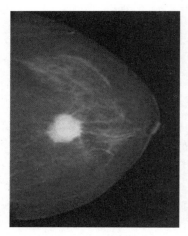

图 5-4-16　乳腺癌钼靶 X 线图

乳腺组织内可见结节状高密度影

②浸润性非特殊型癌;③浸润性特殊型癌。

2. 临床表现　主要表现为乳房肿块,疼痛,乳头溢血,乳头回缩,皮肤异常,可有转移征象。

【影像表现】

1. X 线表现　肿块多呈分叶状或不规则形的高密度影,边缘不光整,有毛刺,其内可见线状、团簇状或小砂粒状钙化,周围皮肤可有增厚和局限性凹陷。切线位可观察到乳头内陷(图 5-4-16)。

2. CT 表现　乳腺癌的 CT 表现与 X 线表现基本相同,但 CT 能发现 2～5mm 的病灶。平扫时,肿瘤边界不清,形状不规则,常伴毛刺和分叶,密度较高,其内可见钙化。增强扫描,肿瘤呈明显强化(图 5-4-17)。

3. MRI 表现　平扫时,在 T_1WI 上,乳腺癌多呈低信号,在 T_2WI 上,乳腺癌多呈高信号,信号高于乳腺组织低于脂肪组织。增强扫描时,肿瘤强化明显,快进快出(图 5-4-18)。

【鉴别诊断】

与纤维瘤相鉴别。纤维瘤发病年轻化,多无症状,肿块边缘光整,密度较轻,少毛刺及分叶,有钙化,强化速度缓慢。

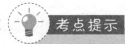

考点提示

乳腺癌的影像表现

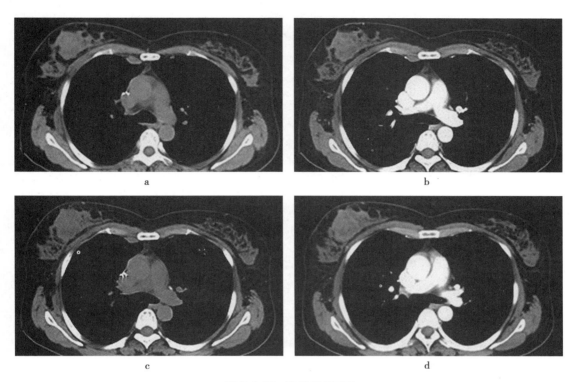

图 5-4-17　乳腺癌 CT 图

a、c. CT 平扫:右乳分叶状肿块,边缘有毛刺;b、d. 增强扫描:明显强化

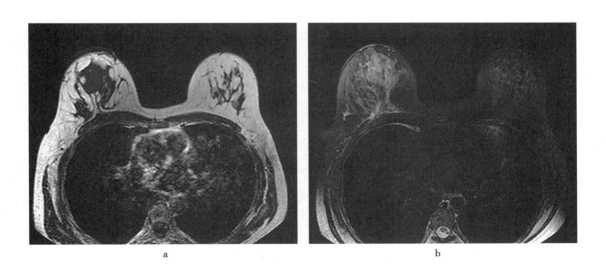

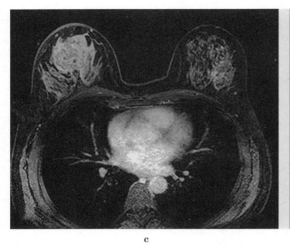
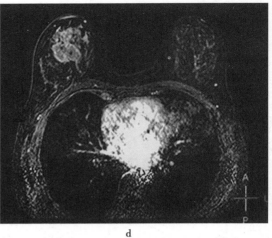

c　　　　　　　　　　　　d

图 5-4-18　乳腺癌 MRI 图

右乳病灶,在 $T_1WI(a)$ 上呈低信号,在脂肪抑制 $T_2WI(b)$ 上呈混杂信号,肿瘤边缘见分叶、毛刺,增强后(c、d)呈明显强化

本章小结

　　本章主要介绍了泌尿系统、生殖系统和乳腺正常影像学表现,泌尿和生殖系统以及乳腺常见疾病的影像学表现及鉴别诊断。

【读片窗1】

　　病史:男,56岁,左胁腹部隐痛一月余,无痛性肉眼血尿半月余。无尿频、尿急。腹部平片未见确切异常;实验室检查:尿中大量红细胞,未见脓细胞。

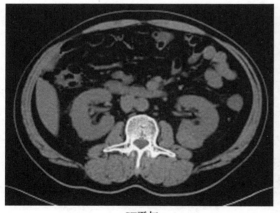
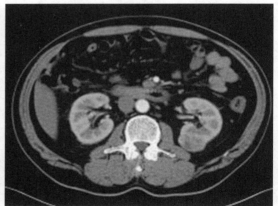

CT平扫　　　　　　　　　　　　增强扫描皮质期

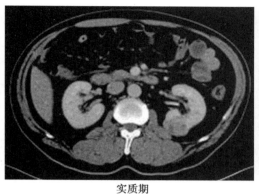
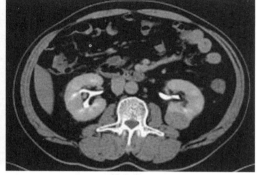

实质期　　　　　　　　　　　　　　　　　排泄期

读片窗图 5-1

1. 写出本病的诊断依据。
2. 写出诊断结论。

【读片窗2】

患者,女,62岁,反复阴道流液半年。妇科检查:外阴老年性改变,前庭大腺无红肿。阴道少许淡红色分泌物,无异味。宫颈光滑,大小正常。子宫萎缩,质中,活动,无压痛。附件双侧未扪及包块,无压痛。MRI检查见下图,请分析应考虑何种疾病?

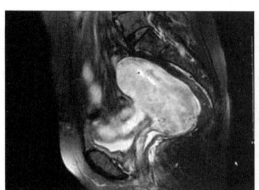
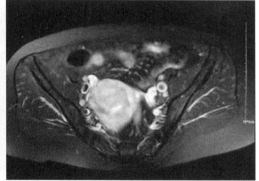

增强扫描动脉期

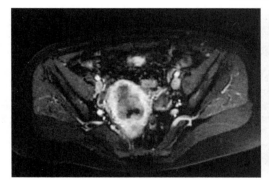
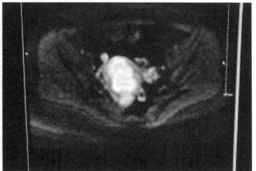

静脉期

读片窗图 5-2

1. 写出本病的诊断依据。
2. 写出诊断结论。

 目标测试

A1 型题

1. 腹部平片在泌尿系统主要用于检查
   A. 泌尿系统结石   B. 泌尿系统积水   C. 泌尿系统感染
   D. 泌尿系统肿瘤   E. 泌尿系统损伤

2. 泌尿系统阴性结石是指
   A. 各种影像检查技术均不能显示的结石
   B. X 线腹部平片不能显示的结石
   C. 超声和 CT 均不能检出的结石
   D. 不引起患者临床症状的泌尿系统结石
   E. 不引起尿路梗阻积水的结石

3. 肾血管平滑肌脂肪瘤 CT 检查有确诊意义的征象是
   A. 肾实质内占位,边界清晰,密度不均
   B. 增强扫描肿瘤不均匀强化
   C. 肿瘤内含脂肪成分
   D. 增强扫描肿瘤内见强化血管影
   E. 合并有结节性硬化

4. 子宫内膜癌最常见的是以下哪一种类型
   A. 透明细胞癌   B. 腺癌   C. 腺鳞癌
   D. 乳头状浆液癌   E. 腺角化癌

5. 关于子宫输卵管结核的病理生理和临床表现,以下描述**错误**的是
   A. 输卵管粘连   B. 子宫变小
   C. 常有不孕   D. 输卵管是柔软的,不发生钙化
   E. 累及输卵管,可形成溃疡

6. 女性生殖系统最常见的恶性肿瘤是
   A. 子宫内膜癌   B. 卵巢转移瘤   C. 宫颈癌
   D. 卵巢浆液性囊腺癌   E. 卵巢黏液性囊腺癌

7. 下列描述与乳腺纤维瘤的临床表现和 X 线主要特征**不符合**的是
   A. 周期性疼痛   B. 肿块活动度大   C. 肿块边界清楚
   D. 肿块明显压痛   E. 无腋窝淋巴结增大

8. 乳腺良性病变钙化的特点**不正确**的是
   A. 钙化数目少   B. 边缘清楚   C. 颗粒粗
   D. 密度高   E. 形态不规则

A2 型题

9. 男,60 岁,排尿困难半年余,CT 平扫示前列腺左侧周围带局限性膨凸,见软组织密度块影,动态增强动脉期肿块明显强化,左侧精囊角消失,最可能的诊断是

A. 前列腺增生　　　　　B. 前列腺脓肿　　　　　C. 前列腺炎症

D. 前列腺癌　　　　　　E. 前列腺穿刺后出血

10. 女,48岁,无痛性肉眼血尿1月余,尿路造影见右侧肾盂有一不规则充盈缺损,CT平扫示右侧肾盂不规则软组织密度肿块,边界不清,增强扫描中度强化,最可能诊断是

A. 肾盂血凝块　　　　　B. 肾癌　　　　　　　　C. 肾盂癌

D. 肾血管平滑肌脂肪瘤　E. 肾脓肿

A3/A4 型题

11. 患者男,56岁,无痛性肉眼血尿2月余入院,实验室检查尿中大量红细胞,细菌(-),腹部平片未见阳性结石,可见左肾轮廓局限性外突。根据上述资料,患者为明确诊断还应选择哪种检查为宜

A. 超声　　　　　　　　B. 静脉尿路造影　　　　C. CT平扫

D. CT平扫+增强扫描　　E. DSA

12. 上述病例CT平扫联合增强扫描示左肾上极类圆形软组织密度肿块,密度不均,中心示坏死,增强扫描皮质期肿块与肾皮质强化程度近似,实质期强化程度迅速减低,呈"快进快出"型,最可能的诊断是

A. 肾脓肿　　　　　　　B. 肾血管平滑肌脂肪瘤　C. 肾盂癌

D. 肾癌　　　　　　　　E. 肾血肿

B1 型题

A. 输卵管子宫部　　　　B. 输卵管峡部　　　　　C. 输卵管壶腹

D. 输卵管漏斗　　　　　E. 输卵管伞

13. 输卵管结扎部位是

14. 受精部位是

(韩芳媛)

第六章　骨与关节系统

1. 掌握:骨与关节系统正常和异常影像学表现。
2. 熟悉:骨与关节系统常见疾病的影像学表现和临床表现。
3. 了解:骨与关节系统常见疾病的病因病理及影像鉴别诊断。

第一节　正常影像学表现

一、正常 X 线表现

(一)四肢长骨

1. 儿童长骨　儿童骨骼因在发育阶段,其管状骨组织构成与成人不同,其主要特点是骨干两端仍为软骨,未完全骨化。因此儿童长骨可分为骨干、干骺端、骨骺和骺板四部分(图6-1-1)。

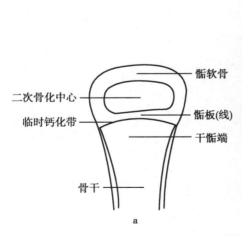
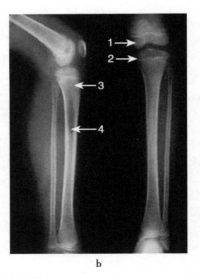

图6-1-1　正常儿童长骨

a. 儿童长骨端示意图;b. 正常儿童长骨 X 线表现

1. 骨骺;2. 骺板;3. 干骺端;4. 骨干

（1）骨干：骨皮质 X 线表现为密度均匀的致密影，外缘清楚，在骨干中部最厚，向两端逐渐变薄。骨皮质内面和外面均覆有骨膜，正常情况下骨膜为软组织，在 X 线上不显影。骨干中央为骨髓腔，X 线表现为无结构的半透明区。

（2）干骺端：骨干两端增宽的部分称干骺端，其与骨干无明确的分界而是逐渐移行。干骺端主要为松质骨，近骺线处为一不规则致密带，称干骺端临时钙化带。临时钙化带由钙化的软骨和初级骨小梁组成。在机体出现内分泌或代谢障碍时，干骺端可发生明显变化。

（3）骨骺：位于长骨骨端或突出部，在儿童时期多为软骨，即骺软骨，X 线上不显影。骺软骨具有骨化功能，在骨化初期于骺软骨内出现一个或几个二次骨化中心，X 线表现为点状骨性致密影。随着骺软骨不断增大，其中的二次骨化中心也逐渐增大形成骨松质，边缘由不规则变为光整，最后与干骺端融合成为完整的骨。

（4）骺板：为骨骺与干骺端之间的软骨，呈透明的带状或线状透亮影，随年龄的增长和骨化的进展而逐渐变窄，若骺板消失则提示骨的生长已经完成。

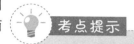

考点提示

儿童长骨的组成

2. 骨龄　在骨的发育过程中，骨骺内骨化中心的出现、骨骺完全骨化及骨骺与骨干闭合的时间及其形态的变化都有一定的规律性，这种规律性以时间来表示即为骨龄。测定骨龄的方法有简单计数法、图谱法、评分法和计算机评分等多种方法，在临床实际工作中可以根据情况联合运用。通常 2 岁以下拍摄手-腕、足及膝部 X 线片；2 岁以上可进行手-腕部摄影，若发现骨发育延迟仍需拍摄足及膝部 X 线片；7 岁以上需加肘部摄影观察。将 X 线片与相应的图谱进行对照，找寻相符的一张，即可做出骨龄判断（图 6-1-2）。

检测骨龄是了解被检者实际骨发育的情况，由于种族、区域及性别的差异，被检者骨龄低于或高于正常骨龄标准 1～2 岁，多属于正常范围。若骨龄与被检者实际年龄相差超出一定范围，常提示骨发育过早或延迟，对诊断内分泌疾病和一些先天性畸形或综合征有一定临床价值。

3. 成人长骨　成人长骨可分为骨干和骨端两部分。

（1）骨干：位于长骨中央的管状部分，其外侧被一层浓密的骨所包围即骨皮质，X 线上显示为密度均匀的致密影，在骨干中部较厚，向两端渐次变薄，骨皮质内缘与骨松质相续，外缘光滑而整齐。骨松质位于皮质下方显示为网状骨纹理，密度较骨皮质略低，骨小梁的排列、粗细和数目，因人、部位而异。骨髓腔位于骨的中心区域，常被骨皮质和骨松质遮盖而不能清晰显示，在骨干中部呈条带状密度减低区，其两侧逐渐消失在骨松质内。正常骨膜与骨周围软组织密度相同，在 X 线上不能显示，如出现骨膜影像即为病理现象。

（2）骨端：长骨的两端光滑的边缘部分即为骨端。骨端的皮质多菲薄，但韧带附着部位可不规则，骨内可见清晰的骨小梁。

（二）脊柱

脊柱由脊椎骨和椎间盘组成。除第一颈椎外，每个脊椎分为椎体和椎弓两部分。椎弓由椎弓根、椎弓板、棘突、横突和关节突等附件结构组成。相邻的上下关节突之间构成脊椎小关节。各个椎体与椎弓围成椎管，容纳脊髓。椎间盘位于椎体之间。椎间盘腰部最厚，中胸部较薄，腰椎和颈椎椎间盘前宽后窄，胸椎椎间盘则前后基本一致。

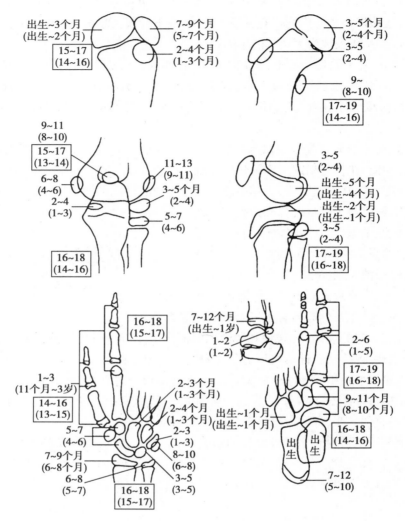

图 6-1-2　中国人四肢骨龄标准
方格外数字为骨骺最早出现的年龄到最迟出现的年龄之范围,格内的数字
为骨骺与干骺完全闭合年龄之范围,括号内数字为女性材料

　　1. 正位片　椎体呈长方形,从上向下依次增大;主要由松质骨构成,纵行骨小梁较横行骨小梁明显,周围为一层致密骨皮质,密度均匀,轮廓光滑;其上下缘的致密线状影为终板。椎体两侧向外延伸的是横突影,左右对称。在横突内侧可见椭圆形环状致密影,为椎弓根投影,称椎弓环。在椎弓环的上下方为上下关节突的影像。椎弓板由椎弓根向后内延续,在中线联合成棘突,投影在椎体中央的偏下方,呈尖朝上的类三角形结构,周边为线状致密影,大小、形态可有不同。以棘突为中心向两旁观察椎弓各部分,犹如一只展翅的蝴蝶:棘突似蝴蝶体部,椎板、上下关节突等对称分居两旁,似蝴蝶双翼。

　　2. 侧位片　清晰显示脊椎的四个生理弯曲:颈椎向前弯曲,以第 4 颈椎处最明显;胸椎向后弯曲,以第 7 胸椎处最明显;腰椎向前弯曲,以第 4 腰椎处最明显;骶椎向后弯曲。脊椎椎体在侧位片上呈长方形,其上下缘与前后缘成直角,椎弓根紧居后方。椎体后方的椎管显示为纵行的半透明区。椎弓板位于椎弓根与棘突之间,棘突在上胸段斜向后下,与肋骨重叠不易观察,在腰段则向后突,易于显示。上下关节突分别起于椎弓根与椎弓板连接处的上、下方,上关节突在前方,下关节在后方。椎间小关节间隙为匀称的透亮影,颈、胸椎小关节侧位显示清楚,腰椎正位显示清楚。相邻两个椎体之间的横行透亮间隙为椎间隙。在胸椎较窄,腰椎椎间隙自上而下逐渐增宽,以腰$_4$~腰$_5$间隙最宽,至腰$_5$~骶$_1$间隙又变窄。椎间孔位于相邻两个椎弓根、椎体、关节突及椎间盘之间,呈类圆形半透明影,颈椎椎间孔于斜位显示清楚,胸、腰椎于侧位显示清楚,呈类圆形。

3. 斜位片　主要用于观察椎间孔和椎弓附件结构。

(1)颈椎斜位:主要观察椎间孔,右后斜位显示左侧椎间孔,左后斜位显示右侧椎间孔。椎间孔呈卵圆形,第2~5之间的稍小,第5最小。第1、2颈椎间和第6、7颈椎间椎间孔较大。左右两侧应对称。

(2)腰椎斜位:主要观察椎弓峡部,右后斜位显示右侧峡部,左后斜位显示左侧峡部。与椎体重叠的椎弓根影显示清晰,呈环形致密影,椎弓根向上、向前的突起分别是上关节突及横突,向后下延伸的狭长致密影为椎弓峡部,峡部继续向下延伸为下关节突。正常椎弓及附件的投影形似"猎狗"。"狗嘴"为同侧横突;"狗眼"为椎弓根的纵切面投影;"狗耳"为同侧上关节突;"狗颈"为椎弓峡部;"狗腹"为椎板;"狗前后腿"分别为同侧及对侧下关节突;"狗尾巴"为对侧横突。正常情况下椎弓峡部骨皮质完整,若有裂隙,即为峡部不连,局部见线状裂隙,常喻为狗脖子戴项圈(图6-1-3)。

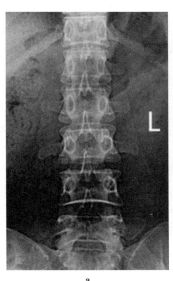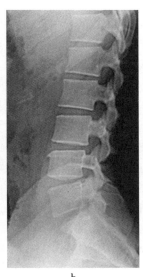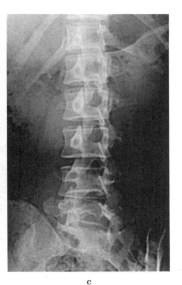

图6-1-3　腰椎X线表现
a. 正位片;b. 侧位片;c. 斜位片

(三)四肢关节

四肢关节包括骨端、关节软骨和关节囊。关节由两个或两个以上的骨端组成。每个骨端的骨性关节面上覆盖着关节软骨,关节囊内层衬以滑膜,关节腔内有少量滑液。另外,不少关节有囊内和(或)囊外韧带,有的关节还有关节间软骨(关节盘)。

(1) 骨性关节面:是关节软骨深层的菲薄钙化带和其下方的薄层致密骨。在 X 线上表现为边缘锐利光滑的线样致密影。

(2) 关节间隙:是两个相对骨端的骨性关节面之间半透明间隙。在 X 线上显示的关节间隙包括了关节软骨、关节间软骨以及真正微小间隙的关节腔和少量滑液。正常关节间隙相距匀称、间隙清晰、宽度均匀。新生儿的关节间隙,由于骨端有骺软骨,骨化中心尚未出现或很小,而显得很宽;随着生长发育年龄增长,骨骺逐渐增大,间隙逐渐变窄,待骨骼发育完成,则为成人的关节间隙;老年时期,因关节软骨退变变薄,关节间隙较成年人变窄。

(3) 关节囊:由于其密度与周围软组织密度相同,在 X 线上不能显示,偶尔在关节囊外脂肪层的衬托下可见其边缘。

(4) 关节附属结构:某些大关节周围的韧带,如膝关节、髋关节,在脂肪组织的衬托下被显示。

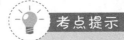

考点提示

关节间隙的组成

二、正常 CT 表现

(一) 四肢长骨

1. 小儿长骨　与 X 线表现一致,小儿四肢长骨 CT 表现包括以下 4 个方面。

(1) 骨干:CT 骨窗显示骨皮质呈线状或带状致密影;骨小梁为细密网状影;骨髓腔呈低密度影。正常骨膜不能显示。

(2) 干骺端:CT 骨窗显示为骨小梁交错构成细密的网状影,密度低于骨皮质。网格间低密度影为骨髓组织;临时钙化带在 CT 上呈致密影。

(3) 骨骺:骺软骨为软组织密度影,其中骨化中心的结构和密度类似干骺端。

(4) 骺板:CT 表现为软组织密度影。

2. 成人长骨　成人骨骼的骨膜、骨皮质、骨松质及骨髓组织的 CT 表现与儿童骨干类似。

(二) 脊柱

椎体在骨窗上显示为薄层骨皮质包绕的海绵状松质骨结构,其后缘向前凹或平直;在椎体中部层面上有时可见松质骨中的"Y"形低密度线条影,为椎体中央静脉管。椎管由椎体、椎弓根和椎弓板共同构成,为骨性椎管横断面,硬膜囊居椎管中央,呈较低密度影,与周围结构形成明显对比;黄韧带呈软组织密度,附着于椎弓板和关节突内侧,厚约 2～4mm;腰段神经根位于硬膜囊前外侧,呈圆形中等密度影,两侧对称;侧隐窝呈漏斗样,其前方是椎体后外部,后方是上关节突,侧方是椎弓根内侧壁,其前后径>3mm,内有神经根穿行。椎间盘表现为均匀软组织密度影,CT 值为 50～110Hu,由于层厚和扫描位置的原因常见椎体终板影混入其间。CT 图像上不能区分纤维环和髓核(图 6-1-4)。

(三) 四肢关节

CT 显示关节骨性关节面表现为线样高密度影;关节软骨不能显示;关节间隙显示为低密度间隙,在冠状和矢状重组图像上比较直观;关节软骨及少量滑液在 CT 上多不能分辨;关节囊壁在 CT 上显示为窄带状软组织密度影,厚约 3mm;韧带显示为线条状或带状软组织影。膝关节半月板在薄层 CT 图像上显示为密度均匀的"C"形或"O"形结构,CT 值 70～90Hu 之间。但显示效果不及 MRI。

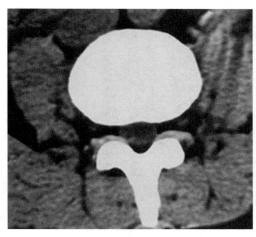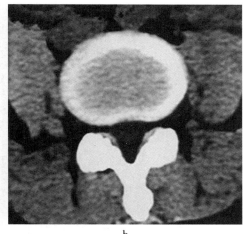

a   b

图6-1-4 正常成人腰椎 CT 表现

a. 椎体中部层面；b. 椎间盘层面

三、正常 MRI 表现

（一）四肢长骨

1. **小儿长骨** 小儿四肢长骨 MRI 表现包括以下 4 个方面。

（1）骨干：MRI 显示骨皮质和骨小梁在 T_1WI 和 T_2WI 均为低信号；骨髓腔如为红骨髓，T_1WI 为中等信号，T_2WI 呈高信号；如为黄骨髓，在 T_1WI 和 T_2WI 均为高信号。正常骨膜不能显示。

（2）干骺端：干骺端骨髓多为红骨髓且含有一定量的骨小梁，MRI 信号低于骨干区的骨髓腔；临时钙化带在 T_1WI 和 T_2WI 均为低信号。

（3）骨骺：由于富含脂肪组织，在 T_1WI 和 T_2WI 上信号较骨髓腔还要高。

（4）骺板：骺板和骺线在 T_1WI 和 T_2WI 上均为高信号。

2. **成人长骨** 成人骨骼的骨膜、骨皮质及骨松质的 MRI 表现与儿童骨类似。随着年龄增长骨髓中脂肪成分增多，成人骨髓信号较儿童高。

（二）脊柱

在 MRI 图像中脊椎各皮质、前及后纵韧带和黄韧带均呈低信号。骨髓在 T_1WI 上呈高信号，T_2WI 上呈中等或稍高信号；椎间盘在 T_1WI 上呈低信号，不能区分髓核和纤维环，在 T_2WI 上髓核呈高信号，纤维环呈低信号；脊髓在 T_1WI 上呈中等信号，较脑脊液高，在 T_2WI 上则低于脑脊液信号（图6-1-5）。

（三）四肢关节

MRI 显示关节骨性关节面表现为薄层清晰锐利的低信号影；关节软骨在 T_1WI 和 T_2WI 均为弧形中等偏低信号影；关节腔内滑液在 T_1WI 上呈薄层低信号，在 T_2WI 上呈细条样高信号；关节囊壁在 MRI 上显示为光滑连续的弧形低信号影；韧带显示为条带状低信号影；膝关节半月板在 T_1WI、T_2WI 的矢状和冠状图像上清晰显示，表现为领结样或三角形低信号影。

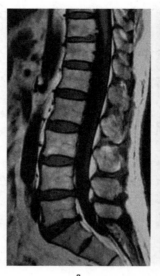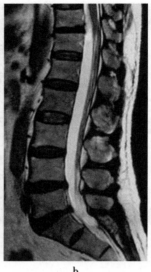

图 6-1-5　正常成人腰椎 MRI 表现

a. T_1WI 图像；b. T_2WI 图像

第二节　异常影像学表现

一、异常 X 线表现

（一）骨骼的改变

1. 骨质疏松　是指在一定单位体积内正常钙化的骨组织量的减少,即骨组织的有机成分和钙盐都减少,但骨的有机物和无机物的比例正常。组织学变化是骨皮质变薄,哈氏管扩大和骨小梁减少。

X 线上主要表现为骨密度减低和骨小梁稀疏。在长骨可见骨小梁变细、数量减少、间隙增宽,骨皮质出现分层和变薄现象。在脊椎椎体表现为骨皮质变薄,横行骨小梁减少或消失,纵行骨小梁相对明显,呈不规则纵行排列;严重时,椎体内结构消失,椎体变薄,其上下缘内凹,椎间隙增宽;疏松的骨骼易发生骨折,椎体可因轻微外伤而被压缩呈楔形改变。

临床上骨质疏松见于多种疾病。广泛性骨质疏松主要见于老年及绝经后、内分泌紊乱、营养性或代谢障碍性疾病、先天性疾病、医源性、酒精中毒等。局限性骨质疏松多见于肢体失用、感染、肿瘤等。

2. 骨质软化　是指一定单位体积内骨组织有机成分正常,而矿物质含量减少。组织学变化是骨样组织钙化不足,骨小梁中央部分钙化,而外围为一层未钙化的骨样组织。

X 线上主要表现为骨密度减低,骨皮质变薄和骨小梁减少变细,以腰椎和骨盆尤为明显。与骨质疏松不同的是其骨小梁或骨皮质因含有大量未钙化的骨样组织而边缘模糊。承重骨骼发生骨质软化常伴有骨骼变形;在儿童可见干骺端和骨骺的改变;此外还可见假骨折线,表现为与骨皮质垂直的 1 ~ 2mm 宽的透明线,边缘稍致密,周围无骨痂形成,并多为两侧对称性存在,常见于耻骨支、股骨、肱骨、胫骨上 1/3、肋骨等特定部位。

在成骨过程中,骨样组织的钙盐沉积发生障碍,即可引发骨质软化。如钙磷代谢障碍、维生素 D 缺乏以及肠道吸收功能减退等。骨质软化属于全身性骨病,发生在生长期为佝偻病,发生在成年为骨软化症。

3. 骨质破坏   是局部正常骨组织被病理组织所代替而造成骨组织缺失。破坏的病理基础是病变组织本身或其引起的破骨细胞活动增强所致。骨松质和骨皮质均可发生骨质破坏。

X 线上主要表现为局部骨质密度减低,骨小梁稀疏消失而形成骨质缺如区,其中无正常骨质结构:当骨质破坏初期,骨松质破坏可表现为斑片状骨小梁缺损;骨皮质破坏发生于哈弗管周围,X线上呈筛孔样,骨皮质内外层表层破坏呈虫蚀样改变。当骨质破坏进展到一定程度,可见骨松质和骨皮质的大片状缺损。

骨质破坏见于感染、肉芽肿、肿瘤或肿瘤样病变。不同病因造成的骨质破坏各具特点:感染性疾病急性期或恶性肿瘤多表现为溶骨性骨质破坏,骨质破坏常呈不规则或大片状,边界模糊,病变进展迅速;感染性疾病慢性期或良性肿瘤多表现为膨胀性骨质破坏,病变境界清楚,边缘有致密增生硬化环围绕,骨干轮廓多膨胀变形,病变进展缓慢。

4. 骨质增生硬化   是指一定单位体积内骨量的增多。组织学改变是骨皮质增厚、骨小梁增粗增多。是成骨增多或破骨减少或两者同时存在所致。

X 线表现为骨质密度增高,骨皮质增厚,皮质与髓质分界不清,骨小梁粗密、小梁间隙变窄或消失,髓腔硬化或闭缩,骨干增粗或变形。

骨质增生硬化见于多种疾病。多数为慢性疾病,外伤后修复、感染、肿瘤均可引起局部骨质增生硬化,是机体一种代偿性修复反应;全身性骨质增生硬化见于氟骨症、石骨症、某些代谢性骨病等。

5. 骨膜增生   是骨膜受到各种刺激后,骨膜内层的成骨细胞活动亢进引起的骨膜反应性新生骨形成。组织学改变是骨膜内层或外层形成层成骨细胞增多,有新生骨小梁出现。

X 线上在病变的急性期表现为与骨皮质平行的细线状致密影,与骨皮质间可见 $1 \sim 2mm$ 宽的透亮间隙,呈平行排列;病变慢性期,骨膜新生骨常使骨皮质增厚。由于骨膜反应、新生的骨小梁排列形式不同骨膜增生在 X 线上可显示为多种不同的形态。常见的有与骨皮质平行的线状、层状、葱皮样改变,亦有与骨皮质垂直的放射状、针状表现。骨膜增生的厚度与范围同病变发生部位、性质和发展阶段有关,一般以长骨骨干最为明显,炎症者较广泛,而肿瘤者则局限;随着病变的好转,骨膜新生骨变得致密,并逐渐与骨皮质融合,表现为骨皮质增厚,痊愈后骨膜新生骨被逐渐吸收消失。若引起骨膜增生的病变进展,已形成的骨膜新生骨可被破坏,破坏区两侧的残留骨膜新生骨与骨皮质间呈三角形改变,称骨膜三角或 Codman 三角。常为恶性肿瘤的征象。

骨膜增生见于感染、外伤、肿瘤和骨的生长发育异常等,仅依据其形态不能确定病变性质,需结合其他表现才能做出诊断。

6. 软骨钙化   是指软骨基质发生钙化,标志着骨内或骨外有软骨组织或瘤软骨的存在。软骨钙化可为生理性的和病理性的,前者多见于喉软骨、肋软骨的钙化;后者多见于肿瘤软骨的钙化。

考点提示

骨质疏松与骨质软化的比较

考点提示

骨膜反应概念及类型

X 线表现为大小不同的环形或半环形致密影,中心区域密度低或呈毛玻璃样。良性病变的软骨钙化密度较高,钙化环完整、清楚。恶性病变的软骨钙化密度较低,边缘模糊,钙化环形态多不完整或残缺不全,钙化可融合成片状而呈现蜂窝影。

7. 骨质坏死 是指骨组织局部代谢的停止,坏死的骨质称为死骨。形成死骨的主要原因是血液供应的中断。组织学改变是骨细胞死亡、消失和骨髓液化、萎缩。在坏死早期,骨结构和骨钙含量变化不大;随着周围血管丰富的肉芽组织长向死骨,则出现破骨细胞对死骨的吸收和成骨细胞生成的新骨。

骨质坏死初期 X 线上无异常表现。在骨质坏死 1~2 个月后,死骨表现为局限性密度增高。其原因是在死骨骨小梁表面及髓腔内有新骨形成;死骨周围骨质被吸收或在周围肉芽组织及脓液的衬托下,使死骨密度增高。晚期,死骨被清除,新骨形成、重建,出现真正的骨密度增高。

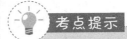

考点提示

骨质破坏与骨质坏死的比较

骨质坏死多见于化脓性骨髓炎、骨结核、骨缺血性坏死和外伤骨折后。

8. 骨内矿物质沉积 铅、磷、铋等矿物质进入人体后,主要沉积在骨内。在生长期沉积在生长较快的干骺端。

X 线表现为干骺端内多条平行于骺线的致密带,厚薄不一,于成年期则不易显示。

9. 骨骼变形 多与骨骼大小改变并存,可累及一骨、多骨或全身骨骼。局部病变或全身性疾病均可引起骨骼变形,如骨肿瘤可使骨局部膨大、变形;发育畸形可使一侧骨骼增大;脑垂体功能亢进是全身骨骼增大;骨软化症和成骨不全使全身骨骼变形。

X 线上易于显示局部或全身骨骼变形,对于适合矫形治疗的骨骼变形能够进行术前测量分析,为临床治疗提供参考。

(二)软组织的改变

1. 软组织肿胀 是指由于炎症、出血、水肿或脓肿等原因造成软组织肿大、增厚。

X 线表现为病变部位密度略高于正常邻近软组织。水肿可使皮下脂肪层内出现网状结构影,皮下组织与肌肉间境界不清。如形成脓肿,其边界较清楚,邻近肌束受压移位;结核性脓肿的壁可发生钙化;血肿的边界锐利清晰或模糊不清。

2. 软组织肿块 是指各种软组织起源的良、恶性肿瘤或肿瘤样病变引起的结节或团块。软组织肿块也可见于骨肿瘤破坏骨皮质侵入软组织内形成或炎症引起的包块。

X 线上良性软组织肿块,多边界清楚,邻近软组织可受压移位,邻近骨质可出现压迫性骨吸收或反应性骨质硬化;恶性软组织肿块,边缘模糊,邻近骨皮质受侵明显。肿块组织成分不同,密度亦有所差异,脂肪瘤密度较一般软组织低;软骨类肿瘤可见钙化影;骨化性肌炎内可见成熟的骨样组织。

3. 软组织钙化 是指软组织因出血、退变、坏死、肿瘤、结核及寄生虫感染等导致在肌肉、肌腱、关节囊、血管和淋巴结等处发生的钙盐沉积。

X 线上表现为不同形状的钙质样高密度影。不同病变的钙化或骨化各有特点,软骨组织的病变内钙化多为环形、半环形或点状高密度影;骨化性肌炎骨化多为斑片状,可见骨小梁甚至骨皮质;成骨性骨肉瘤的瘤骨多为云絮状或针状。

4. 软组织积气 软组织内气体为软组织外伤、手术或产气杆菌感染等病理情况下所引起的软组织积气。

X 线上表现为单发或多发的不同形态气体性极低密度影,边界锐利,常沿皮下、筋膜和肌肉间分布,甚至可充分显示其软组织外形。

(三)关节的改变

1. 关节肿胀 多由于关节腔积液或关节囊及其周围软组织充血、水肿、出血和炎症所致。常见于关节炎症、外伤或出血性疾病等。

X 线表现为关节周围软组织影增厚、密度增高,病变累及的层次结构欠清晰。大量关节腔积液时,关节间隙多增宽。

2. 关节破坏 是指关节软骨及其下方的骨性关节面被病理组织侵犯、代替。包括关节软骨的破坏和骨质破坏。常见于各种急慢性关节感染、肿瘤、痛风等。关节破坏是关节疾病重要的诊断依据。

关节破坏 X 线共性表现有:当关节破坏只累及关节软骨时,仅见关节间隙变窄;在累及关节面骨质时,则出现相应区域的骨质破坏和缺损,严重时可引起关节脱位、半脱位或变形。

关节破坏的部位和进展又可因疾病不同而表现不同。急性化脓性关节炎,软骨的破坏首发于关节持重面,软骨和骨破坏进展迅速,破坏范围广泛;关节滑膜结核,软骨破坏常从边缘部位开始,逐渐累积骨质,表现为关节边缘骨质呈虫蚀样破坏;类风湿关节炎在疾病晚期才出现关节破坏,表现为关节边缘或关节面下多囊状骨质破坏,邻近骨质疏松明显。

3. 关节退行性变 是指关节软骨变性坏死,逐渐被纤维组织代替,引起不同程度关节间隙狭窄,骨性关节面边缘骨质增生硬化并形成骨赘,关节囊肥厚、韧带骨化。常见于老年人,以承重的脊柱和髋、膝关节尤为明显,是组织衰退的表现;此外还见于长期关节过度负重、慢性关节创伤和感染性疾病的晚期。

关节退行性变早期 X 线表现为骨性关节面模糊、中断、消失;中晚期出现关节间隙狭窄,以承重部位为重,软骨下骨质囊变,关节边缘骨赘形成,严重者出现关节变形,无明显骨质破坏。

4. 关节强直 关节遭到破坏后,滑膜关节骨端之间被异常的骨或纤维组织增生连接而使关节丧失运动功能。分为骨性强直和纤维性强直两种。常见于化脓性关节炎、强直性脊柱炎等疾病。

骨性强直 X 线表现为关节间隙明显变窄或消失,并有骨小梁通过关节连接两侧骨端,多见于急性化脓性关节炎愈合后和强直性脊柱炎。

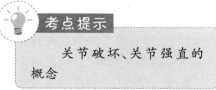
考点提示

关节破坏、关节强直的概念

纤维性强直 X 线表现为关节间隙变窄,关节面不规整,边界清楚,无骨小梁通过关节间隙,多见于关节结核。

5. 关节脱位 构成关节的骨端正常相对位置发生改变或距离增宽。分为完全脱位和半脱位。常见于外伤、先天性和病理性。

完全性脱位是构成关节正常解剖关系完全丧失,X 线显示为相对关节面整个分开;半脱位是组成关节正常解剖关系部分丧失,X 线显示为相对关节面分开,但仍有部分对合在一起。

二、异常 CT 表现

(一)骨骼的改变

骨骼系统基本病变 CT 表现的病理基础和临床意义与 X 线表现相同,CT 图像不仅能够显示X线上所能观察到的所有表现,而且较X线更为敏感和细致。

1. 骨质疏松和骨质软化 两者的CT表现和征象评价与X线表现基本一致。

2. 骨质破坏 CT能够区分骨松质和骨皮质的破坏。前者在早期表现为局部的骨小梁稀疏,破坏区呈软组织样密度,晚期表现为斑片状或大片状骨质缺损(图6-2-1)。骨皮质破坏表现为皮质内筛孔样破坏和其内外表面的不规则虫蚀样改变、骨皮质变薄,或出现大小范围不一的全层骨皮质缺损。

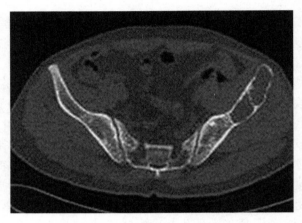

图6-2-1 骨质破坏CT表现

3. 骨质增生硬化 CT表现和征象评价与X线表现基本一致。

4. 骨膜增生 CT表现和征象评价与X线表现基本一致,但有其特殊性。CT能够显示平片不能显示的扁平骨如肩胛骨、髂骨的骨膜增生。但由于CT空间分辨力不足,对于多层状的骨膜增生显示不佳;对于骨膜增生与骨皮质之间的透亮区域,多不能清楚显示,呈现出骨皮质增厚样表现。

5. 软骨钙化 CT能优于X线平片显示,且能显示平片不能见到的分化较低的软骨肿瘤所产生的小点状钙化。

（二）软组织的改变

1. 软组织肿胀 CT显示软组织肿胀优于X线检查。脓肿的边界较清楚,内可见液性密度区;水肿表现为局部肌肉肿胀,肌间隙模糊,密度正常或稍低,邻近的皮下脂肪层密度增高并可见网状影;新鲜血肿表现为边界清楚或模糊的高密度区。

2. 软组织肿块 CT表现优于X线检查,能清楚显示软组织肿块的边界、密度(其内是否含有脂肪、钙化或骨化、囊变、坏死)等。增强扫描,可明确肿块与邻近组织的关系,也可区分肿瘤与瘤周水肿并了解其内有无囊变、坏死等。动态增强扫描有助于了解肿块的血供情况及肿块与周围血管的关系。

3. 软组织钙化 CT平扫显示软组织内钙化和骨化效果最佳,可直接反映其形态、大小与密度情况。

4. 软组织积气 CT能准确显示软组织内少量的气体,CT值$<-200HU$,边界清楚。

（三）关节的改变

1. 关节肿胀 CT扫描显示关节周围软组织肿胀优于X线,能够直接显示关节腔内、关节附近滑液囊内的积液和关节囊的增厚。表现为呈软组织密度的关节囊肿胀、增厚;关节腔内出现水样密度影,合并积血或积脓其密度更高;关节附近的滑液囊积液表现为关节附近含液的囊状影。

2. 关节破坏　可清晰显示关节软骨下的细小骨质破坏,但对关节软骨的破坏显示不佳,因软骨破坏所造成的关节间隙的狭窄,较 X 线平片敏感。特别是与健侧对比时。

3. 关节退行性变　CT 与 X 线平片表现相似,可以清晰显示软骨下囊变、关节囊肥厚、韧带增生与钙化或骨化。

4. 关节强直　CT 与 X 线平片表现相似,MPR 图像可清晰显示关节间隙改变和有无骨小梁通过关节。

5. 关节脱位　能够显示平片难以发现或显示不佳的关节脱位。MPR 图像可清晰显示关节结构和关节囊改变,三维重建图像可以整体显示骨性关节结构,并可进行相关测量。

三、异常 MRI 表现

(一) 骨骼的改变

1. 骨质疏松　老年性骨质疏松因黄骨髓增多,骨小梁稀疏,在 T_1WI 和 T_2WI 上信号均增高;骨皮质变薄其内出现异常线状高信号影,提示哈氏管扩张和黄骨髓侵入;炎症、肿瘤、骨折等病变引起的骨质疏松因局部组织充血、水肿而呈边界模糊的长 T_1、长 T_2 信号。

2. 骨质软化　MRI 很少用于诊断骨质软化。

3. 骨质破坏　骨质破坏 MRI 表现为低信号的骨质被不同信号强度的病理组织所取代。骨皮质破坏表现与 CT 相似,呈不规则虫蚀样改变和变薄,骨破坏区周围的骨髓因水肿而呈现边缘模糊的长 T_1、长 T_2 信号影。骨松质破坏常表现为高信号的骨髓被较低信号或混杂信号的病理组织所取代。

4. 骨质增生硬化　增生硬化的骨质在 MRI 表现为长 T_1、短 T_2 信号。

5. 骨膜增生　显示骨膜增生早于 X 线和 CT,早期的骨膜水肿在骨膜内层细胞增生、肥大,骨膜增厚,在 T_1WI 呈中等信号,T_2WI 呈高信号的连续线样影;骨膜新生骨形成后在 MRI 各序列上均为低信号。MRI 空间分辨力不足,其显示骨膜增生的形态精细程度不及 X 线。

6. 骨质坏死　MRI 显示骨质坏死较 X 线、CT 早。在骨密度和形态尚未出现变化前,就能显示骨髓信号的改变,坏死区 T_1WI 上呈均匀或不均匀的等或低信号,T_2WI 上呈中到高信号。死骨周围肉芽组织和软骨化生组织带在 T_1WI 上为低信号,T_2WI 为高信号;最外侧新生骨质硬化带在 T_1WI 和 T_2WI 均为低信号,二者构成双线征。晚期,坏死区出现纤维化和骨质增生硬化,在 T_1WI 和 T_2WI 上均为低信号。

(二) 软组织的改变

1. 软组织肿胀　MRI 分辨水肿、脓肿及血肿优于 CT、X 线。水肿及脓肿呈长 T_1、长 T_2 信号;血肿根据形成时期不同呈现不同的信号,较为特征的是亚急性期血肿呈短 T_1、长 T_2 信号。

2. 软组织肿块　MRI 对软组织肿块观察优于 CT、X 线,但对钙化、骨质的显示不如 CT、X 线。一般软组织肿块多呈均匀或不均匀的长 T_1、长 T_2 信号或混杂信号;脂肪成分呈短 T_1、中长 T_2 信号,在脂肪抑制序列上其信号可被抑制。液化坏死区呈液性长 T_1、长 T_2 信号,有时可见液-液平面,上层为液体信号,下层为坏死组织或血液信号。增强扫描可提供与 CT 相似的更详尽信息。

3. 软组织钙化　软组织内钙化和骨化在 MRI 各序列上均显示为均匀或不均低信号。

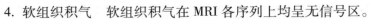

4. 软组织积气 软组织积气在 MRI 各序列上均呈无信号区。

（三）关节的改变

1. 关节肿胀 关节肿胀 MRI 除显示关节囊增厚外，在 T_2WI 上可见关节囊尤其是滑膜层呈高信号；关节周围软组织肿胀呈弥漫性长 T_1 长 T_2 信号；MRI 对关节腔积液较 X 线、CT 敏感，表现为液性长 T_1 长 T_2 信号，合并出血时 T_1WI 和 T_2WI 均为高信号。

2. 关节破坏 关节软骨破坏早期 MRI 显示为关节软骨表面毛糙、不规整或表层缺损，晚期可显示关节软骨信号不连续、呈碎片状或大片状缺失；当关节骨质破坏时低信号骨性关节面出现信号中断或混杂信号。

3. 关节退行性变 较 X 线、CT 早期发现关节软骨的改变，能够清楚显示软骨下囊变、滑膜增生，关节囊肥厚等。关节面下的骨质增生在 T_1WI 和 T_2WI 均为低信号；骨赘的表面为低信号的骨皮质，其内可见高信号的骨髓；关节面下的囊变区呈长 T_1 长 T_2 信号，大小不一，边缘清晰。

4. 关节强直 关节骨性强直时，可见关节软骨完全破坏，关节间隙消失，骨髓信号贯穿于关节骨端之间；纤维性强直时，关节间隙可见，但关节骨端有破坏，骨端间可见高低混杂异常信号影。

5. 关节脱位 MRI 不但能显示关节脱位，还可直观显示关节脱位合并的损伤及关节周围软组织损伤等；尤其对解剖结构复杂部位的关节脱位的显示有独到之处。

（蒋 蕾）

第三节 骨与关节创伤

骨与关节创伤是常见病、多发病，影像学检查是临床诊断及观察疗效的主要手段。X 线平片是最简便有效而常用的方法，MRI 直接显示软组织结构，CT 克服平片重叠，适于检查复杂骨结构以及细微结构的变化，三维重组图像有利于指导骨折整复治疗。关节创伤的诊断以 X 线平片为基础；CT 显示关节骨质损伤的范围、形态和相互关系优于平片；MRI 可以直接显示软骨、韧带和肌腱的损伤，为临床提供重要信息。根据外伤病史和 X 线平片可以诊断出绝大多数骨折，但股骨颈、腕舟骨等部位骨折无移位时，平片易漏诊；另外，如不熟悉籽骨、骨血管沟、骨骺发育情况和有些先天性变异，就有可能将这些误认为骨折。如临床怀疑骨折，而 X 线平片不显示或难以确诊骨折时，可行 CT 或 MRI 检查。

一、骨折

（一）骨折概论

骨折是指骨的连续性中断，包括骨小梁和（或）骨皮质的断裂。根据作用力的方式和骨折性质分为创伤性骨折、疲劳骨折和病理骨折。儿童可发生骺板骨折。根据骨折整复后是否再易发生移位分为稳定骨折和不稳定骨折。

1. 主要影像表现

（1）X 线表现：骨折线表现为锐利、透亮的裂隙，在骨皮质显示整齐清晰，在骨松质表现为骨小梁中断、扭曲、错位。骨折线显示是否清晰与 X 线中心线是否与骨折断面平行有关。

（2）CT 表现：是平片的重要补充，对骨盆、脊柱等解剖结构比较复杂的部位，确定骨折碎片的数目和位置有很大帮助。三维重组可以全面直观地了解骨折情况，为临床治疗提供有力依据。

（3） MRI表现：较CT可更敏感地发现隐匿骨折和骨挫伤（又称微骨折），能更清晰地显示软组织及脊髓的损伤。

2. 骨折类型 根据骨折线的形态分为横形骨折、斜形骨折和螺旋形骨折等（图6-3-1）。肌腱、韧带牵拉造成其与骨的附着点发生骨的撕裂，称撕脱骨折。骨折断裂3块以上者称为粉碎性骨折。椎体骨折常见为压缩骨折。颅骨骨折表现为塌陷、线形或星芒状骨折。只有部分骨皮质骨小梁断裂时，仅表现为骨皮质皱褶、成角、凹折、裂痕、和（或）小梁中断称为不完全骨折。儿童青枝骨折表现为骨皮质发生皱褶、凹陷或隆起而不见骨折线，似嫩枝折曲后的表现。

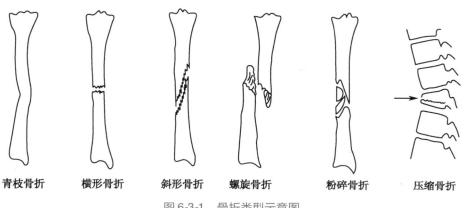

| 青枝骨折 | 横形骨折 | 斜形骨折 | 螺旋骨折 | 粉碎骨折 | 压缩骨折 |

图6-3-1 骨折类型示意图

3. 骨折移位和成角 根据骨折断端移位情况分为：①横向移位：即骨折远侧断端向前后方或侧方移位；②重叠移位：骨折断端发生完全移位后，因肌肉收缩而导致断端重叠，肢体短缩；③分离移位：骨折断端间距离较大，多为软组织嵌入其中或牵引所致；④断端嵌入：较细的骨干断端嵌入较宽大的干骺端或骨端的骨松质，多发生在长骨的干骺端和骨端，应与断端重叠区别；⑤成角：即远侧断段向某一方向倾斜，两断段中轴线交叉成角称为成角；⑥旋转移位：远侧断段围绕骨长轴向内或向外旋转。其中横向移位、纵向移位（分离和重叠）称为对位不良，成角称为对线不良（图6-3-2）。

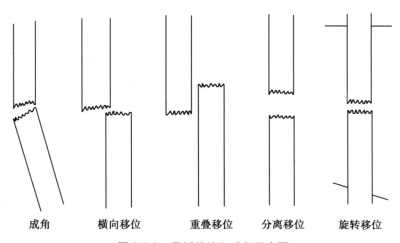

| 成角 | 横向移位 | 重叠移位 | 分离移位 | 旋转移位 |

图6-3-2 骨折移位和成角示意图

217

4. 骨折的诊断与复查　平片诊断,首先要判断有无骨折,其次要判断骨折移位情况,以骨折近侧断端为标准描述远侧端向何方移位;还要观察骨折断段的成角,两断段成角的尖端所指的方向即为成角的方向。骨折复位后初次复查,应着重分析骨折对位对线情况是否符合要求。以完全复位最理想,一般对线正常,对位达 2/3 以上者,即已符合要求。判定骨折复位的标准主要依据骨折愈合后是否影响骨与关节的功能和外观。

一般在骨折整复后 2~3 周需要平片复查,以评估骨折固定的位置和骨痂形成的情况。摄片时应暂时去除固定物,以免因重叠而影响对骨痂形成多少及其部位的观察。如骨痂未连接断端,则为无效骨痂。只有有效的成桥骨痂长到一定程度,才可稳固地固定断端,骨折达临床愈合。

5. 骨折的愈合　骨折 1 周内形成纤维骨痂,进而形成骨样骨痂,X 线平片不能显示;约 2~3 周后,开始形成骨性骨痂,表现为断端外侧与骨干平行的梭形高密度影,即为外骨痂,同时可见骨折线模糊,主要为内骨痂、环形骨痂和腔内骨痂的密度增高所致(图 6-3-3)。一般在骨折 3 周后,即达临床愈合期,X 线表现为骨痂体积逐渐变小、致密、边缘清楚,骨折线消失和断端间有骨小梁通过。骨折愈合后塑形的结果与年龄有关,改建过程可达 1~2 年或更长,儿童骨折完全愈合后可以看不到骨折的痕迹。

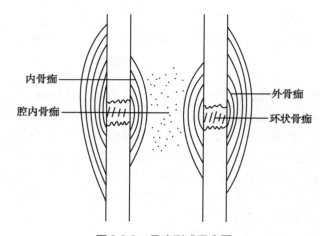

图 6-3-3　骨痂形成示意图

6. 骨折的并发症和后遗症

（1）延迟愈合或不愈合:骨折已半年以上,骨折断端仍有异常活动,X 线上无成桥骨痂形成,骨折断端的髓腔已被浓密的硬化骨质封闭、变光滑即为骨折不愈合。骨折经治疗后,若超过一般愈合所需的时间较长而仍未愈合,但又未达到骨折不愈合的程度,即属于骨折延迟愈合。延迟愈合或不愈合常见于股骨颈、胫骨下 1/3、舟骨、距骨和肱骨干骨折等。

（2）外伤后骨质疏松:骨折整复固定后因疼痛长期不活动,可引起伤肢失用性骨质疏松,而骨质疏松可以延缓骨折的愈合。

（3）畸形愈合:由于骨折整复固定不理想,断端仍对位对线不良,但有骨痂形成。

（4）骨缺血性坏死:骨折使骨供血血管断裂,未建立有效侧支循环则可以引起骨的缺血性坏死。是股骨颈、距骨、腕舟骨和月骨骨折的常见并发症。

（5）创伤性骨关节病:骨折引起关节软骨和软骨下骨质受力发生改变,进而破坏关节软骨和软骨下骨质,形成创伤性骨关节病。

(6)骨化性肌炎:骨折后周围软组织内的血肿处理不当就可经机化而骨化。

(7)神经、血管损伤:骨折常可伴有相邻的神经和血管损伤。

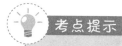

考点提示

骨折的合并症和后遗症

7. 疲劳骨折 长期、反复的外力作用于正常骨的某一部位,可逐渐发生慢性骨折,到临床诊断时常已有骨痂形成,称为疲劳骨折。好发于跖骨和胫腓骨,也见于肋骨、股骨干和股骨颈等处。长途行军、径赛运动员与舞蹈演员常发生疲劳骨折。发病1~2周内X线检查可无所发现,有时可见到压痛部位有一横行骨裂隙。发病3~4周后,骨折线周围已有梭形骨痂包围。也可仅见一侧骨皮质断裂,周围有明显不规则硬化;有时需CT扫描才能发现骨折线。一般根据病史和X线表现容易诊断,但有时需与恶性骨肿瘤鉴别。

8. 病理性骨折 由于骨的病变使其强度下降,轻微的外力也可引起的骨折,称为病理性骨折。骨病变可为局限性病变,如肿瘤、肿瘤样病变、炎性病变;也可为全身性病变,如骨质疏松、骨质软化和骨发育障碍(如成骨不全)等。X线上除有骨折的征象外,还显示原有病变的特点。根据骨质病变和轻微外伤史,

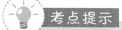

考点提示

疲劳骨折的概念及影像表现

可以诊断为病理骨折。CT发现骨质破坏比X线敏感。MRI显示骨髓的病理改变及骨质破坏最敏感,有助于病理性骨折诊断。

9. 骨骺损伤 骨骺损伤为干、骺愈合之前骨骺部发生的创伤,也称骨骺分离。可以是单独骺软骨损伤,也可为骺软骨和干骺端、骨骺骨化中心同时折断。影像学能显示损伤的情况,是指导治疗避免畸形的基础。大多数骨骺损伤可由X线平片根据骨骺的移位、骺板增宽及临时钙化带变模糊或消失等表现做出诊断。但不能显示无移位的骨折,及二次骨化中心未骨化之前骨骺的损伤。骺板急性断裂表现为高信号的骺板内出现局灶线性低信号影,干骺端及二次骨化中心的骨折则表现为T_1WI上线性低信号影,T_2WI上为高信号影。MRI可以直接显示软骨、软组织和骨成分,显示损伤全貌更精确,主要用于临床高度怀疑骨折而X线平片表现正常的病例。

(二)四肢骨折

【疾病概要】

1. 病因病理 一般有明确外伤史。直接暴力或间接暴力作用于骨骼,前者为主要原因;病理骨折可无明确外伤史或仅有轻微外伤史。

2. 临床表现 局部肿痛、变形、患肢短缩、保护性姿势及功能障碍等。

【影像表现】

1. 肱骨骨折

(1)肱骨外科颈骨折:骨折部位发生在肱骨解剖颈下2~3cm,多见于成人,可分为裂隙样骨折、外展骨折和内收骨折三型,常合并肱骨大结节撕脱骨折(图6-3-4)。

(2)肱骨髁上骨折:常见于3~10岁的儿童。骨

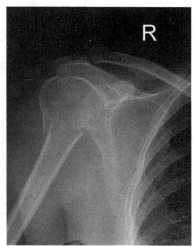

图6-3-4 肱骨外科颈骨折

折分为两型：①伸直型：较多见，远侧断端向背侧倾斜，致骨折向掌侧成角；②屈曲型：较少见，远侧断端向掌侧倾斜，致骨向背侧成角。肱骨髁上骨折常伴有旋转移位（图6-3-5）。

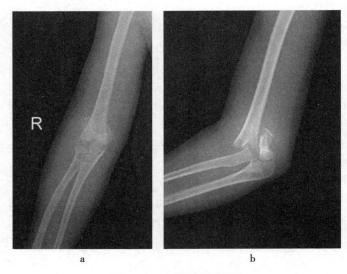

图6-3-5 肱骨髁上骨折
a. 正位平片；b. 侧位平片

2. 前臂骨折 柯莱斯骨折为最常见的骨折，是指桡骨远端距离远端关节面2.5cm以内的骨折，且伴有远侧断端向背侧移位和向掌侧成角，使手呈银叉状畸形（图6-3-6）。

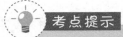

考点提示

Colles骨折影像表现

3. 股骨颈骨折 多见于老年人，特别是绝经后妇女。骨质疏松是重要诱因，轻微外伤即可引起股骨颈骨折，多为单侧（图6-3-7）。易并发股骨头缺血性坏死。按骨折是否稳定，股骨颈骨折可分为无错位嵌入型骨折和错位型骨折等类型。

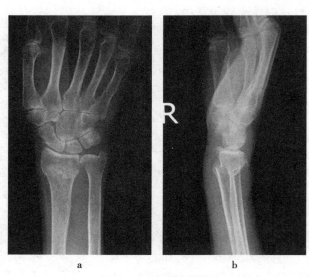

图6-3-6 柯莱斯骨折
a. 正位平片；b. 侧位平片

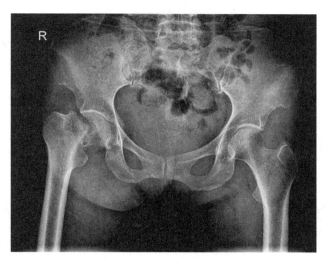

图 6-3-7 股骨颈骨折

4. 胫腓骨骨折 双骨折多见,胫骨单骨折次之,腓骨单骨折少见。双骨折时,腓骨骨折部位多比胫骨高,需拍摄包括腓骨上下端的 X 线片,以免漏诊。胫骨中下三分之一处骨折容易延迟愈合甚至不愈合(图 6-3-8)。

总之,四肢外伤后局部出现骨折线,即可诊断骨折。但要与一些正常解剖结构,如管状骨的滋养血管沟、扁骨的血管压迹、周围肌肉间脂肪线、儿童骺板以及正常骨变异等鉴别。CT 可发现平片上不能发现的隐匿骨折,对于结构复杂和骨性重叠部位的骨折,CT 比平片能更精确显示骨折移位情况。当骨折线与 CT 扫描平面平行时,则容易漏掉骨折,因此不能单凭 CT 就排除骨折,一定要结合平片。MRI 比 CT 更能发现隐匿骨折及骨挫伤。因此,平片、CT、MRI 要相互印证,才能准确的诊断骨关节损伤。

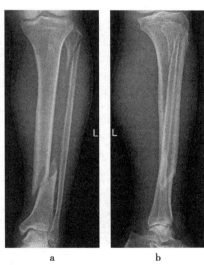

图 6-3-8 胫腓骨骨折
a. 正位;b. 侧位

(三)脊椎骨折

【疾病概要】

1. 病因病理 多因传导暴力致伤,胸腰段脊椎骨折多见。脊椎骨折分为次要损伤和重要损伤,前者包括单纯的横突、棘突、关节突和椎弓峡部骨折,这类骨折极少引起神经损伤及脊柱畸形;后者包括压缩或楔形骨折、爆裂骨折、安全带型损伤及骨折-脱位。从生物力学角度脊柱分为前、中、后三柱:前柱包括前纵韧带及椎体、纤维环和椎间盘的前 2/3;中柱包括椎体、纤维环和椎间盘的后 1/3 及后纵韧带;后柱为脊椎骨附件,骨

考点提示

脊椎骨折好发部位

性结构包括椎弓根、椎板、关节突、横突和棘突,软组织为椎间关节的关节囊、黄韧带、棘间和棘上韧带。

2. 临床表现 损伤后轻者引起疼痛、活动受限。重者出现后凸畸形,易引起神经功能障碍,甚至截瘫、死亡。寰枢椎损伤易使颈髓受压而引起严重并发症,搬动患者和照片时要格外注意。

【影像表现】

1. 脊椎骨折

(1) 压缩或楔形骨折:以胸腰椎最常见,X 线表现为椎体前侧上部终板塌陷,皮质断裂,而后柱正常,致使椎体成楔形(图 6-3-9)。

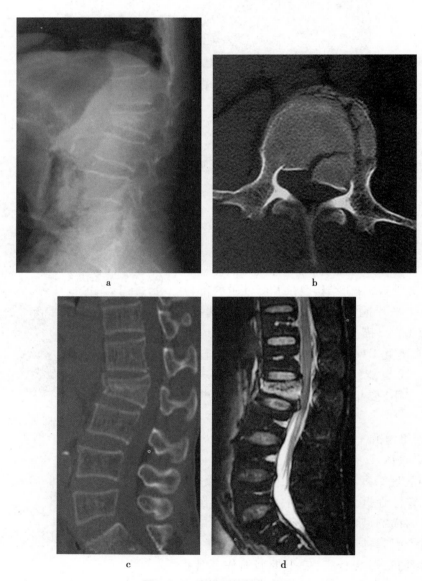

图 6-3-9 脊椎骨折影像表现

a. X 线平片;b. CT 轴位像;c. CT 矢状位重建;d. MRI 矢状位 T_2WI 压脂

（2）爆裂骨折：椎体压缩骨折的特殊类型，常可压迫脊髓。可形成上部和（或）下部终板粉碎骨折。前中柱都受累，并有骨碎片突入椎管，同时也可有椎板骨折，椎弓间距加大。

（3）安全带骨折：多见于车祸，平片上，骨折线横行经过棘突、椎板、椎弓与椎体，后部张开；或仅有棘上、棘间与黄韧带断裂，关节突分离，椎间盘后部破裂；或骨折与韧带断裂同时存在。

（4）骨折-脱位：平片上，主要显示椎体脱位、关节突绞锁，常伴骨折。

2. 寰枢椎损伤 常见的损伤包括寰枢关节脱位、寰椎骨折和齿状突骨折等。平片较难显示旋转性脱位，当寰枢椎排列异常时应怀疑本病。旋转性脱位在侧位片上，表现为寰椎前弓后面与枢椎齿状突的距离超过 3mm 以上，或张口位寰枢椎的骨突关节间距两侧不对称。CT 显示爆裂骨折最佳，对显示关节突的位置很有价值。薄层 CT 横断面扫描并矢状面和冠状面、三维重建，可以精确显示寰枢椎的相互关系，是诊断本病的最佳方法。寰椎前弓后面与枢椎齿状突前缘间的距离成人大于 2mm、儿童大于 4mm 则说明有横韧带的撕裂。MRI 显示椎体的移位情况，椎管狭窄情况最佳。对于轻微骨折、骨折的新鲜与陈旧的诊断，具有较高的诊断价值。

（四）骨盆骨折

【疾病概要】

1. 病因病理 多为直接暴力撞击，挤压骨盆或从高处坠落冲撞所致。

2. 临床表现 除骨折症状及体征外，常有血管、膀胱、尿道、直肠和神经损伤等严重并发症。

【影像表现】

骨盆骨折分为骨盆环完整的骨折、骨盆环一处骨折、骨盆环两处以上骨折三种类型，前两种骨折骨盆仍保持稳定，后一种骨折则使骨盆的稳定性遭到破坏（图 6-3-10）。CT 不仅可以显示骨折线形态、有无碎片和数目，还清楚地显示骨折后的移位情况，以指导临床治疗。三维重建技术的应用可以清楚显示骨盆的结构特点，另外 CT 和 MRI 还可以同时显示骨盆内脏器官受损情况。

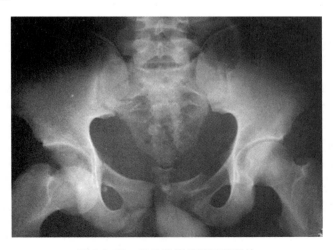

图 6-3-10 骨盆骨折伴髋关节脱位

二、关节创伤

关节创伤应包括关节脱位、韧带与肌腱撕裂和波及关节面的关节内骨折。

（一）关节脱位

【疾病概要】

1. 病因病理　根据发病机制可分为先天性关节脱位、习惯性关节脱位、创伤性关节脱位和病理性关节脱位。

2. 临床表现　创伤性关节脱位以肘关节脱位发生率最高，其他部位依次为肩、足、髋、踝、腕、膝等关节。一般有明确的外伤史，关节疼痛、肿胀变形和功能丧失。创伤性关节脱位治疗不当，经复位后屡次复发者则称为习惯性脱位。

【影像表现】

完全脱位表现为组成关节的各骨的关节面对应关系完全脱离或分离。半脱位为关节间隙宽窄不均，失去正常均匀的弧度而分离移位。关节脱位常并发邻关节肌腱附着部的撕脱骨折。球窝关节脱位还常引起关节窝内骨折。CT 可发现关节囊内骨折，在显示关节骨质损伤的范围、形态和相互关系方面优于平片。MRI 可发现合并的软骨、肌腱和韧带损伤。

（二）关节周围软组织损伤

【疾病概要】

1. 病因病理　韧带损伤分完全撕裂和不完全撕裂。不完全撕裂，为部分纤维断裂。如发生在附着部，可引起撕脱骨折。

2. 临床表现　关节周围软组织损伤包括关节囊、韧带和肌腱等的损伤。完全撕裂则关节不稳定，出现异常活动。肌腱损伤主要为其功能异常，如指的伸肌腱断裂则不能伸指。

【影像表现】

1. X 线和 CT 表现　均不能直接显示韧带和韧带撕裂。

2. MRI 表现　首选，可以直接显示韧带、肌腱。正常韧带、肌腱在所有 MRI 序列上都表现为低信号影。不完全撕裂表现为 T_2WI 上韧带低信号影中出现散在的片状或条纹状高信号，其外形可以增粗，边缘模糊不规则。完全中断则可见到断端呈犬牙交错状，很多完全撕裂也不能见到清楚的断端。

（三）常见关节创伤

1. 肩关节创伤

（1）肩关节脱位：根据肱骨头脱出后的位置可分为前脱位和后脱位。前脱位又分为盂下、喙突下和锁骨下脱位。有明显外伤史。伤肩疼痛、无力、酸胀和活动受限。体检见方肩畸形，搭肩试验阳性。X 线易于显示肩关节脱位，（图 6-3-11a）。CT 可以明确肱骨头前后移位情况，还可显示平片不易发现的肱骨头压缩骨折和关节盂骨折。

（2）肩袖撕裂：肩袖为肩关节囊外的肌肉、肌腱和韧带复合体，主要由冈上肌、冈下肌、小圆肌和肩胛下肌及其肌腱构成。肩袖撕裂主要原因包括：肩关节退行性变、创伤和撞击。可分为部分性和完全性撕裂，主要表现为肩关节疼痛、活动受限、不能外展。MRI 为当前无创性诊断肩袖撕裂的首选方法。可明确撕裂的部位、范围、程度及伴发损伤。表现为在任何序列均为低信号的正常肌腱和韧带，撕裂后呈不同程度的 T_2 高信号（图 6-3-12）。

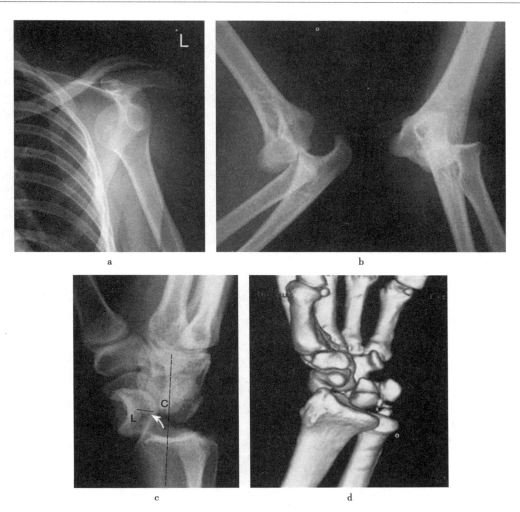

图 6-3-11　关节脱位
a. 肩关节脱位；b. 肘关节脱位；c. 月骨脱位；d. 月骨周围脱位 CT 三维重建

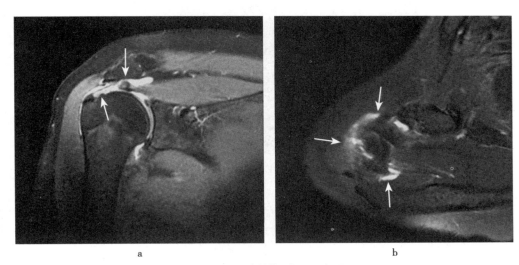

图 6-3-12　肩袖撕裂 MRI 表现
a. 斜冠状位；b. 横轴位

2. 肘关节脱位 是全身关节脱位中发生率最高的关节,多因为肘关节过伸引起,多为后脱位,尺骨和桡骨端同时向后移位,尺骨鹰嘴半月切迹脱离肱骨滑车;常伴发骨折,关节囊韧带损伤。还可合并血管和神经损伤(图 6-3-11b)。

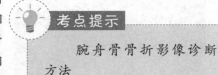

考点提示

腕舟骨骨折影像诊断方法

3. 腕关节创伤 腕骨骨折以舟骨最多见,脱位以月骨最多见。腕舟骨骨折多发生于青壮年。常规正侧位片,常因骨折线显示不明显而漏诊,X 线检查需拍摄舟骨位,以充分展示舟骨,发现骨折线。CT 扫描 MPR 重建可以增加舟骨骨折的检出率;MRI 可以明确诊断隐匿性舟骨骨折,其敏感性为 100%。月骨脱位在 X 线正位片上表现为月骨周围关节间隙变窄,侧位片显示月骨向前翻转移位(图 6-3-11c)。月骨周围脱位表现为月骨不动,周围的腕骨向背侧移位(图 6-3-11d)。

4. 髋关节创伤 髋臼骨折多为股骨头脱位时撞击髋臼顶所致,偶发于骨盆骨折波及髋关节。CT 在诊断髋臼骨折上明显优于平片,它不仅可准确显示骨折片的形态大小、移位情况,还可以显示平片不易发现的关节腔内骨折碎片。

5. 膝关节创伤 常见的损伤有急性创伤性滑膜炎,半月板、内外侧副韧带和前后交叉韧带撕裂。

(1) 半月板撕裂:多数有扭伤史。MRI 为首选检查方法,但关节镜检查是金标准。

影像学表现:正常半月板在所有 MR 序列上都呈低信号。诊断半月板撕裂必须在矢状面和冠状面上都看到半月板内线形高信号影延伸至其表面(图 6-3-13)。而线形或球形高信号影不延伸到表面的则提示为变性。

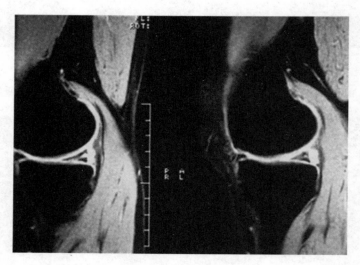

图 6-3-13 半月板撕裂 MRI 表现

(2) 内、外侧副韧带复合体损伤:稳定膝关节内侧的结构有内侧副韧带、收肌腱和深部关节囊韧带,紧邻内侧半月板,共同称为内侧副韧带复合体。外侧副韧带复合体损伤少见。内侧副韧带复合体损伤机制为暴力作用于膝关节外侧面。患者膝关节内侧显著肿胀,皮下淤血、淤青和明显压痛;如完全断裂,侧方应力试验呈阳性。

MRI：正常内侧副韧带复合体，在 T_1WI 和 T_2WI 上均呈低信号带，损伤后信号增高，并可见增厚、变形和（或）中断（图6-3-14）。内、外侧副韧带损伤的继发征象可包括关节间隙增宽、积液、半月板损伤、交叉韧带撕裂和骨挫伤。

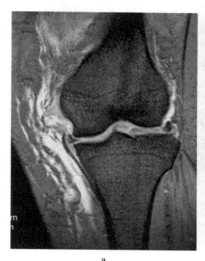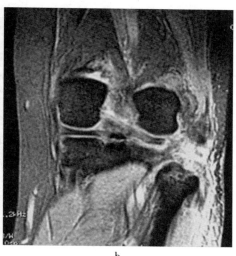

a b

图6-3-14 膝关节副韧带撕裂 MRI 表现

a. 内侧副韧带撕裂；b. 外侧副韧带撕裂

（3）膝关节交叉韧带损伤：前交叉韧带（ACL）的主要作用是限制胫骨前移和辅助限制胫骨内旋。因此，股骨过度外旋、胫骨过度内旋、膝关节过伸位时，易造成 ACL 损伤，多见于滑雪伤、足球、跳远、高速蹬踢及其他类似的运动。后交叉韧带（PCL）的主要作用是防止胫骨后移，与 ACL 和侧副韧带协同限制膝关节的旋转运动。因此，膝关节屈曲位、重度外展或合并旋转时，易造成 PCL 损伤，见于交通事故伤、压砸或屈膝位坠落伤等。

临床表现为关节疼痛、肿胀和活动受限，抽屉试验阳性。交叉韧带损伤也常合并膝关节侧副韧带、半月板、股骨髁和胫骨平台损伤。

MRI 表现交叉韧带损伤可分为完全性撕裂和部分性撕裂，MRI 为膝关节交叉韧带损伤的首选检查方法，显示韧带损伤敏感。MRI 还可同时显示膝关节的其他合并损伤。但常难以区分完全性和部分性撕裂。膝关节交叉韧带损伤的主要征象

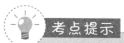

考点提示

膝关节创伤的影像表现

包括：韧带局灶性或弥漫性增厚、界限不清楚、轮廓不规则或扭曲呈波浪状，连续性中断、局灶性或弥漫性高信号及韧带显示不清等。

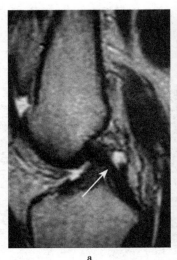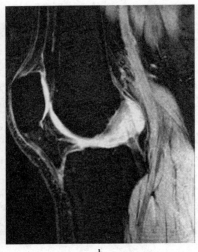

图 6-3-15　膝关节前、后交叉韧带损伤

a. 矢状位 T_2WI；b. 脂肪抑制

第四节　骨与关节发育异常

一、发育性髋关节发育不良

【疾病概要】

1. 病因病理　过去称之为先天性髋关节脱位，是髋臼与股骨头失去正常对位关系所导致的二者及周围软组织发育不良。本病是较常见畸形，女性发病率高，与遗传因素有关，单侧发病多见。左侧较右侧多见。

2. 临床表现　新生儿期即可发现腹股沟皮肤皱纹不对称，两侧肢体不等长。行走后，单侧脱位出现跛行；双侧脱位，步态摇摆呈鸭步。本病早期诊断、及时治疗可避免严重畸形，故早期诊断有重要意义。

【影像表现】

1. X 线表现　常规摄取双髋正位和双髋外展位片。髋臼形态因脱臼程度、病程长短而异，轻者仅髋臼角稍大，重者除髋臼角明显增大外，髋臼顶发育不良呈斜坡状，髋臼窝平浅宽大（图 6-4-1）。股骨头是否位于髋臼窝内是诊断本病的直接依据，在股骨头骨化之前（6 个月内婴儿），主要根据股骨近端位置来判断。采用双髋外展位片，即投照时双股骨外展45°并极度内旋的骨盆前后位像。正常情况下，两侧股骨干轴线的延长线向上通过髋臼中心，表明无脱位；若延长线位于髋臼中心以外，则表明脱位或倾向脱位。此外，还可显示患侧骨盆骨发育不良，骨骺出现晚且小，耻骨、坐骨间骨骺线宽且联合晚，患侧闭孔较对侧小等。

可帮助了解髋臼和股骨头关系的 X 线测量方法，常用以下三种：①Perkin 方格：经两侧髋臼最深处的 Y 形软骨中点做水平连线，再通过髋臼外缘做垂直线，构成四个象限。股骨头位于方格内下象限时为正常，超出此区域，则为脱位或半脱位。②Shenton 线：是沿股骨颈内缘与同侧闭孔上缘的连线，圆滑的抛物线为正常，脱位时则失去应有的弧形。③髋臼指数：经两侧髋臼最深处的 Y 形软骨中心做水平连线，再通过髋臼外上缘至髋臼最深处做连线，两直线夹角为髋臼指数，也称髋臼角，该角度超过30°应考虑髋臼发育不良。

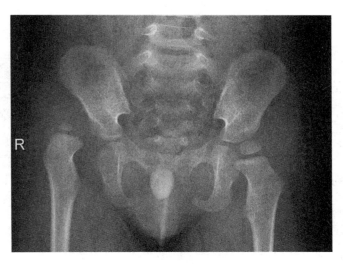

图 6-4-1　先天性髋脱位

2. CT 表现　多层螺旋 CT 三维重组图像可直接显示股骨头与髋臼的解剖关系以及股骨颈前倾角和髋臼窝深度等,还可观察髋关节囊挛缩、圆韧带增厚、纤维脂肪垫肥厚等病理改变;对临床选择治疗方案及手术入路,纠正股骨前倾角及髋臼角有较大帮助。

3. MRI 表现　是本病理想的影像检查方法。可清晰显示股骨头软骨和二次骨化中心发育状况,直接显示股骨头移位情况与髋臼形态。对观察髋关节盂软骨病变、肌腱嵌顿、关节囊拉长肥厚、髋关节周围肌肉萎缩、圆韧带增厚和纤维脂肪垫肥厚等病理改变也比较满意。MRI 可早期显示髋关节发育不良的并发症,如股骨头缺血性坏死或关节积液等。

【鉴别诊断】

本病应与婴幼儿髋关节化脓性关节炎鉴别,后者早期于骨质破坏之前即可出现病理性髋关节脱位,但两侧髋臼形态对称是与前者的主要差别,结合临床和实验室检查也有助于其鉴别。

二、椎弓峡部不连及脊椎滑脱

【疾病概要】

1. 病因病理　椎弓峡部不连是指椎弓峡部骨不连接,也称椎弓崩裂。第 5 腰椎多见,峡部缺损可单侧或双侧性。如果由于椎弓峡部不连导致椎体向前移位,称作脊椎滑脱也叫真性脊柱滑脱。因脊椎退变所致的椎体向前移位则称假性脊椎滑脱。

2. 临床表现　此病多发于 20～40 岁成年人,男性多见。主要症状为下腰痛,并向臀部或下肢放射。

【影像表现】

1. X 线表现　前后位片上椎弓峡部不连可表现为椎弓峡部裂隙、密度增高、结构紊乱等改变;侧位片上,椎弓峡部缺损位于椎弓的上、下关节突之间,为自后上斜向前下方的裂隙样骨质缺损,边缘可有硬化,有时,因滑脱而使裂隙两边的骨质有分离和错位。但

考点提示

椎弓峡部不连及脊椎滑脱影像表现

前后位或侧位片一般不能作为确诊的依据。左右斜位片上峡部显示最清楚、最可靠,并可确定哪一侧不连(图6-4-2)。

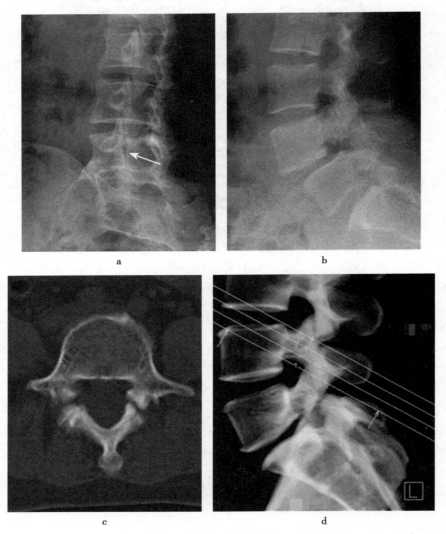

图 6-4-2　椎弓根峡部不连合并脊椎滑脱影像学表现

a. 右后斜位平片;b. 侧位平片;c. CT 轴位像(为另一患者);d. CT 的 MPR 像

　　显示椎体向前移位以侧位片为准,测量滑脱程度以 Meyerding 测量法较适用,即将下一椎体上缘由后向前分为四等份,根据前移椎体后下缘在下一椎体上缘的位置,将脊椎滑脱分为四度:例如位于第 1 等份内的为 I 度滑脱,位于第 2 等份内的为 II 度滑脱,依此类推。

　　2. CT 表现　上位椎体向前移位,使椎体后缘与其椎弓的间距增宽,椎管前后径增加,因椎间盘未移位而在椎体后缘形成条带影,易误为椎间盘膨出,在椎弓峡部层面可显示峡部不连。采用多角度 MPR 重建可更清晰显示峡部不连情况。

　　3. MRI 表现　矢状面可观察脊椎的移位。通过峡部的横断面可以显示其不连及椎管前后径增加,它在 T_1WI 和 T_2WI 均为低信号。此外,椎体骨髓因受力改变发生变化,

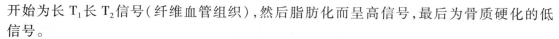

开始为长 T_1 长 T_2 信号（纤维血管组织），然后脂肪化而呈高信号，最后为骨质硬化的低信号。

【鉴别诊断】

一般依靠平片即可做出诊断，其显示椎弓峡部不连比 CT 轴面像和 MRI 均优越，但各向同性 CT 的 MPR 重建能比平片更清晰显示峡部不连。

第五节　骨软骨缺血坏死

一、股骨头骨骺缺血坏死

【疾病概要】

1. 病因病理　股骨头骨骺缺血坏死是较常见的骨软骨缺血坏死，发病多与外伤有关。早期为骨骺软骨下骨质缺血，继而引起周围组织的反应性改变。

2. 临床表现　本病好发于 3～14 岁的男孩，尤以 5～9 岁多见。一般为单侧受累，亦可为两侧先后发病。本病进展缓慢，从发病至完全恢复大致需要 1～3 年。主要症状为髋部疼痛、乏力和跛行，可有间歇性缓解。患侧下肢稍短，轻度屈曲或并有内收畸形，外展与内旋稍受限。晚期患肢肌肉轻度萎缩。

【影像表现】

1. X 线表现　①早期主要表现有髋关节间隙内侧增宽、股骨头骨骺轻度外移、关节囊轻度肿胀、股骨头骨骺骨化中心变小且密度均匀增高、骨发育迟缓。股骨头骨骺边缘部新月形透光区（新月征）也是早期 X 线征象之一。干骺端改变包括：股骨颈粗短，骨质疏松，骺线不规则增宽，以及邻骺线骨质内出现囊样缺损区。②进展期骨骺更为扁平并呈不均匀性密度增高；坏死骨质节裂成数个小的致密性骨块；有时出现多发大小不等的囊样透亮区，并于囊腔周围逐渐形成数量不等的新生骨。骺板呈不规则增宽，但有时可见骨骺干骺提早闭合。与早期相比，干骺部粗短、局限性骨质疏松和囊样变更加明显。关节间隙增宽或正常。③晚期若临床治疗及时，股骨头骨骺大小、密度及结构可逐渐恢复正常。如治疗延迟或不当，常可遗有股骨头呈蕈样或圆帽状畸形，以及股骨颈粗短、大粗隆升高、头部前下偏斜、颈干角缩小并形成髋内翻和髋关节半脱位。髋臼表现上部平直和形态不规则。最终，引起继发性退行性骨关节病而出现骨质增生和关节间隙变窄。

2. CT 表现　股骨头骨骺缺血坏死的 CT 表现与 X 线大致相同。

3. MRI 表现　检查敏感性较高，病变早期即可发现少量关节积液以及骺软骨和骺板软骨的增厚。随病程进展，骨骺变扁，干骺端可见长 T_2 信号的水肿区，髋臼面关节软骨和股骨头关节软骨明显增厚，股骨头不同程度外移，股骨头骨骺软骨下方骨内可有不规则形骨坏死灶。MRI 可比较准确地显示股骨头骨骺软骨的形态及髋臼与股骨头骨骺的位置关系、骨坏死区部位与形态、骺板受累情况，因而对确定分期及判断预后更有价值（图 6-5-1）。

【鉴别诊断】

本病主要应与髋关节结核相鉴别，后者骨破坏周围较少有硬化带，邻关节骨质疏松广泛，较早即有关节间隙狭窄，无明显骺板和干骺端增宽。

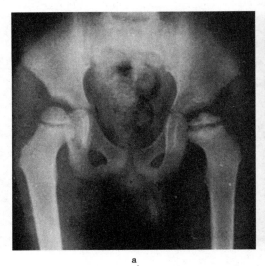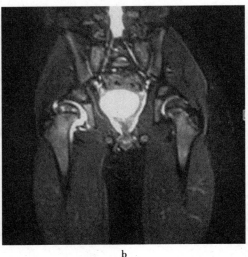

图 6-5-1 股骨头骨骺缺血坏死影像表现

a. X线平片左股骨头骨骺坏死；b. MRI 冠状位脂肪抑制右股骨头骨骺坏死（不同患者）

二、成人股骨头缺血坏死

【疾病概要】

1. 病因病理　成人股骨头缺血坏死其发病率远远超过儿童股骨头骨骺缺血坏死。常见的病因有创伤、皮质激素治疗和酗酒。股骨头缺血性坏死也是股骨头骨折最常见并发症，好发于 30 ~ 60 岁男性，半数以上患者最终双侧受累。其病理变化过程包括早期的缺血性坏死和后期的修复，当坏死发生至一定阶段，修复即自行开始，两者交织进行。

2. 临床表现　主要症状和体征为髋部痛、压痛、活动受限、跛行及4字试验阳性。晚期，关节活动受限加重，同时还有肢体短缩、肌肉萎缩和屈曲、内收畸形。

【影像表现】

1. X线表现　早期，股骨头外形和关节间隙正常。股骨头内出现散在的斑片状或条带状硬化区，边界模糊，其中邻近颈部的横行硬化带称为颈横线。少数混杂有斑片状和（或）伴硬化边的囊状透光区。股骨头内出现斑片状相对密度增高区即骨坏死区域，局

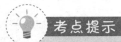

考点提示

股骨头缺血坏死的影像诊断

部骨小梁结构可变模糊，以股骨头前上方多见。中期，股骨头塌陷，关节间隙无变窄。可见"新月征"以蛙位投照易于显示。晚期，继发髋关节退行性关节病，关节间隙变窄。继而出现典型骨关节炎表现，是本病终末期表现。

2. CT表现　显示骨头缺血坏死较平片略敏感。早期正常股骨头星芒征消失，表现为股骨头内簇状、条带状和斑片状高密度硬化影，边缘较模糊。中期，股骨头内出现软组织密度，周围伴有硬化缘。晚期，股骨头塌陷，表现为股骨头皮质成角、台阶征、双边征、裂隙征和股骨头碎裂（图 6-5-2）。关节面硬化、关节间隙变窄。

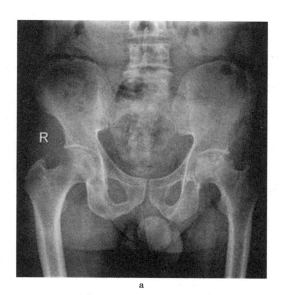

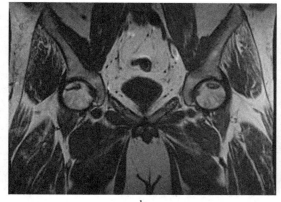

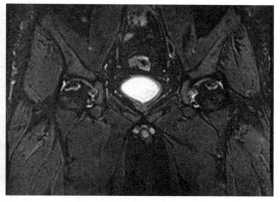

图 6-5-2　成人股骨头缺血坏死影像表现

a. 正位平片；b、c. MRI 冠状位 $T_1WI + T_2WI$ 压脂

3. MRI 表现　是早期诊断股骨头缺血性坏死最敏感和特异的方法。股骨头前上部边缘的异常条带影，T_1WI 上为低信号、T_2WI 为高信号或内高外低两条并行信号带，与 CT 上的并行的透光及硬化带相对应，此即为双线征，为特异的诊断征象。

【鉴别诊断】

应与以下疾病或异常变异鉴别：退变性假囊肿：局限于持重区骨性关节面下，形态规整，无明显股骨头塌陷。暂时性骨质疏松：MRI 虽可出现长 T_1、长 T_2 信号区，与股骨头缺血坏死周边的骨髓水肿改变相似，但本病短期随访信号可恢复正常，不出现典型的双线征。骨岛：多为孤立的圆形硬化区，密度较高，边缘较光整。

第六节　骨关节化脓性感染

一、化脓性骨髓炎

化脓性骨髓炎是指涉及骨髓、骨和骨膜的化脓性炎症,关节滑膜的化脓性炎症即为化脓性关节炎,这些统称为骨关节化脓性感染。可经血行播散、邻近软组织的感染或开放性骨折使细菌侵及骨髓或关节滑膜。

(一)急性化脓性骨髓炎

【疾病概要】

1. 病因病理　致病菌以金黄色葡萄球菌最多见,好发于 10 岁以下儿童长骨。其病理过程包括种植繁殖、软组织改变、髓腔内播散、骨膜改变、骨质改变、窦道形成。儿童感染极少穿过骺板侵及关节;成年人感染易侵入关节引起化脓性关节炎。

2. 临床表现　临床上发病急,可有高热、寒战等全身中毒症状,局部皮肤可红肿热痛。

【影像表现】

1. X 线表现　骨髓炎发病 7 ~ 10 天内,主要为软组织肿胀,骨质改变常不明显,可出现局限性骨质疏松;其后,出现骨质破坏、死骨形成(图 6-6-1)、骨膜新生骨,并伴有骨破坏区周围的骨质增生。

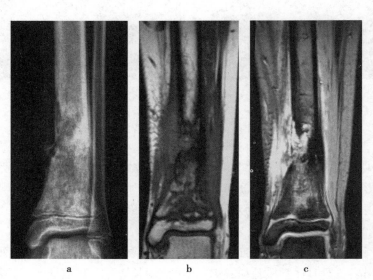

图 6-6-1　急性化脓性骨髓炎影像表现
a. 正位平片;b. c. MRI 冠状位

2. CT 表现　与 X 线相比,CT 更易发现骨内小的侵蚀破坏和骨周软组织肿胀,或脓肿形成。但常难以发现薄层骨膜新生骨。

3. MRI 表现　在显示骨髓水肿和软组织肿胀上,MRI 明显优于 X 线和 CT,可显示骨质破坏前的早期感染。炎性病灶 T_1WI 上呈低或中等信号,T_2WI 上呈不均匀高信号,死骨呈低信号。增强扫描,炎性病灶信号增强,坏死液化区不增强,脓肿壁强化。

【鉴别诊断】

本病应与恶性骨肿瘤如成骨肉瘤、尤文肉瘤鉴别,恶性肿瘤的骨破坏周围不一定有骨质增生(包括瘤骨、反应性成骨和骨膜新生骨)且骨质增生不会随病程的延长而日趋明显。

（二）慢性化脓性骨髓炎

【疾病概要】

1. 病因病理　常因急性化脓性骨髓炎治疗不及时或不彻底所致,也可以一开始就是慢性过程。病程迁延,可反复急性发作,有的流脓窦道长期不愈。常由低毒感染引起。

2. 临床表现　多见于儿童和青年,常发生在胫腓骨上端、股骨下端、肱骨下端的干骺区,病变破坏区周围常有骨质增生硬化。临床症状轻微,疼痛多呈阵发性,可夜间加重。症状反复发作为其特征。慢性骨脓肿为相对静止的局限性感染性病灶。

【影像表现】

1. X 线表现　主要表现为广泛的骨质增生、脓腔和死骨存在。皮质增厚,髓腔狭窄或闭塞,骨质硬化。慢性骨脓肿主要表现为局限性骨破坏,位于干骺端中央或略偏一侧,早期破坏边缘常较模糊,随着病变的进展,周围出现反应性骨硬化(图6-6-2)。

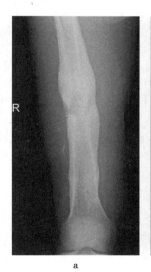
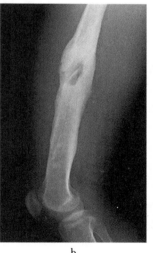

图6-6-2　慢性化脓性骨髓炎
a. 正位平片;b. 侧位平片

2. CT 表现　比 X 线更容易发现死骨和骨内脓肿。

3. MRI 表现　可以很好显示炎症组织、脓肿、窦道或瘘管,有助于区分不典型骨髓炎与肿瘤。

【鉴别诊断】

骨皮质或骨膜感染引起局限性不典型骨髓炎应与骨样骨瘤、硬化型骨肉瘤鉴别。骨样骨瘤在平片上瘤巢骨质破坏区呈透亮低密度影,其内可有钙化或骨化影,周边围绕高密度骨质硬化环。硬化型骨肉瘤常有 Codman 三角存在,周围有软组织肿块是其重要特点。

二、化脓性关节炎

【疾病概要】

1. 病因病理 化脓性关节炎为细菌感染滑膜而引起的关节化脓性炎症。致病菌以金黄色葡萄球菌最常见,主要经血行播散进入关节内,以承重关节较常见,多为单发。

2. 临床表现 本病在儿童和婴儿多见。临床症状主要为关节肿胀,出现红、肿、热、痛等急性炎症表现,关节活动受限。

> 💡 **考点提示**
>
> 化脓性关节炎的影像学表现

【影像表现】

1. X 线表现 关节间隙变窄,关节持重面软骨下骨质破坏,严重可病理性脱位。愈合期可见骨性强直(图6-6-3)。

2. CT 表现 对一些复杂关节,如髋、肩和骶髂关节等,显示骨质坏和脓肿侵犯的范围常较 X 线平片敏感。

3. MRI 表现 显示化脓性关节炎的滑膜炎和关节渗出液比 X 线片和 CT 敏感,能明确炎症侵犯周围软组织的范围,还可显示关节囊、韧带、肌腱、软骨等关节结构的破坏情况。

【鉴别诊断】

本病应与以下病变鉴别:滑膜型关节结核,起病慢,病程长,关节边缘性侵蚀破坏和骨质疏松为其特征,晚期出现纤维强直,很少出现骨性强直。类风湿关节炎、血清阴性脊椎关节病,一般表现多关节隐袭发病容易鉴别。

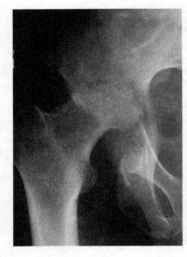

图6-6-3 右髋关节化脓性关节炎

第七节 骨关节结核

骨关节结核常继发于肺结核,好发于儿童和青年。以脊椎结核发生率最高,其次为关节结核,其他骨结核少见。

结核分枝杆菌经血行到骨或关节,易停留在血管丰富的骨松质和负重大、活动较多的关节(如髋、膝)滑膜内而发病。在病理组织学上,骨关节结核可分为干酪样坏死型和增生型。前者较多见,其特点是干酪样坏死和死骨形成;病变突破骨皮质时,在相邻软组织内形成脓肿,局部无红、热、痛,被称为"冷脓肿"或"寒性脓肿"。

一、脊椎结核

【疾病概要】

1. 病因病理 脊椎结核是骨关节结核中最常见者,成人以腰椎最多,胸腰段次之,颈椎较少见。儿童以胸椎最多。据最先破坏的部位,可分为椎体结核和附件结核,前者又分为中心型、边缘型和韧带下型。两个以上椎体的溶骨性破坏,椎间隙变窄或消失,脊柱后突畸形,椎旁脓肿形成和软组织钙化是脊椎结核的特点。

2. 临床表现 临床症状不明显,病程长。全身症状可有低热,食欲差和乏力。

【影像表现】

1. X线表现

（1）中心型（椎体型）：多见于胸椎,椎体内骨质破坏。

考点提示

脊柱结核的影像表现

（2）边缘型；腰椎结核多属此型。椎体的前缘、上或下缘局部骨质首先破坏,再向椎体和椎间盘侵蚀蔓延,椎间隙变窄为其特点之一(图6-7-1)。

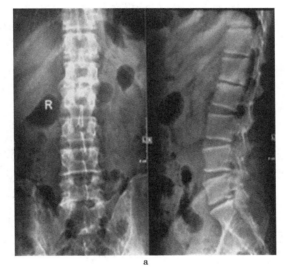

a

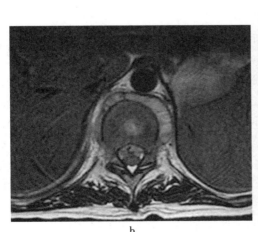

b

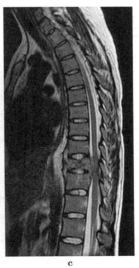

c

图6-7-1 脊椎结核影像表现
a. X线平片;b. c. MRI 轴位+矢状位(b. c. 为另一患者)

（3）韧带下型（椎旁型）：主要见于胸椎，病变在前纵韧带下扩展，椎间盘完整。

（4）附件型：较少见，以脊椎附件骨质破坏为主，累及关节突时常跨越关节。以上各型均可产生椎旁冷脓肿，死骨较少见。

2. CT表现　更清楚地显示骨质破坏及死骨呈砂粒状，更明确地显示脓肿及钙化，骨碎片位置、大小，及其与周围大血管、组织器官的关系，以及突入椎管内的情况。

3. MRI表现　是显示脊椎结核病灶和累及范围最敏感的方法，可发现X线、CT表现正常的早期椎体结核病灶，椎旁脓肿、软组织改变和向椎管内侵犯优于CT。被破坏的椎体和椎间盘增强检查多不均匀强化。在儿童还引起骨骺分离。晚期多出现骨性强直，周围软组织可出现钙化。

【鉴别诊断】

本病应与下列疾病鉴别：①化脓性脊椎炎：多单节或双节发病，破坏进展快，骨质增生硬化明显，骨赘或骨桥形成。②脊椎转移瘤：在脊椎结核和脊椎转移瘤，椎弓根破坏常是明显的征象，且均多为椎体广泛破坏后累及之，但转移瘤很少累及椎间盘和沿前纵韧带下蔓延，且不会形成椎旁脓肿。③椎体压缩骨折：常有明确外伤史，多累及一个椎体，呈楔状变形，无侵蚀性骨质破坏及椎间隙狭窄。

二、关节结核

【疾病概要】

1. 病因病理　依据发病部位分骨型和滑膜型关节结核。前者先为骨骺、干骺端结核，后蔓延至关节，侵犯滑膜及关节软骨。后者是结核菌先侵犯滑膜，较晚才破坏关节软骨及骨端，骨型关节结核多见。在晚期，关节组织和骨质均有明显改变时，则无法分型，此时称全关节结核。

2. 临床表现　常见于少年和儿童，多累及一个持重的大关节，以髋关节和膝关节为常见。临床上，发病缓慢，症状轻微。活动期可有全身症状，如盗汗、低热、食欲减退，逐渐消瘦。关节肿痛，活动受限。

【影像表现】

1. X线表现　骨型关节结核以髋、肘常见。平片表现为在骨骺与干骺结核的基础上，出现关节周围软组织肿胀，关节骨质破坏及关节间隙不对称狭窄等，容易诊断。滑膜型关节结核多见于膝和踝关节。平

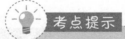

考点提示

骨关节结核的影像表现

片早期表现为关节囊和软组织肿胀，关节间隙正常或稍增宽，邻关节骨质疏松。病变发展，在关节非承重面出现虫蚀状骨质破坏，且关节上下骨端多对称受累（图6-7-2）。晚期，关节面及破坏边缘变清晰并可出现硬化；严重者，病变愈合后产生关节强直，且多为纤维性强直。

2. CT表现　骨型关节结核的骨质破坏改变与骨骺、干骺结核相同。滑膜型在CT上可清楚地显示关节囊增厚，关节腔积液和周围软组织肿胀。脓肿形成可确定其部位范围。增强检查，关节囊和脓肿壁呈均匀强化。

3. MRI表现　MRI的信号变化能全面地显示关节结核的病理改变，关节腔积液，滑膜肿胀充血，结核肉芽组织，软骨及软骨下骨破坏，关节周围的冷性脓肿等，对其诊断和鉴别诊断有很大帮助。

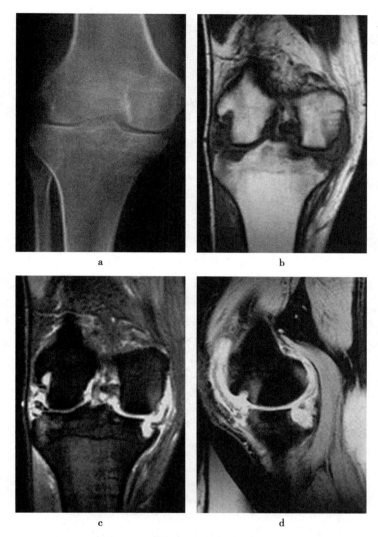

图 6-7-2 右膝关节结核影像学表现

a. X 线平片；b. 冠状位 T_1WI；c、d. 冠状位及矢状位 T_2WI

【鉴别诊断】

本病应与以下关节病相鉴别：①化脓性关节炎：起病急，进展快，关节软骨较早破坏而较快出现关节间隙狭窄，常为匀称性窄；骨破坏发生在承重面，骨破坏同时多伴有增生硬化，骨质疏松不明显；最后多形成骨性强直。②类风湿关节炎：常对称性侵及多个关节，关节间隙变窄出现较早，且匀称性窄，然后再侵及骨性关节面。

第八节　慢性骨关节病

一、类风湿关节炎

【疾病概要】

1. 病因病理　类风湿关节炎（RA）是多发性、非特异性慢性关节炎症为主要表现的全身性疾病,以对称性侵犯手足小关节为特征。本病的病因不明,与遗传因素有关。主要病理变化为关节滑膜的非特异性炎症。

2. 临床表现 发病隐匿,对称性侵犯手、足小关节为主,中轴骨受累少见。幼年类风湿关节炎(JRA)(指16岁以下发病者)可见急性发病。晚期由于腕、指等关节表现为多关节畸形,如手指"尺侧偏移"、指间关节屈曲和过伸畸形,并常伴有肌肉萎缩。关节外

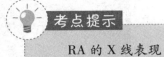

考点提示

RA 的 X 线表现

表现:15%~25%的病例有类风湿结节,好发于肘关节附近。本病可累及动脉、心包、心肌、心内膜等,还可引起胸膜病变、肺间质性纤维化等。实验室检查:类风湿因子阳性,血沉加快等。

【影像表现】

1. X 线表现 手足小关节是最早、最常受累的部位。少数可侵犯膝、肘、肩和髋等关节。早期,手足小关节多发对称性梭形软组织肿胀,进而关节间隙变窄(图6-8-1)。骨侵蚀起始于关节软骨的边缘,即边缘性侵蚀,为 RA 重要早期征象。骨质疏松为 RA 重要特点之一,早期多从周围小关节、邻关节区域开始,逐渐累及中轴骨、四肢骨,可有骨质软化。RA 常有软骨下囊性病灶,鹰嘴、肱骨远端、股骨颈或膝关节周围骨质偶见较大的囊性病灶,有人称之为假囊性 RA,可继发骨折。晚期,引起关节纤维性强直、关节脱位或半脱位。

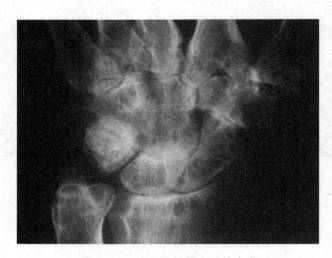

图6-8-1 类风湿关节炎 X 线表现

2. MRI 表现 早期诊断的重要检查方法。平扫加增强扫描,显示关节骨质侵蚀,比平片要敏感得多。

【鉴别诊断】

本病应与下列疾病鉴别:

1. 关节结核,多为单关节发病,关节软骨和骨质破坏发展相对较快而严重。

2. 牛皮癣性关节炎,多有皮肤牛皮癣病病史,好发于手足的远侧指(趾)间关节,病变不对称为特征。

3. 痛风性关节炎,呈间歇性发作,以男性多见,半数以上先侵犯第1跖趾关节,发作高峰期高血尿酸为其特点。

二、强直性脊柱炎

【疾病概要】

1. 病因病理　强直性脊柱炎(AS),是一种以中轴关节慢性炎症为主的全身疾病,原因不明。几乎全部病例均有骶髂关节受累,常导致脊柱韧带广泛骨化而致骨性强直。椎旁关节炎是强直性脊柱炎的病理标志,也常是最早的病理表现之一。肌腱、韧带附着端炎是另一病理标志。

2. 临床表现　本病多见于 10～40 岁男性,以 20 岁左右发病率最高。发病隐匿,病程长。起初多为间歇性下腰痛,或有低热、血沉加快,HLA-B27 阳性。

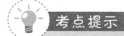

考点提示

AS 的诊断依据

【影像表现】

1. X 线表现　病变首先侵犯骶髂关节,双侧对称性发病为其特征,是诊断的主要依据。开始髂侧关节面模糊,以后侵蚀破坏,呈鼠咬状,边缘增生硬化,以髂侧为主,关节间隙假增宽。关节间隙变窄、骨性强直、硬化消失为其最终表现。

骶髂关节炎发病后,逐渐上行性侵及脊柱,形成"方椎";炎症引起纤维环及前纵韧带深层发生骨化,形成平行脊柱的韧带骨赘使脊柱呈竹节外观,即竹节状脊柱(图 6-8-2)。晚期,骨突关节囊、黄韧带、棘间和棘上韧带均可骨化,轻微外伤即可导致骨折。

2. CT 表现　行骶髂关节扫描可消除关节前后重叠的干扰,比平片能更早期、更清晰地显示关节呈虫蚀状骨质破坏和硬化。

3. MRI 表现　是最敏感的影像学方法。MRI 表现为骶髂关节 T_2WI 呈条状高信号。MRI 发现强直后的脊柱骨折比平片敏感,并能显示出脊髓受压情况等。

【鉴别诊断】

本病主要与类风湿关节炎鉴别,类风湿关节炎女性多见,类风湿因子多阳性,早期侵犯手足小关节,无方形椎和竹节样脊柱可鉴别。

三、退行性骨关节病

【疾病概要】

1. 病因病理　退行性骨关节病也称骨关节炎(OA),是以关节软骨退变、关节面和其边缘形成新骨为特征的一组非炎症性的骨关节病变。本病原发性最多见,见于老年人,软骨改变主要为水含量减少、表层侵蚀或磨损而引起软骨变薄,严重的可完全被破坏而剥脱。当关节软骨受损后,表面不规则,使其下骨质受力不均匀而破坏及发生局灶微骨折,进而反应性硬化关节面的边缘可形成骨赘,有时软骨下骨内可形成囊变,囊变的关节面侧常有裂隙。晚期可见关节内游离体,游离体多由软骨退行性变,碎片脱落而来,并可发生钙化及骨化。

2. 临床表现　本病几乎可侵犯全身任何关节,包括滑膜关节和软骨联结。临床上原发性者发病缓慢,好发于髋关节、膝关节、指间关节、脊椎等关节。以关节活动不灵便、疼痛为主要症状。

【影像表现】

1. X 线表现　X 线上显示关节间隙变窄、软骨下骨质硬化、骨赘形成。后期出现关节失

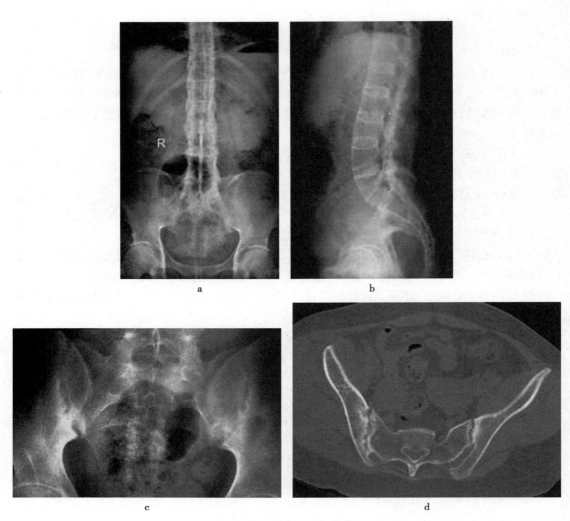

图 6-8-2　强直性脊柱炎影像学表现
a. 腰椎正位片；b. 腰椎侧位片；c. 骶髂关节平片；d. 骶髂关节 CT

稳、畸形、游离体和关节面下囊性变等。临床症状往往不与 X 线表现的严重程度相关。关节间隙变窄是最常见的早期征象；骨赘开始可表现为骨的边缘变锐利，以后为关节面周缘的骨性突起，呈唇样或鸟嘴样；软骨下反应性硬化为关节软骨下广泛密度增高，在邻关节面区最显著，向骨干侧逐渐减轻（图 6-8-3）；后期软骨下囊变很常见，可以单个或数个并存，表现为圆形、类圆形透光区，边缘清楚，常有窄硬化带。

2. CT 表现　检查复杂关节时扫描面与关节面垂直显示病变较好，比如脊柱、髋股关节。

3. MRI 表现　是唯一可以直接清晰显示关节软骨的影像学方法。

四、椎间盘突出与膨出

【疾病概要】

1. 病因病理　椎间盘膨出是指变性的椎间盘纤维环松弛，致使椎间盘向周围较均

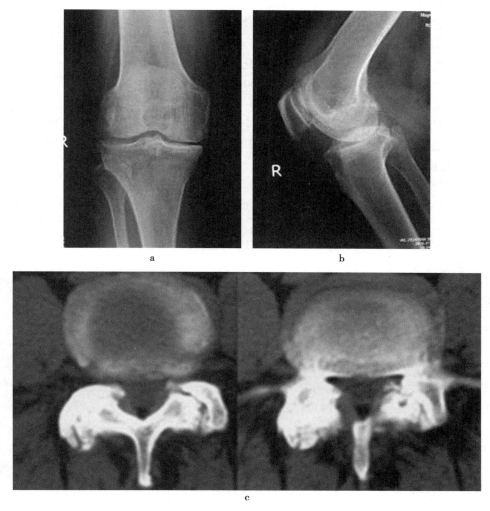

图 6-8-3 退行性骨关节病影像学表现

a、b. X 线平片；c. CT 腰椎轴位像

匀膨隆，纤维环超出椎体终板边缘。椎间盘突出是指退变及外伤导致纤维环变性、断裂，部分髓核或纤维环内层通过纤维环缺损处突出。椎间盘突出常在后纵韧带侧后方。当突出的髓核穿过中央有裂隙的后纵韧带进入椎管内时，髓核突出与未突出部分之间多由一"窄颈"相连，则形成髓核脱出。当突出的髓核可与椎间盘髓核本体部分分离，多位于硬膜外间隙、神经根管内、少数可疝入硬膜囊内，称之为髓核游离。髓核经软骨盘的受损破裂处突入相邻椎体的骨松质内，形成椎体上缘和（或）椎体下缘的压迹，称为许莫氏结节。

2. 临床表现　本病多发生于 30～50 岁，男性多于女性。椎间盘突出以 $L_{4\sim5}$、$L_5\sim S_1$ 最常见，其次为 $C_{4\sim5}$、$C_{5\sim6}$ 椎间盘。主要为局部刺激症状及脊髓、神经根的压迫症状。临床症状和体征依突出部位不同而有所不同。

【影像表现】

1. X 线表现　主要为间接征象，如椎间隙变窄或前窄后宽；椎体后缘唇样肥大增生、骨桥形成或游离骨块;脊柱生理曲度异常或侧弯。

2. CT表现 直接征象:椎间盘向周围呈局限性膨隆,密度与椎间盘一致,椎间盘外缘曲线的连续性中断;突出的椎间盘可有大小、形态不一的钙化,多与椎间盘相连,上下层面无连续性;髓核游离碎片多位于硬膜外,密度高于硬膜囊。间接征象:硬膜外脂肪

间隙变窄、移位或消失;硬膜囊前缘或侧方及神经根受压移位。许莫氏结节表现为椎体上或下缘、边缘清楚的隐窝状压迹,多位于椎体上下缘的中后1/3交界部,常上下对称出现,其中心密度低为突出的髓核及软骨板,外周为反应性骨硬化带。

不同类型椎间盘突出的CT表现:

(1)后正中型:位于硬膜囊的前方正中,使硬脊膜囊、脊髓或马尾神经腹侧受压变形、移位。

(2)后外侧型:偏于一侧,除压迫硬脊膜囊、脊髓或马尾神经外,还常使一侧神经根受压、移位,侧隐窝变窄。

(3)外侧型:可突至侧隐窝、椎间孔内,也可在椎间孔外,主要压迫神经根或神经节以及外方的脊神经。局部脂肪压迫吸收,使得神经根与突出的椎间盘之间缺乏对比多不能分辨,称为神经根淹没,为神经根受压的表现。

(4)韧带下型:突出的椎间盘通常局限于椎间盘水平,轮廓完整,常呈弧形。

(5)游离型:椎间盘突出可穿破后纵韧带,髓核与椎间盘本体分离。CT表现为不规则形椎间盘突出物,大小不一,与椎间盘外缘可形成锐角,髓核可游离于硬膜外间隙内,密度较相邻神经根鞘或硬膜囊为高,少数可以发生钙化,增强CT髓核无强化,可与硬膜外肿瘤性病变鉴别。

(6)硬膜囊内型:较少见,脊髓造影显示为硬膜囊内肿物,边缘呈不规则分叶。

3. MRI表现 是显示椎间盘改变的首选影像学检查方法。显示椎间盘、椎体骨髓、硬膜囊、脊髓和神经根改变,则以MRI为佳。直接征象:髓核突出与脱出,髓核游离,许莫氏结节。间接征象:硬膜囊、脊髓或神经根受压;受压节段脊髓内水肿或缺血改变;硬膜外静脉丛受压;相邻骨结构及骨髓改变。(图6-8-4)

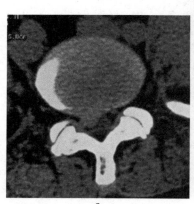
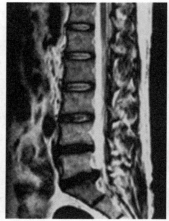
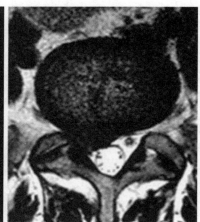

a   b

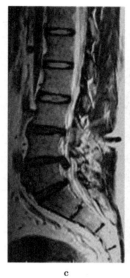
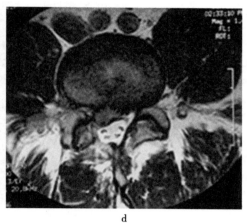

图6-8-4 椎间盘突出影像学表现
a. 椎间盘突 CT 表现；b. 椎间盘突出 MRI；c、d. 髓核脱出

第九节 骨肿瘤与瘤样病变

概 述

骨肿瘤与瘤样病变的发病率并不高，但其临床、病理和影像学表现复杂多变。因此影像、临床、病理三结合才是诊断骨肿瘤的正确途径。

骨肿瘤的分类

包括原发性肿瘤、继发性肿瘤和瘤样病变。原发性骨肿瘤包括骨基本组织（骨、软骨和纤维组织）发生的肿瘤和骨附属组织（血管、神经、脂肪和骨髓）发生的肿瘤，以及特殊组织来源的肿瘤（如脊索瘤）和组织来源未定的肿瘤（如骨巨细胞瘤）。继发性骨肿瘤包括恶性肿瘤的骨转移和骨良性病变的恶变。瘤样病变是指临床、病理和影像学表现与骨肿瘤相似而并非真性肿瘤，但也具有骨肿瘤的某些特征（如复发、恶变）的一类疾病，如骨囊肿、畸形性骨炎等。

骨肿瘤的诊断须结合临床资料，应注意骨肿瘤的发病率、发病年龄、部位、症状、体征和实验室检查结果等。

骨肿瘤影像诊断的要求是：判断骨病变是否为肿瘤；如是肿瘤，判断是良性还是恶性。是原发肿瘤还是转移性肿瘤；肿瘤的侵犯范围；推断肿瘤的组织学类型。重点在于判断肿瘤的良恶性，若属恶性肿瘤，应及时治疗以提高生存率和改善患者生活质量。表6-9-1列举了良性和恶性骨肿瘤的 X 线表现特点。

表6-9-1 良恶性骨肿瘤的鉴别

	良 性	恶 性
生长情况	生长缓慢,不侵及邻近组织,但可引起压迫移位;无转移	生长迅速,易侵及邻近组织、器官,可有转移
局部骨质变化	呈膨胀性骨质破坏,与正常骨界限清晰,边缘锐利,骨皮质变薄,膨胀,保持其连续性	呈浸润性骨破坏,病变区与正常骨界限模糊,边缘不整
骨膜增生	一般无骨膜增生,病理骨折后可有少量骨膜增生,骨膜新生骨不被破坏	可出现不同形式的骨膜增生且多不成熟,并可被肿瘤侵犯破坏
周围软组织变化	多无肿胀或肿块影,如有肿块,其边缘清楚	长入软组织形成肿块,与周围组织分界不清

一、骨瘤

【疾病概论】

1. 病因病理 成骨性良性肿瘤,一般多见于颅盖骨和面骨等膜内化骨,以鼻窦内最常见。据其结构不同分为致密型、松质型和混合型;四肢骨瘤按发生部位有可分为内生型和外生型,前者发生于松质骨或髓腔又称内生骨瘤或骨岛;后者位于皮质旁又称骨旁骨瘤。

2. 临床表现 11~30 岁最多见,男多于女。表面骨瘤一般仅表现为局部无痛性隆起;生长缓慢,较大者随部位不同可引起相应的压迫症状。

【影像表现】

1. X 线表现 好发于颅骨,其次为颌骨,多见于颅骨外板和鼻窦壁。颅面骨骨瘤:一般单发,可分两型。致密型成分为致密骨质,多呈丘状突出于骨外或内表面的均匀高密度影。海绵型为板障骨的膨大,多呈扁平状,表面覆有皮质(图 6-9-1)。鼻窦骨瘤多为致密型,有蒂,常呈分叶状突出于鼻窦腔内。

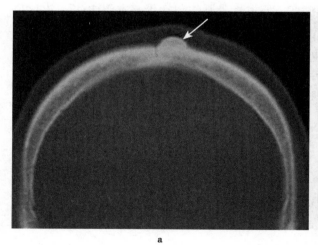
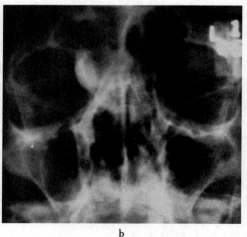

a   b

图 6-9-1 骨瘤影像表现

a. 颅骨骨瘤;b. 鼻窦骨瘤

2. CT 表现　能显示位于骨性外耳道、乳突内侧等隐蔽部位的较小肿瘤。发生于颅骨的骨瘤多位于外板，表现外板局限增厚。

【鉴别诊断】

对于疑有骨瘤的患者，X 线平片是有效的首选检查方法。骨瘤需与以下病变鉴别：

1. 骨岛　是正常松质骨内局灶性致密骨块，边缘清楚但不锐利，常可见骨小梁和周围正常骨小梁相连。

2. 骨软骨瘤　多见于干骺端或相当于干骺端的部位背离关节面方向生长。由外围骨皮质和中央松质骨构成的基底部，与母体骨相对应结构相连续。

二、骨软骨瘤

【疾病概要】

1. 病因病理　骨软骨瘤又名骨软骨性外生骨疣，是指在骨的表面覆以软骨帽的骨性突出物。骨软骨瘤是最常见的骨肿瘤，单发多见。肿瘤由骨性基底、软骨帽和纤维包膜三部分构成。

2. 临床表现　本病好发于 10 ~ 30 岁，男性多于女性。肿瘤早期一般无症状，仅局部可扪及一硬结。肿瘤增大时可有轻度压痛和局部畸形，近关节者可引起活动障碍，或可压迫邻近的神经而引起相应的症状。若肿瘤突然长大或生长迅速，应考虑有恶变的可能。

【影像表现】

1. X 线表现　骨软骨瘤可发生于任何软骨内化骨的骨，长骨干骺端是其好发部位，以股骨下端和胫骨上端最常见，约占 50%。X 线片上肿瘤包括骨性基底和软骨盖帽两部分。前者表现为自母骨骨皮质向

考点提示

骨软骨瘤的 X 线表现

外伸延出的骨性赘生物，发生于长管状骨者多背离关节生长，其内可见骨小梁，且与母骨的小梁相延续。基底部顶端略为膨大，或呈菜花状，或呈丘状隆起（图 6-9-2）。基底部顶缘为不规则的致密线。软骨盖帽在 X 线片上不显影。当软骨钙化时，基底顶缘外出现点状或环形钙化影。

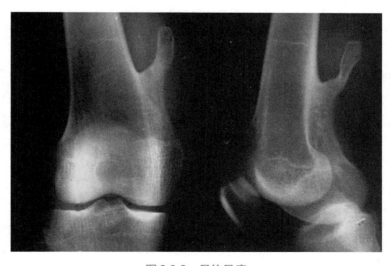

图 6-9-2　骨软骨瘤

2. CT 表现　骨性基底的骨皮质和骨松质均与母体骨相延续,表面有软骨覆盖。软骨帽边缘多光整,其内可见点状或环形钙化。增强扫描病灶无明显强化。

3. MRI 表现　能清楚显示软骨帽,对估计骨软骨瘤是否恶变有一定的帮助,若软骨帽厚度大于 2cm,则提示恶变。

【鉴别诊断】

骨软骨瘤需与以下疾患鉴别:

1. 骨旁骨瘤　肿瘤来自骨皮质表面,其不与母体骨的髓腔相通。

2. 肌腱和韧带的钙化　发生于肌腱韧带附着处,沿肌腱韧带走行,平片或 CT 为钙化密度。

三、骨巨细胞瘤

【疾病概要】

1. 病因病理　骨巨细胞瘤是一种局部侵袭性肿瘤,大部分为良性,少数一开始就是恶性。在我国骨巨细胞瘤是常见的骨肿瘤之一,居第三位,在良性骨肿瘤中仅次于骨软骨瘤。据单核细胞和多核巨细胞的数量比例和组织学特点,可分为三级:Ⅰ级,属良性,多核巨细胞数量多于单核细胞;Ⅱ级可为恶性或良性,两种细胞数量均衡;Ⅲ级属恶性,单核细胞数量多于多核巨细胞。

2. 临床表现　好发年龄是 20 ~ 40 岁。骨骺愈合前的骨巨细胞瘤非常少见。主要症状是患部疼痛和压痛。肿瘤较大时,可出现局部皮温增高,表面静脉曲张。部分患者在出现病理骨折后才发现肿瘤。

【影像表现】

1. X 线表现　平片为首选,发病年龄 20 ~ 40 岁,肿瘤好发于四肢长骨骨端,股骨下端最多见。主要特征改变:多呈膨胀性、多房性、偏心性骨质破坏,瘤内无钙化;骨壳较薄,其轮廓一般完整,其内可见纤细骨嵴,构成分房状,称为皂泡征(图 6-9-3);有的肿瘤膨胀可很明显甚至将关节对侧的另一骨端包绕起来,具有一定特征性;肿瘤常直达骨性关节面下,以致骨性关节面就是肿瘤的部分骨性包壳。肿瘤有横向膨胀的倾向,其横径大于纵径。骨破坏区与正常皮质交界处可见少量骨膜新生骨,称为花萼样骨膜新生骨。

良、恶性骨巨细胞瘤在 X 线上并无明确差异,以下几点提示恶性:①有较明显的侵袭性表现,如肿瘤与正常骨质交界处模糊,有虫噬状、筛孔样骨破坏,骨性包壳和骨嵴残缺不全。②骨膜新生骨较显著,可有 Codman 三角;瘤组织肿块较大,超出骨性包壳的轮廓。③患者年龄较大,疼痛持续加重,肿瘤突然生长迅速并有恶病质。

2. CT 表现　因避免了骨性重叠,CT 能更精确显示骨病变的范围及特点。可清楚显示骨壳内部边缘的骨嵴和骨壳形态,增强扫描明显强化。

3. MRI 表现　MRI 的优势在于显示肿瘤周围的软组织情况,与周围神经、血管的关系,关节软骨下骨质的穿破,关节腔受累,骨髓的侵犯和有无复发等。

【鉴别诊断】

本病需与下述疾病鉴别:

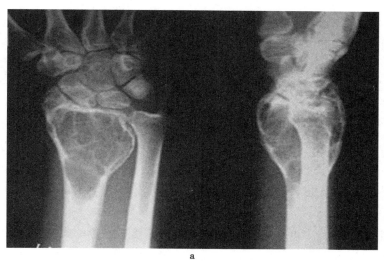

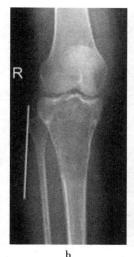
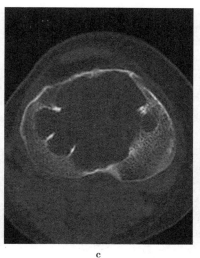
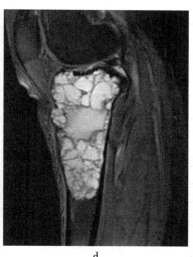

图 6-9-3 骨巨细胞瘤

a. b 平片表现；c. CT 表现；d. MRI 表现

1. 骨囊肿　多在干骺愈合前发生，位于干骺端而不在骨端，骨囊肿膨胀小如巨细胞瘤明显且是沿骨干长轴发展。

2. 成软骨细胞瘤　肿瘤多发生于干骺愈合前的骨骺，骨壳较厚且破坏区内见钙化影。

3. 动脉瘤样骨囊肿　发生于长骨者多位于干骺端，常有硬化边。

四、骨肉瘤

【疾病概要】

1. 病因病理　骨肉瘤亦称成骨肉瘤，是指瘤细胞能直接形成骨样组织或骨质的恶性肿瘤。是最常见的原发性恶性骨肿瘤。骨肉瘤肿瘤细胞具有形成骨样组织和骨质、软骨以及纤维组织的潜能。

2. 临床表现　原发性骨肉瘤多见于男性，好发年龄为 15～25 岁青少年。骨肉瘤的恶性程度高,进展快,多早期发生肺转移。疼痛、局部肿胀和运动障碍是骨肉瘤三大主要症状。实验室检查多数有碱性磷酸酶明显升高。

【影像表现】

1. X线表现 绝大多数骨肉瘤可依X线平片确立诊断。肿瘤好发于长骨干骺端,尤其是股骨远端和胫骨近端最多见。X线平片检查,骨肉瘤有以下基本表现:

(1) 骨质破坏:多始于干骺端中央或边缘部分,骨松质呈小斑片状骨破坏,皮质边缘示虫噬样破坏区,在皮质内表现为筛孔状破坏。骨破坏区逐渐融合扩大形成大片骨缺损。

(2) 肿瘤骨:骨破坏区和软组织肿块内的肿瘤骨是骨肉瘤本质的表现,也是影像诊断的重要依据。

(3) 软组织肿块:表示肿瘤已侵犯骨外软组织,肿块多呈圆形或半圆形,境界多不清楚。其内可见瘤骨。

(4) 骨膜新生骨和Codman三角:骨肉瘤可引起各种形态的骨膜新生骨和Codman三角,两者虽是骨肉瘤常见的重要的征象,但并非特异,也可见于其他骨肿瘤和非肿瘤性病变。

据骨质破坏和肿瘤骨的多少,骨肉瘤可分为三种类型:①硬化型,有大量的肿瘤新生骨形成。X线见骨内大量云絮状、斑块状、针状瘤骨,密度较高,明显时呈大片象牙质改变。软组织肿块内也有较多的瘤骨。骨破坏一般并不显著。骨膜新生骨较明显(图6-9-4)。②溶骨型,以骨质破坏为主。早期常表现为筛孔样骨质破坏,以后进展为虫蚀状、大片状。广泛的溶骨性破坏易引起病理性骨折。一般仍可见少量瘤骨及骨膜新生骨,如瘤骨显示不明确,X线确诊就较困难。③混合型,即硬化型与溶骨型的X线征象并存。

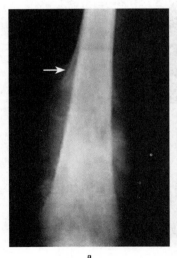
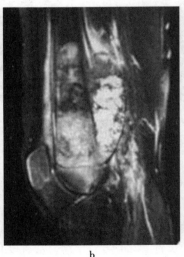
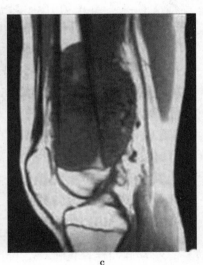

a b c

图6-9-4 混合型骨肉瘤影像学表现
a. X线平片;b、c. MRI矢状位 T_1WI 和 STIR

2. CT表现 发现肿瘤骨较平片敏感;能很好显示肿瘤与邻近结构的关系;能较好地显示肿瘤在髓腔的蔓延范围。增强扫描肿瘤的实质部分(非骨化的部分)可有较明显的强化,使肿瘤与瘤内坏死灶和周围

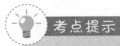
考点提示

骨肉瘤的影像表现

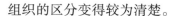

组织的区分变得较为清楚。

3. MRI 表现　能清楚了解肿瘤侵犯的范围,提供肿瘤周围血管、神经、肌肉受累的信息,有利于治疗方案的确立。

【鉴别诊断】

骨肉瘤需与以下疾患鉴别:

1. 化脓性骨髓炎　①骨髓炎的骨破坏、新生骨和骨膜反应从早期到晚期的变化是有规律的,即早期骨破坏模糊,新生骨密度低,骨膜反应轻,到晚期骨破坏清楚,新生骨密度高,骨膜新生骨光滑完整;骨肉瘤则相反,新生的骨质又可被破坏,骨膜反应不是趋向修复而是继续破坏。②骨髓炎的骨增生和骨破坏是联系在一起的,即骨破坏的周围有骨增生,而增生的骨中有破坏。骨肉瘤的骨增生和破坏不一定具有这种联系。③骨髓炎早期有较广泛的软组织肿胀,当骨破坏出现后肿胀反而消退;而骨肉瘤在穿破骨皮质后往往形成明显的软组织肿块。

2. 成骨性骨转移瘤　发病年龄较大,好发于躯干骨和四肢长骨骨端。表现骨松质内的多发性骨硬化灶,境界清楚,骨破坏少见,骨皮质一般不受累。

3. 溶骨性骨转移　发病年龄较大,好发于躯干骨和四肢长骨骨端,常为多发性,较少出现骨膜反应和软组织肿块。

五、骨转移瘤

【疾病概要】

1. 病因病理　转移性骨肿瘤是指骨外其他组织、器官的恶性肿瘤转移至骨而发病,但不包括原发性多发骨肿瘤(如多发性骨髓瘤)。在全身各部转移瘤中,骨转移瘤仅次于肺和肝,居第三位。身体各个部位的恶性肿瘤都可能发生骨转移,但有些部位如皮肤、消化道和子宫的恶性肿瘤很少转移至骨,称厌骨性肿瘤。而前列腺癌、肾癌、甲状腺癌、乳腺癌、肺癌、鼻咽癌等则常发生骨转移,称为亲骨性肿瘤。骨盆、脊柱、颅骨和肋骨等红骨髓的中轴骨发生骨转移瘤最多见,膝肘以下骨骼骨转移相对少见。

2. 临床表现　主要是持续性疼痛,夜间加重。也可出现肿块、病理骨折和压迫症状。实验室检查,成骨性转移者碱性磷酸酶增高,血清钙磷正常或偏低;溶骨性转移者血清钙磷增高。前列腺癌转移者则酸性磷酸酶增高。

【影像表现】

1. X 线和 CT 表现　骨转移瘤的 X 线表现可分为溶骨型、成骨型和混合型,以溶骨型常见。CT 显示骨转移瘤远较 X 线平片敏感,还能清楚显示局部软组织肿块的范围、大小以及与邻近脏器的关系。

(1) 溶骨型转移瘤:骨质破坏表现为骨松质或(和)骨皮质的低密度缺损区,边缘较清楚,无硬化,常伴有局限性软组织肿块。发生于长骨时,常并发病理骨折。发生于扁骨者,多表现为大小不等的骨质破坏区,有融合倾向,或可见软组织肿块影。发生于脊椎者,则见椎体广泛性破坏,常因承重而被压扁,但椎间隙多保持完整。椎弓根受侵蚀、破坏常见。

（2）成骨型转移瘤：较少见，多由生长较缓慢的肿瘤引起。常见的原发肿瘤大多是前列腺癌，少数为乳癌、鼻咽癌、肺癌和膀胱癌。成骨型转移常多发，表现为骨松质内斑点状、片状、结节状或面团状高密度影，密度均匀，边界清楚或不清楚而逐渐移行于正常骨结构中，骨皮质多完整，骨轮廓多无改变，一般无软组织肿块，少有骨膜新生骨。发生于椎体时，椎体常不被压缩、变扁。

（3）混合型转移瘤：则兼有溶骨型和成骨型转移的骨质改变。

2. MRI 表现　对显示骨髓组织中的肿瘤组织及其周围水肿非常敏感，因此能检出 X 线平片、CT 甚至核素显像不易发现的转移灶（图 6-9-5）。

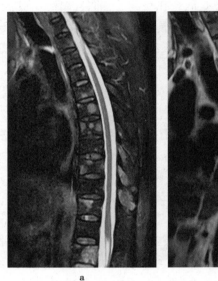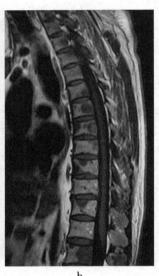

图 6-9-5　骨转移瘤 MRI 表现

a. 胸椎矢状位 T_2WI 压脂像；b. 胸椎矢状位 T_1WI

【鉴别诊断】

本病应与多发性骨髓瘤鉴别。骨转移灶多大小不一，边缘模糊，骨质疏松不明显，病灶间的骨质密度正常，发生于脊椎者，椎体多先受累，并常常累及椎弓根。而多发性骨髓瘤的病灶大小多较一致，呈穿凿样骨质破坏，骨质疏松明显。

六、骨囊肿

【疾病概要】

1. 病因病理　是常见的非肿瘤性病变。为原因不明的骨内良性、膨胀性病变。骨皮质呈壳状变薄，囊壁可有许多骨嵴伸入囊腔，囊内含有黄色或褐色液体，其间可有纤维性间隔。

2. 临床表现　常见于 20 岁以下少年、儿童。好发于肱骨和股骨上段等长管状骨。半数以上因病理骨折就诊。

【影像表现】

X 线和 CT 表现　一般为单发，很少多发。病灶多为卵圆形，其长径与骨长轴一致，均居于中心,很少偏心生长。囊肿向外膨胀性生长,皮质可变薄,外缘光整,并有硬化边。膨胀的程度一般不超过干骺端宽度。一般囊内无明显骨嵴,少数呈多房样;若合并骨折,表现为骨皮质断裂,可出现骨折片陷落征(图6-9-6)。

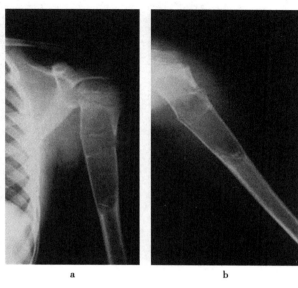

图6-9-6　肱骨骨囊肿X线表现
a. 正位平片;b. 侧位平片

【鉴别诊断】

1. 骨巨细胞瘤　好发于骨骺闭合后的骨端,偏心性生长,多呈囊状或皂泡状结构。

2. 单灶骨纤维异常增殖症　病变范围大,髓腔内可呈弧状改变,其特征性表现为病灶呈磨玻璃样改变。

3. 动脉瘤样骨囊肿　多呈偏心生长,膨胀明显,常呈多房状,有时囊内可见点状钙化或骨化。

本章小结

　　本章主要介绍了骨关节系统正常、异常影像学表现,以及常见病、多发病的影像学表现和鉴别诊断。在正常、异常影像学表现中,以X线和CT表现为主,简略介绍了MRI表现;在常见病影像学表现中,以X线表现为主,适当介绍有关的CT、MRI表现。使学生能够认识正常表现,发现异常表现,对病变做出初步的分析判断。

【读片窗1】

男,40岁,右大腿外伤1小时,右大腿不能动,畸形。

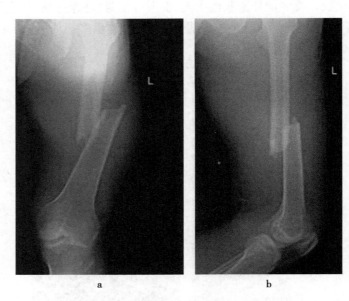

读片窗图 6-1

1. 写出本病的诊断依据。

2. 写出诊断结论。

【读片窗 2】

男。60 岁,右膝关节疼痛 1 年,加重半月。

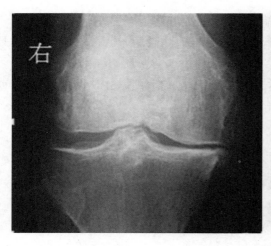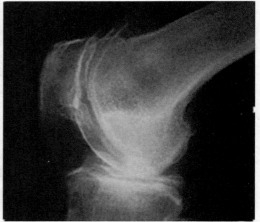

读片窗图 6-2

1. 写出本病的诊断依据。

2. 写出诊断结论。

目标测试

A1 型题

1. 关于骨质疏松的 X 线表现,下列哪项正确
   A. 骨骼变形　　　　　　B. 骨质破坏　　　　　　C. 骨小梁模糊
   D. 假性骨折线出现　　　E. 骨密度减低

2. 干骺端是指
   A. 成人长骨骨干两端较粗大的部分　　　B. 小儿长骨未完成发育的两末端
   C. 成人长骨的两个骨端　　　　　　　　D. 成人长骨的远端
   E. 小儿长骨骨干两端较粗大的部分

3. 关于椎间孔的叙述下列哪项是正确的
   A. 颈、腰椎椎间孔均在斜位上显示最清楚
   B. 颈椎椎间孔在侧位上显示最清楚
   C. 腰椎椎间孔在斜位显示最清楚
   D. 颈、腰椎椎间孔均在侧位显示最清楚
   E. 颈椎椎间孔在斜位显示清楚,腰椎椎间孔在侧位显示清楚

4. 骨质破坏的影像学表现,**不正确**的是
   A. 局部密度减低　　　　B. 骨小梁稀疏消失　　　C. 骨轮廓膨胀
   D. 斑片状骨缺损　　　　E. 骨小梁增粗,骨质增厚

5. X 线平片只能识别哪种正常关节结构
   A. 关节软骨　　　　　　B. 关节囊　　　　　　　C. 骨性关节面
   D. 骨膜　　　　　　　　E. 韧带

6. 骨折已半年以上骨折断端仍有异常活动称为
   A. 骨不愈合　　　　　　B. 骨延迟愈合　　　　　C. 骨坏死
   D. 畸形愈合　　　　　　E. 骨囊肿

7. 骨折的并发症和后遗症**不包括**
   A. 外伤后骨质疏松　　　B. 缺血性骨坏死　　　　C. 创伤性关节炎
   D. 骨化性肌炎　　　　　E. 引起肿瘤病变

8. 桡骨远端向掌侧移位和向背侧成角称为
   A. Smith 骨折　　　　　B. Colles 骨折　　　　　C. 外展型骨折
   D. 内收型骨折　　　　　E. 螺旋型骨折

9. 首选骶髂关节正位摄影的疾病是
   A. 脊柱裂　　　　　　　B. 脊柱结核　　　　　　C. 脊柱侧弯
   D. 脊柱转移瘤　　　　　E. 强直性脊柱炎

10. 类风湿关节炎正确的摄影体位是
    A. 双手正位　　　　　　B. 单侧腕关节正位　　　C. 双侧腕关节正位
    D. 单手正位、包括腕关节　E. 双手正位、包括腕关节

11. 下列 X 线表现**不属于**化脓性骨髓炎的是
    A. 软组织肿胀　　　　　B. 骨质破坏　　　　　　C. 瘤骨

D. 骨膜增生　　　　　　　　　　E. 死骨

12. 良性骨肿瘤的叙述正确的是
    A. 呈浸润性骨质破坏　　　　　　　B. 呈膨胀性骨质破坏
    C. 病变区域正常骨界限模糊　　　　D. 常有软组织肿块
    E. 出现不同形式的骨膜增生

A3/A4 型题

患者男性下腰部疼痛不适,呈间歇性,左下肢痛,并自腰部向下放射。

13. 最适合的检查
    A. 腰部平片　　　　　　B. 腰部 CT　　　　　　C. 左股骨平片
    D. 左下肢血管造影　　　E. 左下肢肌电图

14. 首先考虑疾病
    A. 腰间盘突出症　　　　B. 腰椎骨质增生　　　　C. 坐骨神经痛
    D. 左髋关节无菌性坏死　E. 腰肌劳损

B 型题

    A. 项圈征　　　　　　　B. 彗星尾征　　　　　　C. 沙粒样死骨
    D. 大块死骨　　　　　　E. Schmorl 结节

15. 骨结核的 X 线征象是

16. 骨椎弓崩裂的典型的 X 线征象是

17. 急性化脓性骨髓炎的 X 线征象是

（张丽雁）

第七章　中枢神经系统

1. 掌握：中枢神经系统正常及基本病变的影像学表现。
2. 熟悉：中枢神经系统常见疾病的影像学表现及鉴别诊断。
3. 了解：中枢神经系统常见疾病的病因病理及临床表现。

第一节　正常影像学表现

一、正常 CT 表现

（一）颅脑 CT 表现

1. 颅骨及气腔　需用骨窗观察。可显示颅骨内外板、颅缝、颈静脉结节、岩骨、蝶骨小翼、蝶鞍、颈静脉孔、破裂孔及诸鼻窦，颅骨为高密度，窦腔为低密度。

2. 脑实质　分为大脑额、颞、顶、枕叶及脑干、小脑。脑实质分脑皮质及脑髓质，皮质密度略高于髓质，平扫易于辨认。丘脑位于第三脑室的两侧。豆状核位于尾状核与丘脑的外侧，呈楔形，自内而外分为苍白球和壳核。豆状核外侧近岛叶皮质下的带状灰质为屏状核。尾状核、丘脑和豆状核之间的带状白质结构为内囊，内囊分为前肢、膝部和后肢。豆状核与屏状核之间的带状白质结构为外囊（图 7-1-1）。

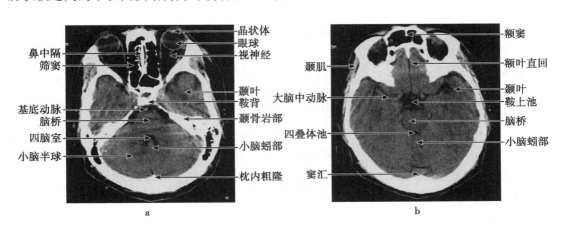

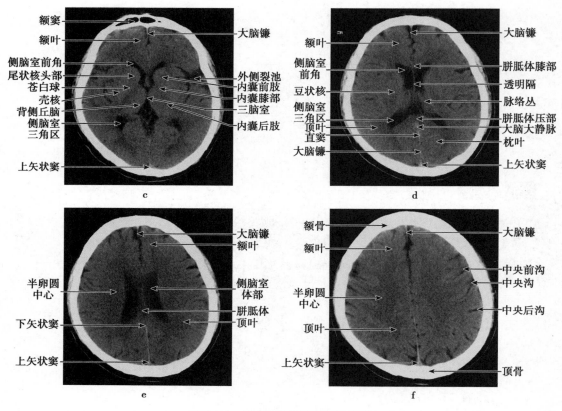

图 7-1-1 正常颅脑横断面 CT 表现

3. 脑室系统 颅脑内含脑脊液的腔隙构成脑室系统。在幕上,两侧大脑半球内各有一个侧脑室,两侧侧脑室通过室间孔与位于中线区、两侧丘脑间的第三脑室相通。在幕下、延髓、脑桥的背侧与小脑之间有第四脑室,借中脑导水管与幕上的第三脑室相通,第四脑室向下与蛛网膜下腔和脊髓中央管相通。

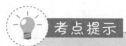

考点提示

脑室系统解剖

4. 蛛网膜下腔 蛛网膜与软脑膜之间的间隙称蛛网膜下腔,内含脑脊液。脑沟、脑裂、脑池均为蛛网膜下腔。

5. 非病理性钙化 颅内非病理性钙化 CT 检出率明显高于平片,常见部位为松果体、缰联合、脉络丛、大脑镰、基底核及齿状核,一般钙化多见于 40 岁以上成人。基底节钙化在高龄人群中易出现,若年轻人出现,要考虑是否有甲状腺功能低下的可能。

6. 增强扫描 注入对比剂后扫描,正常脑实质密度有不同程度增高,皮质较髓质强化明显,脑内血管明显强化,其他结构如硬脑膜、垂体和松果体均可发生强化。正常颅内组织如血管内腔、脉络丛和硬膜在增强检查后发生强化,密度增高。脑底动脉环、上矢状窦、直窦、基底静脉和脉络丛可清楚显影。使用较大剂量对比剂,则颈外动脉分支也可显影。硬脑膜如大脑镰与小脑幕有强化。

（二）脊柱和脊髓 CT

脊柱 CT 主要扫描层面为:椎间孔、椎间盘及椎弓根三个层面。

1. 椎间孔层面 椎间孔由上下相邻的椎弓根、后侧的椎小关节、前上部的椎体后外侧、前下部的椎间盘及后纵韧带所组成。椎间孔略呈倒泪滴状,内有神经根袖及脂肪组织,神经根袖走行于硬膜外脂肪和椎间孔中,位于硬膜囊前外方的侧隐窝内,CT 显示其直径为 1 ~ 3mm 的圆形影,侧隐窝呈漏斗状,前后径不小于 5mm。硬膜囊借周围脂肪显影,呈圆形或椭圆形,囊内含脊髓,平扫两者不能区分。CT 脊髓造影(CTM)可显示脊髓形态及大小,正常颈髓前后径范围约 6 ~ 8mm,横径范围约 7 ~ 12mm,胸腰髓的前后径约 5 ~ 7mm,横径约 7 ~ 9mm。脊髓圆锥轻度增粗,逐渐变细成终丝,马尾神经在蛛网膜下隙成均匀分布的点状低密度影。

2. 椎间盘层面 由髓核、纤维环与终板软骨组成。CT 表现为较软组织密度略高的影像,其密度均匀,不能分辨纤维环与髓核,CT 值为 80 ~ 120Hu。黄韧带位于椎板和小关节突的内侧面,厚约 2 ~ 4mm,超过 5mm 为黄韧带肥厚(图 7-1-2)。正常成人椎间盘较相邻椎体外缘略宽,但不超过 1 ~ 2mm。

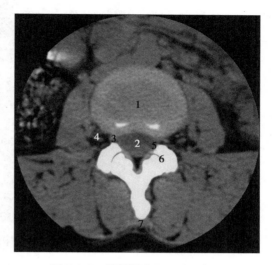

图 7-1-2 腰椎间盘层面 CT 表现
1. 椎间盘;2. 硬膜囊;3. 椎间孔;4. 神经根;
5. 黄韧带;6. 椎小关节;7. 棘上韧带

椎小关节在颈椎呈水平排列,胸椎近冠状排列,腰椎近矢状排列。正常关节面光滑,规整,关节间隙宽约 2 ~ 4mm。

3. 椎弓根层面 可见完整的骨性椎管结构,由椎体、椎弓根、椎板及棘突构成。在颈、胸、腰段椎管形态不同,分别呈类圆形,椭圆形,三角形。正常颈椎管前后径约 12 ~ 16mm,腰椎管下限约 12mm。

二、正常 MRI 表现

(一) 颅脑 MRI 表现

1. 脑实质 脑皮质含水量较髓质多,即皮质氢质子数目较髓质多,故皮质的 T_1 值和 T_2 值均较髓质长,在 T_1WI 上脑皮质信号低于髓质,T_2WI 上高于髓质。基底核是大脑半球中最重要的灰质团核,其内侧为脑室,外侧为外囊。在豆状核与尾状核、丘脑间有内囊结构,MRI 显示非常清晰。MRI 图像无颅骨伪影干扰,是小脑、脑干病变的最佳检查方法(图 7-1-3、图 7-1-4)。

2. 含脑脊液结构 脑室和蛛网膜下隙含脑脊液,其信号均匀,T_1WI 为低信号,T_2WI 为高信号。

3. 颅骨 颅骨内、外板因含水量和氢质子数很少,故 T_1WI、T_2WI 均为低信号,板障内含脂肪组织,故 T_1WI、T_2WI 均为高信号。

4. 脑血管 供应脑的动脉来自于颈内动脉和椎动脉。以小脑幕为界,幕上结构接受颈内动脉和大脑后动脉的血液供应,幕下结构接受椎-基底动脉的血液供应。

(1) 颈动脉系统:颈总动脉约于第 4 颈椎水平(甲状软骨上缘)分出颈内动脉和颈外动脉。

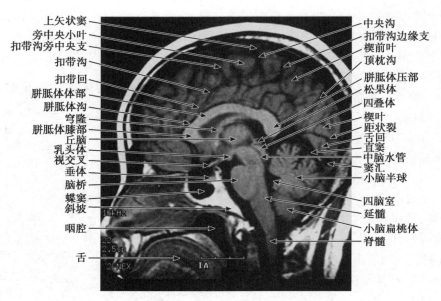

图 7-1-3　正常颅脑正中矢状面 MRI T_1WI 表现

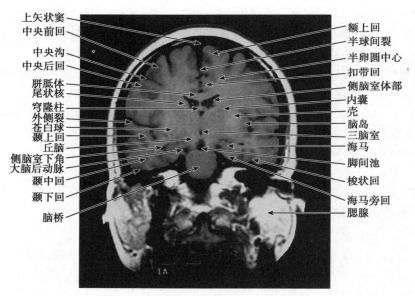

图 7-1-4　正常颅脑冠状面 MRI T_1WI 表现

　　颈外动脉主要分出脑膜中动脉、颞浅动脉及枕动脉三大分支。

　　颈内动脉分为颈段和颅内段。颅内段在颅内走行迂曲共分为五段：C_5，岩骨段；C_4，海绵窦段；C_3，前膝段；C_2，床突上段；C_1，后膝段，发出后交通动脉和脉络丛前动脉。后膝段稍向前分为大脑前动脉和大脑中动脉。

　　大脑前动脉：分为五段，分别为 A1，水平段；A2，上行段；A3，膝段；A4，胼周段；A5，终段。大脑中动脉亦分为五段，分别为 M1，水平段；M2，回转段；M3，侧裂段；M4，分叉段和 M5，终段。在侧裂段大脑中动脉分出额顶升支动脉。

　　（2）椎-基底动脉系统：椎动脉：椎动脉源于锁骨下动脉，于第六颈椎水平入横突孔，上行达寰椎横突孔向后经枕骨大孔在延髓腹侧入颅,在蛛网膜下隙从延髓两侧斜向内上,至延髓脑桥沟平面,双侧椎动脉汇合成基底动脉。

基底动脉:主要分支为小脑下前动脉、内听动脉、脑桥动脉及小脑上动脉,终末支为双侧大脑后动脉(图7-1-5)。

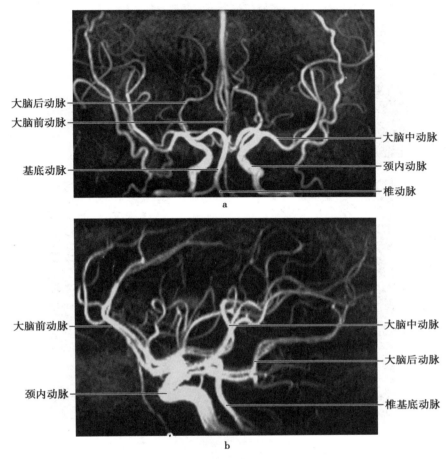

图7-1-5 正常颅内 MRA 图像

(3)脑静脉系统:静脉窦:上矢状窦汇入窦汇,下矢状窦汇入直窦,最后均引流入颈内静脉。浅静脉:包括大脑上静脉、大脑中静脉和大脑下静脉三部分,收集皮质和皮质下髓质的静脉血,并直接注入邻近的静脉窦,如上矢状窦、海绵窦、岩上窦、横窦等。深静脉:大脑大静脉、大脑内静脉、基底静脉、脑底静脉环四部分,收集大脑深部的髓质、基底核、间脑、脑室脉络丛等处的静脉血,最后汇成一条大脑大静脉(又称 Galen 静脉),后者于胼胝体压部后下方注入直窦。发生于大脑大静脉的静脉瘤,又称 Galen 静脉瘤(图7-1-6)。

(二)脊椎和脊髓 MRI

1. 矢状位 可以充分连续的显示脊髓及椎管内外的病变。在 T_1WI 或 T_2WI 上,脊髓位于椎管中心呈中等信号的带状影,周围有低信号或高信号的蛛网膜下腔环绕(图7-1-7a、b;图7-1-8a、b)。

2. 横轴位 T_1WI 上脊髓呈较高信号,位于低信号的蛛网膜下腔内。蛛网膜下腔周围的

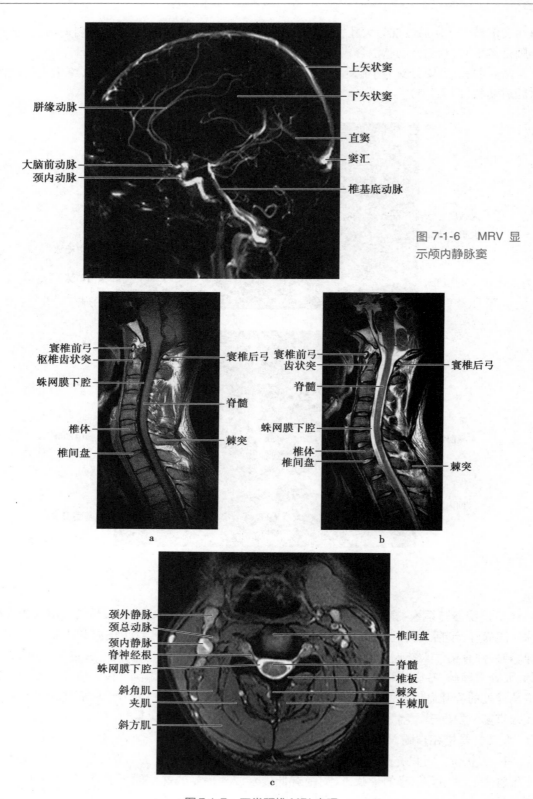

胼缘动脉
上矢状窦
下矢状窦
大脑前动脉
颈内动脉
直窦
窦汇
椎基底动脉

图 7-1-6 MRV 显示颅内静脉窦

寰椎前弓
枢椎齿状突
蛛网膜下腔
椎体
椎间盘
寰椎后弓
脊髓
棘突

寰椎前弓
齿状突
脊髓
蛛网膜下腔
椎体
椎间盘
寰椎后弓
棘突

a

b

颈外静脉
颈总动脉
颈内静脉
脊神经根
蛛网膜下腔
斜角肌
夹肌
斜方肌
椎间盘
脊髓
椎板
棘突
半棘肌

c

图 7-1-7 正常颈椎 MRI 表现
a. 矢状面 MRI T₁WI 表现；b. 矢状面 MRI T₂WI 表现；c. 颈椎间盘横断面 MRI T₂WI 表现

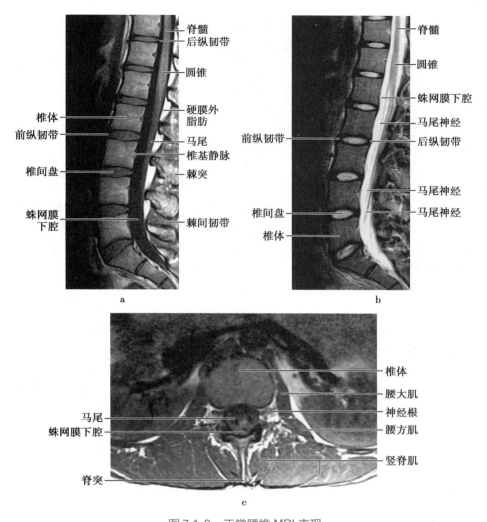

图 7-1-8　正常腰椎 MRI 表现

a. 矢状面 MRI T_1WI 表现；b. 矢状面 MRI T_2WI 表现；c. 腰椎间盘横断面 MRI T_1WI 表现

静脉丛、纤维组织和骨皮质均为低信号。在 T_2WI 上脊髓与脑脊液形成良好的对比，脑脊液呈高信号，而脊髓呈较低信号。横断面还可清楚显示硬膜囊及脊神经根（图 7-1-7c、图 7-1-8c）。

3. 冠状位　用于观察脊髓两侧的神经根和脊髓病变的形态，以甄别病变的部位是在髓内还是在髓外以及病变的浸润范围。

第二节　异常影像学表现

一、异常 CT 表现

（一）头颅

1. 脑实质平扫密度改变　CT 图像上病灶与正常组织相比，首先是密度即 CT 值的不同，只有当病灶与正常组织的密度有差异时才能在 CT 图像中确认病灶。与脑灰质 CT 值相比,病灶的密度分为高密度、等密度、低密度,病灶内密度不一致为混杂密度。

2. 增强扫描特征　用以确定病灶的范围和性质,根据有无强化分为不强化、强化,又依强化程度分为轻、中度和显著强化,根据病灶内的密度均匀程度分为均匀强化、不均匀强化。不均匀强化中包括斑片状、环状和不规则强化等。

3. 脑结构改变　发现病灶后,应注意病灶的大小、数目、部位以及病灶周围有无水肿,中线结构是否移位,脑室、脑池形态有无变化。病灶内部的密度反映了其内部结构,一些病变有特征性的结构,如后颅凹小脑半球血管网状细胞瘤的"大囊小结节"就是一种非常有特点的肿瘤结构。

4. 颅骨改变

(1) 颅骨局部变薄:多见于颅内占位性病变,变化起自内板、板障。颅骨陷窝是新生儿少见的发育异常,可在生后 1~3 个月出现,随后逐渐消失。颅壁薄如皮革样,出现多处陷窝、陷窝处内板与板障缺如,表现为圆形或椭圆形蜂窝状或泡沫状密度减低区,边缘呈致密线,直径由几毫米到几厘米。切线位显示陷窝口上只有外板,陷窝多累及顶骨或额顶骨,颞枕骨不明显,颅底正常。

(2) 颅骨破坏和骨缺损:脑膜瘤是造成颅骨改变最常见的颅内占位性病变,骨改变可自内板开始向外发展,以内板为著,严重时可造成骨缺损,肿瘤压迫使骨破坏边缘锐利,而肿瘤侵蚀则边缘模糊。颅骨本身病变所致骨破坏主要位于板障,但可累及内、外板。如肿瘤、炎症和组织细胞病等。颅骨缺损可见于颅裂畸形、神经纤维瘤病和术后改变等,边缘规则、锐利。颅外病变以引起外板破坏为主,见于头皮癌、头皮胆脂瘤等。

(3) 骨质增生:表现为局部骨质硬化增厚,脑膜瘤常引起局部骨质增生,可累及内板或颅盖骨全层。颅骨本身病变也可引起骨板增生,如骨瘤、肉瘤、骨纤维异常增殖症。骨质增生如果主要发生在内板,且伴颅内压增高则可能由于颅内病变所致;若主要在板障且不伴高颅压,多为颅骨病变所致;如外板增生伴局部软组织肿块影,则为颅外病变。

(二) 脊髓

单纯的 CT 平扫常不能做出确切的定位和定性诊断,需要进行 CTM 检查。脊髓血管病及肿瘤均需要进行对比增强扫描。

二、异常 MRI 表现

(一) 头颅

1. 脑实质信号异常

(1) 长 T_1、长 T_2 病灶:即在 T_1WI 上呈低信号,T_2WI 上呈高信号。主要见于绝大多数的脑肿瘤、梗死灶、脱髓鞘病变、脑脓肿及其他颅内炎性病变等。

(2) 长 T_1、短 T_2 病灶:即在 T_1WI,T_2WI 上均呈低信号。主要见于动脉瘤、动静脉血管畸形(AVM)、钙化、纤维组织增生等。

(3) 短 T_1、长 T_2 病灶:即在 T_1WI,T_2WI 上均呈高信号。主要见于脑出血的亚急性期、脂肪类肿瘤等。

(4) 短 T_1、短 T_2 病灶:即在 T_1WI 上呈高信号,T_2WI 上呈低信号。见于急性出血、黑色素瘤及肿瘤卒中等。

(5) 混杂信号病灶:动脉瘤出现湍流现象,AVM 伴有血栓形成,肿瘤合并坏死、囊变、钙化和肿瘤血管等,表现为混杂信号。

2. 形态结构异常 在分析观察病灶的形态、结构时,MRI 和 CT 相同,但 MRI 的软组织分辨力更高,且可以进行多方位成像和功能成像,利于对颅脑内各种病变进行定位和定性诊断,以及显示病变与邻近解剖结构的关系。

3. 脑血管改变 MRI 在分析观察脑血管的异常变化时有其独特的优越性,一方面利用 MRI 的流空效应能显示正常血管及脑血管畸形中的异常血管结构,同时又能显示血管周围脑实质的病理性改变。

4. 对比增强改变 当 MRI 显示异常信号或其与周围正常组织和结构无明显差别时,通常需行 MRI 增强检查。静脉注入的顺磁性对比剂如 Gd-DTPA 可通过受损的血脑屏障进入脑内病变组织,或滞留于病灶内缓慢的血流中。病灶是否强化以及强化的程度,与病变组织血供是否丰富以及血脑屏障被破坏的程度有关。强化程度因病变性质不同亦有很大的差异,分为明显强化、轻中度强化或无强化等。强化形式又分为均匀强化和不均匀强化。强化后病灶的信号常发生改变,如此可对病变进一步观察分析,如区分肿瘤与水肿、检出复发的肿瘤、勾画肿瘤的形态等。

(二)脊髓改变

1. 脊髓增粗 脊髓空洞症、肿瘤、外伤后血肿及水肿、脊髓血管畸形等均可引起脊髓增粗,后者常合并迂曲、粗大的流空血管影。脊髓增粗时,邻近的蛛网膜下腔发生对称性狭窄乃至闭塞。

2. 脊髓变细 脊髓空洞症可导致脊髓变细。各种原因引起的脊髓萎缩,于矢状面 T_1WI 上均可直接观察脊髓萎缩的程度与范围。

3. 脊髓信号异常 脊髓缺血、炎症以及脱髓鞘病变时,脊髓大小可无改变,仅表现为边界不清的长 T_1,长 T_2 信号改变。

4. 脊髓移位 髓外硬脊膜内占位时,脊髓局部移位较为明显,常伴有病灶一侧上下方蛛网膜下腔的显著增宽。硬脊膜外占位,脊髓轻度移位但移位范围常较长,常伴有病灶上下方蛛网膜下腔的狭窄。椎间盘向后脱出,对硬膜囊前缘形成局限性压迫,脊髓局部受压移位。纤维性椎管狭窄显示韧带肥大增厚,使硬脊膜囊变窄,脊髓亦受压移位并发生形态改变。

第三节 颅脑外伤

一、颅骨骨折

【疾病概要】

1. 病因病理 颅骨骨折在颅脑外伤中比较常见,按骨折部位分为颅盖骨折和颅底骨折,颅盖骨折最常见,约占 4/5;按骨折形态分为线性骨折、凹陷骨折、粉碎性骨折和穿入骨折,各种骨折类型可并存。颅骨骨折多合并有颅内其他损伤。

2. 临床表现 局部肿胀,压痛。颅底骨折可出现脑脊液鼻漏、耳漏等症状。合并颅内其他损伤可出现不同程度的头痛、头晕、呕吐等表现。

【影像表现】

CT 是颅骨骨折的主要检查方法,需用骨窗观察,表现为骨质的连续性中断、移位,还可见颅缝增宽分离,CT 能清楚的显示骨折部位、骨碎片分布、骨折凹陷程度,更重要的是,CT

可显示颅骨骨折继发和并发的颅内损伤,并能确定颅内血肿的位置、范围和周围水肿,以及脑室变形和中线移位等情况(图7-3-1)。

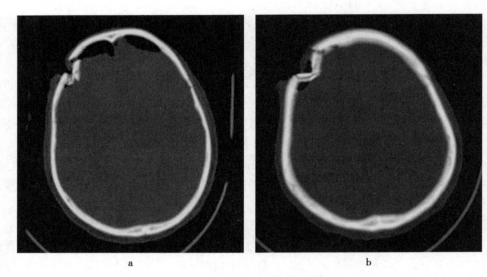

图7-3-1　右侧额骨凹陷性骨折

　　颅底骨折必须用薄层高分辨力扫描才能清楚显示,颅底骨折常累及颅底孔道,从而损伤通过的神经血管,并可发生鼻窦黏膜增厚或窦腔积血。颅内积气、窦腔积液是颅底骨折的间接征象,提示颅底骨折的存在(图7-3-2)。

【鉴别诊断】

　　颅骨骨折的骨折线要与正常的颅缝相鉴别。正常颅缝有固定的位置和走行,而且两侧对称。

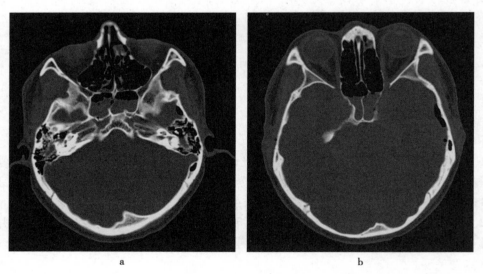

图7-3-2　颅底骨折 CT 断面

CT 平扫(a、b)显示蝶骨粉碎骨折

二、脑挫裂伤

【疾病概要】

1. 病因病理 脑挫裂伤是临床最常见的颅脑损伤之一,包括脑挫伤和脑裂伤。脑挫伤指外力作用下脑组织发生的局部静脉淤血、脑水肿、脑肿胀和散在的小灶性出血。脑裂伤则指外力作用下脑组织、软脑膜血管撕裂。二者常同时存在,统称脑挫裂伤,可以出血性损伤为主,也可以非出血性损伤为主。

2. 临床表现 患者伤后出现头痛、恶心、呕吐、意识障碍等。病情轻重与脑挫裂伤的部位、范围和程度直接相关。

【影像表现】

1. CT 线表现 脑挫裂伤表现为低密度水肿区内多发、散在斑点状高密度出血灶,小灶性出血可相互融合(图 7-3-3a、b)。病变小而局限者占位表现不明显,病变广泛者占位明显。动态观察,早期低密度水肿区逐渐扩大,约第 3～5 天达到高峰,以后随时间推移,出血灶吸收则病变演变为低密度,水肿范围逐渐缩小,占位逐渐减轻,最终形成软化灶,

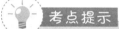

考点提示

脑挫裂伤 CT 表现

病变范围小者可不留痕迹;如继续出血则可形成脑内血肿,占位表现加重。可合并有脑内血肿、脑外血肿、颅骨骨折和颅内积气等。

2. MRI 表现 早期,T_1WI 呈片状低信号,T_2WI 呈片状高信号,病灶信号多不均匀,有占位效应,病灶内出血与脑出血信号变化一致(图 7-3-3c～f);晚期,轻度脑挫裂伤可以不留痕迹,也可以形成软化灶,表现为 T_1WI 低信号,T_2WI 高信号,若有含铁血黄色沉积,则表现为 T_2WI 高信号病灶内散在不规则低信号影。对脑深部及脑干损伤,MRI 比 CT 更敏感。

【鉴别诊断】

CT 表现为低密度区内散在高密度出血灶,MRI 表现为病灶内水肿、出血混杂信号,结合外伤史,容易诊断。以出血性损伤为主的脑挫裂伤与脑内血肿之间本无明确界限,一般将出血灶较大者称为血肿,较小者为脑挫裂伤。

三、硬膜外血肿

【疾病概要】

1. 病因病理 头部受直接外力,致颅骨骨折或变形、脑膜血管破裂,血液进入内板与硬膜之间潜在的硬膜外间隙形成血肿。多位于颞顶区,常为脑膜中动脉出血。硬膜与内板粘连紧密,故血肿围较局限,呈双凸透镜形、梭形或半月形。

2. 临床表现 典型的临床表现为昏迷、清醒再昏迷,还可有头痛、呕吐等颅内高压表现,严重者出现脑疝症状。

【影像表现】

1. CT 表现 颅骨内板下方局限性梭形或半月形高密度区,边缘锐利,血肿范围一般不超过颅缝,密度多较均匀,密度不均匀的血肿,早期可能与血清溢出、脑脊液和气体进入有关,后期与血块溶解有关。可见占位表现,邻近皮质受压内移,皮髓质界面内移,脑室受压变形或中线结构移位等。可有

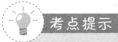

考点提示

硬膜外血肿 CT 表现

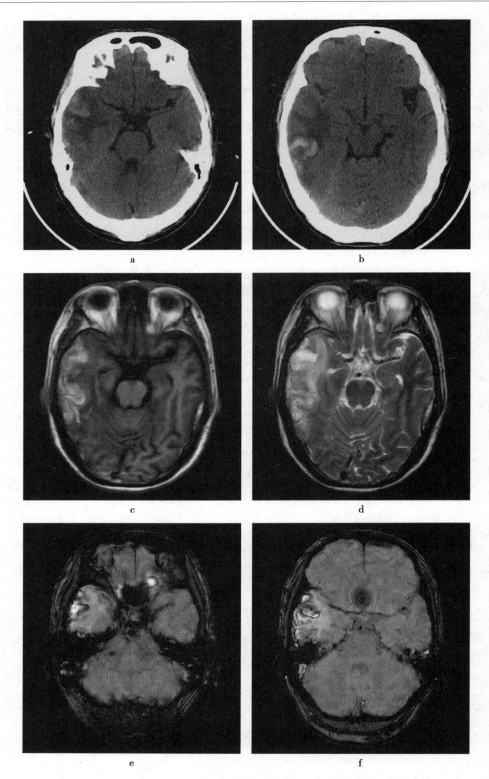

图 7-3-3　右侧额颞叶脑挫裂伤 CT 断面

CT 平扫(a、b)示右侧颞叶高密度出血灶,周围示低密度水肿;MRI 平扫 T_1WI(c)、T_2WI(d)均呈不均匀高信号;SWI(e、f)呈高低混杂信号相应区域颅骨骨折,开放骨折可出现血肿内积气(图7-3-4)。血肿可多发,可与其他脑外伤类型同时存在。急性期:高密度区,CT值在40~100Hu;亚急性或晚期:密度逐渐减低、体积开始缩小。

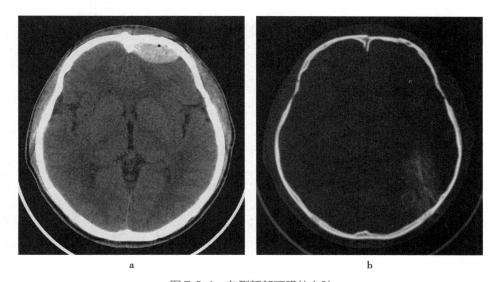

图7-3-4 左侧额部硬膜外血肿

a. 左额部颅骨内板下梭形高密度影,边界锐利,其内示小气泡影;b. 骨窗示额骨骨折

2. MRI表现 血肿形态与CT表现相同,血肿的MRI信号演变同脑内血肿。急性期:T_1WI呈等或稍低信号,T_2WI呈低信号,信号强度常不均一;亚急性期早期:T_1WI和T_2WI血肿周边为高信号,中心区为低信号;亚急性晚期、慢性期:血肿T_1WI、T_2WI呈高信号。

【鉴别诊断】

1. 亚急性和慢性期硬膜外血肿可继发感染,形成硬膜外脓肿且血肿壁有明显强化。

2. 少见的硬膜肿瘤一般呈实质性强化。

四、硬膜下血肿

【疾病概要】

1. 病因病理 外伤致静脉窦或窦旁小静脉或皮质小血管破裂,血液流入硬膜与蛛网膜之间的硬膜下间隙,形成硬膜下血肿。血肿好发在大脑半球表面,范围均较广泛,多并发严重脑挫裂伤。按病程可分为:急性(3天以内)、亚急性(4天~3周)、慢性(3周以上)。

2. 临床表现 急性硬膜下血肿病情危重,发展较快,多为持续性昏迷,且进行性加重,脑疝和颅内压增高出现较早。亚急性和慢性硬膜下血肿的特点是有轻微头部外伤史或没有明显外伤史,患者症状轻,可能有头痛、头晕、轻微偏瘫表现,也可无明显症状。

【影像表现】

1. CT表现 急性硬膜下血肿CT平扫表现为颅骨内板下方新月形高密度区,范围较广泛,不受颅缝限制,由于常合并脑挫裂伤,故占位表现明显(图7-3-5)。少数早期即为混杂密度,甚至低密度,系蛛网膜破裂脑脊液混入血肿所致,或见于贫血患者。亚急性、慢性硬膜下血肿呈稍高、等、低或混杂

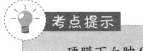

考点提示

硬膜下血肿CT表现

密度。血肿形态可由新月形逐渐发展为双凸状,与血肿内高渗状态有关。增强扫描仅用于亚急性或慢性硬膜下血肿,特别是对于诊断等密度硬膜下血肿有帮助。

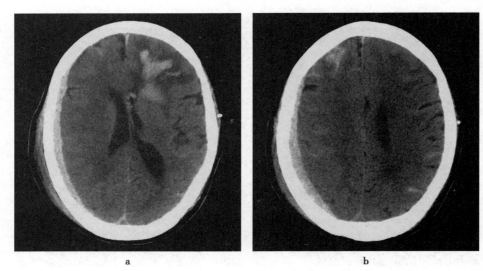

a   b

图 7-3-5　硬膜下血肿 CT 平扫

CT 平扫(a,b)右侧颞顶部硬膜下血肿伴蛛网膜下腔出血、左侧额叶脑挫裂伤

2. MRI 表现　形态学表现同 CT,为颅骨内板下方新月形异常信号区。血肿的信号特征及演变同脑内血肿(图 7-3-6)。MRI 对亚急性硬膜下血肿的显示敏感性极高,尤其适于出血量较少或幕下病变,CT 常显示不清或不能显示。

【鉴别诊断】

1. 等密度出血量较少的硬膜下血肿,应注意皮髓质界面距颅骨内板的距离;低密度硬膜下血肿应与硬膜下积液相鉴别。

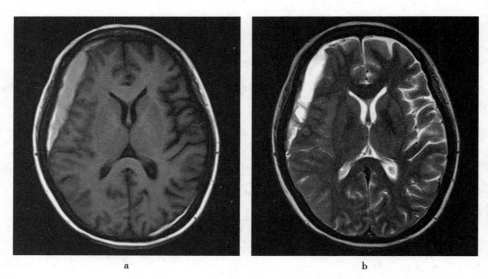

a   b

图 7-3-6　硬膜下血肿 MRI 平扫

右侧额颞部及左侧颞枕部示弧形异常信号,T_1WI(a)呈高信号,T_2WI(b)呈混杂高信号

2. 硬膜下血肿与硬膜下积脓的鉴别,需 CT 或 MRI 增强检查。

五、蛛网膜下腔出血

【疾病概要】

1. 病因病理　蛛网膜下腔出血是由于颅内血管破裂,血液进入蛛网膜下腔所致。分为外伤性和自发性,后者以颅内动脉瘤破裂出血最常见(占 51%)。蛛网膜下腔出血可发生于任何年龄段,成人多发。

2. 临床表现　剧烈头痛、呕吐、脑膜刺激征、血性脑脊液。

【影像表现】

1. CT 表现　直接征象:脑沟、脑池密度增高,出血量大者呈铸型高密度(图 7-3-7)。出血积聚脑池部位与出血动脉有关,大脑前动脉破裂,血液多积聚于视交叉池,侧裂池前部;大脑中动脉破裂,血液多积聚于同侧的外侧裂池附近,亦可向内流。椎基底动脉破裂血液多积聚于脚间池和环池。间接征象有:脑积水、脑水肿、脑梗死、脑内血肿、脑室内出血和脑疝等。出血量少者,5~7 天后即可吸收。

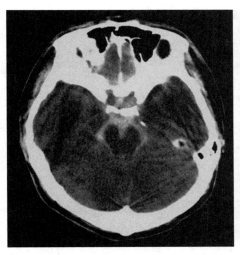
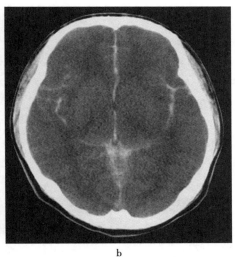

a　　　　　　　　　　b

图 7-3-7　蛛网膜下腔出血

a. 环池、鞍上池充填高密度影,边缘模糊;b. 四叠体池、双侧侧裂池及大脑纵裂增宽并充填高密度影

2. MRI 表现　T_2 flair 序列显示最敏感,表现为脑沟脑池高信号(图 7-3-8)。急性期蛛网膜下腔出血,CT 较 MRI 敏感,而亚急性期和慢性期出血,MRI 优于 CT。

【鉴别诊断】

当少量蛛网膜下腔出血 CT 和 MRI 检查均为阴性时,腰穿脑脊液可为血性。

六、弥漫性轴索损伤

【疾病概要】

1. 病因病理　弥漫性轴索损伤是头部加速、减速或旋转性暴力造成弥漫性脑内轴索的扭曲、肿胀、断裂,皮髓质交界区穿行的血管中断。好发于皮髓质交界区、胼胝体、尾状核、丘

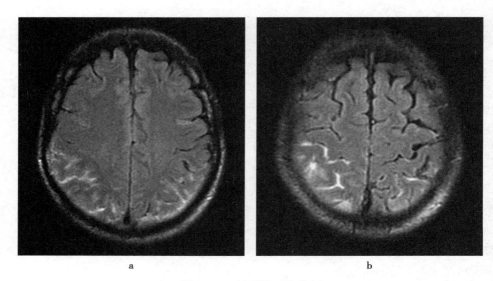

a b

图 7-3-8　蛛网膜下腔出血

MRI 平扫示双侧顶叶脑沟内 T_2 flair 高信号

脑、内囊及中脑被盖的背外侧。

2. 临床表现　弥漫性轴索损伤是一种严重的颅脑损伤。病情危重,意识障碍是最主要的临床表现。

【影像表现】

1. CT 表现　表现为脑灰白质交界区、胼胝体及周围、脑干、基底节区多发或单发小出血灶,直径多小于 2cm;弥漫性白质密度减低,双侧脑室和脑池受压、变窄或消失;脑室和(或)蛛网膜下腔出血(图 7-3-9)。

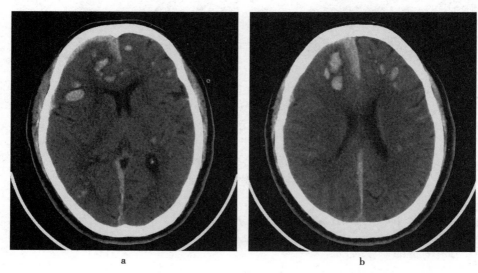

a b

图 7-3-9　弥漫性轴索损伤 CT 平扫

灰白质交界区多发出血灶伴右侧额部、大脑镰旁硬膜下血肿和蛛网膜下腔出血

2. MRI 表现 MRI 检查为首选,表现为上述区域的多发或单发局灶性异常信号,多为 T_1WI 低信号,T_2WI 高信号,磁敏感序列呈低信号(图 7-3-10),系轴索断裂、间质水肿所致。以出血性损伤为主者表现为 T_2WI 低信号,周围有高信号水肿,T_1WI 低或等信号。白质弥漫性水肿表现为 T_1WI 低信号,T_2WI 高信号。

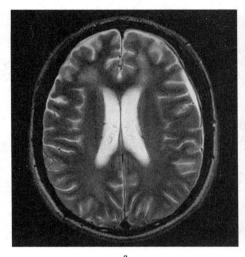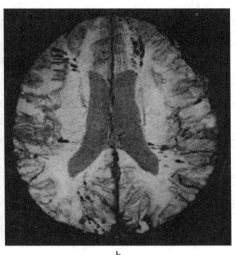

a   b

图 7-3-10 弥漫性轴索损伤 MRI 平扫

MRI 平扫 T_2WI(a)示双侧大脑半球灰白质交界区多发稍高信号,磁敏感序列(b)显示更多低信号出血灶

【鉴别诊断】

弥漫性轴索损伤诊断必须结合临床,MRI、CT 诊断依据为弥漫性髓质 T_2WI 高信号或密度减低,以皮髓质交界区和胼胝体区受累最重,同时有多发点状出血灶,脑室、脑沟受压变小。弥漫性轴索损伤与原有的脑白质病变相鉴别,病史、体征很重要。

第四节 脑血管疾病

一、脑梗死

(一)缺血性脑梗死

【疾病概要】

1. 病因病理 缺血性脑梗死是指因血管阻塞所引起的供血区域内脑组织缺血后的一系列病理性改变。脑梗死可因脑血管狭窄、闭塞或栓子所致,称之为动脉闭塞性脑梗死,以大脑中动脉闭塞最多见。也可在其他病变基础上由各种原因所造成的脑部血液循环障碍,以脑细胞缺血缺氧为主的非动脉闭塞性脑梗死。

梗死发生后 4~6 小时脑组织发生缺血与水肿,继而脑组织出现坏死。1~2 周后脑水肿逐渐减轻,梗死区出现吞噬细胞浸润,清除坏死组织,同时胶质细胞增生和肉芽组织形成,8~10 周后形成含液体的

> 考点提示
>
> 缺血性脑梗死病理

囊腔即软化灶。少数梗死在发病24~48小时后可因再灌注而发生梗死区内出血,转为出血性脑梗死,即继发性梗死区出血。

2. 临床表现 缺血性脑梗死主要临床表现为头晕、头痛、呕吐、不同程度的昏迷。同时伴有脑功能损害的体征,如偏瘫、失语、共济失调等。重患者可出现深度昏迷、意识丧失、瞳孔放大、呼吸不规则等脑疝症状。实验室检查无特异性,脑脊液可有蛋白增高。

【影像表现】

1. CT表现 脑梗死24小时以内,CT平扫50%~60%显示正常。脑梗死常见的早期征象:①致密动脉征:为大脑中动脉、颈内动脉、椎动脉或其他大动脉的某一段密度增高,为栓塞或血栓形成所致,CT值77~89Hu(正常CT值42~53Hu)。②岛带征:岛带(岛叶、最外囊、屏状核)灰白质界面消失。③豆状核轮廓模糊或密度减低。

超过24小时者,闭塞血管供血区呈低密度,同时累及灰白质,大小和形状与闭塞血管分布有关,斑点状较高密度区为相对无损害区;1~2周,梗死区密度减低且均匀,边界较清,皮质为等密度,低密度病灶仅限于髓质;2~3周,梗死区水肿消失,吞噬细胞浸润成为等密度,出现"模糊效应";1~2个月,形成脑软化灶;其中1~2周水肿及占位效应最明显。

增强扫描:3~6天及2~3周梗死区强化最明显,呈脑回状、斑片状及团块状强化,梗死区强化的病理基础是血脑屏障被破坏、新生毛细血管增多、血液过度灌注。

2. MRI表现 血管闭塞后1~2小时,即可有MRI的阳性发现,闭塞后6小时MRI检查几乎均有阳性发现,由于细胞毒性水肿,DWI即可发现高信号。缺血性脑梗死在T_2WI上表现为高信号,T_1WI上表现为低信号。MRI DWI和PWI对早期脑梗死更为敏

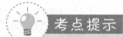

考点提示

脑梗死CT、MRI表现

感,DWI呈高信号,随着血管源性水肿、神经元坏死、凋亡的出现,DWI呈等或低信号(图7-4-1)。

【鉴别诊断】

根据上述CT、MRI及血管造影征象,脑梗死的诊断多无困难。但是,缺血性脑梗死有时

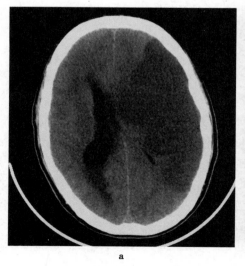

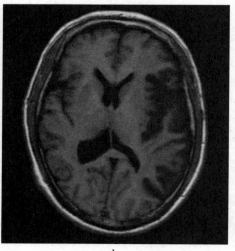

a   b

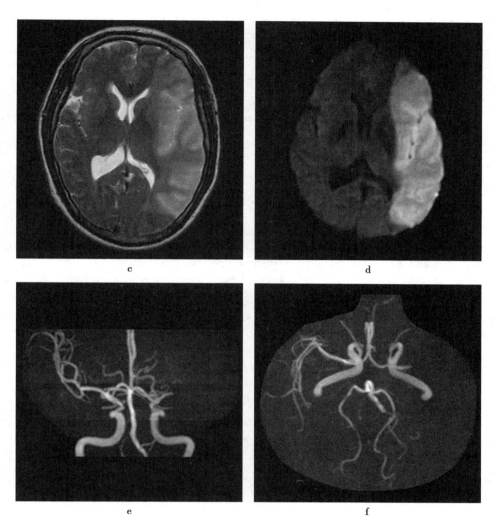

图 7-4-1　左侧大脑中动脉闭塞致其供血区大面积脑梗死
CT 平扫（a）示左侧额顶叶大片状低密度区，MRI 平扫（b、c、d）显示大面积脑梗死，MRA
（e、f）显示左侧大脑中动脉闭塞

需要与脑胶质增生或Ⅰ级星形细胞瘤相鉴别，两者的共同 CT 表现均为低密度，但脑胶质增生或Ⅰ级星形细胞瘤的病灶形态不规则，侵及白质，占位表现明显，增强检查无脑回样强化。

（二）腔隙性脑梗死

【疾病概要】

1. 病因病理　腔隙性脑梗死是脑穿支小动脉闭塞引起的深部脑组织较小面积的缺血性坏死。在卒中病变中约占 20%，好发于基底节、内囊、丘脑、放射冠及脑干。它的病理机制，临床特征及影像表现与发生于脑动脉大分支的梗死不同，有一定特殊性。脑组织缺血坏死，约 1 个月形成软化灶，腔隙灶直径 5 ~ 15mm，大于 10mm 者有时称为巨腔隙灶。

考点提示

腔隙性脑梗死病理

2. 临床表现 梗死部位不同,临床表现各异。可有轻偏瘫,偏身感觉异常或障碍等局限性症状。总体认为症状轻而且局限,预后也好。部分病例也可以没有明显的临床症状。

【影像表现】

1. CT 表现 基底节区、丘脑或脑干类圆形低密度灶,边界清楚,直径 5 ~ 15mm,无水肿或明显占位效应(图 7-4-2),可多发。4 周左右形成低密度软化灶。增强扫描 3 天 ~ 1 个月可发生均匀或不规则形斑片状强化。

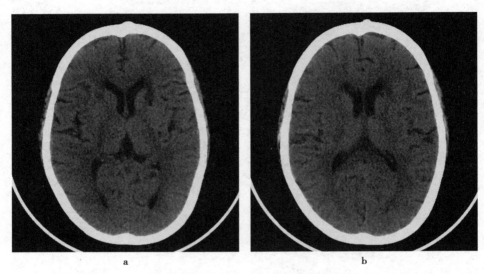

图 7-4-2 腔隙性脑梗死 CT 平扫

左侧基底节区小斑片状低密度灶,边界清楚

2. MRI 表现 MRI 显示病灶比 CT 敏感,表现为 T_1WI 低信号,T_2WI 高信号,新近梗死 DWI 表现为高信号(图 7-4-3),陈旧性梗死或软化灶 DWI 表现为等或低信号,无占位表现。

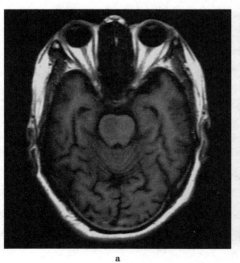 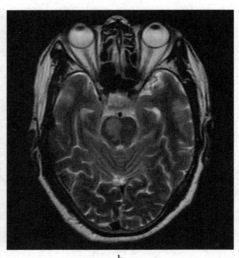

a   b

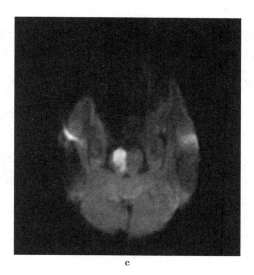

图7-4-3 脑桥腔隙性脑梗死 MRI 平扫

右侧脑干示 $T_1WI(a)$ 稍低信号、$T_2WI(b)$ 稍高信号、$DWI(c)$ 明显高信号

【鉴别诊断】

腔隙性脑梗死需要与脑软化灶、血管周围间隙鉴别,临床上要结合病史,必要时进行增强扫描。

二、颅内出血

颅内出血依出血原因可分为创伤性和非创伤性,前者主要由外伤所致,后者又称为原发性或自发性脑出血,主要包括高血压性脑出血、动脉瘤破裂出血,脑血管畸形出血和脑梗死或脑血管栓塞后再灌注所致的出血性脑梗死等。出血可发生于脑实质内、脑室内和蛛网膜下腔,也可以同时累及上述部位。本节重点介绍高血压性脑出血。

【疾病概要】

1. 病因病理 脑出血是指非外伤性脑实质内的自发性出血,绝大多数是由高血压小动脉硬化所致血管破裂引起,又称高血压性脑出血。男女发病相近,多见于 50 岁以上中老年人,且多数具有高血压病史,其病死率占脑血管病首位。

2. 临床表现 脑出血起病多较突然,为突发性头痛,并迅速出现偏瘫、失语和不同程度的意识障碍,病情呈逐渐加重趋势。

【影像表现】

1. CT 表现 超急性期(≤6 小时)和急性期(7~12 小时):脑内圆形、椭圆形或不规则形高密度影,CT 值 60~80Hu,灶周可见低密度水肿带,血肿较大者可有占位效应,表现为邻近结构受压或中线结构移位(图7-4-4)。

亚急性期(3~14 天):血肿边缘模糊,血肿密度逐渐减低,灶周水肿由明显逐步减低;血肿周边吸收,中心仍呈高密度,向心性缩小,出现融冰征;此期增强扫描血肿周边可呈环形强化。

> **考点提示**
>
> 脑出血 CT 表现

慢性期(2 周后):病灶呈等或低密度灶;较小血肿吸收后病灶呈裂隙样低密度影,边界

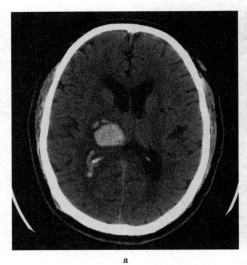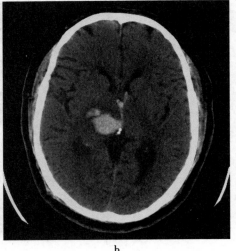

图 7-4-4　急性期脑出血 CT 平扫

右侧丘脑类圆形高密度灶,边界锐利,周围示低密度水肿带,破入三脑室及右侧侧脑室后角,中线结构轻度受压左移

锐利;病灶较大者可呈脑脊液样囊腔。

其他表现:血肿破入脑室和(或)蛛网膜下腔者,表现为相应部位的高密度影,1～3周可吸收。

2. MRI 表现　MRI 在显示出血,判定出血时间方面有独特的优势,其信号强度与血肿内成分的演变有关,可反映血肿内血红蛋白、氧合血红蛋白、脱氧血红蛋白、正铁血红蛋白、含铁血黄素的演变过程。

超急性期:血肿 T_1WI 呈等信号,T_2WI 呈稍高信号。

> 考点提示
>
> 脑出血 MRI 表现

急性期:血肿 T_1WI 呈等或略低信号,T_2WI 呈低信号。

亚急性期:血肿 T_1WI、T_2WI 均呈环形高信号,病灶中心为低信号或等信号;随红细胞溶解,出现游离正铁血红蛋白,脑血肿在 T_1WI、T_2WI 均呈高信号(图 7-4-5)。

慢性期:血肿 T_1WI 呈低信号,T_2WI 呈高信号,血肿周围 T_2WI 可见低信号的含铁血黄素环。

【鉴别诊断】

根据典型的 CT、MRI 表现和严重的临床症状,脑出血容易诊断。临床症状不明显的脑出血在吸收期 CT 检查可能为等密度,需与脑肿瘤鉴别,临床上肿瘤起病缓慢,病灶的形态、部位与脑出血常不同,以及脑肿瘤增强扫描多有不同程度强化,一般均可鉴别。

三、脑血管畸形

(一)脑动静脉畸形

【疾病概要】

1. 病因病理　动静脉畸形由一条或多条供血动脉、畸形血管团、一条或多条引流静脉

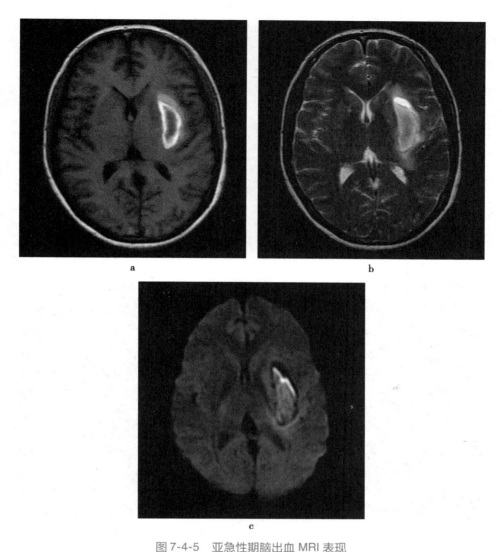

图7-4-5 亚急性期脑出血 MRI 表现

a. T_1WI 表现为周边环形高信号,中心稍低信号;b. T_2WI 表现为稍高信号;c. DWI 表现为高信号

组成,是一种胚胎脑血管发育异常。供血动脉和畸形血管团可形成动脉瘤(8% ~ 12%),可见动静脉瘘,畸形血管团内血流缓慢易形成血栓,管壁发育不良易出血,管壁易钙化。反复出血使病灶增大,局部脑组织软化、出血、钙化、萎缩、胶质增生。

2. 临床表现　出血、癫痫、神经障碍。

【影像表现】

1. CT 表现

(1) 平扫:不规则稍高、低或混杂密度灶,边界不清,其内可见等或高密度点状、线状血管影,并可见高密度钙化和低密度软化灶。无出血时病灶周围无脑水肿,也无占位表现。周围脑组织常有脑沟增宽等脑萎缩改变(图7-4-6a、b)。

(2) 增强:供血动脉、血管巢及引流静脉强化,少数病例平扫仅显示低密度或无异常发

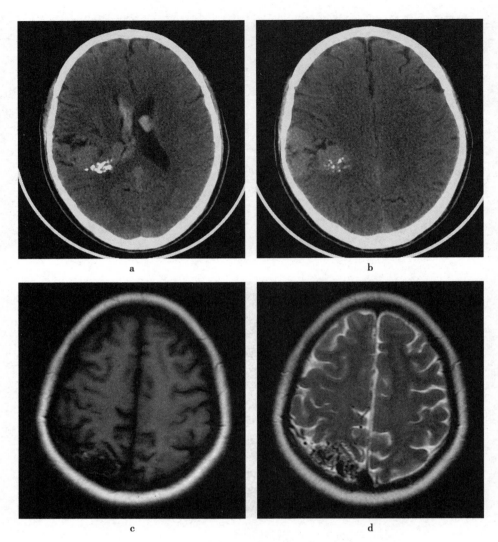

图 7-4-6　脑动静脉畸形

a、b. CT 平扫示右侧颞顶叶不规则状较高密度影伴钙化,与脑室内迂曲血管影相
连续;c、d. MRI 平扫示右侧顶叶"麻团状"流空信号

现,增强后才显示血管团,类似肿块。

2. MRI 表现　畸形血管团多呈流空信号,其中的慢血流可呈等信号(图 7-4-6c、d),血栓 T_1WI 呈等或高信号,T_2WI 呈高信号。病变区内常可见到新鲜或陈旧的局灶性出血信号,周围脑组织萎缩。增强扫描能更清楚显示动静脉畸形血管。MRA 亦可显示动静脉畸形血管。

【鉴别诊断】

MRA、CTA 可显示较大的 AVM,而 DSA 为诊断本病的金标准。在 DSA 中个别病例需与胶质瘤鉴别,鉴别要点为:①AVM 有异常血管团,血管密集;胶质瘤的异常血管团不那么密集。②AVM 有动静脉短路,动脉期即有静脉出现;胶质瘤无此现象。③AVM 引流静脉增粗显著;胶质瘤静脉无明显改变。

（二）海绵状血管瘤

【疾病概要】

1. 病因病理　海绵状血管瘤是一种少见的先天性脑血管畸形,占脑血管畸形的1.9%~6%,占脑隐匿性血管畸形的11%~20%。它由1mm至数厘米大小不同的缺乏肌层和弹力层的薄壁的海绵状血管窦组成,一般看不到明显的供血动脉和引流静脉,窦腔内可有血栓,窦间不含脑组织,反复出血,自发性"芽生"毛细血管,使病灶扩大。

2. 临床表现　常见临床症状有癫痫(38%),颅内出血(23%),头痛(28%)及局部神经功能障碍(12%),少见症状及体征有失语、精神症状和颅内压增高等。部分患者可无症状。症状主要取决于病变的部位。

【影像表现】

1. CT表现　平扫表现为类圆形边界清楚的高密度区,密度不均匀,30%可见钙化,增强后轻度或明显强化,取决于血栓形成的程度。一般无灶周水肿及占位效应,但急性出血时可出现水肿及轻度占位效应(图7-4-7)。

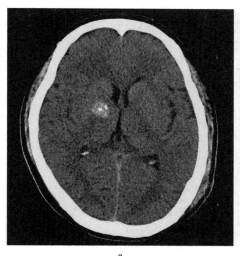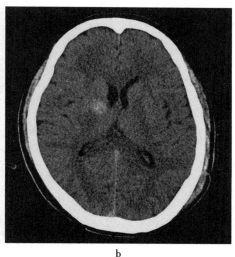

图7-4-7　海绵状血管瘤CT表现
右侧基底节区不均匀高密度结节灶

2. MRI表现　平扫为边界清楚的混杂信号灶,T_1WI及T_2WI均可见病变中央呈高信号,其周围见一圈低信号围绕,亦称"铁环征",为含铁血黄素环(图7-4-8)。病灶内含有不同阶段的出血是信号不均匀的原因,在SWI序列中显示尤为清楚,表现为多发低信号灶。增强扫描病变可出现不同程度强化。

【鉴别诊断】

MRI上,T_1WI与T_2WI见病变中心高信号周围为低信号环的单发或多发病变常可确诊。但海绵状血管瘤同其他隐匿性脑血管畸形如隐匿性AVM,毛细血管扩张症等CT鉴别困难,但本病MRI典型表现可鉴别。

（三）脑静脉血管瘤

【疾病概要】

1. 病因病理　脑静脉血管瘤又称脑静脉畸形,又名脑静脉性血管瘤或脑发育性静脉异

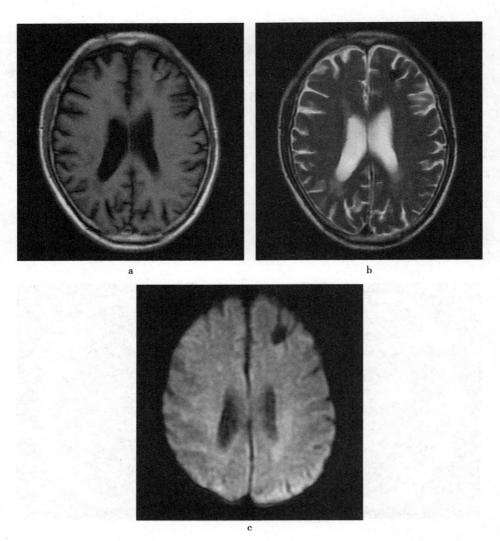

图 7-4-8 海绵状血管瘤 MRI 表现

左侧额叶异常信号，T_1WI（a）中心呈高信号；T_2WI（b）病灶周围见"铁环征"；DWI（c）病变呈低信号

常。组织学发现中央静脉干周围有许多放射状的扩张静脉排列，血管由一层扁平内皮细胞组成。好发于侧脑室额角或小脑半球。

2. 临床表现 一般无症状，偶有头痛、颅内压增高、偏瘫、失语、脑膜刺激征等；常合并海绵状血管瘤，可能为出血的真正原因。

【影像表现】

1. CT 表现 平扫多无阳性发现，少数呈略高密度灶；增强扫描可显示有强化的点、线状髓质静脉及增粗的中央静脉影。病灶无占位效应，周围无脑组织水肿。

2. MRI 表现 细小扩张的髓静脉呈放射状汇入一条或多条引流静脉，引流静脉多数流空信号，少数 T_2 高信号。髓静脉网细、血流较慢，发现率低，T_1 低信号（40%），T_2 高信号（57%），部分显示不清，增强后引流静脉和髓静脉网均明显增强，呈"水母头"征（图 7-4-9）。

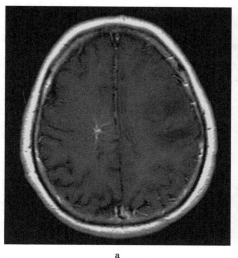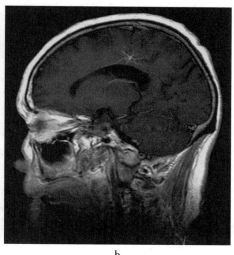

图 7-4-9　脑静脉血管瘤 MRI 增强横断面
MRI 增强扫描(a、b)示右侧额叶"水母头征"

【鉴别诊断】

脑静脉畸形主要应与海绵状血管瘤鉴别。海绵状血管瘤密度及 MRI 信号混杂,病灶周边可见含铁血黄素黑环为其特征性表现,其内可见钙化,增强后无或轻度强化。

四、颅内动脉瘤

【疾病概要】

1. 病因病理　颅内动脉瘤依据形态分为常见的浆果形动脉瘤、少见的梭形动脉瘤以及罕见的夹层动脉瘤。目前认为,发生的主要因素是血流动力学改变,特别是血管分叉部血液流动对血管壁形成剪切力以及搏动的压力造成血管壁的退化。

2. 临床表现　平时无明显临床症状,偶有头痛、癫痫、脑神经压迫症状等,破裂时造成蛛网膜下腔出血、脑出血的相应症状。

【影像表现】

1. CT 表现　平扫可显示蛛网膜下腔出血、动脉瘤、腔内血栓、壁钙化等表现。平扫瘤体可表现为等或稍高密度影(图 7-4-10a、b),局限性出血和蛛网膜下腔出血有助于判断动脉瘤的部位。增强检查有助于鉴别颅内肿瘤,动脉瘤腔因对比剂充盈而显著强化,血栓内无对比剂充盈不增强。CTA 可三维显示动脉瘤与载瘤动脉的关系。

2. MRI 表现　浆果形动脉瘤依有无血栓可分为无血栓形成的动脉瘤、部分血栓形成的动脉瘤和完全血栓形成的动脉瘤。三种动脉瘤的 MRI 表现不同,无血栓形成的动脉瘤 T_1WI 和 T_2WI 序列均呈流空的低信号,周围可有搏动伪影;完全血栓形成的动脉瘤可见层状血栓,周边可有含铁血黄素环;部分血栓形成的动脉瘤兼具两者的表现(图 7-4-10c、d)。

【鉴别诊断】

当巨大动脉瘤发生占位表现时,需与其他占位病变鉴别,但 CT、MRI 可显示其中的血管流空、血栓、钙化和动脉瘤内含有对比剂强化的血管,则诊断不会发生困难。

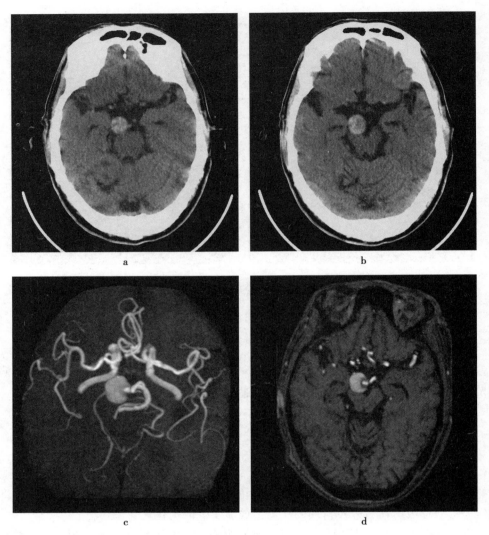

图 7-4-10　颅内动脉瘤

CT 平扫(a、b)示鞍上池右侧份高密度结节灶;MRA(c、d)示右侧大脑后动脉水平段动脉瘤

五、脑白质疏松症

【疾病概要】

1. 病因病理　脑白质疏松症是多种不同病因引起的一组以脑室周围及半卵圆中心区脑白质的弥漫性斑点状或斑片状缺血性改变为主的临床综合征。其病理表现为脑室周围深部白质、半卵圆中心、放射冠区出现脱髓鞘、室管膜层细胞脱失、反应性胶质细胞增生及轴突减少;皮质下白质穿动脉内膜增厚、脂质沉着、小血管玻璃样变或淀粉样变;小血管周围间隙和脑室周围间隙扩大。

2. 临床表现　临床表现为记忆、情绪、计算、定向等认知功能障碍。

【影像表现】

1. CT 表现　两侧大脑皮质下、脑室周围斑片状或弥漫性互相融合的低密度灶,边缘模糊,呈月晕状,常两侧对称,增强扫描不强化。常合并双侧脑室扩大和脑萎缩;皮质下弓状纤维和胼胝体很少受累,脑干尤其是脑桥中上部,中央部易受累,较少累及延髓、中脑和小脑。

2. MRI 表现　MRI 显示病灶在 T_1WI 上呈低信号,T_2WI 及 T_2flair 上为高信号(图 7-4-11),病变部位与 CT 一致,但较 CT 更加敏感,对脑室壁参差不齐显示更为清楚,增强扫描无强化;DTI 可了解脑白质纤维束的微细结构改变,有助于认识脑白质病变部位和皮质功能活动。

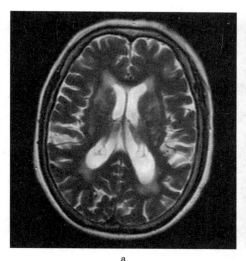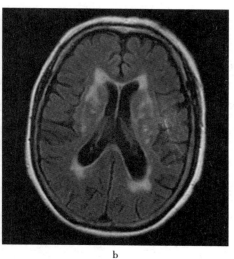

a　　　　　　　　　　　　b

图 7-4-11　脑白质疏松症 MRI 平扫
双侧脑室周围白质对称性 T_2WI(a)稍高信号、T_2flair(b)高信号

【鉴别诊断】

依据对称分布的脑白质病变,合并脑萎缩,脑白质疏松症诊断并不困难。但应与以下疾病相鉴别:①多发性硬化:发病以 20 ~ 40 岁女性多见,急性期有强化。②腔隙性脑梗死:多为基底节区的多发点状或小圆形低密度影,病灶可发生于一侧或两侧,一般不对称。③炎性病变:范围较广泛,部位不固定。④肾上腺脑白质营养不良:病灶分布以侧脑室后角及三角部为主。

第五节　颅 内 感 染

一、病毒性脑炎

【疾病概要】

1. 病因病理　病毒性脑炎在脑炎中最常见,可由多种病毒引起。其中,单纯疱疹病毒性脑炎、乙型脑炎、腮腺炎病毒性脑炎较常见。

单纯疱疹病毒性脑炎最常见,约占病毒性脑炎的 2% ~ 19% ,多数是由 Ⅰ 型单纯疱疹病毒感染引起急性坏死性脑炎,青少年及成人均可发生,但以 20 ~ 40 岁多见,发病比较急,症状比较重,死亡率可高达 70% ,可有后遗症。Ⅱ 型疱疹病毒主要存在于女性阴道,在宫内造成胎儿脑感染或在分娩过程中引起新生儿脑内感染。

> **考点提示**
> 病毒性脑炎的病因病理

2. 临床表现 乙型脑炎是一种嗜神经病毒感染所引起的急性传染病,临床上以高热、抽搐、意识障碍、脑膜刺激征及其他神经症状为特征。腮腺炎病毒性脑炎是流行性腮腺炎的并发症,主要表现为发热、头痛,时有呕吐、颈项强直等。严重者也可有偏瘫、失语等定位症状。

【影像表现】

1. 单纯疱疹病毒脑炎 I 型 病变常首先侵犯颞叶,单侧或双侧,也可仅侵犯颞叶内侧或累及全部颞叶,部分病例可向额叶和枕叶发展。

(1) CT 表现:病变区呈低密度,早期可能表现为正常。增强检查,病灶可不强化或弥漫性强化,但多数不强化或仅边缘部分线样或脑回样强化,增强与否可能与病变的严重程度及病程有关,进行性坏死期易出现强化。

(2) MRI 表现:T_1WI 呈低信号,T_2WI 为高信号,豆状核通常不受侵犯,病变区与豆状核之间常有清楚的界线,凸面向外,如刀切样,是本病最具特征性的表现(图 7-5-1)。

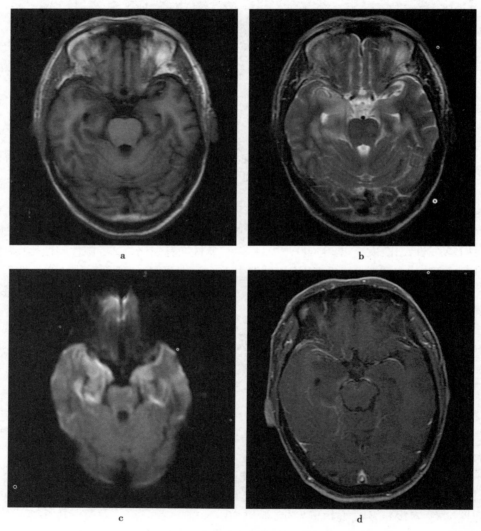

图 7-5-1 病毒性脑炎 MRI 表现

双侧海马及其周围对称性异常信号,T_2WI(b)呈稍高信号,T_1WI(a)呈稍低信号,DWI(c)呈高信号,增强扫描(d)病灶未见明显强化

2. 乙型脑炎和腮腺炎病毒性脑炎 乙型脑炎和腮腺炎病毒性脑炎有侵犯基底节和丘脑的趋向,常同时累及双侧,但双侧病变的形态、大小、范围往往不对称,少数也可比较对称。

（1）CT 表现:病变区呈低密度,边缘清楚或不清楚。增强检查,病变区一般无明显强化。占位效应一般不明显,病变范围较大者,也可有轻度的占位效应,表现为侧脑室前部受压变窄,中线结构一般无移位。

（2）MRI 表现:T_1WI 为低信号,T_2WI 为高信号。增强检查表现同 CT。

3. 肿瘤样病毒性脑炎 肿瘤样病毒性脑炎以额叶和颞叶多见,病变范围比较大,直径可达 6 ~ 7cm,占位效应显著,可引起中线结构明显移位。

（1）CT 表现:呈大片状低密度区,密度常不均匀,境界比较清楚或不清楚,一般无强化。

（2）MRI 表现:T_1WI 呈低信号,T_2WI 呈高信号,境界往往比较清楚。部分病例病变区内可发生广泛非液性坏死及液性坏死,非液性坏死部分在 T_2WI 呈中等高信号,液性坏死部分呈很高信号,整个病变区信号不均匀。增强扫描病灶多无强化。

【鉴别诊断】

单纯疱疹病毒性脑炎 主要侵犯颞叶,影像表现有时与颞叶脑梗死相似,但两者临床表现完全不同,一般鉴别不难。

乙型脑炎和腮腺炎病毒性脑炎 易侵犯基底节和丘脑,主要应与其他常累及基底节的病变鉴别。

二、脑脓肿

【疾病概要】

1. 病因病理 脑脓肿是指脑实质内局限性化脓性炎症并有脓腔形成,可以单发或多发,形状多为圆形或类圆形。脑脓肿最常位于灰白质交界处,以颞叶常见。不到 15% 的脑脓肿位于幕下,包括小脑和脑干脓肿。垂体脓肿罕见。常见致病菌为金黄色葡萄球菌、链球菌和肺炎球菌等。其病理包括急性脑炎期、化脓期和包膜形成期。脓肿壁内层为炎细胞带,中层为肉芽和纤维组织,外侧为神经胶质层。脓腔可破溃外溢,可形成多房脓肿。

2. 临床表现 临床主要表现为颅内压增高,位置表浅的脓肿可引起癫痫发作,不同部位的脓肿出现相应的定位体征。血常规检查白细胞计数增高,急性期以中性粒细胞为主,晚期以淋巴细胞为主。

【影像表现】

1. CT 表现 急性脑炎期表现为边界不清的低密度区,增强一般无强化。化脓期脓液表现为边界清楚的低密度区,形态不规则,边缘模糊,也可表现为不均匀的混杂密度区,脓肿壁表现为高密度或稍高密度的环,占位效应显著。增强检查,脓肿壁呈环形显著强化,环壁薄而均匀,光滑而有张力,脓腔内的脓液及周围水肿不强化。

2. MRI 表现 急性脑炎期,T_1WI 呈低信号,T_2WI 呈高信号。化脓期脓肿内脓液 T_1WI 为低信号,T_2WI 呈很高信号,DWI 上也表现为高信号。脓壁信

考点提示

脑脓肿的 MRI 诊断

号变化在不同时期可稍有所不同:脓肿形成早期,脓壁在 T_1WI 呈稍高信号,在 T_2WI 呈低信号;亚急性期,T_1WI 和 T_2WI 脓壁都为稍高信号;到慢性期,T_1WI 脓壁为等信号,T_2WI 为低

信号。周围水肿在 T_1WI 呈低信号,在 T_2WI 呈高信号。增强检查脓肿壁显著强化呈环形,环壁薄而均匀,光滑而有张力,脓腔内的脓液及周围水肿不强化(图 7-5-2)。

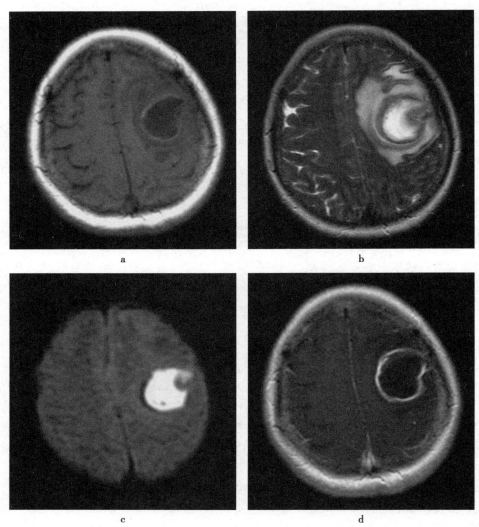

图 7-5-2　左侧额叶脑脓肿 MRI 表现

平扫(a、b)示脑脓肿轮廓较清,占位效应明显,见水肿带;DWI(c)呈高信号;增强扫描(d)示脓肿壁明显强化

【鉴别诊断】

脑脓肿在 CT 和 MRI 诊断一般比较容易。主要应与其他表现为环形强化的病变如胶质瘤、转移瘤、脑囊虫和脑出血等鉴别。

第六节　颅内肿瘤

颅内肿瘤种类繁多,且生物学行为各异。世界卫生组织(WHO)依据中枢神经系统肿瘤的组织起源和部位将其分为:神经上皮组织起源肿瘤、脑神经和脊神经根起源肿瘤、脑膜起源肿瘤、淋巴瘤和造血组织肿瘤、生殖细胞起源肿瘤、鞍区肿瘤和转移瘤七大类。在原发性颅内肿瘤中，神经上皮组织起源肿瘤最为常见，常见的上皮起源肿瘤包括星形细胞肿瘤、少突胶质细胞肿瘤、室管膜瘤和髓母细胞瘤等。

一、星形细胞肿瘤

【疾病概要】

1. 病因病理　星形细胞肿瘤是原发颅内肿瘤最常见类型，约占60%。星形细胞肿瘤可发生在中枢神经系统任何部位，成人多见于幕上，儿童多见于幕下，肿瘤主要位于白质内。依据WHO中枢神经系统肿瘤分类和分级，将其分为Ⅰ～Ⅳ级，其中Ⅰ级分化良好，常见肿瘤为毛细胞型星形细胞瘤；Ⅲ、Ⅳ级分化不良，呈恶性，Ⅲ级为间变性星形细胞

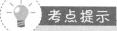

考点提示

星形细胞瘤病理

瘤，Ⅳ级为胶质母细胞瘤或称为多形性胶质母细胞瘤；Ⅱ级为良恶性交界性肿瘤，常见肿瘤为弥漫性星形细胞瘤。分化良好的星形细胞肿瘤多位于大脑半球白质，肿瘤含神经胶质纤维多，可有囊变，肿瘤血管趋于成熟；分化不良的肿瘤呈弥漫性生长，形态不规则，边界不清，易发生坏死和出血，血管形成不良，血脑屏障不完整，可沿白质纤维或胼胝体纤维向邻近脑叶或对侧半球扩展。

2. 临床表现　肿瘤所致定位体征和颅内高压症状，主要包括偏瘫、头痛、呕吐或抽搐、癫痫发作，也可出现神经功能障碍。

【影像表现】

1. CT表现

（1）平扫：不同分级肿瘤影像学表现差异较大。Ⅰ、Ⅱ级星形细胞瘤多表现为密度较均匀的低密度病灶，境界相对清楚，一般没有或仅有轻度水肿和占位表现（图7-6-1）。Ⅲ、Ⅳ级多表现为混杂密度病灶，可见出血和钙化，边界不清，形态不规则，瘤周水肿较重，占位效应明显（图7-6-2a）。

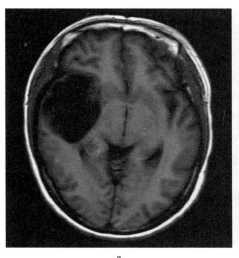
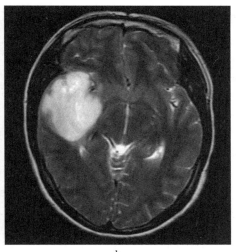

a　　　　　　　　　　　　　　　b

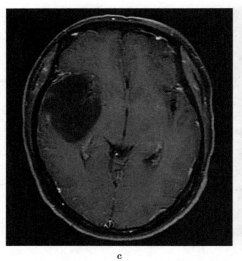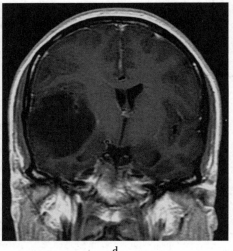

图 7-6-1　左侧额叶纤维型星形细胞瘤（Ⅱ级）

MRI 平扫 T₁WI（a）呈低信号，T₂WI（b）呈高信号；MRI 增强（c,d）扫描未见强化

（2）增强扫描：肿瘤的强化与其病理分级呈一定程度正相关，Ⅰ级星形细胞瘤多无强化；Ⅱ级不强化或轻度强化，部分Ⅱ级星形细胞肿瘤可呈环状强化，并可有强化的壁结节；Ⅲ、Ⅳ级星形细胞肿瘤边缘明显强化，形态多不规则或呈花环状，若肿瘤沿胼胝体向对侧生长则呈蝴蝶状强化。

2. MRI 表现

（1）平扫：T₁WI 呈等或低信号，T₂WI 呈高信号。Ⅰ级星形细胞肿瘤信号多较均匀，Ⅱ、Ⅲ、Ⅳ级肿瘤信号多不均匀，间以更低或更高信号，体现瘤内坏死或出血（图 7-6-1a、b；图 7-6-2b、c）。DWI 上Ⅰ级星形细胞肿瘤多呈低信号，Ⅱ级呈等信号，Ⅲ、Ⅳ级多为混杂高信号。

> **考点提示**
>
> 星形细胞瘤影像表现

（2）增强扫描：Ⅰ级星形细胞肿瘤多无强化；Ⅱ级不强化或轻度强化（图 7-6-1c、d）；Ⅲ、Ⅳ级肿瘤呈斑片状、线条状、花环状或结节状强化，坏死和出血区不强化（图 7-6-2d）。

【鉴别诊断】

1. 少突胶质细胞瘤　病灶部位多较表浅，可有颅骨的改变，钙化的几率较大，增强后肿瘤可强化。

2. 脑梗死　Ⅰ级星形细胞肿瘤应该与脑梗死鉴别，脑梗死特点是临床突然起病，病灶多呈楔形，同时累及灰白质，增强后呈脑回状或斑片状强化，短期内随诊病灶形态及密度可发生变化。

3. 脑脓肿　可以表现为环状强化，形状较规则，脓肿壁较为均一连续，如不均一，则近皮质侧较厚。中心坏死区于 DWI 上呈高信号。结合急性感染病史，诊断不难。

4. 脑转移瘤　单发的转移瘤与胶质母细胞瘤鉴别困难，使用大剂量 MRI 对比剂（常规剂量的 2～3 倍），在原有病灶的基础上发现新的病灶则支持转移瘤。

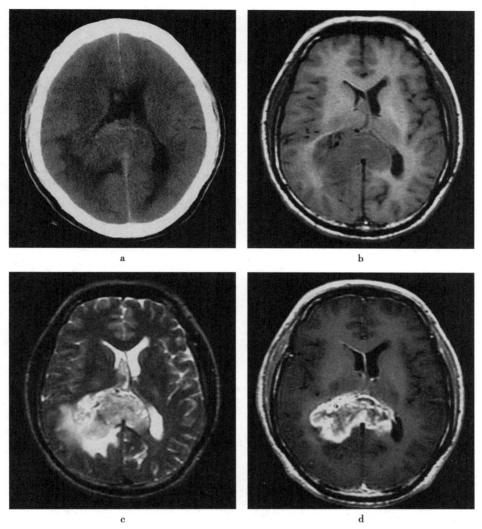

图 7-6-2　胼胝体压部胶质母细胞瘤

CT 平扫(a)示胼胝体压部不规则占位,呈稍高混杂密度;MRI 平扫 T_1WI(b)呈稍低信号,
T_2WI(c)呈不均匀高信号;MRI 增强扫描(d)示不规则花环状强化

二、少突胶质细胞肿瘤

【疾病概要】

1. 病因病理　少突胶质细胞肿瘤包括少突胶质细胞瘤和间变性少突胶质细胞瘤。绝大多数发生于幕上,仅极少数发生在幕下。一般为实体性肿块,境界可辨,但无包膜,肿瘤向外生长,有时可与脑膜相连。肿瘤深部可囊变,但很少出血、坏死。大部分肿瘤有结节状或短弧形钙化。

2. 临床表现　临床表现与肿瘤部位有关。50%～80% 有癫痫,1/3 有偏瘫和感觉障碍,1/3 有颅内高压征象,还可出现精神症状等。

【影像表现】

1. CT 表现　肿瘤位置表浅,位于皮质灰质和皮质灰质下区,边界清楚或不清。肿瘤内囊变及钙化使密度不均,呈高、低混杂密度。钙化多为条带状、斑片状、大片絮状(图7-6-3a),囊变为单囊或多囊,瘤内偶见出血。因肿瘤位置表浅可侵蚀颅骨,造成骨破坏。瘤周水肿及占位表现轻微或较明显。增强后肿瘤无强化或轻度强化,囊壁强化或不强化。

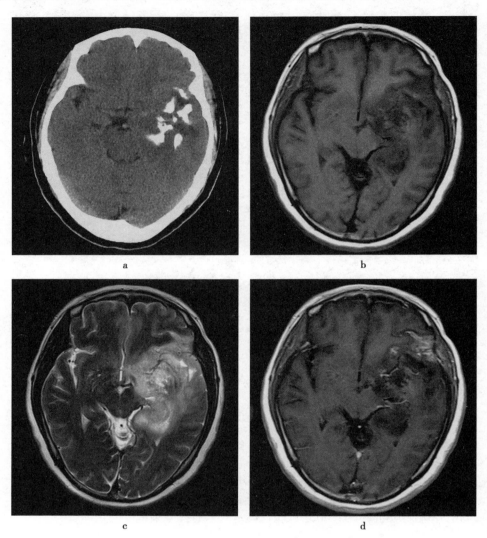

图7-6-3 少突胶质细胞瘤

CT(a)平扫示左侧额颞叶软组织肿块伴钙化;MRI 平扫 T_1WI(b)以低信号为主混杂信号,
T_2WI(c)呈混杂高信号,钙化呈低信号,增强扫描(d)呈明显不均匀强化

2. MRI 表现 肿瘤在 T_1WI 上呈低信号,在 T_2WI 上呈高信号,良性者边缘清楚、锐利、占位较轻,瘤周无水肿或有轻度水肿,大片钙化在 T_1WI 和 T_2WI 上均为低信号区;恶性者瘤周水肿明显,肿瘤边界不清,肿瘤钙化不明显,MRI 分辨率高且三维成像,对瘤周组织和肿瘤范围显示清楚。增强后肿瘤轻度强化或不强化(图7-6-3b ~ d)。

【鉴别诊断】

少突胶质细胞瘤的典型表现为幕上弯曲的条带

考点提示

少突胶质细胞瘤影像表现

状或团块状钙化。没有钙化时则难于和星形细胞瘤鉴别。脑膜瘤有时也可造成局部颅骨破坏和头皮软组织肿胀，但脑膜瘤为脑外肿瘤且明显均一强化，依此可鉴别。MRI 显示钙化不如 CT，但显示肿瘤的范围优于 CT。

与星形细胞瘤相比此肿瘤较突出的表现为：①CT 上，等密度或略高密度为多数，星形细胞瘤多为低密度或以低密度为主的混杂密度。②肿瘤多发特征性钙化明显高于星形细胞瘤。③肿瘤多无强化或轻度强化。④瘤周轻度水肿多于中度水肿而星形细胞瘤相反。

三、室管膜瘤

【疾病概要】

1. 病因病理　室管膜瘤是发生于脑室壁与脊髓中央管室管膜细胞的神经上皮肿瘤，起源于室管膜细胞，多见于儿童和青少年，男：女为3：2，有两个发病高潮，分别为 1～5 岁和 30 岁左右。70% 位于幕下，以第四脑室最多见，其次为侧脑室、第三脑室、导水管、脊髓、马尾、大脑半球。占颅内肿瘤的 3%～5%，胶质瘤的 9%。室管膜瘤是中等恶性程度的肿瘤，5 年存活率约为 50%，可以通过脑脊液种植转移，多发生于手术后，但转移几率低于髓母细胞瘤。

幕下室管膜瘤约占 60%～70%，以小儿多见，由于多位于第四脑室内，常引起程度较重的脑积水，肿瘤边界尚清，有时可沿第四脑室侧孔（Luschka 孔）和中孔（Magendie 孔）向桥小脑角池及枕大池生长。幕

> **考点提示**
> 室管膜瘤病理

上室管膜瘤多见于成人，约70%以上完全位于脑室外，这些脑实质的室管膜瘤常位于脑室旁或部分侵犯脑室，其发生与脑实质内残存的室管膜细胞有关。幕上室管膜瘤恶性程度略高于幕下室管膜瘤，囊变与出血的几率也略高，而且肿瘤与脑实质常分界不清。

2. 临床表现　由于肿瘤部位不同，所产生的临床症状也不同，以颅内压升高为主要症状，幕上室管膜瘤还可伴有抽搐、视野缺损，幕下室管膜瘤则常伴有共济失调。

【影像表现】

1. CT 表现　幕下室管膜瘤多表现为等密度肿块，少数为高密度或混杂密度，形状不规则，边界不清。约 1/4 肿瘤内可见单发或多发低密度囊变区，50% 第四脑室内室管膜瘤可见钙化，有时肿瘤边缘可见带状或新月形脑脊液密度影，为残存的第四脑室。发生室管膜下转移表现为脑室边缘局限性带状密度增高影。肿瘤内可出血，增强检查半数均一强化，半数不均一强化。幕上室管膜瘤 CT 表现多种多样，但囊变与出血较幕下常见，肿瘤呈轻-中度强化。

> **考点提示**
> 室管膜瘤影像表现

2. MRI 表现　肿瘤 T_1WI 呈等或略低信号，T_2WI 为等或稍高于脑皮质灰质的信号强度，信号不均匀是由于肿瘤伴有出血、囊变及钙化所致。增强后，实性部分明显强化。MRI 显示肿瘤边界较 CT 清楚，并可显示肿瘤周围残余的第四脑室以及脑干受压情况。肿瘤沿第四脑室侧孔与中孔向脑室外的脑桥小脑角及枕大孔生长是幕下室管膜瘤一个典型但并非特异的特征（图 7-6-4）。

【鉴别诊断】

幕下室管膜瘤在儿童需与髓母细胞瘤及星形细胞瘤鉴别。病灶呈分叶状及点状钙化有助于诊断室管膜瘤。髓母细胞瘤起源于第四脑室顶部的下髓帆，与室管膜瘤不易区分，髓母

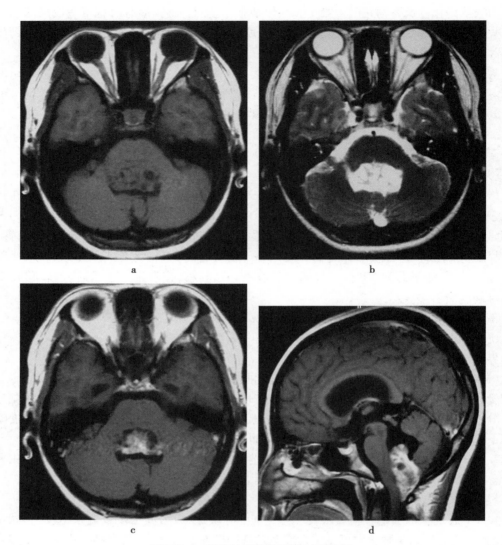

图 7-6-4 第四脑室室管膜瘤 MRI 表现

T₁WI(a)呈等低信号,T₂WI(b)以高信号为主;增强扫描(c、d)肿瘤实性部分明显强化并
向枕骨大孔生长

细胞瘤多侵犯小脑与第四脑室,脑干受压程度相对较轻。

小脑星形细胞瘤也是儿童后颅凹常见肿瘤,多位于小脑半球,当肿瘤发生在小脑蚓部并侵犯第四脑室时,需与室管膜瘤鉴别,肿瘤常伴有较大的囊变,在囊变的周边可见不规则强化的肿瘤,肿瘤边缘相对清楚。

四、髓母细胞瘤

【疾病概要】

1. 病因病理 髓母细胞瘤好发于后颅凹,小脑蚓部最常见。多见于男性儿童,约占儿童后颅凹肿瘤的 30% ~40%,平均年龄 7 岁。肿瘤属原始神经外胚层肿瘤(PNET),其生长迅速,恶性度较高。一般认为儿童髓母细胞瘤起源于髓帆生殖中心的胚胎残余细胞。肿瘤开始时位于蚓部或后髓帆,瘤体迅速生长充满第四脑室,并向下生长而填充枕大池,甚至经枕大孔延伸至椎管,90%伴脑积水。本病起病急,病程短,病人多在3个月之内死亡。

考点提示

髓母细胞瘤病理

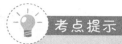

肿瘤在儿童主要发生在小脑蚓部,成人主要发生在小脑半球,易出现脑脊液转移。肿瘤浸润生长,囊变、出血、钙化少见。

2. 临床表现 临床常见躯体平衡障碍,共济运动差,颅高压体征,神经根受刺激引起斜颈。

【影像表现】

1. CT 表现 平扫为后颅窝中线边缘清楚的等或稍高密度肿瘤,周围多可见水肿带。增强扫描肿块呈均匀强化。

2. MRI 表现 T_1WI 肿瘤为低或等信号,T_2WI 为等或略高信号。肿瘤内囊变、钙化、出血较少见。增强检查可见均匀明显强化,呈速升速降型。髓母细胞瘤易沿脑脊液播散至脑室或蛛网膜下腔,其密度、信号以及增强表现与原发灶相同(图7-6-5)。

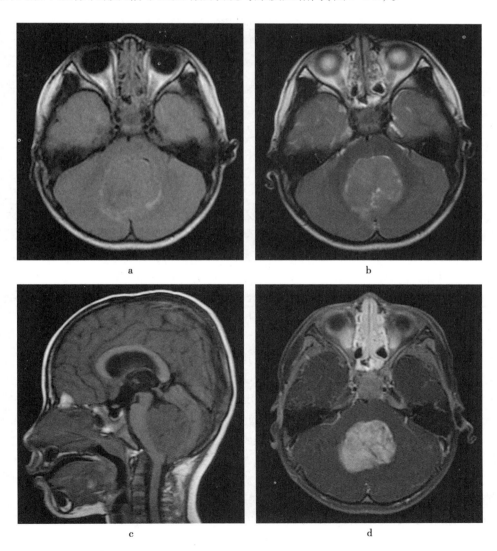

a

b

c

d

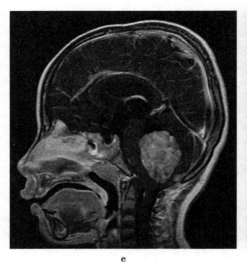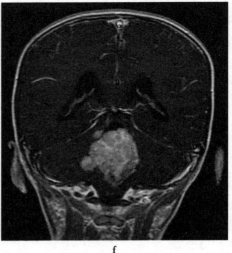

e   f

图 7-6-5　小脑蚓部髓母细胞瘤 MRI 表现

$T_2WI(a)$呈稍高信号，$T_1WI(b、c)$呈稍低信号；增强扫描$(d、e、f)$呈明显不均匀强化

【鉴别诊断】

本病的鉴别诊断包括：室管膜瘤、脉络丛乳头状瘤及星形细胞瘤，它们之间的 CT 和 MRI 表现基本相似，不易区分。

五、脑膜瘤

【疾病概要】

1. 病因病理　脑膜瘤发病率仅次于神经上皮性肿瘤，占颅内肿瘤 15%～20%，发病年龄一般在 40～60 岁，女男比例为 4～8∶1，好发于矢状窦旁、大脑凸面、蝶骨嵴、鞍上（旁）、后颅窝、脑室内。起源于蛛网膜颗粒帽细胞，多为单发，偶为多发，肿瘤有包膜，质坚韧，可有钙化或骨化、囊变、坏死及出血少见。肿瘤生长缓慢，血供丰富，可嵌入脑内，脑实质受压。因肿瘤多紧邻颅骨，可引起颅骨增厚、破坏或变薄，甚至穿破颅骨向外生长。

2. 临床表现　临床上因肿瘤生长缓慢、病程长，颅内高压症状与局限性体征出现较晚，程度较轻。

【影像表现】

1. 典型脑膜瘤表现　CT 平扫呈等或稍高密度肿块，呈广基与颅骨内板或硬脑膜相连，可见白质塌陷征，周围可见含脑脊液间隙，其内常见钙化，出血、囊变少见；可引起颅骨内板局限性或弥漫性骨增生及骨破坏。增强扫描呈明显均一强化。MRI 平扫 T_1WI、T_2WI 多呈等信号，增强扫描呈明显均一强化，可见硬膜尾征（图 7-6-6）。

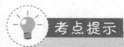

考点提示

脑膜瘤影像表现

2. 不典型脑膜瘤表现　包括瘤内范围不等的低密度区、肿瘤的高密度出血灶和瘤周水样低密度病变。

肿瘤内低密度区　平扫检查即可显示，其大小不等，形态规则或不规则，可单发或多发，系肿瘤坏死、囊变、黏液变性、脂肪变性或陈旧性出血所致。增强检查，低密度区多无强化。

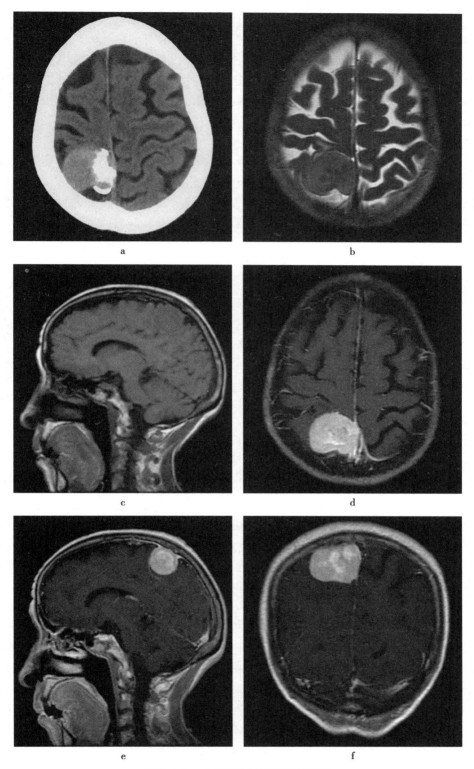

图 7-6-6　右侧顶部脑膜瘤影像表现

CT 平扫（a）肿瘤呈稍高密度并伴片状钙化；MRI 平扫 T_2WI（b）呈稍高信号，T_1WI 矢状面呈等信号；MRI 增强扫描（d、e、f）示肿瘤明显强化并可见"脑膜尾征"

肿瘤出血性高密度灶 脑膜瘤很少发生明显出血,可见于瘤内或瘤周。平扫检查,新鲜出血表现肿瘤内或邻近脑质内的高密度灶。若出血进入原有的坏死腔内,则出现液平。瘤内陈旧性出血表现为低密度灶,此时难与囊变或黏液变性所致的低密度区鉴别。

瘤周水样低密度病变 常见于矢状窦旁区脑膜瘤,其可为局部脑脊液循环障碍所致的部分蛛网膜下腔增宽,也可为蛛网膜囊肿。和脑水肿不同,这种瘤周低密度区虽呈水样密度,但边缘清楚、锐利,位于脑外。

【鉴别诊断】

大脑凸面脑膜瘤需要与胶质瘤、转移瘤及淋巴瘤鉴别。鞍区者需与垂体瘤鉴别,蝶鞍大小正常及鞍隔显示利于脑膜瘤诊断。桥小脑角区脑膜瘤和听神经瘤鉴别,内耳道扩大及内有强化肿块说明为听神经瘤。脑室内脑膜瘤需与脉络丛乳头状瘤鉴别,后者常致交通性脑积水,并多见于青少年。某些硬膜病变如血管畸形、血管瘤、转移瘤或白血病也可类似脑膜瘤。

六、垂体瘤

【疾病概要】

1. 病因病理 垂体瘤占颅内原发肿瘤10%,发病年龄为30~60岁,75%有内分泌功能;25%为无功能腺瘤。直径≤10mm者为微腺瘤;直径>10mm者为大腺瘤,可有囊变、坏死、出血。

2. 临床表现 临床表现取决于肿瘤细胞类型、大小、部位、生长方式及有无并发症等。泌乳素腺瘤多表现为泌乳与闭经;生长激素腺瘤表现为肢端肥大症或巨人症;促肾上腺皮质激素腺瘤则多表现为Cushing综合征。垂体大腺瘤一般无内分泌功能,可表现为双颞侧偏盲、脑积水及脑神经受累症状。

【影像表现】

1. CT表现 垂体大腺瘤:多呈圆形、椭圆形或分叶状实性肿块,CT值与脑组织相似。肿块边缘光滑、锐利,密度多均匀一致。有出血、坏死及囊变者,密度不均,坏死及囊变部分呈低密度,急性期出血呈高密度,有时甚至可出现液平。肿瘤极少有钙化。增强检查肿瘤呈均匀或周边强化,边界更为清楚。蝶鞍不同程度扩大,鞍背变薄、倾斜,鞍底下陷,骨质吸收。肿瘤向鞍上生长可致垂体柄倾斜,鞍上池变形或闭塞,视交叉受压、变形及移位;向下生长,压迫吸收鞍底或侵入蝶窦;向两侧生长,可侵犯海绵窦,挤压或包绕颈内动脉海绵窦段,并致海绵窦增大、外缘膨隆。颈内动脉及海绵窦的侵犯需增强检查方能显示清楚。肿瘤直径大于3~4cm者,可向上压迫三脑室前部和两侧侧脑室前角,并出现脑积水。

垂体微腺瘤:CT诊断有一定难度,检查方法极为重要,主要靠直接冠状位增强检查或动态扫描,扫描层厚通常用1~3mm,间隔1~2mm。平扫对诊断多无帮助。其直接表现为增强早期明显强化的正常垂体组织中显示为局限性圆形、椭圆形或不规则形低密度区,边界多较清楚,有时呈小环形增强结节影。若扫描时间较晚或对比剂注射速度稍慢,由于肿瘤增强时间长于正常垂体,使得肿瘤呈等或高密度影。间接表现包括:垂体高度增加(一般大于8mm),垂体上缘不对称性膨隆,垂体柄偏移,鞍底骨质局限性变薄、侵蚀、破坏或鞍底倾斜等。

2. MRI表现 垂体腺瘤MRI检查以冠状位T_1WI和T_2WI显示为佳,必要时可辅以矢状位或横轴

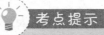

考点提示

垂体瘤影像表现

位检查。

　　垂体大腺瘤:肿瘤多呈 T_1WI 和 T_2WI 均为等信号,信号强度均匀。发生出血、坏死及囊变时,其信号强度不均匀,可出现液平面。合并出血时,其信号变化规律与颅内出血相似,如亚急性出血呈 T_1WI 和 T_2WI 均为高信号;合并坏死及囊变时,则多呈 T_1WI 低信号、T_2WI 高信号。增强检查肿瘤实质部分多有强化。肿瘤向鞍上生长,初期只占据视交叉池下部,与视交叉之间隔以薄层脑脊液。肿瘤继续增大,可占据视交叉池,视交叉受压、抬起及变薄,三脑室前部及侧脑室前角亦可受压、变形。在鞍隔层面,肿瘤可呈"沙漏样"改变。肿瘤向下生长可侵入蝶窦,向两侧可侵入海绵窦、甚至颞叶。垂体腺瘤多经海绵窦内壁侵入,致颈内动脉海绵窦段包绕、变细、甚至移位。海绵窦间隙受累后,可出现海绵窦增大,外缘膨隆。增强检查显示海绵窦内有充盈缺损区并与垂体腺瘤的异常信号区相连(图7-6-7)。

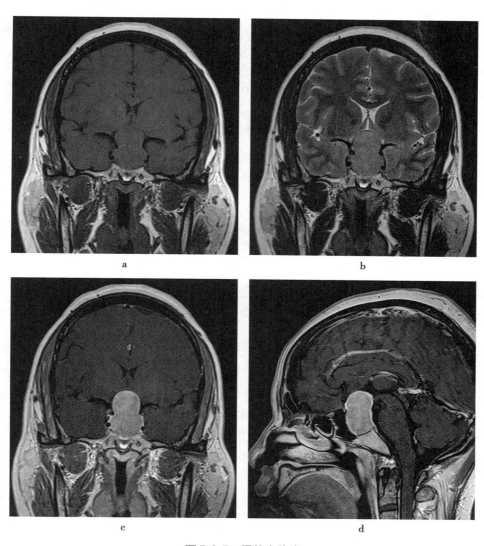

a　　　　　　　　　　　　　　b

c　　　　　　　　　　　　　　d

图 7-6-7　垂体大腺瘤

MRI 平扫鞍内见一较大肿块,T_1WI(a)呈稍低信号,T_2WI(b)呈稍高信号,突向鞍上池生长,视交叉受压;增强扫描(c,d)肿块均匀强化,可见"束腰征"

垂体微腺瘤:其检出与显示的关键是冠状位薄层扫描,但 MRI 二维成像的空间分辨率尚不足以显示直径小于 3mm 的微腺瘤,三维成像可改善空间分辨率,提高对微腺瘤的检出率。一般而言,微腺瘤的间接表现比直接表现更具诊断敏感性。间接表现包括:鞍隔不对称性膨隆,垂体柄偏移,鞍底倾斜等。直接表现主要为肿瘤本身信号改变,一般呈 T_1WI 等或低信号、T_2WI 高信号。普通增强检查肿瘤有时易被遮盖而不能显示,故主张用半剂量 Gd-DTPA 增强,即 0.05mmol/kg。但动态增强检查由于正常垂体组织常在团注对比剂后 20 秒~1 分钟显示明显强化,而肿瘤组织多在 60~200 秒时达到强化高峰,因此可区分微腺瘤与正常垂体。

【鉴别诊断】

应与鞍区病变及青春期垂体表现鉴别:

1. 颅咽管瘤　向鞍内生长或大部分位于鞍内者,与垂体腺瘤鉴别困难。冠状位上肿瘤基底部紧贴鞍底并有鞍底骨质受侵者,多为垂体腺瘤,肿瘤与鞍底之间有距离者,则多不是垂体腺瘤,MRI 冠状增强检查可鉴别。颅咽管瘤多有钙化,垂体瘤钙化少见。

2. 鞍结节脑膜瘤　肿瘤均位于鞍上,蝶鞍多无扩大。肿瘤内常有钙化及血管流空信号,邻近骨质增厚或侵蚀。向鞍内生长者,MRI 上多能显示鞍隔受压下移,鞍内仍能见到垂体信号。

3. Rathke's 囊肿　位于鞍内者与微腺瘤相似,但多数病例 T_1WI 和 T_2WI 均为高信号,且增强检查无强化,而垂体微腺瘤常有强化。

七、颅咽管瘤

【疾病概要】

1. 病因病理　颅咽管瘤约占原发性颅内肿瘤的 3%~5%。半数以上发生于儿童及青少年,为颅咽管瘤发病的第一高峰期,约占儿童鞍上肿瘤的 50%,儿童中约 40% 发生于 8~12 岁。成人也可发病,多见于 40~60 岁,为颅咽管瘤发病的第二高峰期。无明显性别差异。肿瘤多位于鞍上区,约占 3/4,鞍内、蝶骨内或咽顶部者少见。

考点提示
颅咽管瘤病理

肿瘤可分为囊性、实质性及囊实性三型。其中囊性约占 70%~95%,多为单囊,也可为多囊。典型表现为分叶状、边缘清楚、带壁结节的囊性肿块。囊液通常呈黄色、棕色或机油样外观,其内含有不同数量的胆固醇结晶、角蛋白碎屑及正铁血红蛋白,瘤体和囊壁常有钙化。少数为实性,实性肿瘤瘤体多较小,质地较硬,常有钙化,有时可含有一个或多个囊性病变。

2. 临床表现　常见临床表现有:头痛、视力障碍、视野缺损、脑积水、尿崩症等。儿童颅咽管瘤有时还可造成垂体性侏儒。

【影像表现】

1. CT 表现　平扫表现为鞍上低密度囊性肿块,CT 值多为 -40~10Hu。囊壁及实性部分为等或略高密度,可在周围脑池或脑室衬托下而被显示。肿瘤边界清楚,呈圆形、类圆形或分叶状肿块,边界光滑、清楚。囊内蛋白成分多时,CT 值可达 20Hu 左右。实质性肿瘤多呈均匀、略高或等密度肿块。颅咽管瘤钙化发生率极高,儿童高达 90%,成人亦有约 30%。囊壁钙化多呈弧线状、蛋壳状,实质内钙化多呈斑片状。鞍上池可部分或完全性闭塞,三脑室前部多不能显示。肿瘤较大、突向侧脑室底部时,可显示两侧侧脑室前角后下部弧形受压。侧脑室可扩大,蝶鞍多无明显改变。增强检查,囊性者囊壁多呈薄环状或多环状强化,壁结节亦有强化,中心部低密度囊液无强化。实性者多为均匀强化。少数肿瘤无强化。

2. MRI 表现 鞍区肿瘤中,颅咽管瘤信号强度变化较多,主要与其囊内成分有关。囊内坏死组织多呈 T_1WI 低信号、T_2WI 高信号,胆固醇结晶呈 T_1WI 高信号、T_2WI 低信号,角蛋白碎屑呈 T_1WI 中等信号、T_2WI 高信号,正铁血红蛋白呈 T_1WI 和 T_2WI 均为高

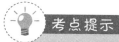考点提示

颅咽管瘤影像学表现

信号,实质性部分呈 T_1WI 等信号、T_2WI 高信号,而钙化则为低信号。肿瘤外形多呈下垂的、边缘清楚、分叶状、囊状结构,向后生长常累及脚间池和桥前池。增强检查,囊壁、壁结节及实质部分呈明显强化(图 7-6-8)。为显示及正确诊断颅咽管瘤,多方位成像是关键,肿瘤的

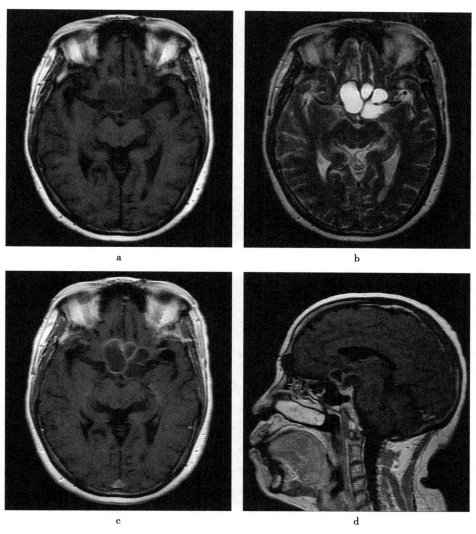

图 7-6-8 颅咽管瘤 MRI 表现

MRI 平扫 T_1WI(a)囊性部分呈等低混杂信号,囊内信号不均;T_2WI(b)囊性部分呈高信号,囊壁呈低信号;MRI 增强扫描(c,d)囊壁呈环状强化

生长部位、形态比其信号强度更具诊断价值。

【鉴别诊断】

1. Rathke's囊肿 起源于Rathke's囊的上皮残余,70%位于鞍内及鞍上,20%~25%完全鞍内,女性发病率是男性的两倍,常见于40~60岁之间,多无症状为偶然发现。壁较薄,囊液为浆液或黏液。CT表现为等密度类圆形病变,无钙化。MRI信号依其内容囊液的成分不同而不同,最常见为T_1WI高或等信号,而T_2WI多为高信号。增强检查多不强化,有时可见环形强化。

2. 垂体瘤 向鞍上生长及合并有出血、坏死或囊变时,需与颅咽管瘤鉴别。CT上垂体瘤少有钙化,蝶鞍多有明显扩大,而后者钙化常见,蝶鞍多无明显改变。MRI上两者鉴别容易,垂体瘤由鞍内向上生长,多不能显示正常垂体信号;而后者向鞍内生长时常压迫鞍隔下陷,致垂体变扁,但垂体信号仍能显示。

八、听神经瘤

【疾病概要】

1. 病因病理 好发于成年人,主要表现为患侧听神经、面神经、三叉神经受损症状,也可表现为小脑、脑干受压或颅内高压症状。肿瘤通常以内听道为中心向桥小脑角生长。微小听神经瘤通常不足1cm,局限于管内;较大的肿瘤紧贴岩骨,形态多不规则,边界清楚,囊变多见,坏死可见,钙化和出血少见。瘤周水肿多为轻度,占位效应常较明显。

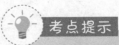

考点提示

听神经瘤病理

2. 临床表现 临床主要表现为桥小脑综合征,即病侧听神经、面神经和三叉神经受损以及小脑症状。肿瘤压迫第四脑室,脑脊液循环受阻形成颅内高压。

【影像表现】

1. CT表现 脑外肿瘤表现,早期肿瘤局限于内听道内,普通CT常难以显示。较大的肿瘤表现为桥小脑角区类圆形等或低密度肿块,少数呈高密度。病灶与岩骨接触面小,呈"锐角征"。病灶中心多位于内听道平面。

CT增强:几乎所有的肿瘤均有强化,半数为均一强化,其次为不均一强化,部分病例为环状强化。均一强化者平扫多为等密度病变,环状强化病变以低密度为主。

2. MRI表现 较大的肿瘤表现为桥小脑角区脑外肿瘤的特征,即在肿瘤和脑实质之间可见由脑脊液和流空的血管形成的"裂隙"、小脑半球皮髓质交界移位、脑干受压移位。T_1WI上2/3的肿瘤信号低于脑实质,1/3与脑实质等信号,T_2WI肿瘤呈高信号,常可

考点提示

听神经瘤影像学表现

见肿瘤呈蒂状伸入内听道。较大的肿瘤内可见囊变。少数情况下肿瘤周围可合并蛛网膜囊肿。

MRI增强:多数肿瘤强化明显,可呈均一、不均一或环状强化。强化有助于显示局限于内听道的小的听神经瘤(图7-6-9)。

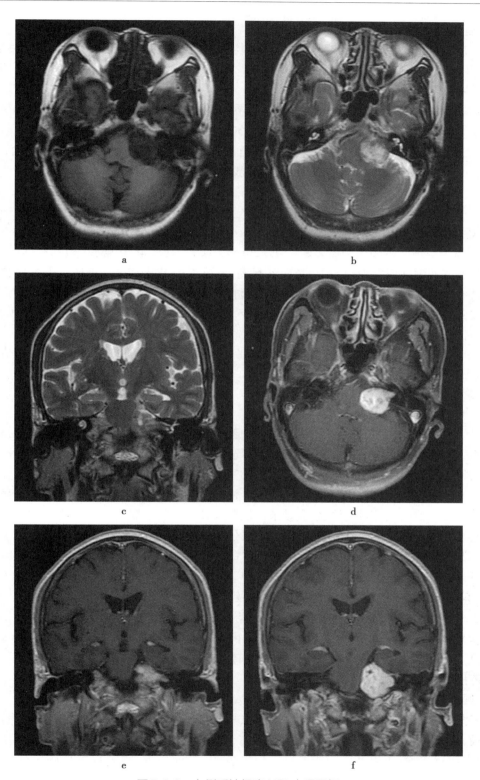

图 7-6-9 左侧听神经瘤 MRI 表现平扫

T_1WI(a)呈低信号,T_2WI(b、c)呈不均匀高信号;增强扫描(d、e、f)肿瘤明显强化并向左侧内听道内延伸

【鉴别诊断】

1. 脑膜瘤　CT平扫多为高密度,呈明显均一强化,以广基和岩骨相连,与岩骨夹角为钝角,并可向幕上延伸,呈"逗号"征。T_1WI 和 T_2WI 均与脑皮质等信号,明显均一强化,邻近脑膜常可见强化,呈"硬膜尾"征。

2. 胆脂瘤　CT上密度低于听神经瘤,边界清楚,增强后无强化。MRI上胆脂瘤呈 T_1WI 低信号 T_2WI 高信号,信号略不均一肿瘤呈匍匐性生长,增强后无强化。

3. 三叉神经瘤　病灶的中心位于内耳道前方岩骨尖处,常同时累及中后颅窝,呈"哑铃"状。岩骨尖常受压变短及鞍旁骨破坏,一般无内耳道扩大。

九、脑转移瘤

【疾病概要】

1. 病因病理　占颅内肿瘤2%～10%,可分为颅骨、硬脑膜、柔脑膜(包括蛛网膜和软脑膜)、脑实质四型。原发肿瘤多为肺癌、乳腺癌、黑色素瘤、胃肠道癌、泌尿生殖系统肿瘤、甲状腺癌等。多为血行转移,也可直接浸润或脑脊液播散。幕上占80%,幕下占20%,多位于皮髓质交界区。70%～80%多发,与脑组织分界清楚。肿瘤生长迅速,中心常有坏死、囊变、出血,周围水肿明显。

2. 临床表现　临床主要表现有头痛、恶心、呕吐、共济失调、视神经盘水肿等。有时表现极似脑中风,极少数患者表现为痴呆。

【影像表现】

1. CT表现

(1) CT平扫:皮质及皮质下区多发类圆形等或低密度病灶,易出血、坏死、囊变,囊内可有结节。瘤周水肿明显。硬脑膜转移为硬膜局限性增厚或结节。颅骨转移为局部骨破坏伴软组织肿块。

(2) CT增强:脑实质内多发结节或环状强化,室管膜下转移为脑室周围带状强化影。柔脑膜转移为脑池、脑沟弥漫强化和结节。硬脑膜转移多为硬膜局限性增厚并强化、结节状强化或异常强化的肿块。颅骨转移为骨破坏区内异常强化的肿块。

2. MRI表现

(1) MRI平扫:多数肿瘤呈 T_1WI 低、T_2WI 高信号。恶性黑色素瘤转移在 T_1WI 和 T_2WI 均呈高信号。胃肠道肿瘤、分泌黏蛋白转移瘤以及富含细胞成分、核浆比例高的转移瘤 T_2WI 上可呈低信号。

(2) MRI增强:为均一结节状和(或)环状强化。0.2～0.3mmol/kg Gd-DTPA增强可显示小的转移灶,利于转移瘤的发现和诊断(图7-6-10)。

> **考点提示**
> 脑转移瘤影像表现

【鉴别诊断】

多发病灶要和脑脓肿、脑结核瘤、脑囊虫病、淋巴瘤、脱髓鞘假瘤鉴别。脑脓肿发病年龄较轻,囊壁薄,厚度均一。脑囊虫病灶多在1cm以下,病史有助鉴别。单发较大的转移瘤,如果位置较深,难以和胶质瘤鉴别。位置表浅,贴近颅骨,则表现类似脑膜瘤,有时鉴别困难。

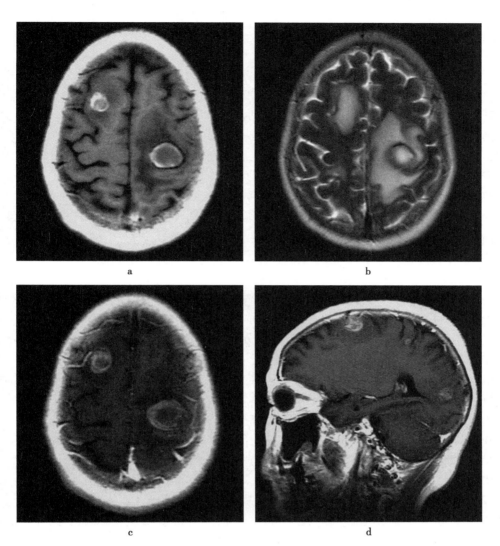

图 7-6-10　肺癌多发脑转移瘤

MRI 平扫(a、b)及增强(c、d)示脑内多发占位并呈环形强化

第七节　椎管内肿瘤

　　椎管内肿瘤是指生长于脊髓本身及椎管内与脊髓相邻近的组织结构(如神经根、硬膜囊、脂肪组织及血管等)的原发性肿瘤及转移性肿瘤的统称。按生长部位或与脊髓、脊膜的关系分为脊髓内、脊髓外硬脊膜内和硬脊膜外三种。脊髓外硬脊膜内肿瘤发生率最高,硬脊膜外次之,髓内最低。肿瘤压迫脊髓缓慢地出现受压平面以下肢体运动、感觉、反射、括约肌功能以及皮肤营养障碍等症状和体征。

一、脊髓内肿瘤

　　脊髓内肿瘤约占椎管肿瘤的 10% ~ 15% 。以室管膜瘤、星形细胞瘤、血管母细胞瘤常见。其他肿瘤,如多形性胶质母细胞瘤、少突胶质细胞瘤、血管瘤、脂肪瘤、转移瘤等少见。

(一)室管膜瘤

【疾病概要】

1. 病因病理　肿瘤起自中央管内衬室管膜细胞及其残余或终丝的终室细胞。大多有包膜,分为两种细胞类型,细胞性室管膜瘤(Ⅱ级)和黏液乳头状室管膜瘤(Ⅰ级),以后者更为常见。肿瘤细胞围绕小血管排列成环状,在血管周围形成一放射状红染的无核区,是室管膜瘤的病理学特征。恶性室管膜瘤少见,肿瘤细胞呈多形性及异形性。

> 💡 考点提示
> 脊髓内室管膜瘤病理

2. 临床表现　室管膜瘤是最常见的髓内肿瘤,约占髓内肿瘤的60%,30~50岁多见,男多于女。通常为良性肿瘤,生长缓慢,可达数年,向上下生长,累及数个脊髓节段。好发于颈段、脊髓圆锥和终丝。室管膜瘤易出血、囊变、继发空洞形成。

【影像表现】

1. CT表现

(1)CT平扫:病变处脊髓增粗,低于正常脊髓密度,与硬膜囊密度相似,圆锥或终丝部的室管膜瘤平扫不易发现,囊变较常见。

(2)增强扫描:囊变部分不强化,实质部分有不规则的强化,是室管膜瘤的特征改变。

2. MRI表现

(1)MRI平扫:是诊断脊髓内肿瘤的最佳方法。在 T_1WI 呈较均匀的等或低信号, T_2WI 为高信号。脊髓内正常结构消失,肿瘤与正常脊髓分界不清。典型的室管膜瘤多伴发囊变,发生在肿瘤内或在肿瘤两端的脊髓内。肿瘤内囊肿为肿瘤的一部分,两端为继发脊髓空洞形成。空洞区信号与脑脊液信号相同。

> 💡 考点提示
> 脊髓内室管膜瘤影像表现

(2)增强扫描:肿瘤实体部分强化明显,在 T_1WI 上呈高信号,水肿及囊变区无强化(图7-7-1)。增强检查能够发现较小的肿瘤,并将肿瘤同其周围的水肿和伴发的囊肿区分,从而显示肿瘤的边界,做出准确定位。

【鉴别诊断】

髓内室管膜瘤需与以下鉴别:

1. 急性脊髓炎　本病发病急,病史短,病变范围长,增强扫描一般不强化或轻度斑片状强化,不常合并脊髓空洞。

2. 星形细胞瘤　本病多见于青少年,累及脊髓的长度和范围比室管膜瘤长且广泛。室管膜瘤合并出血的比率高于本病,室管膜瘤发生于脊髓中央管的室管膜细胞,因此多位于脊髓中央,膨胀性生长,边缘较清,而星形细胞瘤多呈偏心性生长,边界不清。

(二)星形细胞瘤

【疾病概要】

1. 病因病理　星形细胞瘤发病率仅次于室管膜瘤,占髓内肿瘤的25%。是儿童最常见的髓内肿瘤,也可见于成人。恶性程度较脑内的星形细胞瘤为低,以颈髓或胸髓常见,少数肿瘤可累及全脊髓。髓内星形细胞瘤可使脊髓增粗膨胀,由于肿瘤呈浸润性生长而表现为边界不清,38%伴有继发囊变,大小不一,空洞常见,可出现在肿物的一端,也可见于两端。

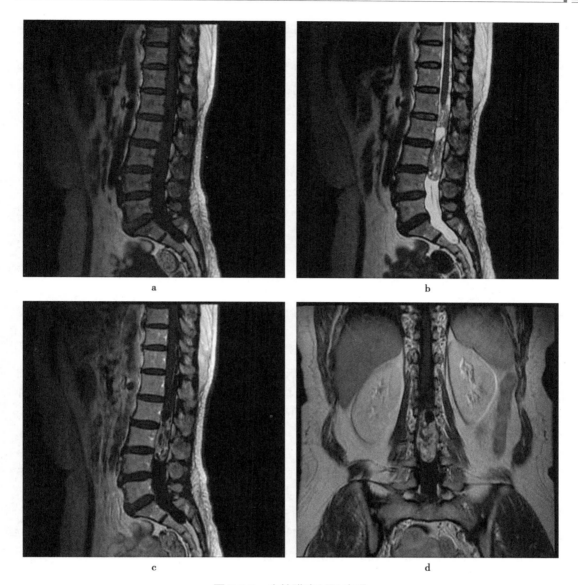

图 7-7-1 室管膜瘤 MRI 表现

腰椎管内囊实性占位,T_1WI(a)呈等低混杂信号,T_2WI(b)呈等高混杂信号,增强扫描(c,
d)呈较明显强化,病变囊性部分未见强化

2. 临床表现 临床上多见于儿童,与性别无关。颈、胸段脊髓内肿瘤出现症状早,症状重,患者就诊时肿瘤常较小,脊髓在外形上变化不大或轻度膨大。

【影像表现】

1. CT 表现 平扫表现与室管膜瘤相似,病变区脊髓不规则增粗,呈低密度,肿瘤与正常脊髓分界不清,增强后强化不明显且不均一,病变中心可见低密度囊变区。部分病例可显示椎弓根间距增宽或椎管扩大。

> 考点提示
>
> 脊髓内星形细胞瘤影像表现

2. MRI 表现 星形细胞瘤使脊髓呈梭形肿胀,病变范围广泛,常累及多个脊髓节段,严重者可累及整个脊髓,病变区脊髓膨大增粗,肿瘤常有囊变和继发空洞。在矢状面 T_1WI 上可见肿胀的脊髓呈等或轻度低信号,由于肿瘤有周围水肿,难于确定肿瘤大小;在 T_2WI 上呈高信号,周围水肿也呈高信号,致使肿瘤界限不清。肿瘤信号的均匀度取决于肿瘤的大小,大的肿瘤因出血和囊变,信号不均匀。增强检查,多数肿瘤可呈中等度强化;少数肿瘤无明显强化,但可将肿瘤与水肿区分。脊髓间变性星形细胞瘤可沿软脊膜播散,显示为脊髓表面线样、结节样强化影。

【鉴别诊断】

髓内星形细胞瘤主要与下列疾病鉴别:

1. 急性脊髓炎　本病发病急,病史短,临床表现为发热、感冒和腹泻,病变范围长,但脊髓肿胀较轻,均匀一致,外缘光整,无囊变及合并空洞;增强扫描不强化或轻度斑片状强化。

2. 室管膜瘤　本病主要发生于 30 岁以后,下部脊髓、圆锥及终丝多见;强化较星形细胞瘤明显,且界限清楚,锐利光整。横轴位 MRI 上,星形细胞瘤为非中心性,多位于脊髓后部,而室管膜瘤常累及整个脊髓。

3. 多发性硬化　鉴别困难,但多发性硬化急性期可表现为脊髓增粗,信号减低,在脊髓横断面上的分布不对称,信号较均匀,周围常有正常脊髓组织环绕,边缘较清楚,其占位效应较轻且常在 3～6 个月内消退,但 T_1WI 上的高信号可持续 6 个月以上,晚期常出现脊髓萎缩。

二、脊髓外硬脊膜内肿瘤

髓外硬脊膜内肿瘤是最常见的椎管内肿瘤,约占椎管内肿瘤 60%～70%,大多为良性肿瘤,以神经鞘瘤和神经纤维瘤最常见,多生长缓慢,有完整包膜,与椎管内其他组织分界清楚,脊髓受压向一侧移位,病变上下的蛛网膜下腔扩大。

(一) 神经鞘瘤和神经纤维瘤

【疾病概要】

1. 病因病理　神经鞘瘤较神经纤维瘤常见,占椎管内肿瘤的 29%,颈胸段略多,好发于 20～60 岁,男性稍多于女性,神经纤维瘤好发于 20～40 岁,无性别差异。神经鞘瘤起自脊神经后根鞘膜的施万细胞,有光滑、完整的包膜,为圆形实性肿瘤,偏向一侧生长。神经鞘瘤易坏死、囊变;而神经纤维瘤易发生黏液变性。脊髓受压、移位或变细。有时肿瘤沿神经根生长穿破硬脊膜到脊膜外或通过椎间孔到椎管外,成哑铃状,使椎间孔扩大和相邻骨破坏。

> **考点提示**
> 神经鞘瘤与神经纤维瘤病理

神经纤维瘤起源于神经纤维母细胞,组织学上可见施万细胞、成纤维细胞、有或无髓鞘的神经纤维等多种成分并存。病理上常混合存在,组织结构相仿,不易区别,但在椎管内神经纤维瘤少,在椎管外两者发生率相似。神经纤维瘤病可见椎管内多发神经鞘瘤或神经纤维瘤。恶性神经鞘瘤少见,多呈浸润生长,常造成邻近骨质溶骨性破坏。

2. 临床表现　主要症状为神经根性疼痛,后可出现肢体麻木,感觉和运动障碍。

【影像表现】

1. CT 表现　神经鞘瘤平扫呈等或稍高密度的实性肿块,密度比脊髓略高,有时可见其中的低密度囊变与坏死区,少数病例可见高密度钙化;增强检查肿瘤有中等均一强化,使肿瘤显示更为清楚;可见向椎间孔和椎管外延伸的双极哑铃状软组织块。病变处椎管扩大,一侧或两侧椎间孔扩大和相邻椎体骨破坏。

2. MRI 表现

（1）MRI 平扫：肿瘤呈边界清楚的类圆形或棒形肿块，信号在 T_1WI 和 T_2WI 上与脊髓信号相似，有囊变坏死者可在肿瘤内出现与脑脊液信号近似的 T_1WI 低信号、T_2WI 高信号。多位于脊髓背侧，瘤周可见脑脊液包绕。邻近脊蛛网膜下腔增宽，对脊髓压迫，少数肿瘤可突入到脊髓内，与髓内肿瘤相似，多平面成像能够做出鉴别。在横断面上可显示跨越椎间孔位于椎管内外的哑铃状肿瘤。

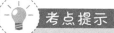

考点提示

神经鞘瘤与神经纤维瘤影像表现

（2）增强扫描：肿瘤实体部分显著均一强化，边界清楚，其内囊变、黏液样变和出血灶区不强化（图 7-7-2）。

【鉴别诊断】

需与以下疾病鉴别：

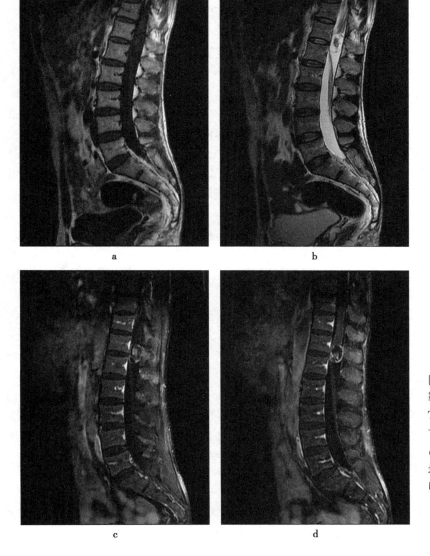

图 7-7-2 椎管内神经鞘瘤 MRI 表现

$T_{12} \sim L_1$ 水平椎髓外硬膜下占位，T_1WI（a）、T_2WI（b）均呈高低混杂信号，增强扫描（c、d）肿瘤呈明显不均匀强化

1. 脊膜瘤体积较小,多不侵犯椎间孔,易出现钙化,密度均匀,较少囊变,因而多均匀明显强化,可见脊膜尾征。

2. 神经纤维瘤有多发倾向,强化不及神经鞘瘤明显,形成哑铃状外观更多见,但单发的神经纤维瘤与神经鞘瘤有时不易鉴别。

3. 小的神经纤维瘤与严重的椎间盘突出鉴别,在增强扫描时,肿瘤呈明显强化,而突出之椎间盘不强化或仅周围肉芽组织呈环形强化。

(二)脊膜瘤

【疾病概要】

1. 病因病理 脊膜瘤分多型,以上皮型最常见,纤维母细胞型和砂粒型次之,其他类型少见。切片中多可见到钙化,年龄越大,钙化率越高。临床上多见于30~60岁,女性略多。

2. 临床表现 脊膜瘤以女性多见,约占椎管内肿瘤的20%,多为良性。起源于蛛网膜的帽细胞,也可起源于蛛网膜或硬膜的间质成分。好发于胸段蛛网膜下腔背外侧,其次为颈段,腰骶段少见。肿瘤为实性,多较小,单发,表面光滑,包膜完整,覆盖较丰富的毛细血管网,可有钙化。肿瘤广基与硬脊膜相连,多数位于硬脊膜下,部分跨硬脊膜内外生长。

【影像表现】

1. CT 表现 平扫肿瘤密度多略高于相应脊髓,呈实质性,范围较局限,以椭圆形较多,其中有时可见钙化;增强检查,肿瘤明显均一强化;局部脊髓受压、移位和变形以及肿瘤上下方脊蛛网膜下腔的增宽,相邻椎管骨增生或骨吸收破坏。

2. MRI 表现 肿瘤多呈 T_1WI 等信号、T_2WI 等或稍高信号,在矢状面和横断面上能清楚显示脊髓受累的程度和肿瘤的全貌。矢状面与冠状面便于全面观察肿瘤与硬脊膜囊、脊蛛网膜下腔的关系。肿瘤可突入脊髓内,似髓内病变,但脊膜瘤在 T_1WI 和 T_2WI 上与髓内肿瘤可显示轻度的信号差别。增强检查肿瘤在 T_1WI 上呈高度均一强化,内侧与脊髓界限清楚,外侧与硬脊膜广基相连并可显示硬脊膜尾征,能进一步确定为髓外病变(图 7-7-3)。

【鉴别诊断】

CT 平扫肿瘤呈略高密度,可有钙化,并见相邻椎管骨质改变,增强明显均一强化,具特征性;MRI 肿瘤 T_1WI 和 T_2WI 与脊髓信号相同,有明显强化及硬脊膜尾征是其特征性表现。需与神经鞘瘤和神经纤维瘤

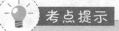

考点提示

脊膜瘤影像学表现

鉴别:神经鞘瘤易囊变,信号不均匀,脊膜瘤的表现与硬脊膜内神经鞘瘤和神经纤维瘤表现相似,有些病例难于鉴别。但神经鞘瘤和神经纤维瘤容易伴发椎间孔扩大,脊膜瘤则很少见。发生在马尾神经上的孤立性肿瘤多为神经鞘瘤。

三、硬脊膜外肿瘤

硬脊膜外肿瘤占椎管内肿瘤的27%,包括起自硬脊膜外原发肿瘤、脊椎骨质及邻近软组织的原发肿瘤和转移性病变。其中以转移瘤、淋巴瘤及白血病浸润较为常见。共同特点是椎骨破坏和病理性骨折,蛛网膜下腔狭窄或梗阻,脊髓和神经根受压,邻近椎间盘未见受累。

(一)转移瘤

【疾病概要】

1. 病理病因 硬脊膜外转移瘤是成人最常见的硬脊膜外恶性肿瘤。多由身体其他部位恶性肿瘤如肺癌、乳腺癌、甲状腺癌、前列腺癌等经血源转移至硬脊膜外间隙而形成肿块

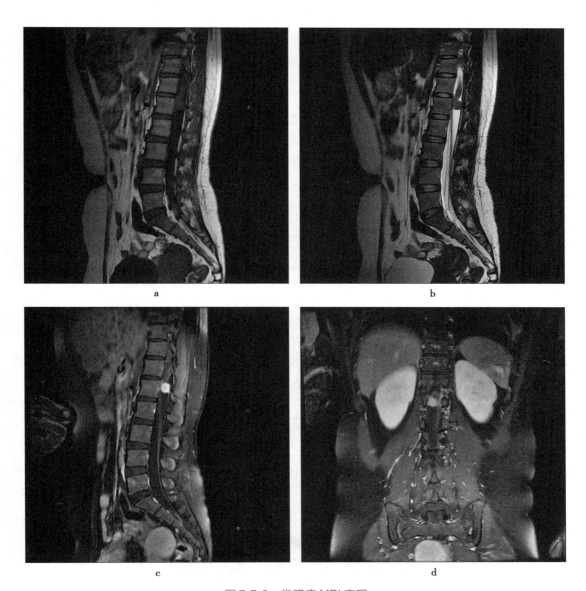

图 7-7-3　脊膜瘤 MRI 表现

L₁ 水平椎髓外硬膜下占位,T_1WI(a)呈等信号,T_2WI(b)呈稍低信号,增强扫描(c、d)肿瘤明显均匀强化并可见"硬脊膜尾征"

或继发于邻近椎体和椎弓根的转移灶向椎管内的侵犯;恶性淋巴瘤可经椎管内淋巴系统侵犯硬脊膜外组织,但较少侵犯脊椎骨质。硬脊膜外淋巴瘤以非霍奇金淋巴瘤常见;硬脊膜外白血病浸润可发生于各种类型白血病,但以急性淋巴细胞性白血病多见。其可为脑脊膜或中枢神经系统白血病的一部分,也可单独发生。

2. 临床表现　临床以脑脊液压力增高,神经根受累症状为主。

【影像表现】

1. CT 表现　平扫示硬脊膜外不规则软组织肿块,硬膜囊和脊髓不同程度受压,邻近骨质破坏,增强后可有不同程度的强化。

2. MRI表现 硬脊膜外单发或多发软组织肿块,呈T_1WI稍低或等信号、T_2WI稍高信号。病变好发于硬脊膜囊腹侧,硬脊膜囊受压移位,病变位于椎间孔处可造成神经根增粗并可沿椎间孔向椎旁侵犯。增强扫描示肿瘤明显强化,如肿瘤侵犯邻近硬脊膜可见硬脊膜增厚并呈条带状强化。常表现为多个椎体和附件骨髓脂肪信号消失。椎间盘一般不受累。

【鉴别诊断】

硬脊膜外肿瘤性病变的定性诊断需结合临床病史及实验室检查。影像学检查的目的在于显示病变的部位、数目及侵及范围。MRI易于显示硬脊膜外软组织肿块的数目、病变范围、神经根受累情况、硬脊膜囊移位等。平片和CT易于显示椎体及附件骨质受累情况。

(二)淋巴瘤

【疾病概要】

1. 病理病因 20~40岁最常见,包括霍奇金病、非霍奇金病和淋巴肉瘤三种类型。多见于男性,胸腰段常见,主要位于硬膜外间隙,主要在纵向上浸润生长,范围很大,常呈环状包绕硬膜囊。

2. 临床表现 淋巴瘤侵入骨髓很少会引起骨痛、骨折,会影响造血系统,引起血常规改变。

【影像表现】

1. CT表现 平扫多为等密度,与周围组织分界不清,可有轻度强化。

2. MRI表现 T_1WI等信号,T_2WI稍高信号,增强扫描可有轻到中度的强化,周围椎体附件骨质可受累,受累的椎体信号常减低,硬膜外高信号的脂肪组织被肿瘤组织代替,肿瘤包绕硬膜囊生长,神经根也受累,诊断要结合临床及实验室检查。

【鉴别诊断】

与转移瘤的区别在于淋巴瘤上下范围很广,且呈环形包绕性生长;与神经母细胞瘤的区别是神经母细胞瘤好发于幼儿,淋巴瘤好发于成人,且常有腹膜后淋巴结肿大。

【读片窗1】

病史:男,61岁,突发左侧肢体活动不灵1小时,伴头痛、呕吐。高血压病史10年余,收缩压160mmHg;舒张压105mmHg。

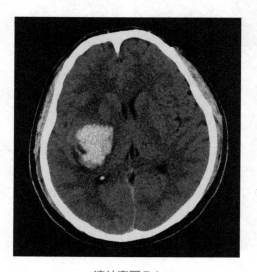

读片窗图7-1

1. 写出本病的诊断依据。
2. 写出诊断结论。

【读片窗 2】

病史：女，49 岁，诉头痛、头晕半年余。否认高血压及身体其他部位原发肿瘤病史。

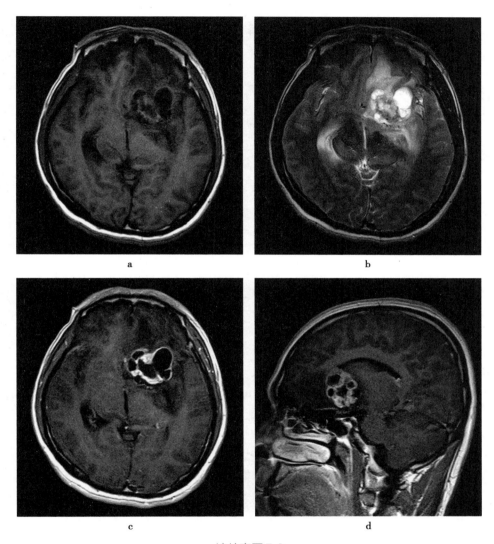

读片窗图 7-2

1. 写出本病的诊断依据。
2. 写出诊断结论。

 目标测试

A1 型题

1. 最有利于脑外肿瘤定位的 CT 征象为

    A. 边界不清楚　　　　　　B. 瘤周明显水肿　　　　　　C. 脑皮质受压内移

D. 脑室受压移位　　　　E. 中线结构移位

2. 高血压脑出血最常见的部位是
　　A. 大脑半球　　　　　B. 小脑半球　　　　　C. 脑干
　　D. 丘脑　　　　　　　E. 基底节区

3. 颅脑 CT 平扫表现为高密度的是
　　A. 脑水肿　　　　　　B. 急性期脑出血　　　C. 脑梗死
　　D. 囊肿　　　　　　　E. 脑炎

4. 室管膜瘤最好发于
　　A. 右侧侧脑室　　　　B. 左侧侧脑室　　　　C. 第三脑室
　　D. 第四脑室　　　　　E. 中脑导水管

5. 有关垂体瘤的影像学表现,以下描述**错误**的是
　　A. 蝶鞍扩大　　　　　B. 鞍底下陷　　　　　C. 肿瘤有强化
　　D. 瘤周水肿　　　　　E. 垂体柄移位

6. 最常见的桥小脑脚区脑外肿瘤是
　　A. 脑膜瘤　　　　　　B. 转移瘤　　　　　　C. 听神经瘤
　　D. 三叉神经纤维瘤　　E. 胆脂瘤

7. 脑转移瘤好发于
　　A. 大脑皮质　　　　　B. 小脑皮质　　　　　C. 大、小脑皮质
　　D. 脑髓质　　　　　　E. 皮髓质交界区

8. 椎管内硬膜外肿瘤最常见的是
　　A. 星形细胞瘤　　　　B. 神经鞘瘤　　　　　C. 神经纤维瘤
　　D. 转移瘤　　　　　　E. 脊膜瘤

A2 型题

9. 女,6 岁,头痛,CT 示小脑蚓部有一 3cm×3.5cm 高密度影,增强扫描明显增强,四脑室受压变窄,前移,幕上脑积水。最可能的诊断为
　　A. 髓母细胞瘤　　　　B. 脑膜瘤　　　　　　C. 脉络丛乳头状瘤
　　D. 脑结核　　　　　　E. 血管网状细胞瘤

10. 女,30 岁,腰痛 2 年。CT 示腰 4 右侧椎旁有 2cm×3cm 软组织密度肿块,呈哑铃形,强化明显,腰 4、5 右侧椎间孔扩大。最可能诊断为
　　A. 神经源性肿瘤　　　B. 转移瘤　　　　　　C. 脊膜瘤
　　D. 淋巴瘤　　　　　　E. 椎间盘突出

A3/A4 型题

(11~12 题共用题干)

患者男,68 岁,左下肢活动不利 3 天,CT 平扫示右侧基底节区示类圆形稍低密度影,边缘模糊,直径约 8mm,脑室系统未见受压移位,中线结构居中

11. 本病例最可能的诊断为
　　A. 急性脑出血　　　　B. 腔隙性脑梗死　　　C. 星形细胞瘤
　　D. 脑脓肿　　　　　　E. 脑软化灶

12. 对上述诊断最敏感的检查方法是
　　A. 脑电图　　　　　　　　　　　B. CT 平扫

C. MRI

E. DSA

D. CT 平扫联合增强扫描

B1 型题

(13~14 题共用备选答案)

A. 颅骨内板下方双凸形低密度区

B. 颅骨内板下方双凸形高密度区

C. 颅骨内板下方新月形高密度区

D. 颅骨内板下方新月形低密度区

E. 颅骨内板下方双凹形高密度区

13. 急性硬膜外血肿典型的 CT 表现是

14. 急性硬膜下血肿典型的 CT 表现是

（刘元涛　孙贞超）

第八章 眼耳鼻咽喉口腔系统

 学习目标

1. 掌握:眼耳鼻咽喉口腔常见的影像学检查方法和主要结构的 X 线平片和 CT 影像表现。
2. 熟悉:眼耳鼻咽喉口腔各常见疾病的主要影像学表现。
3. 了解:眼耳鼻咽喉口腔常见疾病的磁共振影像表现。

眼耳鼻咽喉口腔是头颈部的重要器官,解剖结构复杂,是影像诊断学的重点和难点学习内容。只有在熟悉五官及头颅解剖形态结构的前提下,识别观察各部位的正常影像解剖结构,才能对疾病做出正确诊断。近些年来,由于 CT 和 MRI 对眼耳鼻咽喉口腔疾病的诊断应用日趋广泛,普通 X 线平片检查应用明显减少,要充分发挥各种影像学技术的优势,相互结合,提高眼耳鼻咽喉口腔系统疾病的诊断水平。

第一节 眼 和 眼 眶

眼眶由额骨、筛骨、蝶骨、腭骨、泪骨、上颌骨和颧骨七块骨组成。眶内容物包括眼球、六条眼球外肌、上睑提肌、视神经、泪腺、眼眶血管神经以及眶内脂肪等结构。眼窝通过视神经管及眶上裂与颅中窝相通,通过眶下裂与翼腭窝相通,通过泪囊、鼻泪管与鼻腔相通,眼眶与鼻窦相邻,故颅底、眼眶、鼻窦病变可以相互延伸、侵犯。

一、正常影像学表现

(一)正常 X 线表现

眼眶 X 线平片检查以眼眶后前位(柯氏位)和侧位片较为常用,对眶壁骨折、眼眶内异物的检出及定位有一定价值。

1. 后前位 X 线片 主要用于观察眶窝和眶壁结构(图 8-1-1)。眶窝的大小、形状等因不同个体、年龄、性别略有差别,但双侧眶窝的大小、形态对称,密度均匀,双侧眶壁的结构也大致对称。眶上壁是眶窝与前颅窝间的骨板,呈致密的线状或带状影,上缘略呈高低不平的波浪状是脑回压迹所致。眶上壁后部的蝶骨小翼呈边缘清楚、锐利的长三角形致密影,尖指向外上,双侧大小、形态对称。眶下壁可见较清楚的眶下缘及上颌窦顶壁呈条带状影。眶内壁主要是筛骨眶板(纸板)的影像,呈致密的细线状影,其内方蜂窝状透亮影为筛窦的影像。由于眶外壁与 X 线不平行,多显示不清。眶窝外部可见一条由外上斜向内下方致密的骨质线,称无名线或眶斜线,系蝶骨大翼颞面的骨板轴位(切线方向)投影形成。蝶骨大、小翼之间的低密度裂隙是眶上裂,多呈三角形,也可呈条带状、梭形、哑铃形等,双侧多对称,少数不对称。

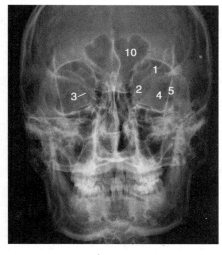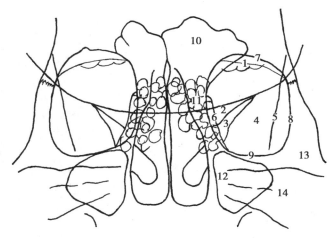

图 8-1-1　眼眶正常后前位片 X 线片及示意图

1. 眶上壁;2. 蝶骨小翼;3. 眶上裂;4. 蝶骨大翼;5. 无名线;6. 眶内壁(筛骨纸板);7. 眶上缘;8. 眶外缘;9. 眶下缘;10. 额窦;11. 筛窦;12. 上颌窦;13. 颧骨;14. 岩锥

2. 眼眶侧位片　眼眶上、下壁与 X 线趋向平行,显示较清楚,但双侧眶窝重叠不利于观察,近片侧一般较清,远片侧略有放大。

(二)正常 CT 表现

CT 检查常规采用横断面或冠状面扫描,层厚 3～5mm,用于观察眼球及眼眶软组织病变,必要时可行 CT 增强扫描;对于外伤性病变,需要观察及判断有无眶壁骨折及视神经管骨折时,应采用高分辨率扫描技术或薄层重建技术,层厚 1～2mm,骨算法重建,用骨窗观察。多排螺旋 CT 多采用容积扫描,同时采用多平面重建(multiple planar reconstruction, MPR)和三维容积重建(volume renering, VR)技术观察眶壁三维结构。

CT 图像显示眼眶为由上、下、内、外四壁组成的锥形结构,眶壁为条形高密度影,眼球壁呈圆环形中等密度,眼球内前方可见梭形高密度晶状体及其后方的低密度玻璃体。球后可见低密度脂肪间隙,六条眼外肌附着于眼球壁,向后止于眶尖总腱环。共同构成肌锥,视神经走行于肌锥内。眼眶通过眶尖处的眶上裂及视神经管与颅内相通(图 8-1-2)。

(三)正常 MRI 表现

MRI 检查一般用头颅线圈,常规行横断位、冠状位、斜矢状位扫描,层厚 1～5mm。脂肪抑制技术有利于眶内球后病变的观察,要常规选用;增强及动态增强扫描有助于判断病变血供情况及鉴别其良恶性。眶壁骨质结构显示不如 CT 清晰,骨皮质在各种序列影像均呈低信号,骨髓腔在 T_1WI 和 T_2WI 均呈高信号。眶内结构 MRI 显示清楚,眼外肌、视神经、眼环及晶状体呈中等信号,玻璃体呈长 T_1 长 T_2 信号,眶内脂肪呈短 T_1 长 T_2 信号(图 8-1-3)。

二、眼眶外伤和眶内异物

眼眶外伤包括眶内软组织损伤、眶骨和视神经管骨折、眶内或眼球内异物等,临床很常见。

（一）眶壁骨折

眼眶骨折在颅面部外伤中很常见。CT是诊断眼眶骨折首选的影像学检查方法，表现为眶壁骨质中断，皮质断裂，骨片扭曲，邻近软组织如眼外肌水肿、移位、嵌顿、眶内气肿。眶壁骨折常与邻近结构的骨折同时存在，如眶顶壁骨折常累及前颅窝、额窦，眶内壁骨折常累及

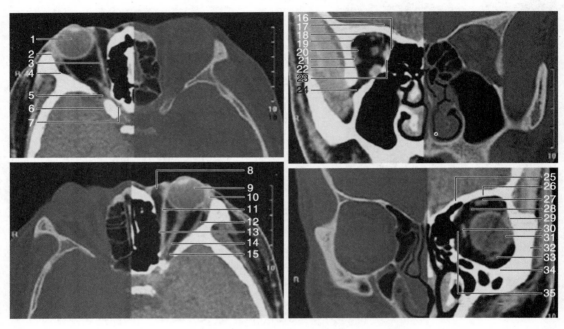

图 8-1-2 眼眶部正常 CT 表现

1. 眼球；2. 泪腺；3. 内直肌；4. 外直肌；5. 眶上裂；6. 前床突；7. 视神经；8. 泪囊 9. 眼球；10. 泪腺；11. 内直肌；12. 外直肌；13. 眶内壁；14. 视神经；15. 眶外壁；16. 眶内壁（筛骨纸板）；17. 眼动脉；18. 上直肌；19. 眼上静脉；20. 视神经；21. 外直肌；22. 下直肌；23. 内直肌；24. 眶下裂；25. 上斜肌；26. 眶上壁；27. 上直肌；28. 眼上静脉；29. 泪腺；30. 内直肌；31. 眼球；32. 眶外壁；33. 下直肌；34. 眶下壁；35. 眶内壁

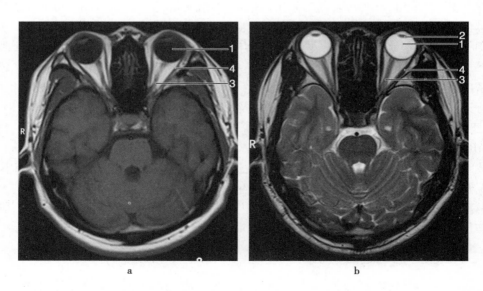

a   b

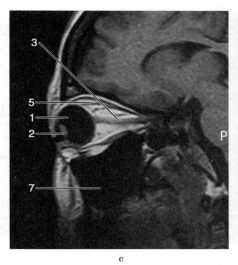
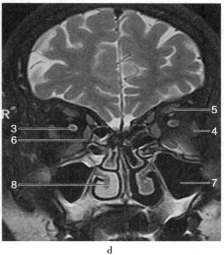

图 8-1-3 眼眶部正常 MRI 表现

a. 横断面 T_1WI；b. 横断面 T_2WI；c. 矢状面 T_1WI；d. 球后冠状面 T_2WI

1. 眼球玻璃体；2. 晶状体；3. 视神经；4. 外直肌；5. 上直肌；6. 内直肌；7. 上颌窦；8. 下鼻甲

筛窦,眶下壁骨折则易累及同侧上颌窦等(图 8-1-4)。MRI 显示眶壁骨折线不如 CT 清晰,但可显示眶内脂肪经骨折处向眶外疝出而造成的形态、位置的异常,邻近脑组织信号异常和鼻窦积液等间接征象。另外,显示软组织损伤水肿出血优于 CT,如视神经挫伤增粗、眼外肌离断等。CT 及 MRI 均可明确显示眼球破裂、球内积气、玻璃体积血、晶状体移位等异常征象。

（二）眶内异物

因外伤进入眶内的异物可分为三类:①不透 X 线异物(阳性异物),如铁屑、铜屑、钢渣等较易显示,形成致密阴影;②半透 X 线异物,有些矿石渣、水泥渣、石渣、玻璃屑等部分吸收 X 线,形成密度较淡的阴影;③透 X 线的异物(阴性异物),如木刺、竹片、塑料屑等,X 线平片不显影。眶内异物的诊断要求:①判定眶区有无异物;②确定异物的大小、形态、数目,并确定异物在眶内还是眶外;③对眶内异物要作出眼球内外的判定。

X 线平片只能对一定大小的阳性异物进行诊断:一般而言,正、侧位片眶内均见异物影,并且位置对应一致,则可基本确定为眶内异物;正侧位有一张片显示异物在眶外,则异物为眶外。CT 显示异物优于平片,金属异物常见放射状伪影是其影像特点,常不利于异物大小的观察。CT 的优势在于明确异物的具体位置及数量,判定是否位于眼球壁轮廓内(图 8-1-5),对于平片不能显示的非金属异物,CT 多数也可检出。

MRI 检查主要用于眼球及眼眶软组织损伤及非磁性异物穿通伤的诊断。由于在 MRI 检查中,金属异物伪影较多,且铁磁性金属异物会移位导致眼球壁或眶内结构再损伤,因此属于 MRI 检查的禁忌证。非金属异物含氢质子较少,在 MRI 图像上表现为低信号。

三、眼和眼眶肿瘤及肿瘤样病变

眼眶肿瘤包括眼内肿瘤、眼外眶内肿瘤、眶壁肿瘤、眶外占位病变向眶内延伸和颅内病变向眶内延伸等。包括良性肿瘤、恶性肿瘤和非肿瘤性病变。临床主要表现为眼球突出,多

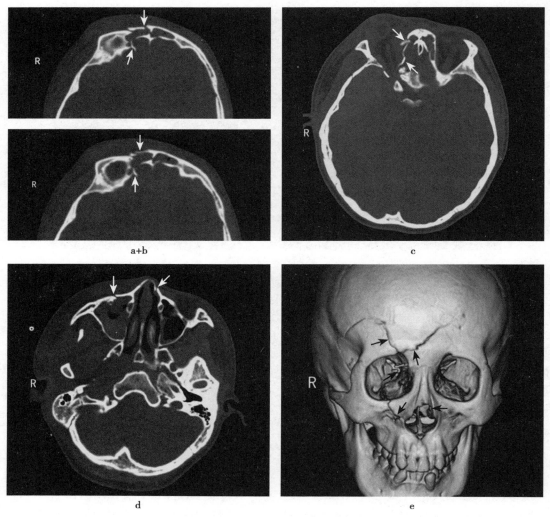

图 8-1-4　颜面部多发骨折 CT 表现

a～d. 不同位置 CT 横断面示多发颜面骨骨折(↑示);e. CT 重建 VR 影像直观显示骨折部位

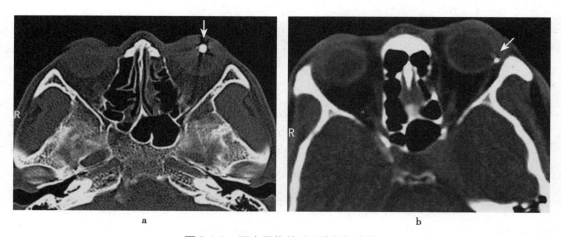

图 8-1-5　眶内异物的 CT 诊断与定位

a. 眼球内异物(↑示);b. 眼球外异物(↑示)

为单侧发病。

CT 对确定眶内肿瘤的存在、位置、大小、形态、病变范围、内部结构、区别良恶性等比较可靠。良性肿瘤表现为边缘清楚、光滑、密度均匀的高密度肿块。而囊肿则表现为边缘清楚的类圆形低密度病灶。良性病变近眶壁,可形成局限性压迹、凹陷伴硬化缘。恶性肿瘤形态不规则,密度不均匀,边界多不清楚,常有眶骨破坏,并可向颅内、鼻窦延伸,这些对眶内恶性肿瘤的诊断有一定帮助。另一方面,鼻窦、颅内或眶骨肿瘤可向眶内延伸,CT 则会发现肿瘤的主要部分位于眶外,眶内部分较小,这有助于肿瘤原发部位的判断。由于 CT 对眼球环的观察清楚,故对眼球肿瘤的诊断有利,表现为眼环偏心性肥厚,并突向眼环内,形成高密度灶。也可向球后延伸进入球后间隙。CT 对肿瘤病理性质的判断有时也较困难。

MRI 对眶内占位性病变观察有优势,可以清楚显示病变部位。对具有特征信号表现的肿瘤可明确诊断,如眼球内葡萄膜黑色素瘤呈 T_1WI 高信号,T_2WI 低信号,是其特征性表现。

(一)视网膜母细胞瘤

【疾病概要】

1. 病因病理 视网膜母细胞瘤是婴幼儿最常见的眼球内恶性肿瘤,具有先天性和遗传性倾向。肿瘤生长较快,瘤组织早期易发生坏死变性,并有细沙样或不规则斑片状钙化。

2. 临床表现 90% 发生于 3 岁以前,双眼发病约占 30% ~ 35%。临床主要表现为白瞳症。随肿瘤生长,逐渐向眶外突出。

【影像表现】

1. X 线表现 眼眶平片可显示眶内钙化影,呈细小砂粒状或斑片状,视神经孔扩大则提示肿瘤向眼球外生长并沿视神经向颅内发展,晚期出现眶窝扩大、眶壁骨质破坏。

2. CT 表现 球壁肿物突向玻璃体腔,95% 可见肿瘤内钙化,呈点状、斑片状或团块状,为本病特征性表现(图 8-1-6)。病变发展可向球外蔓延,表现为眼球扩大突出、球壁完整性破坏、视神经增粗及向颅内蔓延。

3. MRI 表现 眼球内见局限性软组织肿块,边界清楚。T_1WI 信号高于玻璃体,T_2WI 信号低于玻璃体。结合 CT 图像对该病可作出较准确的诊断。MRI 的优势在于确定视神经侵犯及颅内蔓延。视网膜母细胞瘤影像学分为四期:Ⅰ 期,眼球内期,病变局限于球内;Ⅱ 期,青光眼期,眼球扩大,眼压明显增高;Ⅲ 期,眼外眶内期;Ⅳ 期,眼外眶外期。

> **考点提示**
>
> 视网膜母细胞的特征表现

【鉴别诊断】

需与其他眼球内肿瘤鉴别。通常,3 岁以下的儿童,如果眼球大小正常,内有肿块及钙化时,首先要考虑视网膜母细胞瘤,本病首选影像检查方法为 CT,而 MRI 检查有助于肿瘤分期。

(二)眶内海绵状血管瘤

【疾病概要】

1. 病因病理 海绵状血管瘤是成人眶内最常见的良性肿瘤,病理上肿瘤呈类圆形,有完整纤维包膜,切面见许多血窦,内由扁平内皮细胞覆衬,间质为不等量的纤维组织。

2. 临床表现 常于中青年时期发病,女性稍多。常见体征为无痛性、慢性进行性眼球突出,视力一般不受影响,肿瘤生长于眶尖可首先表现为视力下降。

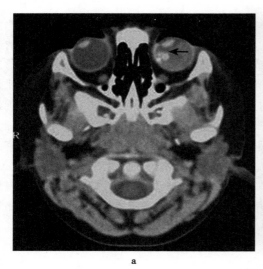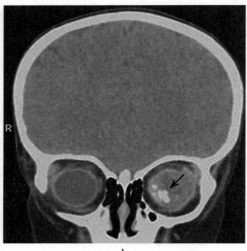

a   b

图 8-1-6　视网膜母细胞瘤 CT 影像表现

（a. 横断面影像；b. 冠状面 MPR 影像）

2 岁小儿，左眼球内不规则肿物填充，内见多发钙化（↑示）

【影像表现】

1. X 线表现　平片可无阳性发现，血管造影可显示病灶血供丰富。

2. CT 表现　表现为眶内肿块，圆形或椭圆形，边界光整，密度均匀，肿瘤很少侵犯眶尖脂肪，因而表现为"眶尖空虚征"，即眶尖脂肪存在。增强后病灶明显强化，较大的肿瘤动态增强扫描可表现为"渐进性强化"，即在注射对比剂后立即动态扫描可见肿瘤内小片状强化，随时间延长，小片状强化影逐渐扩大，最终整个肿瘤明显均匀强化（图 8-1-7）。此为诊断海绵状血管瘤的特征征象。较小肿瘤，注射对比剂后肿瘤立即强化。

3. MRI 表现　肿瘤呈长 T_1 长 T_2 信号，信号均匀，动态增强扫描，强化方式与 CT 表现类似（图 8-1-7）。

【鉴别诊断】

需与其他眼眶内肿瘤鉴别。眶内类圆形肿块，增强呈"渐进性强化"特点，一般可明确诊断。

（三）眶内炎性假瘤

【疾病概要】

1. 病因病理　眶内炎性假瘤又称特发性眶内炎症，是原发于眼眶组织的非特异性增殖性炎症，目前认为是一种免疫反应性疾病。根据发生部位炎性假瘤可分为：眶隔前型、肌炎型、泪腺炎型、巩膜周围炎型、神经束膜炎型和弥漫型。

2. 临床表现　本病中年男性多见，常为单侧，急性起病，但发展缓慢，可反复发作。典型的临床表现是眼眶痛、眼球运动障碍、复视和眼球突出，眼睑和结膜肿胀充血。特发性眶内炎症激素治疗有效但易复发。

【影像表现】

1. CT 表现　眶隔前型主要表现为隔前眼睑组织肿胀增厚；肌炎型典型表现为眼外肌肌腹与肌腱同时增粗，上直肌和内直肌最易受累；泪腺炎型表现为泪腺睑部与眶部同时增大，

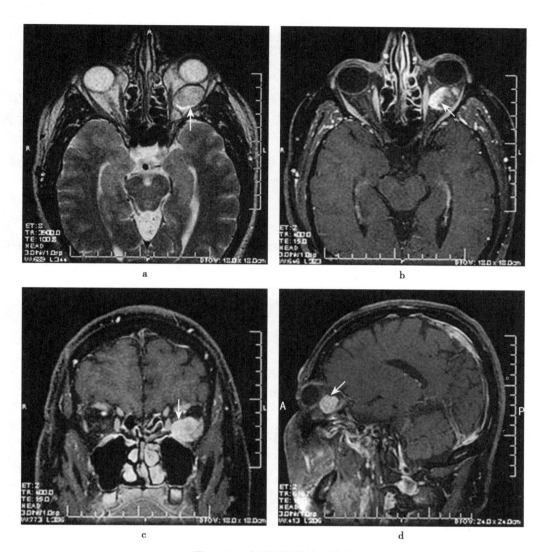

图 8-1-7　左眼眶海绵状血管瘤

a. 眶部 MRI 横断面 T_2WI,左侧眶内见椭圆形略高信号肿块,边界清;b ~ d. MRI 增强扫描 T_1WI,注射对比剂后立即行动态 MRI 检查,显示肿瘤由内侧的片状强化,随时间延长强化区逐渐扩大到中心部位,最终整个肿瘤明显均匀强化

睑部增大明显,多为单侧,也可为双侧;巩膜周围炎型为眼环增厚;视神经束膜炎型为视神经增粗,边缘模糊;弥漫型表现为眶内脂肪低密度影被软组织密度影取代,泪腺增大,眼外肌增粗并与周围软组织影无明确分界,视神经可不受累而被软组织影包绕,增强扫描显示眶内弥漫强化而视神经不强化。本病应以 CT 作为首选检查方法。

2. MRI 表现　以淋巴细胞浸润为主者病变呈长 T_1 长 T_2 信号;以纤维增生为主者 T_1WI 及 T_2WI 均呈低信号。增强后中度至明显强化。泪腺增大、眼外肌肌腹和肌腱增粗、眼睑增厚、眶内异常密度或信号影、巩膜增厚、视神经增粗,具备上述一项并排除肿瘤后可诊断。

【鉴别诊断】

主要与甲状腺相关性眼病鉴别:一方面需要结合临床表现鉴别,另一方面,该病表现多样,其中肌炎型眼外肌肌腹和肌腱弥漫增粗与甲状腺相关性眼病主要为肌腹增粗,附着于眼球壁上的肌腱不增粗表现不同。

(四)甲状腺相关性眼病

【疾病概要】

1. 病因病理 又称 Grave 病、浸润性突眼等,是引起成人单侧或双侧眼球突出最常见的原因。本病眼眶炎症常与甲状腺功能异常和免疫系统功能失调共存。甲状腺改变有三种类型:甲状腺功能亢进、功能正常及功能低下。甲状腺功能异常伴有眼症者称为 Graves 眼病,仅有眼部症状而甲状腺功能正常者称为眼型 Graves 病。病变几乎总是限制在眼外肌的肌腹,首先受累的眼外肌常为下直肌,其次为内直肌,再次为上直肌,而外直肌受累最少。

2. 临床表现 常见表现有上睑退缩、迟落、复视、眼球突出等。

【影像表现】

CT 和 MRI 均表现为眼球突出,眼外肌增粗,主要为肌腹增粗,附着于眼球壁上的肌腱不增粗。急性期和亚急性期增粗的眼外肌呈长 T_1 长 T_2 信号,晚期眼外肌已纤维化,T_1WI 及 T_2WI 均呈低信号。增强扫描示增粗的眼外肌呈轻至中度强化,至晚期眼外肌纤维化时则无强化。眶尖部眼外肌增粗常压迫视神经,造成视神经水肿、增粗,增粗的视神经边界清楚,信号均匀,走行和弯曲度正常。

【鉴别诊断】

需要与眶内炎性假瘤鉴别:通常眼外肌增粗伴有甲状腺功能亢进,即可考虑诊断。CT 检查多可明确诊断,可作为首选和主要方法,而 MRI 检查有利于疾病分期。

第二节 耳

耳属于位听器官,包括外耳、中耳和内耳三部分(图 8-2-1)。外耳包括耳廓和外耳道,外耳疾病的临床诊断主要依靠临床体检。内耳和中耳等结构都在颞骨岩部(岩锥)内。内耳前庭蜗神经的疾病诊断在前面章节已有介绍。本节主要介绍中耳包括鼓室、咽鼓管、乳突窦、乳突小房及鼓膜等病变的影像诊断。

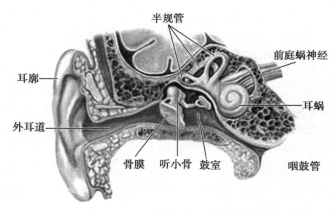

图 8-2-1 耳部解剖结构示意图

一、正常影像学表现

中耳鼓室是颞骨岩部内含气的不规则小腔,位于鼓膜和内耳之间,其内有听小骨等结构,鼓室壁覆有黏膜,并与中耳其他结构相通。双侧鼓室等大,其垂直径和前后径均约 15mm,内外径约 4~5mm,容积约 1~2ml。鼓室的上部较为狭小,称上鼓室或鼓室上隐窝,是容纳听小骨的主要部位。鼓室有六个壁:①上壁是鼓室与中颅窝间的薄骨板;②下壁为分隔鼓室与颈静脉窝的薄层骨板;③前壁即颈动脉管的后壁,前壁上部有咽骨管开口;④后壁上部有乳突窦入口,由此向后可经乳突窦通向乳突小房;⑤外侧壁,大部分由鼓膜所占,鼓膜上方为鼓室上隐窝的外侧壁;⑥内侧壁,即内耳的外壁。咽鼓管为沟通鼓室和鼻咽部之间的管道,起自鼓室前壁向前、内、下行,开口于鼻咽腔侧壁。其功能为平衡两端的压力,并引流中耳分泌物。乳突窦是鼓室和乳突间的含气小腔,出生时已出现。乳突窦向前经乳突窦入口通鼓室,向后下方与乳突小房相通连。乳突为颞骨后下的骨突,在乳突内部形成多个小气腔,称乳突小房,小房间互相通连并可通向乳突窦。中耳的上述细微结构 CT 可以清楚显示,而 X 线则主要显示他们的大致投影位置和形态轮廓。

内耳迷路位于颞骨岩部骨质内,有骨迷路和膜迷路之分,后者位于前者内部。骨迷路由耳蜗、前庭和半规管三部分构成,组成骨迷路的骨质结构致密。内耳道内含第七、八对脑神经。面神经走行于颞骨内,自内耳道底镰状嵴前上进入颞骨岩部,在耳蜗内上缘上方膝状神经节换神经元后进入面神经管迷路段;沿鼓室内壁向后外行走,此段为鼓室段;于面神经隐窝外后向下屈曲(锥曲)下行成乳突段,出茎乳孔进入腮腺(图 8-2-1)。内耳结构主要通过 CT 和 MRI 观察。

(一)正常 X 线表现

由于颞骨解剖结构复杂,为了更好观察耳的不同结构,传统 X 线采用多种摄影体位对颞骨岩部及乳突进行观察。近些年,随着 CT 的广泛应用,传统 X 线检查的应用明显减少。乳突侧位和轴位是相对应用较多的乳突 X 线平片检查位置,主要用于诊断中耳乳突炎症,观察胆脂瘤等,临床一般要求双侧同时摄片,以便对比观察。

1. 许氏位(Schüller 位)或称乳突 25°侧斜位 主要用于观察乳突结构、窦硬膜角、鼓室盖和乙状窦前壁等(图 8-2-2)。岩部大致呈三角形轮廓,前方有颞下颌关节,下颌骨髁突的后方可见一类圆形透亮影是外耳道、鼓室和内耳道的重合影。乳突位于岩部后方并部分与岩部重合,乳突尖向下。乳突依小房的发育气化程度可分为四种:①气化型,乳突小房多,气化好,小房间隔薄,乳突圆钝;②板障型,乳突仍为松质骨结构,无乳突小房;③混合型,乳突小房少,数目介于气化型和板障型之间;④硬化型,乳突骨质坚实致密,无小房。岩部前上缘和后缘形成的夹角为窦硬膜角,乳突窦位于该夹角区,呈数毫米大的透亮区,边缘不清,胆脂瘤形成的骨质破坏也投影在该区域。岩部后方为乙状窦压迹。

2. 梅氏位(Mayer)或称颞骨双 45°轴位 主要观察乳突窦及其入口部病变(图 8-2-3)。岩锥呈纵向展开,底部在上,尖端向下,前方可见颞下颌关节,后方可见乙状窦压迹。髁突的后上方见一个长圆形透亮影为鼓室和外耳道的重合影,该透亮区后上方可见"逗点"状透亮影,为乳突窦及其入口的影像,其下方通向鼓室的狭窄处即乳突窦入口。乳突窦边缘不清,周围是多少不一的乳突小房。乳突投影在岩锥中部,尖向下。在标准投照体位时,由于窦硬膜角、乳突尖和岩锥尖颈内动脉管前缘骨质位于同一个斜冠状面,且该平面正好与 X 线平行,三者投影位于同一直线,该直线称作"标准线",可用于判断梅氏位投照体位是否准确,并指导调整摄片体位。

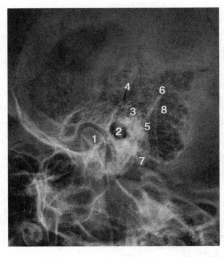
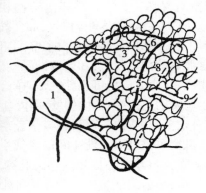

图 8-2-2 乳突许氏位 X 线表现及示意图

1. 髁突;2. 外耳道、鼓室和内耳道的重合影;3. 乳突窦;4. 岩部中颅窝面(岩部前上缘);5. 岩锥后缘;6. 窦硬膜角;7. 乳突尖;8. 乙状窦压迹;9. 导静脉

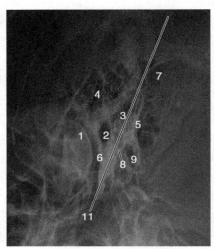
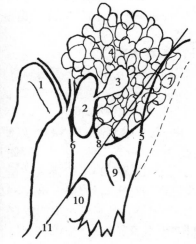

图 8-2-3 乳突梅氏位 X 线表现及示意图

1. 髁突;2. 鼓室和外耳道的重合影;3. 乳突窦及其入口;4. 乳突小房;5. 岩锥后缘;6. 岩锥前缘;7. 乙状窦压迹;8. 乳突尖;9. 内耳道;10. 颈内动脉管;11. 标准线

（二）正常 CT 表现

CT 常规采用横断位及冠状位高分辨率扫描,层厚 1～2mm,骨算法重建。目前是临床诊断各种耳部疾病首选的检查技术,对于颞骨先天发育异常、炎症、肿瘤、外伤等各种病变的诊断均适用。螺旋 CT 容积扫描后可对采集的数据进行图像后处理,获得任意方位的 MPR 图像,还可进行表面成像、迷路成像、听骨链成像等有利于病变观察。

外耳道为一含气管道,长 2.5～3.0cm,管壁外 1/3 为软骨呈软组织密度,内 2/3 为骨质呈高密度影。中耳鼓室为不规则含气腔,其内容纳听小骨;咽鼓管连通鼓室和鼻咽腔;乳突窦为一较大气房,经窦入口连于鼓室;乳突内含较多大小不等的气房。前庭与三个半规管相连,耳蜗为蜗牛状。内耳道为管样或喇叭口样骨管性结构。面神经走行于颞骨内,行程包括两个弯曲即膝状神经节和锥曲,和三段即迷路段、鼓室段和乳突段(图8-2-1,8-2-4)。

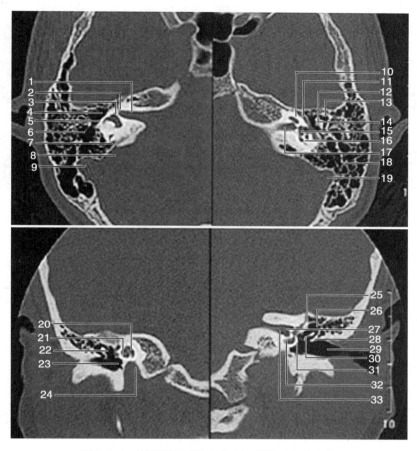

图 8-2-4　正常耳部 CT 表现(横断面、冠状面)

1. 内耳道;2. 面神经管迷路段;3. 前庭;4. 上鼓室;5. 外半规管;6. 乳突窦;7. 后半规管;8. 前庭导水管;9. 乙状窦;10. 耳蜗;11. 面神经管鼓室段;12. 锤骨;13. 上鼓室;14. 听小骨;15. 前庭;16. 后半规管;17. 内耳道;18. 乳突小房;19. 乙状窦;20. 耳蜗;21. 面神经膝部;22. 听小骨;23. 鼓膜;24. 颈内静脉管;25. 上半规管;26. 上鼓室;27. 外半规管;28. 鼓室顶板;29. 外耳道;30. 听小骨;31. 前庭窗;32. 耳蜗;33. 内耳道

(三)正常 MRI 表现

MRI 对软组织的分辨率优于 CT,对于颞骨肿瘤的检出及诊断优于 CT,尤其在观察前庭蜗神经形态及发育上是其他检查所不能替代的。增强扫描有助于判断病变血供情况及鉴别肿瘤良恶性。一般应用头颅线圈,常规行横断位、冠状位检查。内耳水成像可观察内耳膜迷路精细结构、内耳道及其内的脑神经,诊断脑神经发育异常及局限于内听道内的小肿瘤;平行于面神经管鼓室段的斜矢状位可观察面神经情况。皮质骨和气体均无信号,故正常的外、中耳呈锥形无信号区。内耳膜迷路及内耳道含淋巴液,在 MRI 上呈长 T_1 长 T_2 信号(图8-2-5)。

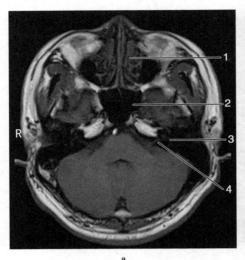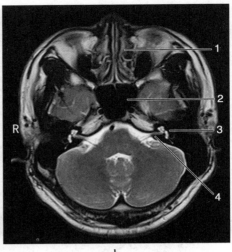

图 8-2-5　耳部正常 MRI 表现

（a. 横断面 T_1WI；b. 横断面 T_2WI）

1. 筛窦；2. 蝶窦；3. 内耳；4. 前庭蜗神经

二、耳部外伤

【疾病概要】

耳部外伤包括软组织损伤、颞骨骨折等，可引起耳聋，如果骨折累及面神经管，则可表现为同侧面瘫。

【影像表现】

CT 和 MRI：颞骨骨折分为纵行骨折（平行于颞骨长轴，约占骨折的 80%）、横行骨折（垂直于颞骨长轴，约占 10% ~ 20%）、粉碎性骨折。骨折好发于上鼓室外侧，CT 表现为平行于颞骨的透亮线，常累及上鼓室和面神经膝部。迷路区骨折多为横行骨折，但累及岩部的纵行骨折亦可累及迷路。颞骨外伤后临床出现面瘫应考虑面神经损伤，CT 可观察到面神经管骨质中断，听小骨脱位、鼓室和乳突气房积血等，结合外伤史可明确诊断。MRI 可直观显示面神经增粗、水肿等表现，对诊断面神经损伤具有重要意义，面神经损伤时表现为等 T_1 长 T_2 信号，增强扫描明显强化。MRI 无法显示颞骨骨折的骨折线，但可显示鼓室、乳突小房积血等间接征象。

三、化脓性中耳乳突炎

【疾病概要】

化脓性中耳乳突炎是临床常见的感染性疾病，表现为耳部疼痛、耳漏及传导性耳聋。临床分为急性和慢性两种，后者常合并胆脂瘤。

【影像表现】

1. X 线和 CT 表现　表现为乳突气房透亮度低或不含气，密度增高，结构模糊或乳突骨质增生硬化（图 8-2-6）。合并肉芽肿形成，鼓室内可见软组织密度影，邻近骨质破坏，大小数毫米，边界不清。

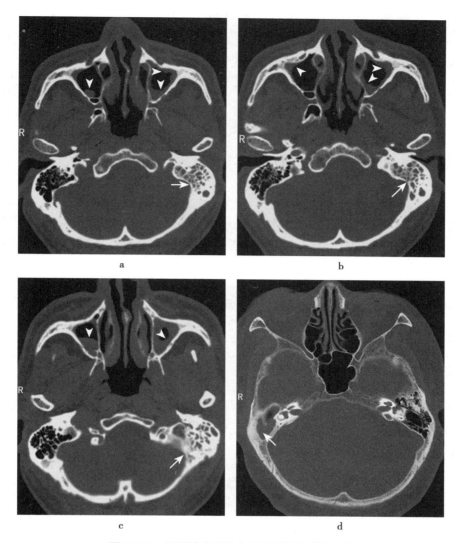

图 8-2-6 化脓性中耳乳突炎及胆脂瘤 CT 表现

例 1：a+b+c. 同一例左侧慢性化脓性中耳乳突炎不同横断面 CT 影像，显示乳突增生
硬化、乳突小房模糊浑浊、听小骨破坏等征象（↑示），同时可见多发性鼻窦炎，鼻窦
黏膜增厚（箭头示）；例：2：d. 右侧慢性中耳乳突炎合并胆脂瘤，上鼓室和乳突窦见
破坏区，周围骨质硬化（↑示）

2. MRI 表现 典型表现为中耳乳突区呈长 T_1 长 T_2 信号。当怀疑有颅内并发症，如乙状
窦血栓、脑内外脓肿、脑膜炎时，需行 MRI 增强检查以明确显示病变范围。

【鉴别诊断】

主要是化脓性中耳炎和结核性中耳炎鉴别，后者近些年很少见，影像学诊断的重点在于
判定是否合并胆脂瘤和其他病变引起的骨质破坏。

四、胆脂瘤

【疾病概要】

1. 病因病理 胆脂瘤是慢性化脓性中耳炎常见的并发症，是脱落上皮聚集而成的团

块,内部无血供,不是真正的肿瘤。胆脂瘤生长缓慢、有包膜,压迫周围骨质吸收,形成边缘清楚、光滑的破坏区。好发于上鼓室、鼓窦入口和鼓窦部,并可延及乳突。

2. 临床表现　为长期反复发作的外耳道溢脓和听力下降,并有脓臭和脓内含豆渣样物。稳定期检查可见鼓膜穿孔,并可见到棕黑色的胆脂瘤。

> 💡 **考点提示**
>
> 胆脂瘤的好发部位

【影像表现】

1. X线表现　胆脂瘤形成的骨质破坏在许氏位和梅氏位片显示较清楚,可观察胆脂瘤的位置、大小、有无骨壁破坏和并发症等:①在外耳道和鼓室重合影的后方,对应上鼓室及乳突窦区,显示为圆形透光区,少数为不规则形。②破坏区边缘清楚锐利,有硬化缘,呈连续或不连续的致密环影。③小的胆脂瘤,只占据上鼓室和鼓窦入口时,则仅显示该区扩大。④大的胆脂瘤破坏区较大,并累及乳突。⑤胆脂瘤可引起周围骨质破坏,表现为骨壁断裂、缺损,鼓室盖、乙状窦前壁或外耳道后壁可被穿破,使感染扩散到中颅窝或乙状窦周围,引起颅内并发症。

2. CT表现　CT显示胆脂瘤优于X线片,上述征象多可清楚显示。一般在鼓室或上鼓室内见软组织密度影,伴听小骨破坏、移位以及鼓室壁及乳突窦区的骨质破坏,则提示继发性胆脂瘤(图8-2-6d)。胆脂瘤骨质破坏较炎性肉芽肿型中耳炎严重,并有上鼓室、乳突窦及窦入口扩大。

【鉴别诊断】

胆脂瘤形成的骨质破坏,需要和慢性中耳炎形成的肉芽肿对鼓室周围结构造成的破坏鉴别,后者大小较小,约数毫米,破坏灶的边界不清,形态多不规则。另外需要与中耳、外耳恶性肿瘤造成的骨质破坏鉴别,后者病灶大小较大,进展快,破坏灶的边界不清,形态多不规则。

第三节　鼻和鼻窦

一、正常影像学表现

鼻和鼻窦由外鼻、鼻腔和鼻窦三部分组成。鼻腔被鼻中隔左右分开,外壁自上而下附着上、中、下鼻甲,其下方分别形成上、中、下鼻道。鼻窦,为鼻腔周围颅面骨内的含气腔,经窦口与鼻腔相通,骨性窦壁有黏膜覆盖,鼻窦通常左右对称分布。鼻窦共四对,依所在颅面骨命名,分别称为上颌窦、筛窦、额窦和蝶窦。临床上,按开口的部位分为前、后两组鼻窦:前组开口于中鼻道,包括额窦、上颌窦和前组筛窦;后组开口于上鼻道,包括后组筛窦和蝶窦。

额窦位于额骨内、外板之间,眼眶内上方,鼻根上方,略呈扇形,两窦腔间常有间隔。额窦的形态、大小个体差异很大,两侧常不对称,一侧或两侧可发育差或不发育。额窦一般在3岁开始发育,20岁发育完全。上颌窦位于上颌骨体内,是最大的一对鼻窦,平均容积12~15ml。形态呈倒置的三面锥形:顶壁即眶下壁,前外侧为面壁,后壁与翼腭窝相邻,内壁为鼻腔的外侧壁,邻近中、下鼻道。上颌窦初生时为一个小圆形腔,随面骨的发育而逐渐长大,大多在12岁时接近发育完全,约20岁才发育完成。筛窦位于鼻腔和眼眶之间,其内侧壁有上鼻甲和中鼻甲附着,外侧壁为筛骨的眶板,上界为前颅窝底,前上与额窦邻近,后方与蝶窦相邻。筛窦蜂窝的数目、大小和排列很不规则。前组靠前内方,后组位于后外方,两组无明显解剖界限。筛窦在出生时仅 2~3 个气房,4~5 岁开始发育,20 岁左右发育完成。蝶窦位于蝶骨体内,蝶鞍下方,左右各一,双侧多不对称。其顶壁为鞍底,下壁为鼻咽腔顶,前壁有窦口通上鼻道,外侧壁为中颅窝,与海绵窦、颈内动脉颅内段、Ⅲ 至 Ⅵ 对脑神经相毗邻。蝶窦在出生时仅有始基,3 岁时出现小窦腔,9 岁时发育明显,至成年时发育完善。

(一)正常 X 线表现

由于 CT 的推广,X 线平片的临床应用逐渐减少,瓦氏位和柯氏位是较常用于鼻窦疾病诊断的 X 线平片摄影体位。正常鼻窦窦腔透明,窦壁清晰、锐利,黏膜不显影。鼻窦的透光度,因窦腔大小、骨性窦壁的厚度不同而有很大差别。窦腔的形态也常有明显差别,尤其是额窦和筛窦的形态变化较大。上颌窦以华氏位显示最好,呈三角形,尖向下,窦腔透明,窦壁清晰、锐利。双侧多对称,正常变异较少。窦腔透光度外侧较低,内侧较高,逐渐过渡。上颌窦的顶壁、内壁、外壁等显示清楚,圆孔常投影在窦腔内侧中部。额窦在柯/华氏位上,位于眶的内上方呈扇形,窦腔透明,可有不完整间隔,中隔常偏一侧,两侧多不对称。大小、形态、密度个体差别较大(图 8-3-1)。筛窦位于两侧眼眶之间,呈蜂窝状。华氏位上后组筛窦投影下移,与上颌窦内上方重叠。蝶窦的大小、形态个体差别大,在颅底位观察呈卵圆形透亮影,窦壁清晰、锐利,蝶窦中隔多不在中线,两侧蝶窦多不对称。在侧位片上,上额窦前后壁显示较清;双侧上颌窦重叠,呈类方形透亮影,边缘光滑清楚;双侧蝶窦重叠呈类圆形。

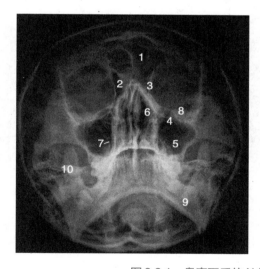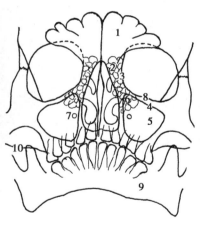

图 8-3-1 鼻窦瓦氏位 X 线表现及示意图

1. 额窦;2. 筛窦;3 眶内壁(筛骨纸板);4. 上颌窦眶壁;5. 上颌窦;6. 后组筛窦;7. 圆孔;8. 眶下缘;9. 下颌骨;10. 岩锥

(二)正常 CT 表现

鼻窦常规检查为横断位薄层扫描,层厚 1~2mm,骨算法重建,常规行横断面和冠状 MPR 重建,占位性病变需增强检查。通过多种后处理技术得到的 CT 图像可清晰显示鼻腔和鼻窦开口等细微解剖结构(图 8-3-2)。鼻腔和鼻窦内含气体,呈低密度。骨性鼻中隔、鼻甲和窦壁骨质呈高密度。正常鼻腔、鼻窦黏膜呈纤细线状软组织影,各鼻窦的形态结构与 X 线片表现一致。

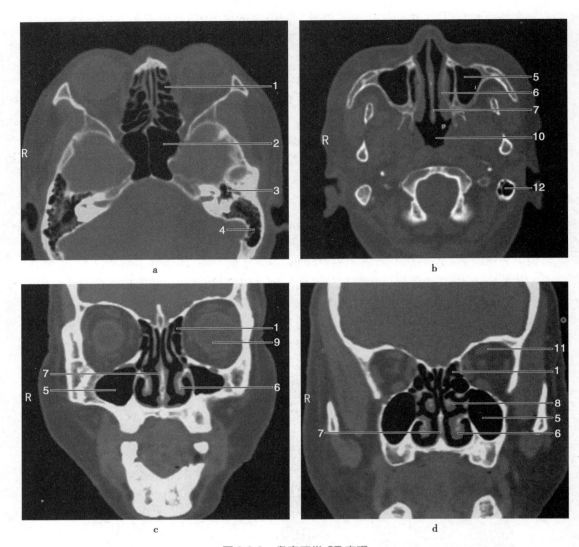

图 8-3-2　鼻窦正常 CT 表现
a. 筛窦水平横断面；b. 上颌窦水平横断面；c. 前部冠状面；d. 后部冠状面
1. 筛窦；2. 蝶窦；3. 中耳鼓室；4. 乳突气房；5. 上颌窦；6. 下鼻甲；7. 鼻中隔；8. 中鼻甲；9. 眼球；
10. 鼻咽腔；11. 眼上直肌；12. 乳突尖

（三）正常 MRI 表现

MRI 检查采用头线圈，常规横断面、冠状面 SE-T_1WI、FSE-T_2WI 等基本序列扫描。增强检查在鼻窦和鼻腔肿瘤诊断和鉴别诊断中具有重要价值。水成像技术可显示脑脊液鼻漏的位置。鼻腔和鼻窦内的气体几乎无信号，在各种序列影像均表现为黑色。骨性鼻中隔和窦壁骨皮质呈无信号或低信号黑线，骨髓腔呈短 T_1 稍长 T_2 信号。正常鼻甲内层软骨呈中等信号。正常鼻腔、鼻窦黏膜呈纤细的线状等 T_1 长 T_2 信号，增强扫描黏膜强化。

二、鼻和鼻窦外伤

【疾病概要】

1. 病因病理　鼻和鼻窦外伤骨折临床很常见，病因以交通事故、暴力、坠落伤为主，直接暴力常造成多发骨折。鼻骨突出于面部正中,直接外力打击很容易引起骨折。鼻骨骨折是面部最常见的骨折部位,可单独发生,也可合并颅面部其他骨折。由于外力作用位置、方向和强度的不同导致鼻骨骨折的范围、种类多样,可以是单纯线形骨折,也可为多发粉碎性骨折。发生部位常位于鼻骨中下段。鼻窦本身是颅面骨内的窦腔,窦壁骨折实质是颅面骨骨折累及窦腔,多表现为多发粉碎性骨折。

2. 临床表现 鼻骨和鼻窦骨折多有外伤史,局部软组织肿胀、皮下气肿,面部及鼻腔出血,外鼻部变形,内眦距离加大,脑脊液鼻漏等。

【影像表现】

1. X线表现 可见骨质断裂、变形移位,鼻窦骨折可见鼻窦积血(液)、窦腔浑浊、密度增高。

2. CT表现 CT是显示鼻骨骨折的最好方法(图8-1-4),可较清楚显示鼻骨及鼻窦骨壁骨质的连续性中断、骨质移位塌陷,鼻窦积血(液)、液平面,窦腔浑浊、黏膜水肿增厚,皮下积气等征象。

3. MRI表现 显示骨折线不如CT,但在观察软组织水肿、出血及邻近结构有无并发损伤方面具有优势。

【鉴别诊断】

鼻骨和鼻窦骨折诊断的难点在于,骨折线常需要与颅面部正常的骨缝、营养血管沟和神经管状通道等正常结构鉴别,这些正常结构有特定的解剖部位和走向,需要在熟悉有关解剖结构的基础上鉴别,不要将其误认为骨折。

三、鼻窦炎

【疾病概要】

1. 病因病理 鼻窦炎是鼻部最常见的病变,多继发于急性鼻腔炎症或上呼吸道感染;也可继发于变态反应等原因,或由邻近器官的炎症如牙根周围炎症扩散引起。上颌窦炎发病率最高,其次为筛窦,常为多发。主要病理改变:急性期黏膜充血、水肿;慢性期黏膜肥厚、增生,或黏膜下囊肿形成;由于炎性反应,鼻窦黏膜肿胀,窦口鼻道复合体狭窄,导致黏液阻塞和分泌物潴留。鼻窦炎按病程分为急性和慢性炎症,慢性鼻窦炎是由于急性鼻窦炎治疗不及时或不彻底,反复发作迁延而致。真菌性鼻窦炎是鼻窦真菌感染形成的慢性鼻窦炎。过敏性鼻窦炎也称变态反应性鼻窦炎,是身体对某些过敏原全身反应在鼻窦局部的表现,病理主要表现为鼻窦黏膜水肿,黏液腺增生,嗜酸性白细胞浸润。

2. 临床表现 化脓性鼻窦炎的主要表现是鼻塞、流脓涕、头痛和鼻窦区的压痛及全身症状,症状随不同病期时好时坏。过敏性鼻窦炎临床主要表现为突发的鼻塞、喷嚏、流水样涕或脓涕、嗅觉减退;鼻腔检查见黏膜水肿、苍白、水肿明显的可呈息肉状,鼻分泌物和血液中嗜酸性白细胞增多。

【影像表现】

1. 急性鼻窦炎 平片表现为受累窦腔混浊、透光度减低,可见气液平面。CT上窦腔黏膜增厚,窦腔内可见液体及气液平面。由于水为鼻窦分泌物的主要成分,MRI表现为窦腔内长T_1长T_2信号。感染可仅限于一个鼻窦,也可累及半组或全组鼻窦。若感染不能及时控制,易形成骨髓炎或向邻近结构蔓延而引起蜂窝组织炎。

2. 慢性鼻窦炎 X线和CT影像均表现窦壁骨质增生硬化,黏膜明显增厚,窦腔透光度降低(图8-2-6;图8-3-3)。MRI表现为黏膜肥厚,黏膜下囊肿形成,显著增厚黏膜和多发黏膜下囊肿使窦腔气体减少。由于分泌物中自由水和蛋白质比例不同,T_1、T_2弛豫时间多变,因此信号不定。随着分泌物中自由水吸收,蛋白质含量逐渐增加,当达5%~25%浓度时,T_1WI为高信号,T_2WI亦为高信号;当蛋白质含量进一步提高后T_2WI信号逐渐下降;当呈半凝固状态时,T_1WI及T_2WI均呈低信号,严重者与窦腔内气体信号相似,易将病变漏诊。增强后病变呈边缘强化。

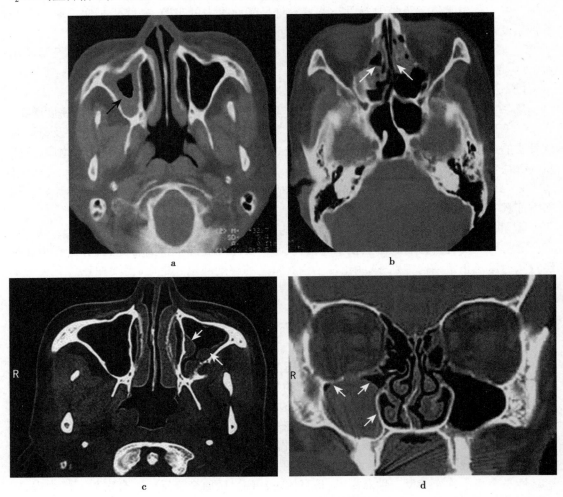

图8-3-3 鼻窦炎症和囊肿CT影像表现

a+c. 上颌窦炎症黏膜增厚(↑示);b. 双侧筛窦炎症(↑示);d. 右上颌窦囊肿(↑示)

3. 真菌性鼻窦炎 常见钙化,钙化密度较高,靠近窦口区,边缘清楚,形态不规整,多见于老年人的上颌窦。当窦腔内出现钙化斑时,应考虑真菌性鼻窦炎的可能。

4. 过敏性鼻窦炎 X线和CT表现为多发鼻窦腔混浊、密度增高,难与急性化脓性鼻窦炎鉴别。MRI表现黏膜广泛水肿增厚,呈长T_2信号,诊断需结合临床表现、体征等,其中多鼻窦甚至全组鼻窦受累,病变出现和消退较快等是过敏性鼻窦炎的特点。

【鉴别诊断】

主要是各种鼻窦炎症间的鉴别,要注意各自的影像特征,结合临床表现进行鉴别。

四、鼻窦囊肿

【疾病概要】

鼻窦囊肿从病理方面可分为浆液囊肿、黏液腺囊肿和黏液囊肿三种。

1. 浆液囊肿 也称黏膜下囊肿或间质囊肿。好发于上颌窦,病因可能与变态反应性水肿、慢性鼻窦炎等有关。系毛细血管渗出的浆液潴留在上颌窦黏膜下结缔组织内形成的囊状物。临床多无症状,偶有头痛、间歇性流黄水等。

2. 黏液腺囊肿 病因与慢性炎症有关,系黏液腺导管开口阻塞,黏液潴留在腺管内形成。

3. 黏液囊肿 与浆液囊肿、黏液腺囊肿不同,系鼻窦炎症或变态反应产生的大量渗出液或脓液,由于窦口阻塞,腔内黏液和脓液潴留形成囊肿,其特点是由于腔内压力增大会引起窦腔膨大变形。囊肿好发于筛窦和蝶窦。临床表现为头痛、病变局部隆突和邻近结构如眼球、视神经受压的症状。

【影像表现】

1. X线表现 浆液囊肿和黏液腺囊肿表现相似,窦腔内见圆形或半圆形软组织块影,边缘光滑清楚,好发于窦腔下部或外下方。黏液囊肿早期可仅表现为窦腔混浊、密度增高,似鼻窦炎,随着压力的增高,窦腔内间隔消失,窦腔增大变形,邻近结构受压甚至骨质吸收破坏。

2. CT和MRI表现 CT是本病的主要检查方法,浆液囊肿和黏液腺囊肿表现相似,囊肿可单发,也可多发或同时发生于多个窦腔内,CT表现为沿窦壁走行、边缘光滑、圆形或半球形软组织影,内部为液体密度(图8-3-3d)。MRI信号多变,信号差异主要由含水量及水化状态、蛋白含量和其成分黏稠度决定,一般呈长 T_1 长 T_2 信号,囊肿含蛋白或黏液量高时,呈短 T_1 长 T_2 信号。黏液囊肿早期似鼻窦炎,CT和MRI显示鼻窦腔的变形更为准确可靠。CT和MRI增强扫描上述囊肿内容物均不强化,囊壁可显示轻度强化。

【鉴别诊断】

主要是各种囊肿间的鉴别:黏液腺囊肿的发病部位、临床表现、影像表现等与浆液囊肿相似,鉴别困难。并且X线平片上两者均需与炎性息肉鉴别,如果单发,无鼻窦黏膜增厚,则以囊肿可能性大;如为多发,伴黏膜增厚,则以息肉的可能性为大。黏液囊肿的主要诊断依据是晚期引起鼻窦腔的变形,窦壁吸收变薄等表现。

五、鼻腔及鼻窦肿瘤

鼻腔及鼻窦良性肿瘤常见内翻性乳头状瘤、鼻息肉、血管瘤等。恶性肿瘤常为鼻窦鳞癌,其他较少见类型包括未分化癌、小涎腺肿瘤、腺癌、淋巴瘤、黑色素瘤等。

(一)内翻性乳头状瘤

【疾病概要】

1. 病因病理 内翻性乳头状瘤是鼻腔和鼻窦最常见的肿瘤,生长缓慢,在组织学上属于良性肿瘤,生物学行为属于交界性肿瘤,有局部侵袭性,术后易复发。绝大多数内翻性乳头状瘤单侧发病,最常见的发生部位为鼻腔外壁近中鼻道处,常蔓延到邻近鼻窦,也可侵犯鼻咽、眼眶,少数可侵犯颅内。原发于鼻窦的乳头状瘤很少见。

2. 临床表现 临床上男性比女性多见,约2~10:1,高发年龄为40~70岁,临床表现为鼻塞、流涕、鼻出血和失嗅,出现疼痛和面部麻木提示可能恶变,侵犯眼眶时可出现眼球突出。

【影像表现】

1. CT表现 显示鼻腔软组织肿块影,累及邻近鼻窦,形态规则或不规则,边界较清楚,密度均匀,增强后轻度强化。可引起邻近骨质吸收破坏或骨质增生。肿瘤阻塞鼻窦开口时可引起继发鼻窦炎改变(图8-3-4)。肿瘤增大可侵犯眼眶或前颅窝,骨质破坏明显时,应考虑恶变可能。

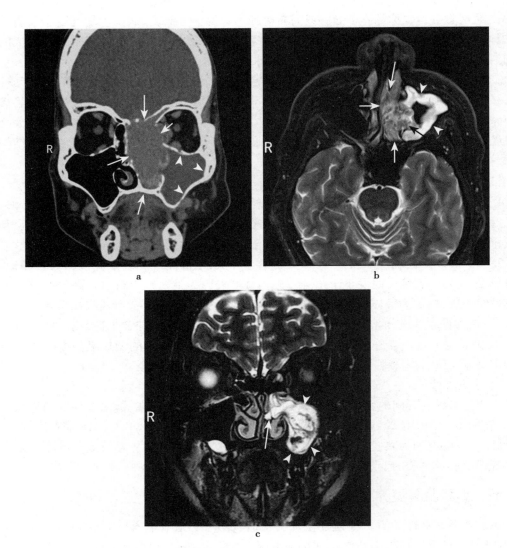

图8-3-4 内翻乳头状瘤影像表现

例1：a. CT 冠状面 MPR 影像，左侧鼻腔见软组织密度肿块，鼻甲及鼻腔外侧壁破坏，病变向筛窦和左眶生长（↑示）；左侧上颌窦见阻塞性炎症积液征象（箭头示）。例2：b. 磁共振 T_2WI 横断面影像，c. 磁共振 T_2WI 冠状面影像，左侧鼻腔见混杂信号肿块（↑示），左侧上颌窦黏膜不规则增厚，呈阻塞性炎症表现（箭头示）

2. MRI 表现 多数病变信号均匀，T_1WI 和 T_2WI 表现为低到中等信号，中度强化。MRI易区分肿瘤与伴发的阻塞性炎症。

【鉴别诊断】

主要需与上颌窦癌鉴别，内翻性乳头状瘤影像学表现的主要特点是一侧鼻腔病变，随病变发展累及上颌窦及其他邻近结构，主要是引起邻近结构的破坏或阻塞性炎症表现，这些影像特点与上颌窦癌不同。

（二）鼻窦癌

【疾病概要】

鼻窦恶性肿瘤以鳞癌最常见，最好发于上颌窦，通常发生于中老年人，男性多见。早期的临床症状隐匿,类似鼻窦炎,其后发生牙齿松动、脱落或疼痛、牙关紧闭、复视和头痛等。肿瘤晚期可侵及深部组织、颅底骨和发生淋巴结转移。

【影像表现】

1. X 线表现　平片可见鼻窦窦腔内团块影,晚期可见骨质破坏。

2. CT 表现　显示窦腔软组织肿块,窦壁骨质破坏,并向邻近结构侵犯,如眼眶、翼腭窝、颞下窝、面部软组织、颅底甚至颅内,表现为软组织肿块及骨质破坏(图 8-3-5)。增强扫描肿瘤强化。

3. MRI 表现　显示肿瘤呈等 T_1 长 T_2 信号,肿瘤内部液化坏死则呈长 T_1 长 T_2 信号。增

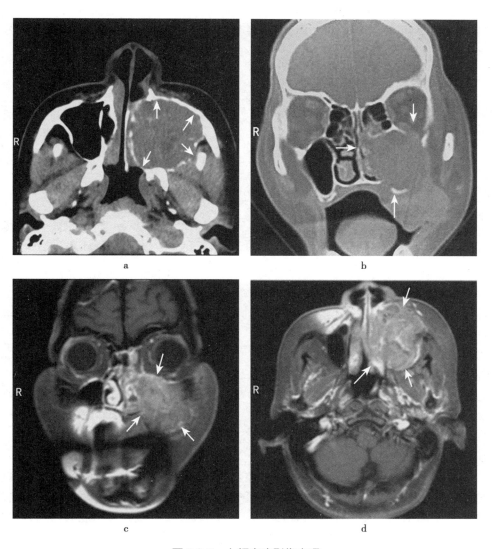

图 8-3-5　上颌窦癌影像表现

a. CT 横断面;b. CT 冠状面;c. MRI 增强扫描冠状面 T_1WI;d. MRI 增强扫描横断面 T_1WI
左侧上颌窦内肿块(↑示),破坏上颌窦前壁侵及颜面部软组织,破坏眶下壁侵及眶窝,破坏上颌窦内壁侵及鼻腔。CT 扫描病变呈软组织密度,T_1WI 增强扫描呈中等信号,病灶不均匀强化

强后肿瘤强化。MRI 的优势在于明确显示肿瘤侵犯邻近结构的情况及病变范围。

【鉴别诊断】

总之,各种影像学检查发现上颌窦内软组织肿块,伴有窦壁破坏时即可诊断上颌窦癌。该病需要与鼻窦炎、鼻息肉、内翻乳头状瘤等疾病鉴别。

第四节 咽 喉 部

咽喉是进饮食、行呼吸、发声音的器官。咽喉上连口鼻,下通肺胃,是连接口腔和肺胃的通路,祖国医学认为咽喉是经脉循行的要冲。咽喉部的影像学检查包括 X 线、CT 和 MRI 三方面,主要观察鼻咽腔、喉腔轮廓和周围软组织结构,用于咽喉部炎症性病变和肿瘤性病变的诊断。

一、正常影像学表现

咽腔为鼻腔、口腔和喉腔后方的肌膜性含气腔道,位于颈椎前方,上至颅底,下至环状软骨下缘与食管相接,以软腭水平和会厌软骨上缘水平可将咽腔分为鼻咽腔、口咽腔和喉咽腔三部分(图 8-4-1)。鼻咽位居鼻腔之后,颅底之下,软腭之上。前通鼻腔,顶壁由蝶骨体和枕骨斜坡底构成,后壁由第 1~2 颈椎椎体前的软组织构成。下通口咽,两侧壁由筋膜、肌肉等组成,距下鼻甲后端后方约1cm 处有咽鼓管咽口,其后方有咽鼓管隆起(圆枕),鼻咽顶、后、侧壁交界处较深的凹陷称咽隐窝,是鼻咽癌的好发部位。口咽位居口腔后方,经咽峡与口腔相通,上通鼻咽腔,下通喉咽腔。后壁为颈前的软组织,两侧壁为舌腭弓和咽腭弓,两弓之间为腭扁桃体。喉咽上起会厌上缘水平,下至环状软骨下缘接食管。后壁为颈前软组织,舌根与会厌间横行的沟状凹陷为会厌谿。喉咽两侧,杓会厌皱襞与甲状软骨之间的凹陷为梨状窝。

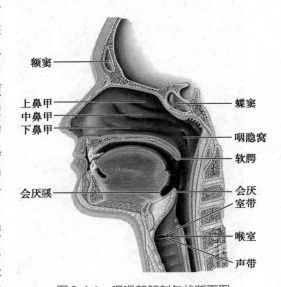

图 8-4-1 咽喉部解剖矢状断面图

喉是以软骨为支架,由软组织构成的空腔器官,位于颈前正中,上通喉咽,下接气管,具有通气和发声双重功能。喉软骨有九块:会厌软骨、甲状软骨、环状软骨各一块,小角软骨、杓状软骨、楔状软骨各一对。会厌软骨形如树叶,上缘游离,下端附在甲状软骨切迹之后下。会厌软骨和覆盖于表面的黏膜共同构成会厌,会厌前面与舌根间形成会厌谿。甲状软骨由两侧方形的软骨板向前联合而成,是喉腔的主要支架,其前上端前突形成喉结。环状软骨位于甲状软骨下方,下接气管。其他三对小软骨都在甲状软骨后方的软组织内。喉腔由喉室带和声带分为声门上区(喉前庭)、声门区和声门下区。声门上区位于喉室带之上,其上口呈鱼嘴状(喉入口),通向喉咽腔,喉入口由会厌上缘和两侧的杓状会厌皱襞上缘以及后方的杓状软骨围成,吞咽时喉口闭合。声门区是喉室带和声带之间的喉腔,包括喉室带、声带和两侧的喉室。喉室带和声带是喉腔侧壁上前后走行的两对黏膜皱襞。两侧声带之间的裂隙称声门裂。声门下区是声带以下的柱状喉腔，下通气管。

（一）正常 X 线表现

1. **检查技术** 咽部侧位片、鼻咽部侧位片、喉咽部侧位片是为不同部位咽喉腔结构设计的检查技术，主要区别是中心线对应咽喉部不同部位摄片。上述各片在摄影时应嘱患者作改良 Valsava 动作（深吸气后，口鼻闭合，做强行呼气动作）时摄片，以便增加鼻咽腔内压力和含气量，使气体与咽壁软组织形成对比。

2. **咽喉腔影像** 咽腔含气与周围软组织形成对比，显示软组织轮廓。在咽侧位片上，咽顶壁和后壁与 X 线趋向于平行，显示较清。咽顶壁与颅底平行略呈弧形，咽后壁软组织与颈椎前缘平行呈带状软组织影，其中鼻咽后壁与顶壁交界处软组织较厚，形成光滑的突向后上的弧形轮廓。鼻咽后壁对应寰椎前弓的部位可略前突。喉咽后壁上部、口咽后壁与鼻咽后壁相延续，厚度较均匀，但喉咽后壁下部则较厚，称环状软骨后间隙。在咽喉部侧位片上也可观察软腭、会厌，以及咽腔和鼻腔、口腔、喉腔的沟通情况。侧位平片显示喉室为一横行条状低密度影，声门下区透光度增加，与气管相接。于下颌骨下方可见舌骨呈条形，舌骨上方可见一侧面呈汤匙柄样的结构，为会厌软骨。会厌软骨与舌根交界处的凹沟为会厌谿。

3. **咽壁软组织测量** 咽顶壁和后壁软组织呈连续的带状影，与颅底及颈椎前缘平行。在观察软组织轮廓的同时，测量其厚度对咽后壁炎症及肿瘤的诊断有重要价值。测量方法有多种，其中直接测量法较为方便实用。直接测量法：鼻咽顶壁前部厚度为 5mm 左右，成人正常绝对值不超过 10mm，儿童因腺样体肥大厚度相对较大，但一般不应超过 8mm；鼻咽、口咽后壁和喉咽后壁上部厚度超过 5mm 具有病理意义；喉咽后壁下部即环状软骨后间隙，其正常厚度不超过 15mm。

（二）正常 CT 表现

1. **鼻咽 CT 检查及正常表现** 采用横断面，以听鼻线为基线，3～5mm 层厚连续扫描。冠状面扫描基线垂直于听鼻线，前起鼻腔后部，后至颈椎。口咽和下咽部 CT 采用横断面，3～5mm 连续扫描。选用软组织窗观察，颅底和颈椎骨质选用骨窗观察。螺旋 CT 容积扫描可以通过 MPR 技术，从不同方位观察咽部结构。发现肿块性病变时应行增强 CT 检查。口咽横断面前界为软腭和舌根部。两侧壁由腭扁桃体与邻近肌肉组织构成，CT 上二者密度相近，无法区分。侧壁外侧为咽旁间隙。咽后壁为头长肌和颈椎。鼻咽部横断面上（图 8-4-2），鼻咽腔位于中央，两侧壁中部突出的结节状软组织密度影为咽鼓管圆枕；圆枕前方的凹陷为咽鼓管咽口；后方的裂隙为咽隐窝。

2. **喉部 CT 检查及正常表现** 横断面扫描，层厚 3～5mm，扫描范围自会厌向下至气管上部，扫描时患者屏住呼吸且停止吞咽，视需要可加行发"E"音或行"Valsalva"动作扫描。螺

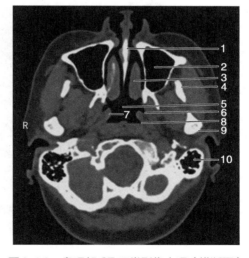

图 8-4-2 鼻咽部 CT 正常影像表现（横断面）
1. 鼻中隔；2. 上颌窦；3. 下鼻甲；4. 下颌骨冠突；5. 鼻咽腔；6. 咽鼓管咽口；7. 咽鼓管圆枕；8. 咽隐窝；9. 下颌骨髁突；10. 乳突气房

旋 CT 容积扫描可以通过 MPR 等多种技术,从不同方位观察咽部结构(图 8-4-3)。CT 冠状重建及仿真喉镜对显示声带及喉室更直观,应合理应用。舌骨体层面,前方倒"U"字形高密度影为舌骨体及舌骨角,甲状软骨板呈"八"字形。会厌体与舌甲膜之间低密度区为会厌前间隙,会厌两侧向后外呈弧形的带状软组织影为杓会厌皱襞,其间椭圆形含气间隙为喉前庭。室带和声带分别位于甲状软骨内侧,前者密度较低,后者呈软组织密度。

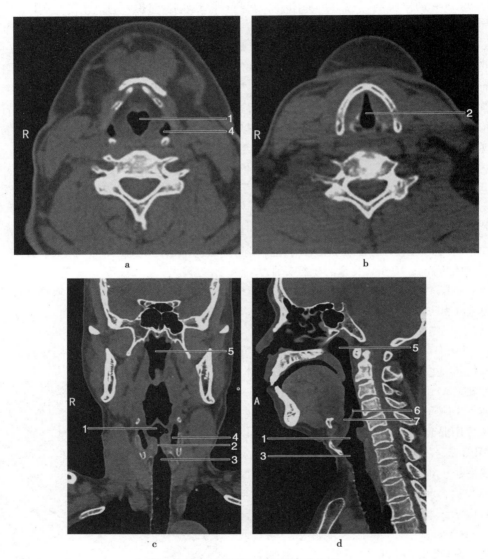

图 8-4-3 咽喉部 CT 正常影像表现

a. 声门上区横断面;b. 声门区横断面;c. 冠状面 MPR;d. 矢状面 MPR
1. 声门上区;2. 声门区;3. 声门下区;4. 梨状窝;5. 鼻咽腔;6. 会厌软骨;7. 会厌襞

(三)正常 MRI 表现

采用颈部线圈、SE 或 FSE 序列,行矢状面、横断面、冠状面 T_1WI、T_2WI 等扫描,层厚 3 ~ 5mm。横断面扫描平行于硬腭或声带。对可疑血管性病变、肿瘤侵入颅内、需确定肿瘤形态、大小及邻近组织的浸润范围时应行增强检查。MRI 影像解剖表现与 CT 相似,同时 MRI

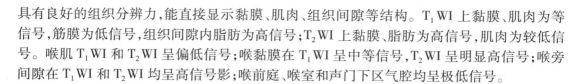

具有良好的组织分辨力,能直接显示黏膜、肌肉、组织间隙等结构。T_1WI 上黏膜、肌肉为等信号,筋膜为低信号,组织间隙内脂肪为高信号;T_2WI 上黏膜、脂肪为高信号,肌肉为较低信号。喉肌 T_1WI 和 T_2WI 呈偏低信号;喉黏膜在 T_1WI 呈中等信号,T_2WI 呈明显高信号;喉旁间隙在 T_1WI 和 T_2WI 均呈高信号影;喉前庭、喉室和声门下区气腔均呈极低信号。

二、喉外伤

【疾病概要】

各种暴力作用,可导致喉结构损伤。外伤后,舌骨、甲状软骨、环状软骨等可发生骨折,以甲状软骨及环状软骨多见,骨折片损伤喉黏膜可导致出血和水肿、皮下气肿。晚期因肉芽组织增生、发生粘连而致喉腔变形、狭窄。临床表现可有不同程度的出血、喉痛、声嘶、吞咽和呼吸困难,同时可有皮下气肿。晚期则表现喉腔狭窄症状。

【影像表现】

1. X 线表现 较少应用,急性期可显示喉软组织水肿。钙化的喉软骨骨折可见骨折线及错位。颈部气肿多沿颈部肌肉间隙分布,呈条状积气。晚期肉芽增生和粘连,可见喉腔结构不对称、变形。

2. CT 表现 应作为首选检查,可显示喉黏膜肿胀、出血、软组织挫伤以及软骨骨折。出血和水肿均表现为黏膜弥漫增厚,会厌前间隙和喉旁间隙密度增高;软组织肿胀表现为大片略低密度影,突入喉腔可使喉腔狭窄;软组织内气肿,表现为颈部皮下或喉黏膜下蜂窝状或条状低密度影;喉软骨骨折表现为软骨错位和骨片分离。慢性期肉芽肿形成,可显示各部结构的增厚及粘连和喉腔狭窄。

3. MRI 表现 血液在 T_1WI 及 T_2WI 均为高信号,与肌肉、韧带、软骨易区别,利用脂肪抑制序列可与脂肪鉴别;软组织肿胀 T_1WI 呈略低信号,T_2WI 为略高信号;皮下气体在 T_1WI 及 T_2WI 均为低信号影。

三、鼻咽部炎症

（一）小儿鼻咽部腺样体增生

【疾病概要】

1. 病因病理 腺样体也叫咽扁桃体或增殖体,位于鼻咽腔顶部与咽后壁处,属于淋巴组织,表面呈橘瓣样。腺样体和扁桃体一样,出生后随着年龄的增长而逐渐长大,4～6 岁是增殖最旺盛的时期,青春期以后逐渐萎缩。上呼吸道感染、鼻咽部及其毗邻部位的炎症或腺样体自身的炎症反复刺激,使腺样体发生病理性增生,堵塞上呼吸道。该病在小儿常见,常与慢性扁桃体炎合并存在。

2. 临床表现 反复出现鼻塞、张口呼吸等症状,尤以夜间加重。患儿表现为打鼾、睡眠不安、张口呼吸、仰卧时明显,睡眠中常不时翻身,使睡眠质量下降。

【影像表现】

小儿腺样体可采用鼻咽部侧位平片、CT 或 MRI 检查,以观察病变程度,在小儿能配合的情况下推荐 MRI 检查。平片检查要注意拍摄标准的鼻咽部侧位片;CT 要注意横断面扫描后行矢状面 MPR,观测鼻咽部软组织轮廓;MRI 检查要行矢状位扫描方便观察病变。各种检查的共同表现为(图 8-4-4):鼻咽顶后壁的软组织(增生的腺样体为主)不同程度增厚,严重者呈轮廓不规则的软组织肿块突向鼻咽腔,鼻咽腔狭窄。上述变化随病程变化时轻时重。小儿腺样体增生常伴发鼻窦炎症。

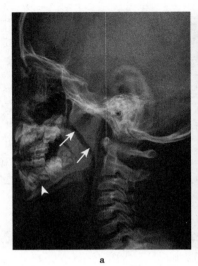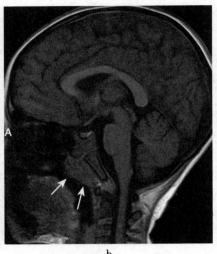

a   b

图 8-4-4　小儿鼻咽部腺样体增生影像表现

a. 鼻咽部侧位片；b. 小儿鼻咽部 MRI 矢状面 T_1WI

鼻咽顶后壁软组织明显增厚（↑示），轮廓不规整，鼻咽腔狭窄，平片可见多个
发育中的恒牙牙胚（箭头示）

【鉴别诊断】

该病结合临床表现，易于诊断，影像学主要应注意选择合适的检查方法和投照体位。

（二）咽部脓肿

【疾病概要】

按部位分为咽后壁脓肿和咽旁脓肿，急性者多为化脓性炎症，慢性者多为结核引起的寒性脓肿。急性型临床表现为发热、寒战、咽痛、吞咽困难，进而颈部僵硬，头部偏斜。慢性型表现为咽部阻塞症状、结核中毒症状等。

【影像表现】

1. X 线表现　咽后壁脓肿于侧位片上可见咽后壁弥漫性软组织增厚。急性型颈椎曲度变直，生理性弯曲消失甚至反向后突，脓肿内可见积气或气液平面，但一般无骨质破坏。慢性型邻近颈椎可有骨质破坏及椎间隙变窄。

2. CT 表现　可在口咽、喉咽层面显示椎前软组织肿胀增厚或低密度脓腔。咽旁脓肿CT 显示患侧咽旁间隙扩大，内可见低密度或软组织密度区。增强检查，脓肿壁见环状强化。

3. MRI 表现　除形态改变外，还可显示脓腔内脓液呈长 T_1 长 T_2 信号。增强后脓肿呈边缘环形强化。

四、咽喉部肿瘤

（一）鼻咽纤维血管瘤

【疾病概要】

鼻咽纤维血管瘤又称为青少年出血性纤维瘤，多见于 10～25 岁男性。临床症状以进行性鼻塞和反复顽固性鼻出血为主，肿瘤较大时可压迫周围组织出现鼻、鼻窦、耳、眼等异常症状。鼻咽检查可见突向鼻咽腔的粉红色肿块，易出血。

【影像表现】

1. X 线表现　侧位平片虽可显示鼻咽腔软组织肿块,但不能显示其范围,通常需进一步行 CT 扫描等检查。

2. CT 表现　可见软组织肿块充满鼻咽腔,肿块境界清楚,一般密度均匀。病变多经后鼻孔长入同侧鼻腔;蝶腭孔扩大,肿瘤可长入翼腭窝、颞下窝;向上可破坏颅底骨质,侵入蝶窦或海绵窦。增强检查,肿瘤可见明显强化。

3. MRI 表现　肿块 T_1WI 呈低信号,T_2WI 呈明显高信号,增强扫描强化明显,肿瘤内可见低信号条状或点状影,称为"椒盐征"。

【鉴别诊断】

鼻咽血管纤维瘤 CT 和 MRI 检查有明显强化,尤其 MRI 上的"椒盐征"富有特征,一般不难诊断。本病应与腺样体肥大、鼻咽部淋巴瘤、淋巴管瘤等鉴别。CT 应作为主要检查方法,MRI 主要用于鉴别诊断。

（二）鼻咽癌

【疾病概要】

鼻咽癌是起源于鼻咽部黏膜上皮的癌肿,为头颈部常见的恶性肿瘤,南方沿海地区发病率较高,男性多于女性。病因不明,近年来发现与遗传、环境和 EB 病毒感染等多种因素相关。组织学上,鳞癌最多,其次是未分化癌,腺癌少见。病变好发于鼻咽顶壁及咽隐窝区,其次为侧壁。鼻咽癌极易转移至颈部淋巴结,并扩展至邻近组织。本病早期临床表现隐匿,病变发展可表现为涕血或痰中带血。部分患者以颈部浅表淋巴结肿大为首发症状。

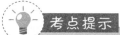

考点提示

鼻咽癌的好发部位

【影像表现】

1. X 线表现　侧位片可见鼻咽顶后壁软组织弥漫性增厚,表面不规则,有时呈软组织团块样,鼻咽腔狭窄,颅底骨质可有破坏。

2. CT 表现　平扫鼻咽腔不对称或有肿物隆起,咽隐窝变浅或消失。咽壁或咽旁软组织增厚模糊、密度增高。咽旁间隙变形、移位、狭窄甚至消失。鼻咽癌可累及翼腭窝、颞下窝,向上侵犯蝶窦。晚期常侵犯颅底造成骨质破坏,最常经破裂孔区向颅内浸润转移(图 8-4-5)。增强检查肿块见不同程度强化,多为轻中度强化,且多为不均匀强化。

3. MRI 表现　显示病变范围清晰,肿块 T_1WI 呈中、低信号,T_2WI 呈中、高信号,如较大肿瘤发生坏死,T_2WI 可见片状更高信号区。增强检查,肿块呈中等强化(图 8-4-5)。此外,MRI 对颅底骨质受累破坏,肿瘤复发与放疗后纤维化的判定亦有重要价值。

【鉴别诊断】

需要和其他鼻咽部肿块性病变如血管纤维瘤、腺样体肥大、鼻咽部淋巴瘤、淋巴管瘤等鉴别。在中老年患者,影像学检查发现鼻咽部不规则软组织肿块,应首先考虑该病,特别是发现颅底骨质破坏和颈部淋巴结肿大等更可明确诊断。

（三）喉癌

【疾病概要】

1. 病因病理　喉癌是喉部常见恶性肿瘤,病因不明,多与喉部炎症、长期有害因素刺激有关。喉癌

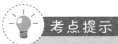

考点提示

喉癌的分型

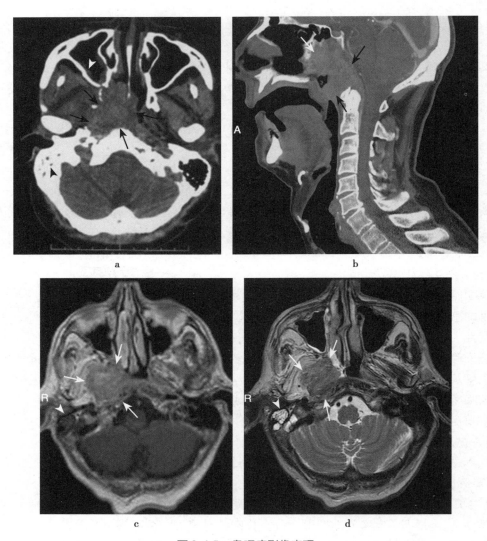

图 8-4-5 鼻咽癌影像表现

例1：a. CT 横断面影像，b. 增强扫描矢状面 MPR 影像，右侧咽隐窝区见不规则肿块，呈中等密度，咽隐窝闭塞，鼻咽腔狭窄，颅底枕骨受侵见骨质破坏（↑示），右侧乳突见阻塞性炎症表现（箭头示）。例2：c. 磁共振增强扫描横断面 T_1WI，d. 磁共振普通扫描横断面 T_2WI，右侧鼻咽部肿块均呈中等信号，咽旁软组织受侵，增强扫描病变可见较明显强化（↑示），右侧乳突见阻塞性炎症表现（箭头示）

的组织学类型多为鳞癌，其次为腺癌。喉癌按发生部位分为四型：①声门型，癌瘤局限于声带，分化较好，预后较好；②声门上型，癌瘤发生于声带以上的结构（如喉室、喉室带、杓会厌皱襞、会厌），预后较差；③声门下型，癌瘤原发于声带以下的结构；④混合型，晚期癌瘤超越各型范围甚至侵及喉全部结构。

2. 临床表现 该病男性发病多于女性，好发于 40～60 岁。主要临床表现为喉部异物感、声音嘶哑、吞咽和呼吸困难、咽喉痛、痰中带血等。

【影像表现】

1. X 线表现 对发现早期病变意义不大，现多用 CT 和 MR 检查。

2. CT表现　　主要表现为喉腔内结节状软组织密度肿块,喉腔变形、狭窄或闭塞,钙化的甲状软骨可有破坏,有时可见颈部软组织肿胀(图8-4-6)。①声门型:声带增厚,边缘不规则或有结节状肿块,声带固定,声门裂不规则、偏移或闭塞。②声门上型:依病变部位不同可表现为声门上区软组织块影或结节影;杓会厌皱襞或会厌增厚;喉室带增厚或呈结节状突出;声门上区喉腔变形、狭窄;梨状窝或会厌谿变浅、闭塞。③声门下型:声带及喉侧壁增厚或见不规则肿块,两侧不对称,常合并声带活动障碍或固定。④混合型:有声带改变,同时有声门上型或声门下型改变或全喉广泛受累。肿瘤侵及会厌前间隙及喉旁间隙表现为低密度脂肪间隙消失,钙化的喉软骨受侵及可见骨质破坏。CT增强检查,肿块有不同程度强化,并有利于发现颈部淋巴结转移。

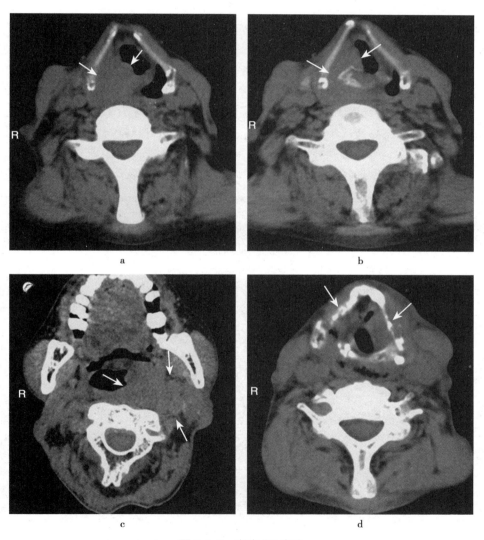

图 8-4-6　喉癌 CT 表现

例1:a+b. CT横断面影像示声门上区右侧不规则软组织密度肿块,喉腔狭窄变形(↑示)。

例2:c+d. 晚期喉癌CT横断面影像示声门上区左侧不规则软组织密度肿块,喉腔狭窄变形,甲状软骨广泛破坏(↑示)

3. MRI 表现 肿瘤组织在 T_1WI 为等或略低信号,坏死区可表现为更低信号;T_2WI 为稍高信号,坏死区表现为更高信号。增强后病变呈不同程度强化,MRI 有利于明确肿瘤浸润程度,显示软组织病变的范围和较多发现颈部淋巴结转移。

总之,在中老年患者,有喉功能障碍,影像学检查发现喉部声门区或声门上、下区肿块、喉腔变形,首先应考虑该病,特别是有软骨破坏者,更提示为喉癌,早期喉癌诊断困难,提倡活检确诊。

第五节　口腔颌面部

口腔颌面部疾病的影像学诊断主要包括上下颌骨及牙齿疾病和涎腺疾病等的诊断。牙齿和颌骨疾病的发病率高,为了避免各种组织重叠,口腔颌面部的传统 X 线摄片设计了较多的摄影体位,但近年逐渐被 CT 取代。目前临床口腔专科常用根尖 X 片观察局部牙齿的病变;用口腔全颌曲面断层片,观察各牙齿的排列关系和病变,用于牙齿矫形。近年口腔全景 CT 应用逐渐增多,该设备在扫描取得数字影像信息后,运用多种后处理软件,对口腔颌面部骨及牙齿的影像结构进行详细分析,通过多层曲面重建技术、MPR 技术、VR 技术等获得不同类型的影像,对颌面部骨及牙齿病变的诊断、牙齿畸形等的观察和种植牙技术的应用有很大帮助(图 8-5-1)。全身多排螺旋 CT 扫描设备显示口腔及颌面部各结构也很清楚,通过多种后处理技术,同样可以很好地显示牙齿及牙周组织等结构,发现病变。

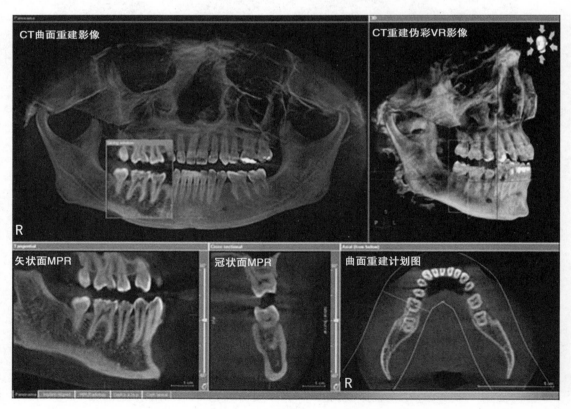

图 8-5-1　口腔全景 CT 影像

一、正常影像学表现

（一）牙

人一生有乳牙和恒牙两组牙。①乳牙20颗，上、下颌左、右侧各5颗。其名称由中线向两旁分别称为乳中切牙、乳侧切牙、乳尖牙、第1乳磨牙和第2乳磨牙。乳牙出生后6个月开始萌出，3岁左右出齐；6岁左右开始脱落，被恒牙取代，除第3磨牙外，其他各恒牙14岁左右出齐。②恒牙32个颗，上、下颌左、右侧各8颗。其名称由中线向两旁分别称为中切牙、侧切牙、尖牙、第1前磨牙、第2前磨牙、第1磨牙、第2磨牙和第3磨牙。第3磨牙在17~25岁萌出或终生不出，故也称迟牙。发育中的恒牙或乳牙称牙胚。

解剖学结构方面，牙包括牙体和支持牙体的牙周组织。牙体可分为牙冠、牙根和牙颈三部分。①牙釉质被覆在牙冠的表面，是人体内钙化最高、最坚硬的组织。②牙本质围绕牙髓构成牙的主体，形态与牙外形一致，硬度仅次于牙釉质。③牙骨质是牙根表面的一层致密骨质，在牙颈部较薄，与牙冠部釉质相连形成牙颈线。牙骨质的硬度次于牙釉质和牙本质。④牙髓位于牙髓腔内，由富于细胞、血管、淋巴和神经的疏松结缔组织构成。牙髓腔分为牙冠部的髓室和牙根部的根管两部分。牙周组织包括牙周膜、牙槽骨、牙龈等组织。①牙周膜是介于牙根与牙槽骨之间的致密结缔组织膜，正常厚度为0.2~0.5mm。②牙槽骨是上、下颌骨包围牙根的骨突部分，又称牙槽突。容纳牙根的凹陷称牙槽窝，牙槽窝表面的薄层密质骨称牙硬骨板。牙槽骨分为松质骨和皮质骨，松质骨为骨小梁结构，皮质骨致密称硬骨板。

牙的X线和CT影像能清楚显示上述牙体及牙周组织的结构：

1. 牙体　人体的各牙齿在不同年龄的X线和CT影像均可以显示。X线和CT影像可清楚显示牙的形态和结构，能区分牙釉质和牙本质，牙骨质与牙本质密度则无差别，牙髓腔在牙体内部呈低密度，髓室、根管显示清楚。

2. 牙周组织　①牙槽骨分为松质骨和皮质骨，松质骨为骨小梁结构，皮质骨致密称硬骨板，X线和CT影像表现为牙槽窝内面致密的线状影。②牙周膜位于牙根表面骨质与牙硬板之间，呈线条状透亮影，正常厚度为0.2~0.5mm。

3. 牙胚　发育中的牙位于牙囊内，牙囊为圆形透亮影，边缘光滑清楚，有硬化缘。囊内有致密的发育牙（图8-4-4）。牙冠处与牙囊的间隙称冠周间隙，正常为1~2mm，冠周间隙明显增大时即为含牙囊肿。

（二）颌骨

上颌骨和下颌骨和颧骨等组成口腔的骨性支架，下颌骨通过颞下颌关节与上颌骨形成咬合关系。上颌骨可分为体部和四个突起：体部内含上颌窦，有四个面，分别是上面（眶面）、前面（颜面）、内面（鼻面）、后外面（颞下面）；四个突是额突、颧突、牙槽突和腭突。下颌骨可分为一体两支，体部与支部交界处为下颌角，下颌支上端有髁突和冠突两个突起及两者间的下颌切迹等结构，下颌体上缘为牙槽突。口腔内的牙齿分列根植于上、下颌骨的牙槽突上。

上、下颌骨的结构可在后前位或侧位片及CT断面影像观察，除了观察牙槽突和牙槽骨以外，上、下颌骨的其他结构如上颌窦、各骨突等可清楚显示。目前上颌骨病变多用CT检查，同时观察上颌窦壁、翼颌裂及鼻咽部等结构（图8-1-4，图8-3-2）。

（三）颞下颌关节

颞下颌关节侧位片与乳突许氏位摄影体位类似，通常双侧颞下颌关节侧位（许氏位）片，分别在闭口位和张口位摄取，可清楚显示颞下颌关节结构，并了解其活动范围及功能。平片显示颞下颌关节由关节凹、关节结节和髁突表面光滑致密的薄层骨皮质构成,关节凹、关节结节显示清楚,髁突位于关节凹中间,顶端呈半圆形。髁突和关节凹之间的弧形透光影为关节间隙,宽约2mm,两侧对称。正常颞下颌关节的活动范围是:①张口位时,髁突向前下滑动至关节结节的下方或稍前下方,但一般不超越关节结节。②闭口位时,髁突又回到关节凹内,两侧运动对称。

二、颌面部外伤

【疾病概要】

口腔颌面部是人体的暴露部位,在各种外伤中很易受累。颌面骨外伤多由直接暴力引起,除了临床体征外,其诊断主要依靠 CT 和 X 线。影像学检查不但可明确骨与关节损伤的有无、部位、类型及有无并发症,在临床治疗过程中也可作为观察疗效的主要依据。多排螺旋 CT 由于具有先进的图像后处理功能,在口腔颌面部外伤的诊治过程中可发挥重要作用。

【影像表现】

颌面部上颌骨骨折多见于牙槽突、鼻突、颧突等部位,上颌窦多受累,复杂的上颌骨骨折多合并眶底、鼻骨、颧骨的骨折(图 8-1-4,图 8-5-2)。下颌骨骨折好发于髁突颈部、下颌角区、下颌颏孔区及下颌正中联合部(8-5-2)。颌面部损伤的主要影像学表现为:骨皮质和骨小梁的连续性中断;骨折部位错位变形;牙齿断裂或脱离;上颌窦积血积液;颌面部软组织肿胀、皮下积气及外伤异物存留等。

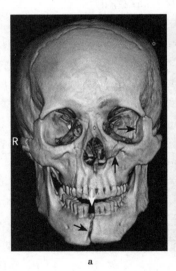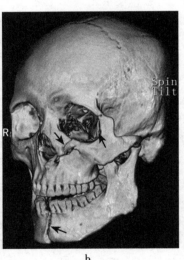

图 8-5-2　上下颌骨骨折 CT 重建 VR 图像
a. 正面观;b. 左前斜面观:下颌骨、左上颌骨多处骨折(↑示)

三、龋病

【疾病概要】

龋病是牙齿硬组织破坏缺损的一种疾病,是最常见的牙齿疾病,好发于牙冠部的咬合面,也可见于牙的其他表面,常多发。

【影像表现】

X 线和 CT 表现为牙表面有边缘不规则、深浅不一的缺损（图 8-5-3）。根据破坏的程度可分为：①浅龋，破坏仅限于牙齿的表层（牙釉质或牙骨质）。②中龋，破坏牙本质浅层，出现较深的龋洞。③深龋，破坏牙本质深层，出现接近髓腔的深龋洞。④病牙修补后，破坏区被不同填充物填充，有的呈高密度，在 X 线平片和 CT 显示清楚。

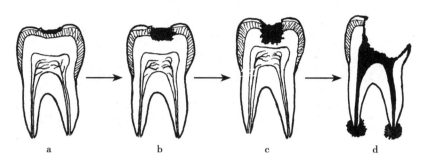

图 8-5-3　龋齿示意图
（a. 浅龋；b. 中龋；c、d. 深龋）

四、牙源性囊状病变

（一）根尖肉芽肿

根尖周围组织感染而形成一团炎性肉芽组织。CT 和 X 线表现为根尖周围圆形或卵圆形透光区，边缘清楚，但不锐利，周围多无明显骨硬化，直径一般不超过 1cm。

（二）根尖脓肿

根尖周围因炎症所致局部性骨质破坏并形成小脓腔。CT 和 X 线表现为根尖周围有一圆形或类圆形透光区，边缘清楚整齐，其周围骨质可因硬化而致密（图 8-5-4a）。

（三）根端囊肿

又称根尖囊肿，系在慢性牙髓炎和根尖肉芽肿基础上发生的囊肿，是颌骨囊肿中最常见的。CT 和 X 线表现：在深龋、残根端处有圆形或卵圆形囊状透光区，边缘光滑锐利，有细而致密的硬化边缘。病牙的牙根端突入囊内（图 8-5-4b）。囊肿大小不等，大的囊肿可使颌骨膨胀，骨壁薄如蛋壳，颜面部畸形。

（四）含牙囊肿

牙胚发育晚期，造釉器的星网状层变性、液化所致，囊内含有一个牙齿。以下颌骨多见。CT 和 X 线表现：多为单房，呈圆形或卵圆形囊状透光区，囊壁光滑锐利，绕以硬化边缘。囊肿较小时囊壁与牙颈部相连，牙冠突入囊内，囊肿较大时整个牙齿位于囊内，但牙冠仍指向囊腔。局部颌骨可膨胀，骨壁菲薄（图 8-5-4c、d）。

五、成釉细胞瘤

【疾病概要】

1. 病因病理　颌骨肿瘤分牙源性和非牙源性两大类。前者主要有成釉细胞瘤、牙瘤、牙骨质瘤等，以成釉细胞瘤较常见。成釉细胞瘤也称造釉细胞瘤，是颌骨上皮性牙源性肿瘤，肿瘤主要来自牙釉质原基上皮层的基底细胞。肿瘤中央的瘤组织易坏死而囊性变，囊壁

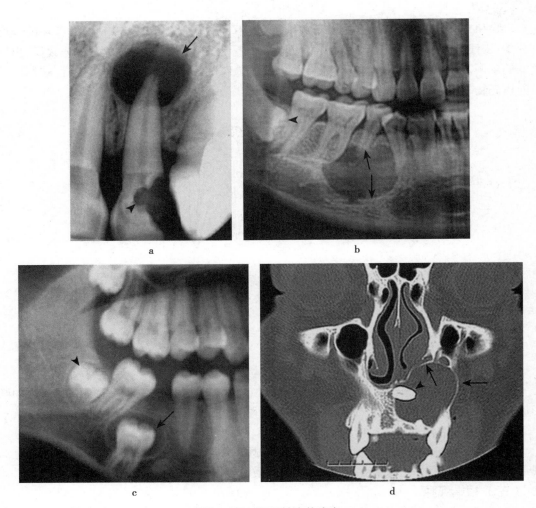

图8-5-4 牙源性囊状病变

a. 根尖脓肿平片(↑示),病牙可见深龋与牙髓腔沟通(箭头示);b. 根端囊肿平片,病变位于病牙根端(↑示),同侧第三磨牙向前生长形成阻生牙(箭头示);c. 含牙囊肿平片(↑示),同侧第三磨牙牙胚(箭头示)尚未萌出;d. CT冠状面,含牙囊肿(↑示),囊内包含一颗牙(箭头示)

周围的瘤组织又可向囊内生长。所以肿瘤可分为实体型、囊型和混合型,以混合型多见。

2. 临床表现　常见于下颌角区,青壮年多发,肿瘤生长缓慢,晚期瘤体较大,常造成颌骨膨大畸形、牙齿脱落。

【影像表现】

成釉细胞瘤影像表现可分为多房型、单房型和实质型三种,以多房型常见。①多房型主要表现为颌骨内多个大小不一、密度不均、分隔不均、相互重叠的圆形、椭圆形囊状透光区,各囊之间的骨性间隔较平滑,厚薄均匀或不一致(图8-5-5a,b)。囊腔的大小相差很明显,参差不齐,交互排列。囊腔内可含牙,并可见斑点状钙化。肿瘤边界清楚锐利,有硬化边缘,但边缘不整齐,有切迹或波浪状改变。肿瘤较大时,使颌骨局部呈囊状膨胀,骨皮质变薄甚至消失。肿瘤邻近的牙根常有明显移位和吸收。②单房型表现为颌骨内单个类圆形囊状透亮区,边缘清楚,常有分叶、切迹,囊内密度不均,可见斑点状钙化。颌骨膨胀突出,相邻牙根移位或吸收等(图8-5-5c,d)。③实质型少见,是早期改变,表现为蜂窝状多发小囊状透亮区,边界较清,形态不规则。

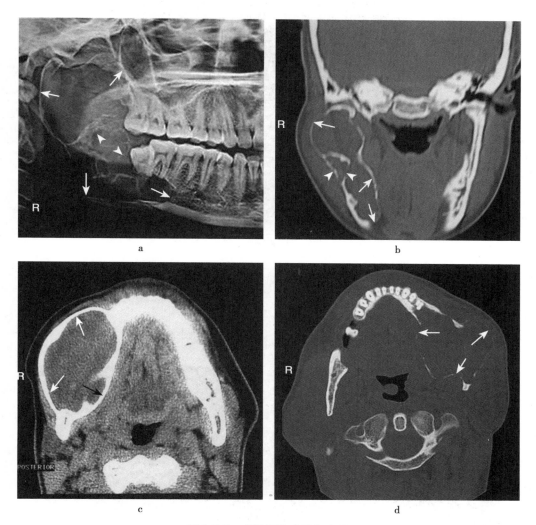

图 8-5-5　成釉细胞瘤影像表现

例 1:右侧下颌角区多房型成釉细胞瘤,a. 曲面体层片,b. CT 重建 MPR 影像,示病变范围大(↑示),内见多发大小不等的蜂窝状病灶(箭头示)。例 2:c. 右侧下颌单房型成釉细胞瘤 CT 软组织窗;例 3:d. 左侧下颌单房型成釉细胞瘤 CT 骨窗,均可见明显不规则囊状骨质破坏,病变范围大(↑示),下颌骨膨胀变形

本章小结

　　眼耳鼻咽喉口腔系统解剖结构复杂,是影像诊断的难点内容,本章主要讲述眼耳鼻咽喉口腔的解剖学基础,重点介绍其正常、异常和常见疾病的 CT、MRI 影像表现及一些部位如鼻窦、下颌骨、牙等的 X 线表现及鉴别诊断。

【读片窗 1】
病史:患儿,8 岁,锐器扎伤一侧眼球。

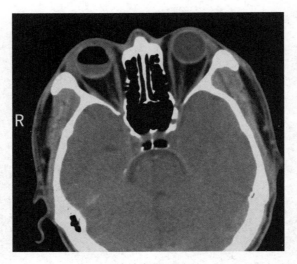

读片窗图 8-1

1. 写出本病的诊断依据。
2. 写出诊断结论。

【读片窗2】

病史：患者,男,65 岁,右面部麻木并右侧上颌牙齿松动半年。

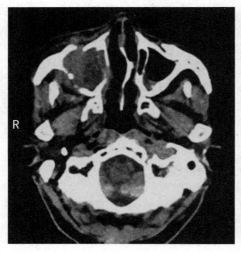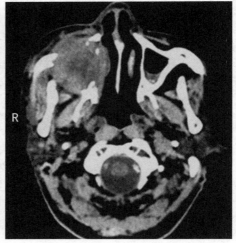

读片窗图 8-2

1. 写出本病的诊断依据。
2. 写出诊断结论。

 目标测试

A1 型题

1. 眼眶柯氏位平片**不能**清楚显示的结构是

    A. 蝶骨小翼   B. 无名线   C. 额眶上裂

D. 视神经孔　　　　　　　　E. 眶下壁

2. 显示鼓窦及鼓窦入口最清楚的体位是
    A. 许氏位　　　　　　　　B. 梅氏位　　　　　　　C. 瓦氏位
    D. 柯氏位　　　　　　　　E. 以上均不是

3. 鼻咽癌向颅内转移的最常见的途径为
    A. 卵圆孔　　　　　　　　B. 颈静脉孔　　　　　　C. 破裂孔
    D. 内耳道　　　　　　　　E. 圆孔

4. 成釉细胞的好发部位
    A. 牙槽突　　　　　　　　B. 髁突　　　　　　　　C. 冠突
    D. 下颌角区　　　　　　　E. 正中联合部

5. 眼眶内海绵状血管瘤的主要影像增强特点是
    A. 不增强　　　　　　　　B. 渐进性明显增强　　　C. 环形增强
    D. 增强早期均匀强化　　　E. 快进快出性强化表现

6. 观察眶壁骨折最好的检查方法是
    A. 许氏位平片　　　　　　B. CT 扫描结合三维重建　C. 瓦氏位
    D. 柯氏位　　　　　　　　E. MRI

7. 观察小儿腺样体增生最好的摄影位置是
    A. 许氏位　　　　　　　　B. 鼻咽正位　　　　　　C. 鼻咽侧位
    D. 瓦氏位　　　　　　　　E. 柯氏位

8. 鼻窦癌最好发的部位是
    A. 鼻腔　　　　　　　　　B. 额窦　　　　　　　　C. 筛窦
    D. 蝶窦　　　　　　　　　E. 上颌窦

9. 下列说法**不正确**的是
    A. CT 薄层扫描是诊断眶壁骨折最好的影像学检查方法
    B. 视网膜母细胞瘤常见钙化
    C. 柯氏位平片观察上颌窦结构优于瓦氏位平片
    D. 慢性化脓性鼻窦炎可以与鼻窦囊肿同时存在
    E. 多数人双侧额窦形态是不对称的

10. 下列说法正确的是
    A. 胆脂瘤是发生于耳部的恶性肿瘤,常见于鼓窦区
    B. 小儿鼻咽部腺样体增生是小儿鼻咽部的肿瘤病变
    C. 喉癌的主要影像学表现是喉腔软组织密度肿块
    D. 龋病仅破坏牙冠表面,深部不受累
    E. 颌面骨骨折一般不累及鼻窦

(赵洪全)

实 训 指 导

实训 1　阅读呼吸系统正常影像表现 X 线片、CT 片

【实训目的】

1. 掌握呼吸系统各组织器官的正常 X 线表现。

2. 熟悉呼吸系统各组织器官的正常 CT 表现。

【实训前准备】

1. 物品　正常胸部(正侧位)X 线片、正常胸部 CT(肺窗、纵隔窗)片、PPT。

2. 器械　观片灯或多媒体设备。

【实训学时】2 学时。

【实训方法与结果】

(一) 实训方法

1. 教师讲解典型正常胸部(正侧位)X 线片、正常胸部 CT(肺窗、纵隔窗)片的各组织器官的表现。

2. 指导学生分组观察正常胸部(正侧位)X 线片、正常胸部 CT(肺窗、纵隔窗)片的各组织器官的表现。

3. 学生讨论,提出疑点、难点问题。

4. 教师集中解答学生提出的疑点、难点问题。

(二) 实训结果

1. 通过教师讲解和学生分组阅片,使学生认识呼吸系统各组织器官在 X 线片上的正常表现。

2. 学生能够区分胸部 CT 肺窗和纵隔窗,认识呼吸系统重要的组织器官在 CT 片上的正常表现。

3. 学生能够较好地书写读片报告。

【作业】

写出下列胸部 X 线片、CT 片上标注的结构名称:

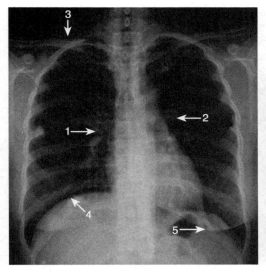

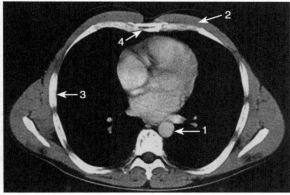

实训图 1-1　　　　　　　　　　　　　实训图 1-2

实训 2　阅读呼吸系统异常表现 X 线片、CT 片

【实训目的】

1. 掌握呼吸系统常见异常表现的 X 线表现。

2. 熟悉呼吸系统常见异常表现的 CT 表现。

【实训前准备】

1. 物品　胸部常见异常表现(正侧位)X 线片、CT(肺窗、纵隔窗)片、PPT。

2. 器械　观片灯或多媒体设备。

【实训学时】2 学时。

【实训方法与结果】

(一) 实训方法

1. 教师讲解典型胸部常见异常表现(正侧位)X 线片、CT(肺窗、纵隔窗)片的表现。

2. 指导学生分组观察胸部常见异常表现(正侧位)X 线片、CT(肺窗、纵隔窗)片的表现。

3. 学生讨论,提出疑点、难点问题。

4. 教师集中解答学生提出的疑点、难点问题。

(二) 实训结果

1. 通过教师讲解和学生分组阅片,使学生认识胸部常见异常表现在 X 线片上的表现。

2. 学生能够认识胸部重要的异常表现在 CT 片上的表现。

3. 学生能够较好地书写胸部常见异常表现读片报告。

【作业】

写出下列胸部 X 线片、CT 片上标注的异常表现名称,并进行描述:

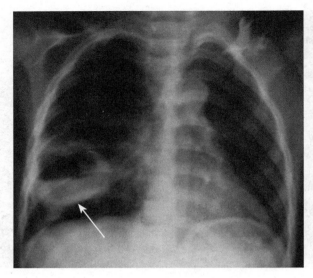 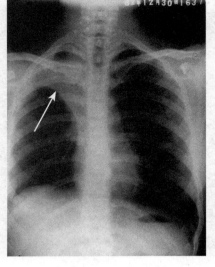

实训图 2-1　　　　　　　　　　　　　　　　实训图 2-2

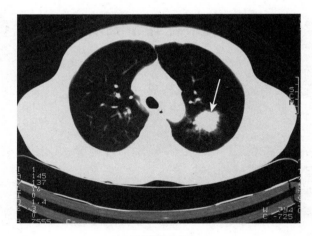

实训图 2-3

实训 3　阅读呼吸系统常见疾病 X 线片、CT 片（一）

【实训目的】

1. 熟悉呼吸系统常见疾病肺炎和肺结核的 X 线表现。

2. 了解呼吸系统常见疾病肺炎和肺结核的 CT 表现。

3. 了解呼吸系统常见疾病肺炎和肺结核的鉴别诊断。

【实训前准备】

1. 物品　肺炎和肺结核 X 线片、CT 片、PPT。

2. 器械　观片灯或多媒体设备。

【实训学时】2 学时。

【实训方法与结果】

（一）实训方法

1. 教师讲解典型肺炎和肺结核的 X 线片、CT 片表现。

2. 指导学生分组观察肺炎和肺结核的 X 线片、CT 片表现。

3. 学生讨论，提出疑点、难点问题。

4. 教师集中解答学生提出的疑点、难点问题。

（二）实训结果

1. 通过教师讲解和学生分组阅片，使学生认识肺炎和肺结核在 X 线片上的表现差别。

2. 学生能够认识肺炎和肺结核在 CT 片上的表现。

3. 学生能够较好地书写肺炎和肺结核的读片报告。

【作业】

写出下列胸部 X 线片、CT 片上的疾病名称，并进行描述：

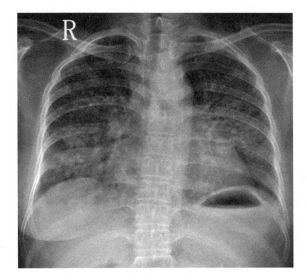

实训图 3-1

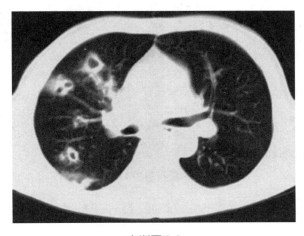

实训图 3-2

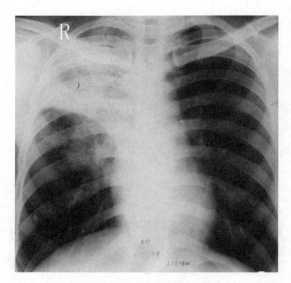

实训图 3-3

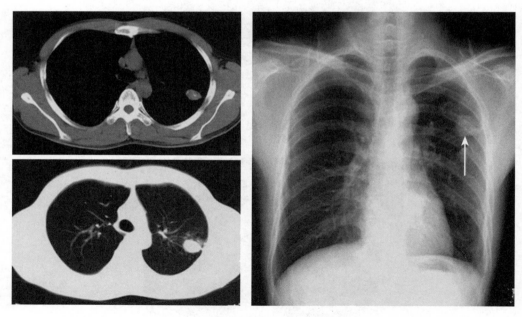

实训图 3-4

实训4　阅读呼吸系统常见疾病 X 线片、CT 片（二）

【实训目的】

1. 熟悉肺癌的 X 线表现。

2. 了解肺癌的 CT 表现。

3. 了解肺癌的鉴别诊断。

【实训前准备】

1. 物品　各型肺癌的 X 线片、CT 片、PPT。

2. 器械　观片灯或多媒体设备。

【实训学时】2 学时。

【实训方法与结果】

（一）实训方法

1. 教师讲解各型肺癌的 X 线片、CT 片的表现差别。

2. 指导学生分组观察各型肺癌 X 线片、CT 片的表现。

3. 学生讨论，提出疑点、难点问题。

4. 教师集中解答学生提出的疑点、难点问题。

（二）实训结果

1. 通过教师讲解和学生分组阅片，使学生认识各型肺癌在 X 线片上的表现差别。

2. 学生能够认识各型肺癌在 CT 片上的表现。

3. 学生能够较好地书写各型肺癌的读片报告。

【作业】

写出下列胸部 X 线片、CT 片上的疾病名称，并进行描述：

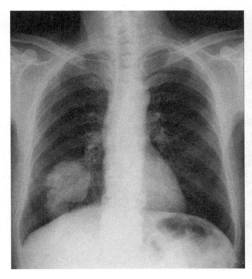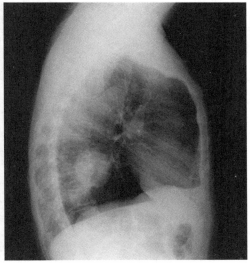

实训图 4-1

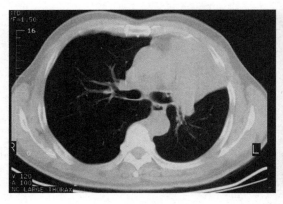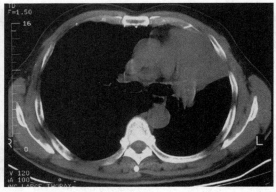

实训图 4-2

实训 5 阅读循环系统正常影像表现 X 线片、CT 片

【实训目的】

1. 掌握心脏大血管的正常 X 线表现。

2. 熟悉心脏大血管的正常 CT 表现。

【实训前准备】

1. 物品 正常胸部(正、侧、双斜位)X 线片、正常胸部 CT 片、PPT。

2. 器械 观片灯或多媒体设备。

【实训学时】2 学时。

【实训方法与结果】

(一) 实训方法

1. 教师讲解典型心脏大血管在各个体位的 X 线片、正常胸部 CT 纵隔窗片的心脏大血管的表现。

2. 指导学生分组观察心脏大血管在各个体位的 X 线片、正常胸部 CT 纵隔窗片的心脏大血管的表现。

3. 学生讨论,提出疑点、难点问题。

4. 教师集中解答学生提出的疑点、难点问题。

(二) 实训结果

1. 通过教师讲解和学生分组阅片,使学生认识心脏大血管在各个体位的 X 线片上的正常表现。

2. 学生能够认识心脏大血管在 CT 片上的正常表现。

3. 学生能够较好地书写循环系统正常 X 线、CT 表现读片报告。

【作业】

写出下列胸部 X 线片、CT 片上标注的心脏大血管的结构名称:

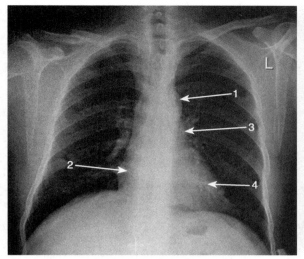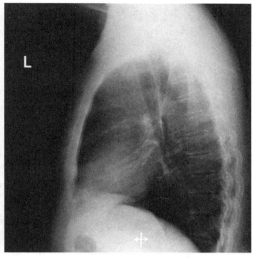

实训图 5-1

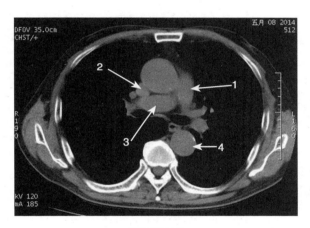

实训图 5-2

实训6 阅读循环系统异常表现X线片、CT片

【实训目的】

1. 掌握循环系统常见异常表现的X线表现。

2. 熟悉循环系统常见异常表现的CT表现。

【实训前准备】

1. 物品 心脏大血管常见病变X线片、CT片、PPT。

2. 器械 观片灯或多媒体设备。

【实训学时】2学时。

【实训方法与结果】

（一）实训方法

1. 教师讲解典型心脏大血管常见异常表现在各个体位上的X线片、CT片的表现。

2. 指导学生分组观察心脏大血管常见异常表现在各个体位上的X线片、CT片的表现。

3. 学生讨论,提出疑点、难点问题。

4. 教师集中解答学生提出的疑点、难点问题。

（二） 实训结果

1. 通过教师讲解和学生分组阅片,使学生认识心脏大血管常见异常表现在 X 线片上的表现。

2. 学生能够认识心脏大血管重要的常见异常表现在 CT 片上的表现。

3. 学生能够较好地书写心脏大血管常见异常表现读片报告。

【作业】

写出下列胸部 X 线片、CT 片上标注的心脏大血管异常表现名称,并进行描述:

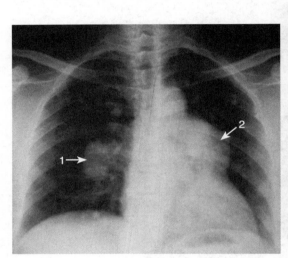 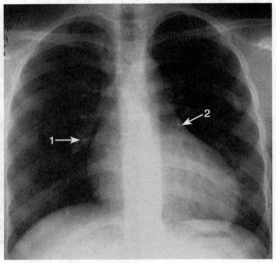

实训图 6-1 实训图 6-2

实训 7 阅读循环系统常见疾病 X 线片、CT 片（一）

【实训目的】

1. 熟悉房间隔缺损、室间隔缺损、动脉导管未闭、法洛四联症的 X 线表现。

2. 了解房间隔缺损、室间隔缺损、动脉导管未闭、法洛四联症的 CT 表现。

3. 了解房间隔缺损、室间隔缺损、动脉导管未闭、法洛四联症的鉴别诊断。

【实训前准备】

1. 物品　各种先天性心脏大血管常见疾病 X 线片、CT 片、PPT。

2. 器械　观片灯或多媒体设备。

【实训学时】2 学时。

【实训方法与结果】

（一） 实训方法

1. 教师讲解各种典型的先天性心脏大血管常见疾病如房间隔缺损、室间隔缺损、动脉导管未闭、法洛四联症 X 线片、CT 片的表现差别。

2. 指导学生分组观察先天性心脏大血管常见疾病如房间隔缺损、室间隔缺损、动脉导管未闭、法洛四联症 X 线片、CT 片的表现。

3. 学生讨论,提出疑点、难点问题。

4. 教师集中解答学生提出的疑点、难点问题。

（二）实训结果

1. 通过教师讲解和学生分组阅片,使学生认识各种先天性心脏大血管常见疾病如房间隔缺损、室间隔缺损、动脉导管未闭、法洛四联症在 X 线片上的表现。

2. 学生能够认识各种先天性心脏大血管重要的常见疾病如房间隔缺损、室间隔缺损、动脉导管未闭、法洛四联症在 CT 片上的表现。

3. 学生能够较好地书写各种先天性心脏大血管常见疾病如房间隔缺损、室间隔缺损、动脉导管未闭、法洛四联症读片报告。

【作业】

写出下列胸部 X 线片、CT 片上的常见心脏大血管疾病名称,并进行描述:

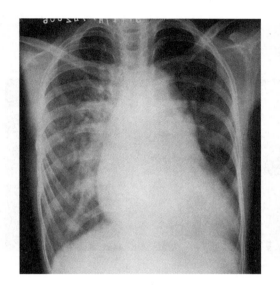 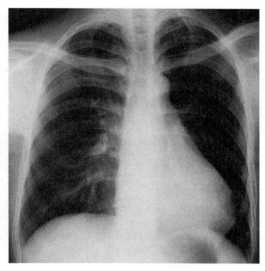

实训图 7-1   实训图 7-2

实训 8　阅读循环系统常见疾病 X 线片、CT 片（二）

【实训目的】

1. 熟悉风湿性心脏病、肺源性心脏病、冠心病的 X 线表现。

2. 了解风湿性心脏病、肺源性心脏病、冠心病的 CT 表现。

3. 了解风湿性心脏病、肺源性心脏病、冠心病的鉴别诊断。

【实训前准备】

1. 物品　各种获得性心脏大血管常见疾病 X 线片、CT 片、PPT。

2. 器械　观片灯或多媒体设备。

【实训学时】2 学时。

【实训方法与结果】

（一）实训方法

1. 教师讲解各种典型的获得性心脏大血管常见疾病如风湿性心脏病、肺源性心脏病、冠心病等 X 线片、CT 片表现的差别。

2. 指导学生分组观察获得性心脏大血管常见疾病如风湿性心脏病、肺源性心脏病、冠心病等 X 线片、CT 片的表现。

3. 学生讨论,提出疑点、难点问题。

4. 教师集中解答学生提出的疑点、难点问题。

(二)实训结果

1. 通过教师讲解和学生分组阅片,使学生认识各种获得性心脏大血管常见疾病如风湿性心脏病、肺源性心脏病、冠心病等在 X 线片上的表现。

2. 学生能够认识各种获得性心脏大血管重要的常见疾病如风湿性心脏病、肺源性心脏病、冠心病等在 CT 片上的表现。

3. 学生能够较好地书写各种获得性心脏大血管常见疾病如风湿性心脏病、肺源性心脏病、冠心病等读片报告。

【作业】

写出下列胸部 X 线片、CT 片上的常见心脏大血管疾病名称,并进行描述:

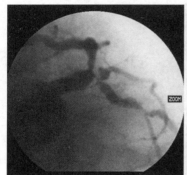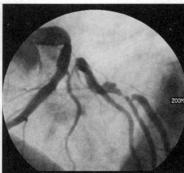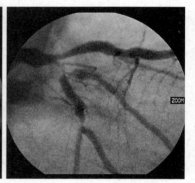

实训图 8-1

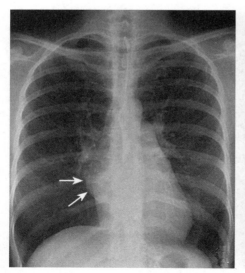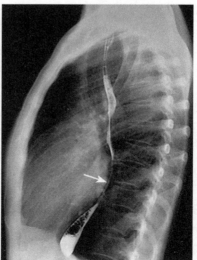

实训图 8-2

实训9　阅读消化道正常影像表现 X 线片、CT 片

【实训目的】

1. 掌握消化道正常 X 线造影表现。

2. 熟悉消化道的正常 CT 表现。

【实训前准备】

1. 物品　消化道各器官正常 X 线造影片、腹部 CT 片、PPT。

2. 器械　观片灯或多媒体设备。

【实训学时】2 学时。

【实训方法与结果】

（一）实训方法

1. 教师讲解消化道各器官典型的正常 X 线造影片、腹部 CT 片的表现。

2. 指导学生分组观察消化道各器官正常 X 线造影片、腹部 CT 片的表现。

3. 学生讨论，提出疑点、难点问题。

4. 教师集中解答学生提出的疑点、难点问题。

（二）实训结果

1. 通过教师讲解和学生分组阅片，使学生认识消化道各器官的 X 线造影片正常表现。

2. 学生能够认识消化道各器官在 CT 片上的正常表现。

3. 学生能够较好地书写读片报告。

【作业】

写出下列 X 线片、CT 片上标注的消化道各器官正常的结构名称：

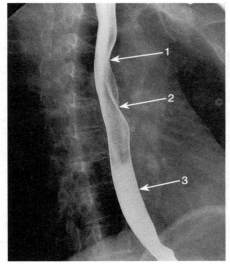

实训图 9-1

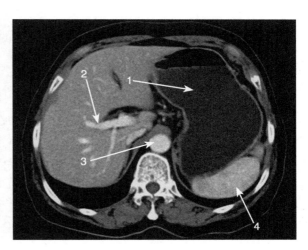

实训图 9-2

实训 10　阅读消化道异常表现 X 线片、CT 片

【实训目的】

1. 掌握消化道常见异常表现的 X 线表现。

2. 熟悉消化道常见异常表现的 CT 表现。

【实训前准备】

1. 物品　消化道常见异常表现 X 线造影片、CT 片、PPT。

2. 器械　观片灯或多媒体设备。

【实训学时】2 学时。

【实训方法与结果】

(一) 实训方法

1. 教师讲解典型消化道常见异常表现如位置异常、形态异常、黏膜皱襞异常等的 X 线片、CT 片的表现。

2. 指导学生分组观察消化道常见异常表现如位置异常、形态异常、黏膜皱襞异常等的 X 线片、CT 片的表现。

3. 学生讨论,提出疑点、难点问题。

4. 教师集中解答学生提出的疑点、难点问题。

(二) 实训结果

1. 通过教师讲解和学生分组阅片,使学生能认识消化道常见异常表现如位置异常、形态异常、黏膜皱襞异常等在 X 线片上的表现。

2. 学生能够认识消化道重要的常见异常表现如位置异常、形态异常、黏膜皱襞异常等在 CT 片上的表现。

3. 学生能够较好地书写消化道常见异常表现如位置异常、形态异常、黏膜皱襞异常等读片报告。

【作业】

写出下列消化道 X 线造影片、CT 片上所标注的异常表现名称,并进行描述:

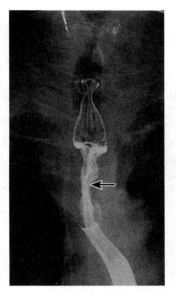

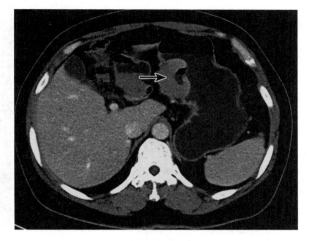

实训图 10-1   实训图 10-2

实训 11　阅读消化道常见疾病 X 线片、CT 片（一）

【实训目的】

1. 熟悉食管癌、食管静脉曲张、食管异物的 X 线表现。

2. 了解食管癌、食管静脉曲张、食管异物的 CT 表现。

3. 了解食管癌、食管静脉曲张、食管异物的鉴别诊断。

【实训前准备】

1. 物品　食管各种常见疾病 X 线片、CT 片、PPT。

2. 器械　观片灯或多媒体设备。

【实训学时】2 学时。

【实训方法与结果】

（一）实训方法

1. 教师讲解典型食管各种常见疾病如食管癌、食管静脉曲张、食管异物等 X 线片、CT 片的表现。

2. 指导学生分组观察食管各种常见疾病如食管癌、食管静脉曲张、食管异物等 X 线片、CT 片的表现。

3. 学生讨论，提出疑点、难点问题。

4. 教师集中解答学生提出的疑点、难点问题。

（二）实训结果

1. 通过教师讲解和学生分组阅片，使学生认识食管各种常见疾病如食管癌、食管静脉曲张、食管异物等在 X 线片上的表现。

2. 学生能够认识食管各种重要的常见疾病如食管癌、食管静脉曲张、食管异物等在 CT 片上的表现。

3. 学生能够较好地书写食管各种常见疾病读片报告。

【作业】

写出下列 X 线片、CT 片上的食管各种常见疾病名称,并进行描述:

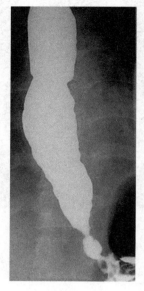

实训图 11-1

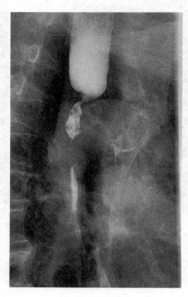

实训图 11-2

实训 12　阅读消化道常见疾病 X 线片、CT 片（二）

【实训目的】

1. 熟悉胃癌、胃溃疡、胃炎的 X 线表现。

2. 了解胃癌、胃溃疡、胃炎的 CT 表现。

3. 了解胃癌、胃溃疡、胃炎的鉴别诊断。

【实训前准备】

1. 物品　胃部各种常见疾病 X 线片、CT 片、PPT。

2. 器械　观片灯或多媒体设备。

【实训学时】2 学时。

【实训方法与结果】

（一）实训方法

1. 教师讲解典型胃部各种常见疾病如胃癌、胃溃疡、胃炎等 X 线片、CT 片的表现差别。

2. 指导学生分组观察胃部各种常见疾病如胃癌、胃溃疡、胃炎等 X 线片、CT 片的表现。

3. 学生讨论,提出疑点、难点问题。

4. 教师集中解答学生提出的疑点、难点问题。

（二）实训结果

1. 通过教师讲解和学生分组阅片,使学生认识胃部各种常见疾病如胃癌、胃溃疡、胃炎等在 X 线片上的表现。

2. 学生能够认识胃部各种重要的常见疾病如胃癌、胃溃疡、胃炎等在 CT 片上的表现。

3. 学生能够较好地书写胃部各种常见疾病读片报告。

【作业】

写出下列 X 线片、CT 片上的胃部各种常见疾病名称，并进行描述：

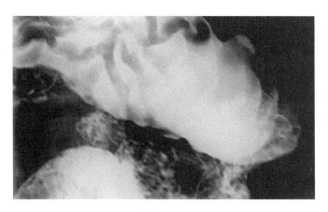

实训图 12-1

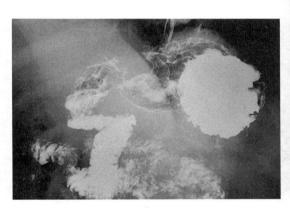

a

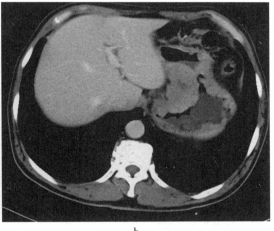

b

实训图 12-2

实训 13　阅读消化道常见疾病 X 线片、CT 片（三）

【实训目的】

1. 熟悉结肠癌、先天性巨结肠、胃肠道穿孔、肠梗阻的 X 线表现。

2. 了解结肠癌、先天性巨结肠、胃肠道穿孔、肠梗阻的 CT 表现。

3. 了解结肠癌、先天性巨结肠、胃肠道穿孔、肠梗阻的鉴别诊断。

【实训前准备】

1. 物品　肠道各种常见疾病 X 线片、CT 片、PPT。

2. 器械　观片灯或多媒体设备。

【实训学时】2 学时。

【实训方法与结果】

（一）实训方法

1. 教师讲解典型肠道各种常见疾病如结肠癌、先天性巨结肠、胃肠道穿孔、肠梗阻等 X 线片、CT 片的表现差别。

2. 指导学生分组观察肠道各种常见疾病如结肠癌、先天性巨结肠、胃肠道穿孔、肠梗阻等 X 线片、CT 片的表现。

3. 学生讨论，提出疑点、难点问题。

4. 教师集中解答学生提出的疑点、难点问题。

（二）实训结果

1. 通过教师讲解和学生分组阅片，使学生认识肠道各种常见疾病如结肠癌、先天性巨结肠、胃肠道穿孔、肠梗阻等在 X 线片上的表现。

2. 学生能够认识肠道各种重要的常见疾病如结肠癌、先天性巨结肠、胃肠道穿孔、肠梗阻等在 CT 片上的表现。

3. 学生能够较好地书写肠道各种常见疾病读片报告。

【作业】

写出下列 X 线片、CT 片上的肠道各种常见疾病名称，并进行描述：

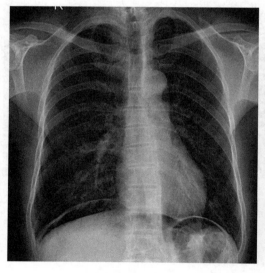

实训图 13-1

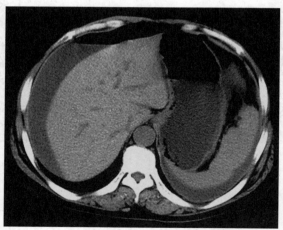

实训图 13-2

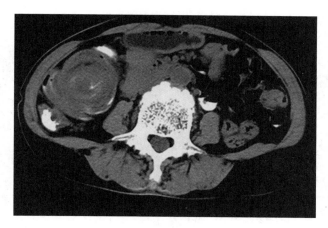

实训图 13-3

实训 14 阅读肝、胆、胰腺常见疾病 X 线片、CT 片

【实训目的】

1. 掌握肝、胆、胰腺正常和异常表现的 CT 表现。

2. 熟悉肝脓肿、肝癌、肝血管瘤、肝硬化、胆石症、胰腺炎、胰腺癌的 CT 表现。

3. 了解肝脓肿、肝癌、肝血管瘤、肝硬化、胆石症、胰腺炎、胰腺癌的 X 线表现。

4. 了解肝脓肿、肝癌、肝血管瘤、肝硬化、胆石症、胰腺炎、胰腺癌的鉴别诊断。

【实训前准备】

1. 物品　肝、胆、胰腺正常和常见疾病 X 线片、CT 片、PPT。

2. 器械　观片灯或多媒体设备。

【实训学时】2 学时。

【实训方法与结果】

（一）实训方法

1. 教师讲解典型肝、胆、胰腺正常及常见疾病如肝脓肿、肝癌、肝血管瘤、肝硬化、胆石症、胰腺炎、胰腺癌等 X 线片、CT 片的表现。

2. 指导学生分组观察肝、胆、胰腺正常及常见疾病如肝脓肿、肝癌、肝血管瘤、肝硬化、胆石症、胰腺炎、胰腺癌等 X 线片、CT 片的表现。

3. 学生讨论，提出疑点、难点问题。

4. 教师集中解答学生提出的疑点、难点问题。

（二）实训结果

1. 通过教师讲解和学生分组阅片，使学生认识肝、胆、胰腺正常 CT 表现。

2. 学生能够认识肝、胆、胰腺重要的常见疾病如肝脓肿、肝癌、肝血管瘤、肝硬化、胆石症、胰腺炎、胰腺癌等的 CT 表现。

3. 学生能够较好地书写肝、胆、胰腺常见疾病如肝脓肿、肝癌、肝血管瘤、肝硬化、胆石症、胰腺炎、胰腺癌等的读片报告。

【作业】

1. 写出下列肝、胆、胰腺 CT 片上所标注的结构名称：

2. 写出下列肝、胆、胰腺 CT 片上常见疾病名称,并进行描述:

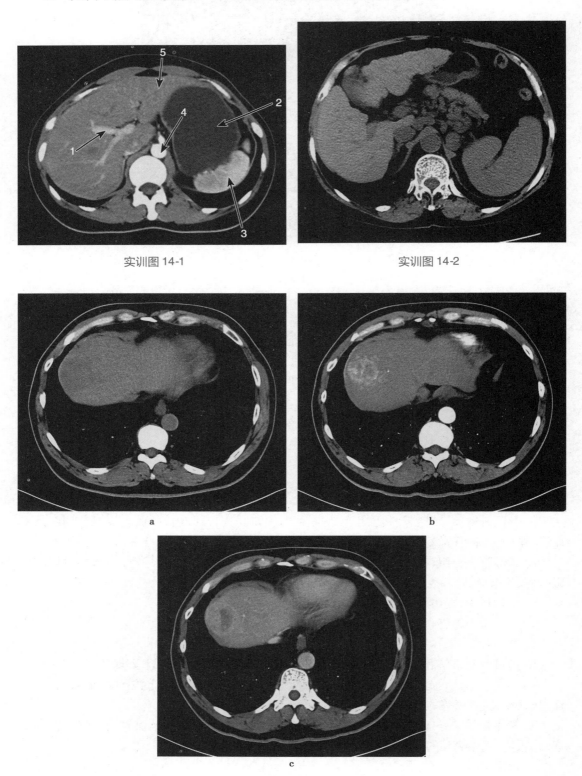

实训图 14-1

实训图 14-2

a

b

c

实训图 14-3

实训 15　阅读泌尿系统正常及异常表现 X 线片、CT 片

【实训目的】

1. 掌握泌尿系统正常及异常表现的 X 线表现。

2. 熟悉泌尿系统正常及异常表现的 CT 表现。

【实训前准备】

1. 物品　泌尿系统各器官正常及异常表现的 X 线平片、造影片,腹部 CT 片、PPT。

2. 器械　观片灯或多媒体设备。

【实训学时】2 学时。

【实训方法与结果】

(一) 实训方法

1. 教师讲解泌尿系统各器官正常及异常表现 X 线平片、造影片,腹部 CT 片的表现。

2. 指导学生分组观察泌尿系统各器官正常及异常表现 X 线平片、造影片,腹部 CT 片的表现。

3. 学生讨论,提出疑点、难点问题。

4. 教师集中解答学生提出的疑点、难点问题。

(二) 实训结果

1. 通过教师讲解和学生分组阅片,使学生认识泌尿系统各器官正常及异常表现 X 线平片、造影片表现。

2. 学生能够认识泌尿系统各器官正常及异常表现在 CT 片上的表现。

3. 学生能够较好地书写读片报告。

【作业】

写出下列 X 线片、CT 片上所标注的泌尿系统各器官正常名称及异常表现的名称:

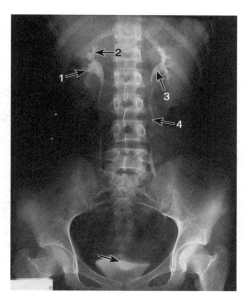

实训图 15-1

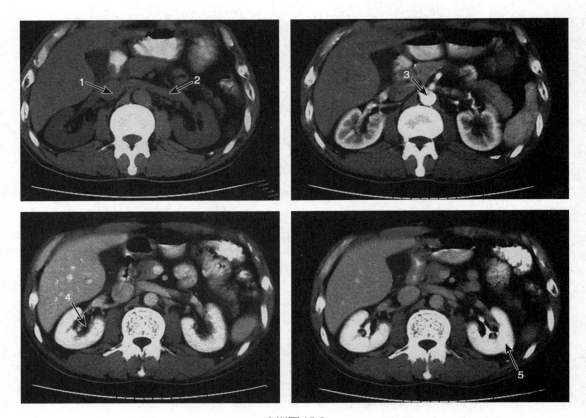

实训图 15-2

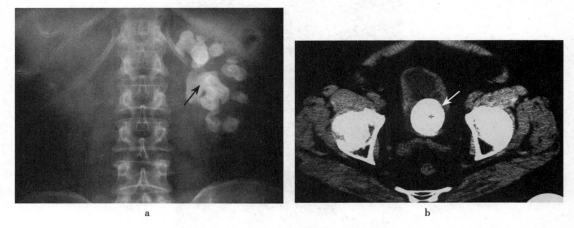

实训图 15-3

实训 16　阅读泌尿系统常见疾病 X 线片、CT 片

【实训目的】

1. 熟悉马蹄肾、肾癌、膀胱癌、泌尿系结石的 X 线表现。

2. 了解马蹄肾、肾癌、膀胱癌、泌尿系结石的 CT 表现。

3. 了解马蹄肾、肾癌、膀胱癌、泌尿系结石的鉴别诊断。

【实训前准备】

1. 物品　泌尿系统常见疾病 X 线片、CT 片、PPT。

2. 器械　观片灯或多媒体设备。

【实训学时】2 学时。

【实训方法与结果】

（一）实训方法

1. 教师讲解典型泌尿系统常见疾病如马蹄肾、肾癌、膀胱癌、泌尿系结石等 X 线片、CT 片的表现。

2. 指导学生分组观察泌尿系统常见疾病如马蹄肾、肾癌、膀胱癌、泌尿系结石等 X 线片、CT 片的表现。

3. 学生讨论,提出疑点、难点问题。

4. 教师集中解答学生提出的疑点、难点问题。

（二）实训结果

1. 通过教师讲解和学生分组阅片,使学生认识泌尿系统常见疾病如马蹄肾、肾癌、膀胱癌、泌尿系结石等在 X 线片上的表现。

2. 学生能够认识泌尿系统重要的常见疾病如马蹄肾、肾癌、膀胱癌、泌尿系结石等在 CT 片上的表现。

3. 学生能够较好地书写泌尿系统常见疾病如马蹄肾、肾癌、膀胱癌、泌尿系结石等读片报告。

【作业】

写出下列泌尿系统 X 线片、CT 片上的常见疾病名称,并进行描述:

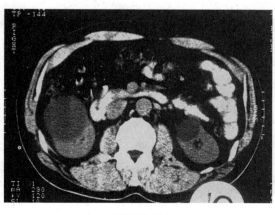

实训图 16-1

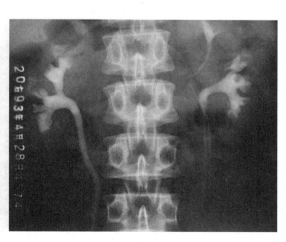

实训图 16-2

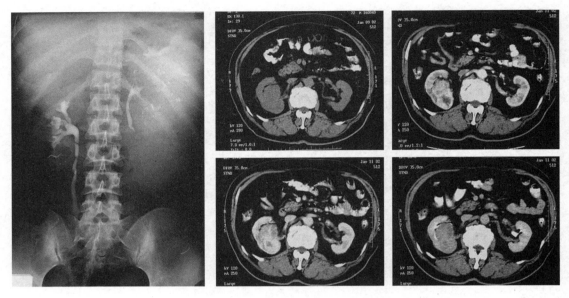

实训图 16-3

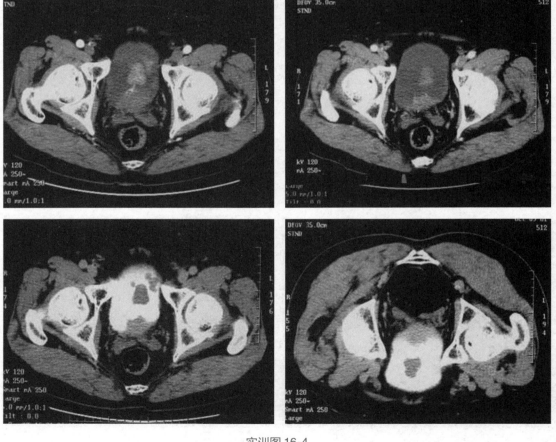

实训图 16-4

实训 17　阅读生殖系统正常及常见疾病 X 线片、CT 片、MRI 片

【实训目的】

1. 掌握女性生殖系统、乳腺、男性生殖系统的正常 X 线、CT 表现。

2. 熟悉子宫肌瘤、子宫颈癌、乳腺癌的 X 线表现。

3. 熟悉前列腺癌、前列腺增生的 CT 表现。

4. 了解生殖系统正常及常见疾病的 MRI 表现。

5. 了解子宫肌瘤、子宫癌、乳腺癌、前列腺癌、前列腺增生的鉴别诊断。

【实训前准备】

1. 物品　女性、男性生殖系统各器官正常及常见疾病的 X 线造影片、CT 片、MRI 片,乳腺的钼靶 X 线片,PPT。

2. 器械　观片灯或多媒体设备。

【实训学时】2 学时。

【实训方法与结果】

(一) 实训方法

1. 教师讲解女性、男性生殖系统各器官正常及常见疾病如前列腺癌、前列腺增生、子宫肌瘤、子宫癌、乳腺癌等的 X 线造影片、CT 片、MRI 片的表现,乳腺癌的钼靶 X 线片表现。

2. 指导学生分组观察女性、男性生殖系统各器官正常及常见疾病如前列腺癌、前列腺增生、子宫肌瘤、子宫癌等的 X 线造影片、CT 片、MRI 片的表现,乳腺癌的钼靶 X 线片表现。

3. 学生讨论,提出疑点、难点问题。

4. 教师集中解答学生提出的疑点、难点问题。

(二) 实训结果

1. 通过教师讲解和学生分组阅片,使学生认识生殖系统各器官正常及常见疾病如前列腺癌、前列腺增生、子宫肌瘤、子宫癌等的 X 线造影、CT、MRI 表现。

2. 学生能够认识乳腺正常及常见疾病乳腺癌在钼靶 X 线片上的表现。

3. 学生能够较好地书写读片报告。

【作业】

写出下列 X 线片、CT 片上所标注的生殖系统各器官正常结构的名称,书写疾病的名称及进行描述:

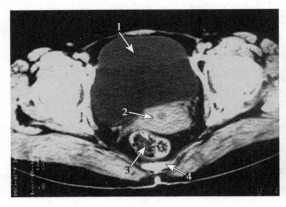

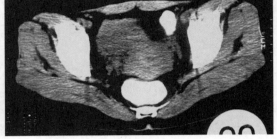

实训图 17-1

实训图 17-2

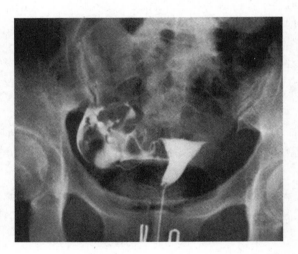

实训图 17-3

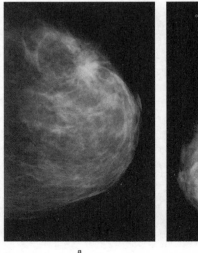

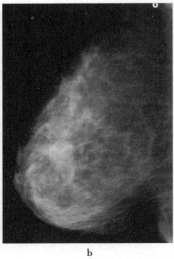

a

b

实训图 17-4

实训18　阅读骨与关节系统正常
影像表现X线片、CT片

【实训目的】

1. 掌握骨与关节的正常X线表现。

2. 熟悉骨与关节的正常CT表现。

【实训前准备】

1. 物品　各部位骨与关节正常X线片、CT片、PPT。

2. 器械　观片灯或多媒体设备。

【实训学时】2学时。

【实训方法与结果】

（一）实训方法

1. 教师讲解各部位正常骨与关节X线片、CT片的表现。

2. 指导学生分组观察各部位正常骨与关节X线片、CT片的表现。

3. 学生讨论，提出疑点、难点问题。

4. 教师集中解答学生提出的疑点、难点问题。

（二）实训结果

1. 通过教师讲解和学生分组阅片，使学生认识各部位正常骨与关节在X线片上的正常表现。

2. 学生能够认识各部位正常骨与关节在CT片上的正常表现。

3. 学生能够较好地书写读片报告。

【作业】

写出下列正常骨与关节X线片、CT片上标注的结构名称：

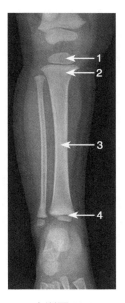

实训图18-1

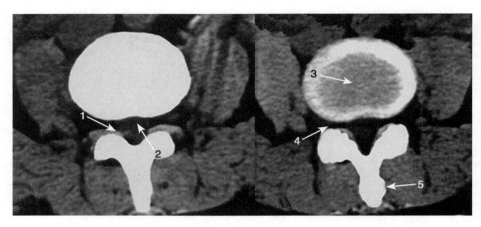

实训图 18-2

实训 19 阅读骨与关节系统异常表现 X 线片、CT 片

【实训目的】

1. 掌握骨与关节系统常见异常表现的 X 线表现。

2. 熟悉骨与关节系统常见异常表现的 CT 表现。

【实训前准备】

1. 物品 骨与关节常见异常表现 X 线片、CT 片、PPT。

2. 器械 观片灯或多媒体设备。

【实训学时】2 学时。

【实训方法与结果】

（一）实训方法

1. 教师讲解骨与关节常见异常表现如骨质疏松、软化、破坏、坏死、增生硬化,关节退行性变、关节破坏等的 X 线片、CT 片的表现。

2. 指导学生分组观察骨与关节常见异常表现如骨质疏松、软化、破坏、坏死、增生硬化,关节退行性变、关节破坏等 X 线片、CT 片的表现。

3. 学生讨论,提出疑点、难点问题。

4. 教师集中解答学生提出的疑点、难点问题。

（二）实训结果

1. 通过教师讲解和学生分组阅片,使学生认识骨与关节常见异常表现如骨质疏松、软化、破坏、坏死、增生硬化,关节退行性变、关节破坏等 X 线表现。

2. 学生能够认识骨与关节常见异常表现骨与关节常见异常表现如骨质疏松、软化、破坏、坏死、增生硬化,关节退行性变、关节破坏等的 CT 表现。

3. 学生能够较好地书写骨与关节常见异常表现骨与关节常见异常表现如骨质疏松、软化、破坏、坏死、增生硬化,关节退行性变、关节破坏等读片报告。

【作业】

写出下列骨与关节 X 线片、CT 片上标注的异常表现名称,并进行描述:

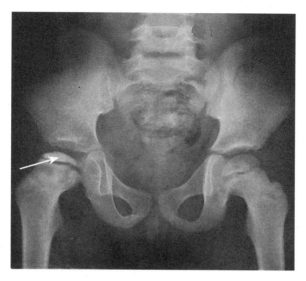

实训图 19-1

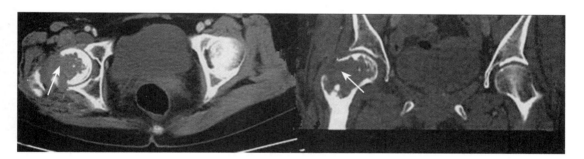

实训图 19-2

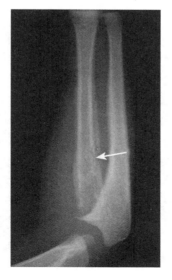

实训图 19-3

实训 20　阅读骨与关节系统常见疾病 X 线片、CT 片(一)

【实训目的】

1. 熟悉骨折、关节脱位的 X 线表现。

2. 了解骨折、关节脱位的 CT 表现。

3. 了解骨折、关节脱位的鉴别诊断。

【实训前准备】

1. 物品　骨与关节常见疾病 X 线片、CT 片、PPT。

2. 器械　观片灯或多媒体设备。

【实训学时】2 学时。

【实训方法与结果】

(一) 实训方法

1. 教师讲解常见骨与关节创伤如骨折、关节脱位的 X 线片、CT 片的表现。

2. 指导学生分组观察常见骨与关节创伤如骨折、关节脱位的 X 线片、CT 片的表现。

3. 学生讨论,提出疑点、难点问题。

4. 教师集中解答学生提出的疑点、难点问题。

(二) 实训结果

1. 通过教师讲解和学生分组阅片,使学生认识常见骨与关节创伤如骨折、关节脱位在 X 线片上的表现。

2. 学生能够认识骨与关节常见骨与关节创伤如骨折、关节脱位在 CT 片上的表现。

3. 学生能够较好地书写常见骨与关节创伤如骨折、关节脱位的读片报告。

【作业】

写出下列 X 线片、CT 片上的常见骨与关节创伤的名称,并进行描述:

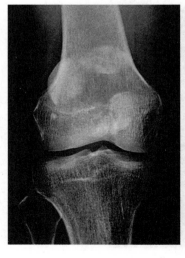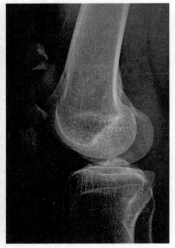

实训图 20-1

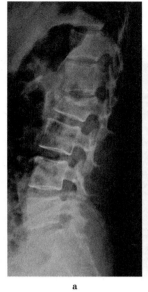
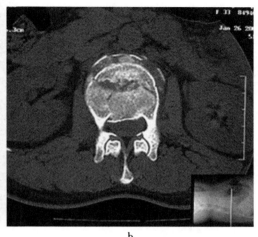

a　　　　　　　　　　　b

实训图 20-2

实训 21　阅读骨与关节系统常见
疾病 X 线片、CT 片(二)

【实训目的】

1. 熟悉常见骨与关节化脓性炎症、结核的 X 线表现。

2. 了解常见骨与关节化脓性炎症、结核的 CT 表现。

3. 了解常见骨与关节化脓性炎症、结核的鉴别诊断。

【实训前准备】

1. 物品　骨与关节化脓性炎症、结核的 X 线片、CT 片、PPT。

2. 器械　观片灯或多媒体设备。

【实训学时】2 学时。

【实训方法与结果】

(一) 实训方法

1. 教师讲解常见骨与关节化脓性炎症、结核的 X 线片、CT 片的表现。

2. 指导学生分组观察常见骨与关节化脓性炎症、结核的 X 线片、CT 片的表现。

3. 学生讨论,提出疑点、难点问题。

4. 教师集中解答学生提出的疑点、难点问题。

(二) 实训结果

1. 通过教师讲解和学生分组阅片,使学生认识常见骨与关节化脓性炎症、结核在 X 线片上的表现。

2. 学生能够认识骨与关节常见骨与关节化脓性炎症、结核在 CT 片上的表现。

3. 学生能够较好地书写常见骨与关节化脓性炎症、结核的读片报告。

【作业】

写出下列 X 线片、CT 片上的常见骨与关节化脓性炎症、结核的疾病名称,并进行描述:

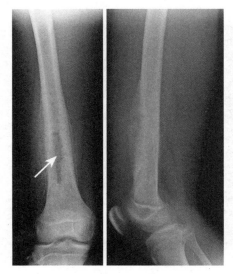
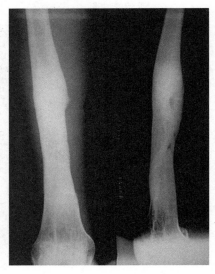

实训图 21-1   实训图 21-2

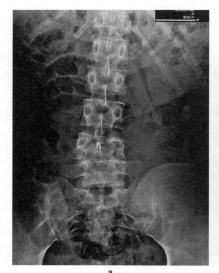
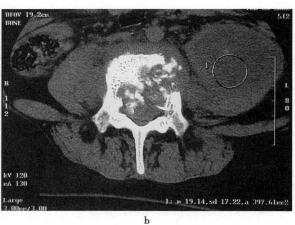

实训图 21-3

实训 22　阅读骨与关节系统常见
疾病 X 线片、CT 片(三)

【实训目的】

1. 熟悉常见骨与关节肿瘤、慢性骨关节病的 X 线表现。

2. 了解常见骨与关节肿瘤、慢性骨关节病的 CT 表现。

3. 了解常见骨与关节肿瘤、慢性骨关节病的鉴别诊断。

【实训前准备】

1. 物品 骨与关节肿瘤、慢性骨关节病的 X 线片、CT 片、PPT。

2. 器械 观片灯或多媒体设备。

【实训学时】2 学时。

【实训方法与结果】

（一）实训方法

1. 教师讲解常见骨与关节肿瘤如骨肉瘤、骨巨细胞瘤、骨软骨瘤等及类风湿关节炎、退行性骨关节病等慢性骨关节病的 X 线片、CT 片的表现。

2. 指导学生分组观察常见肿瘤如骨肉瘤、骨巨细胞瘤、骨软骨瘤等及类风湿关节炎、退行性骨关节病等慢性骨关节病的 X 线片、CT 片的表现。

3. 学生讨论，提出疑点、难点问题。

4. 教师集中解答学生提出的疑点、难点问题。

（二）实训结果

1. 通过教师讲解和学生分组阅片，使学生认识常见骨与关节肿瘤如骨肉瘤、骨巨细胞瘤、骨软骨瘤等及类风湿关节炎、退行性骨关节病等慢性骨关节病在 X 线片上的表现。

2. 学生能够认识骨与关节常见骨与关节肿瘤如骨肉瘤、骨巨细胞瘤、骨软骨瘤等及类风湿关节炎、退行性骨关节病等慢性骨关节病在 CT 片上的表现。

3. 学生能够较好地书写常见骨与关节肿瘤如骨肉瘤、骨巨细胞瘤、骨软骨瘤等及类风湿关节炎、退行性骨关节病等慢性骨关节病的读片报告。

【作业】

写出下列 X 线片、CT 片上的常见骨与关节肿瘤、慢性骨关节病的疾病名称，并进行描述：

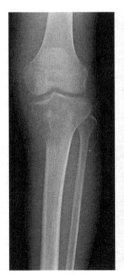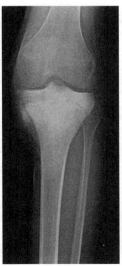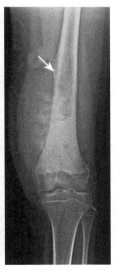

实训图 22-1

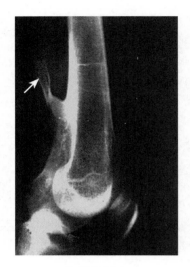

实训图 22-2

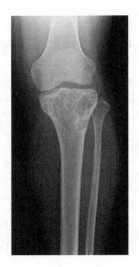

实训图 22-3

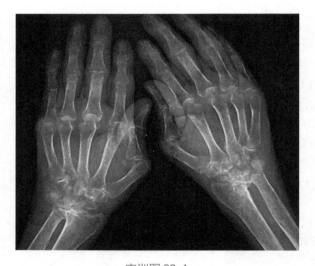

实训图 22-4

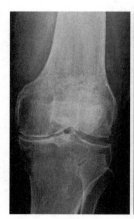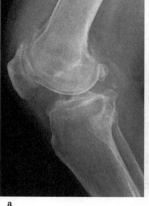

a

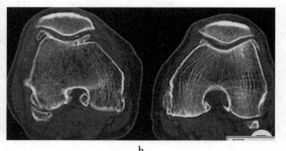

b

实训图 22-5

实训 23　阅读中枢神经系统正常影像表现 CT 片、MRI 片

【实训目的】

1. 掌握中枢神经系统的正常 CT 表现。

2. 熟悉中枢神经系统的正常 MRI 表现。

【实训前准备】

1. 物品　颅脑正常 CT 片、MRI 片、PPT。

2. 器械　观片灯或多媒体设备。

【实训学时】2 学时。

【实训方法与结果】

（一）实训方法

1. 教师讲解中枢神经系统在 CT 片、MRI 片上的表现。

2. 指导学生分组观察中枢神经系统 CT 片、MRI 片上的表现。

3. 学生讨论,提出疑点、难点问题。

4. 教师集中解答学生提出的疑点、难点问题。

（二）实训结果

1. 通过教师讲解和学生分组阅片,使学生认识中枢神经系统在 CT 片、MRI 片上的正常表现。

2. 学生能够区分中枢神经系统 CT 片和 MRI 片的差别,认识中枢神经系统在 CT 片、MRI 片上的正常表现。

3. 学生能够较好地书写读片报告。

【作业】

写出下列正常颅脑 CT 片 MRI 片上所标注的结构名称:

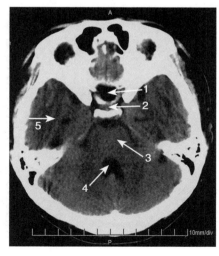

实训图 23-1

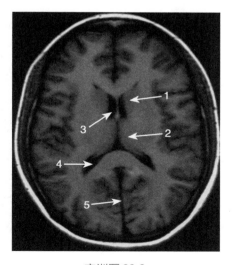

实训图 23-2

实训 24 阅读中枢神经系统异常 表现 CT 片、MRI 片

【实训目的】

1. 掌握中枢神经系统常见异常表现的 CT 表现。

2. 熟悉中枢神经系统常见异常表现的 MRI 表现。

【实训前准备】

1. 物品　中枢神经系统常见异常表现 CT 片、MRI 片、PPT。

2. 器械　观片灯或多媒体设备。

【实训学时】2 学时。

【实训方法与结果】

（一）实训方法

1. 教师讲解中枢神经系统常见异常表现 CT 片、MRI 片的表现。

2. 指导学生分组观察中枢神经系统常见异常表现 CT 片、MRI 片的表现。

3. 学生讨论，提出疑点、难点问题。

4. 教师集中解答学生提出的疑点、难点问题。

（二）实训结果

1. 通过教师讲解和学生分组阅片，使学生认识中枢神经系统常见异常表现的 CT、MRI 表现。

2. 学生能够认识中枢神经系统常见异常表现的 CT、MRI 表现。

3. 学生能够较好地书写中枢神经系统常见异常表现读片报告。

【作业】

写出下列中枢神经系统 CT 片、MRI 片上标注的异常表现名称，并进行描述：

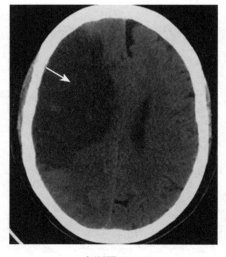
实训图 24-1

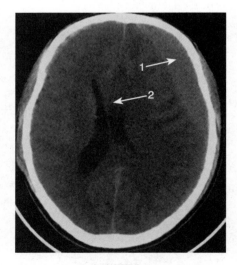
实训图 24-2

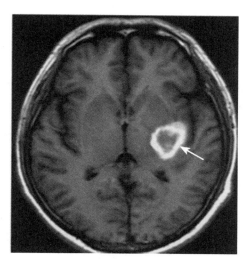

实训图 24-3

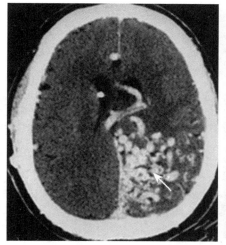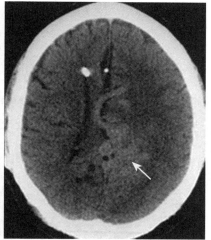

实训图 24-4

实训 25　阅读中枢神经系统常见疾病 CT 片、MRI 片（一）

【实训目的】

1. 熟悉颅骨骨折、脑挫裂伤、硬膜下血肿、硬膜外血肿的 CT 表现。

2. 了解颅骨骨折、脑挫裂伤、硬膜下血肿、硬膜外血肿的 MRI 表现。

3. 了解颅骨骨折、脑挫裂伤、硬膜下血肿、硬膜外血肿的鉴别诊断。

【实训前准备】

1. 物品　各种颅脑外伤的 CT 片、MRI 片、PPT。

2. 器械　观片灯或多媒体设备。

【实训学时】2 学时。

【实训方法与结果】

（一）实训方法

1. 教师讲解各种颅脑外伤如颅骨骨折、脑挫裂伤、硬膜下血肿、硬膜外血肿等 CT 片、MRI 片的表现差别。

2. 指导学生分组观察各种颅脑外伤如颅骨骨折、脑挫裂伤、硬膜下血肿、硬膜外血肿等 CT 片、MRI 片的表现。

3. 学生讨论,提出疑点、难点问题。

4. 教师集中解答学生提出的疑点、难点问题。

（二）实训结果

1. 通过教师讲解和学生分组阅片,使学生认识各种颅脑外伤如颅骨骨折、脑挫裂伤、硬膜下血肿、硬膜外血肿等在 CT 片、MRI 片上的表现。

2. 学生能够认识各种颅脑外伤如颅骨骨折、脑挫裂伤、硬膜下血肿、硬膜外血肿等在 CT 片、MRI 片上的表现。

3. 学生能够较好地书写各种颅脑外伤如颅骨骨折、脑挫裂伤、硬膜下血肿、硬膜外血肿等的读片报告。

【作业】

写出下列各种颅脑外伤的 CT 片、MRI 片上常见疾病名称,并进行描述:

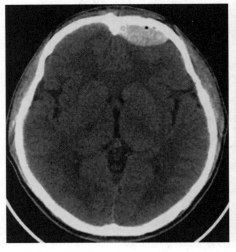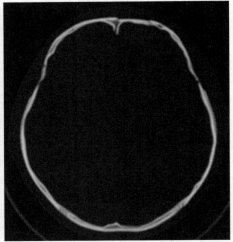

实训图 25-1

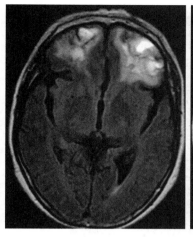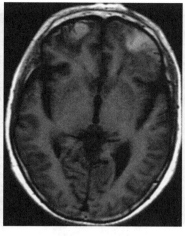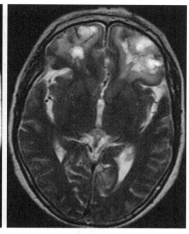

实训图 25-2

实训 26　阅读中枢神经系统常见疾病 CT 片、MRI 片（二）

【实训目的】

1. 熟悉脑梗死、脑出血、脑血管畸形的 CT 表现。

2. 了解脑梗死、脑出血、脑血管畸形的 MRI 表现。

3. 了解脑梗死、脑出血、脑血管畸形的鉴别诊断。

【实训前准备】

1. 物品：各种脑血管病的 CT 片、MRI 片、PPT。

2. 器械：观片灯或多媒体设备。

【实训学时】2 学时。

【实训方法与结果】

（一）实训方法

1. 教师讲解各种脑血管病如脑梗死、脑出血、脑血管畸形等 CT 片、MRI 片的表现差别。

2. 指导学生分组观察各种脑血管病如脑梗死、脑出血、脑血管畸形等 CT 片、MRI 片的表现。

3. 学生讨论，提出疑点、难点问题。

4. 教师集中解答学生提出的疑点、难点问题。

（二）实训结果

1. 通过教师讲解和学生分组阅片，使学生认识各种脑血管病如脑梗死、脑出血、脑血管畸形等在 CT 片、MRI 片上的表现。

2. 学生能够认识各种脑血管病如脑梗死、脑出血、脑血管畸形等在 CT 片、MRI 片上的表现。

3. 学生能够较好地书写各种脑血管病如脑梗死、脑出血、脑血管畸形等的读片报告。

【作业】

写出下列各种脑血管病的 CT 片、MRI 片上常见疾病名称，并进行描述：

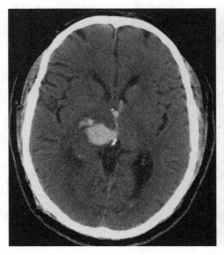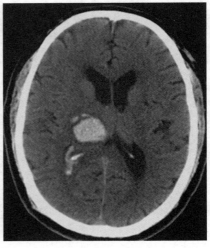

实训图 26-1

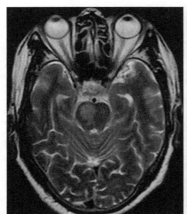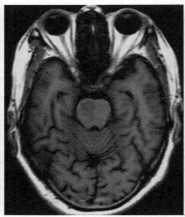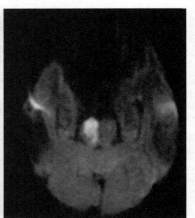

实训图 26-2

实训 27　阅读中枢神经系统常见
疾病 CT 片、MRI 片（三）

【实训目的】

1. 熟悉星形细胞瘤、脑膜瘤、垂体瘤、听神经瘤的 CT 表现。

2. 了解星形细胞瘤、脑膜瘤、垂体瘤、听神经瘤的 MRI 表现。

3. 了解星形细胞瘤、脑膜瘤、垂体瘤、听神经瘤的鉴别诊断。

【实训前准备】

1. 物品　各种脑肿瘤的 CT 片、MRI 片、PPT。

2. 器械　观片灯或多媒体设备。

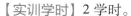

【实训学时】2 学时。

【实训方法与结果】

（一）实训方法

1. 教师讲解各种脑肿瘤如星形细胞瘤、脑膜瘤、垂体瘤、听神经瘤等 CT 片、MRI 片的表现差别。

2. 指导学生分组观察各种脑肿瘤如星形细胞瘤、脑膜瘤、垂体瘤、听神经瘤等 CT 片、MRI 片的表现。

3. 学生讨论,提出疑点、难点问题。

4. 教师集中解答学生提出的疑点、难点问题。

（二）实训结果

1. 通过教师讲解和学生分组阅片,使学生认识各种脑肿瘤如星形细胞瘤、脑膜瘤、垂体瘤、听神经瘤等在 CT 片、MRI 片上的表现。

2. 学生能够认识各种脑肿瘤如星形细胞瘤、脑膜瘤、垂体瘤、听神经瘤等在 CT 片、MRI 片上的表现。

3. 学生能够较好地书写各种脑肿瘤如星形细胞瘤、脑膜瘤、垂体瘤、听神经瘤等的读片报告。

【作业】

写出下列 CT 片、MRI 片上各种脑肿瘤疾病名称,并进行描述:

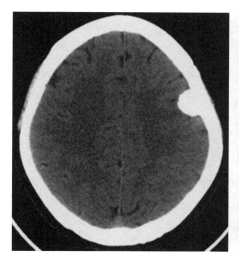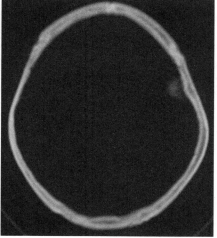

实训图 27-1

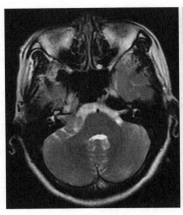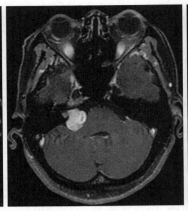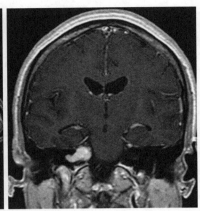

实训图 27-2

实训 28 阅读眼耳鼻咽喉口腔系统正常影像表现 X 线片、CT 片、MRI 片

【实训目的】

1. 掌握眼耳鼻咽喉口腔系统的正常 CT 表现。

2. 掌握鼻窦的正常 X 线表现。

3. 熟悉眼耳鼻咽喉口腔系统的正常 MRI 表现。

【实训前准备】

1. 物品　眼耳鼻咽喉口腔系统正常 X 线片、CT 片、MRI 片、PPT。

2. 器械　观片灯或多媒体设备。

【实训学时】2 学时。

【实训方法与结果】

（一）实训方法

1. 教师讲解眼耳鼻咽喉口腔系统在 CT 片、MRI 片上的正常表现及鼻窦的正常 X 线表现。

2. 指导学生分组观察眼耳鼻咽喉口腔系统 CT 片、MRI 片上的正常表现及鼻窦的正常 X 线表现。

3. 学生讨论，提出疑点、难点问题。

4. 教师集中解答学生提出的疑点、难点问题。

（二）实训结果

1. 通过教师讲解和学生分组阅片，使学生认识眼耳鼻咽喉口腔系统在 CT 片、MRI 片上的正常表现及鼻窦的正常 X 线表现。

2. 学生能够较好地书写读片报告。

【作业】

写出下列正常眼耳鼻咽喉口腔系统 CT 片上所标注的结构名称：

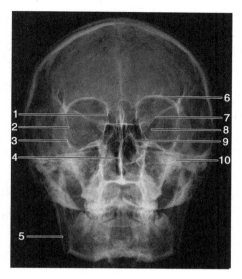

实训图 28-1

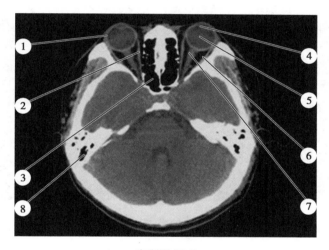

实训图 28-2

实训 29　阅读眼耳鼻咽喉口腔系统异常
表现 X 线片、CT 片、MRI 片

【实训目的】

1. 掌握眼耳鼻咽喉口腔系统常见异常表现的 CT 表现。

2. 熟悉眼耳鼻咽喉口腔系统常见异常表现的 MRI 表现。

【实训前准备】

1. 物品　眼耳鼻咽喉口腔系统常见异常表现 CT 片、MRI 片、PPT。

2. 器械　观片灯或多媒体设备。

【实训学时】2 学时。

【实训方法与结果】

（一）实训方法

1. 教师讲解眼耳鼻咽喉口腔系统常见异常表现 CT 片、MRI 片的表现。

2. 指导学生分组观察眼耳鼻咽喉口腔系统常见异常表现 CT 片、MRI 片的表现。

3. 学生讨论，提出疑点、难点问题。

4. 教师集中解答学生提出的疑点、难点问题。

（二）实训结果

1. 通过教师讲解和学生分组阅片，使学生认识眼耳鼻咽喉口腔系统常见异常表现的 CT、MRI 表现。

2. 学生能够认识眼耳鼻咽喉口腔系统常见异常表现的 CT、MRI 表现。

3. 学生能够较好地书写眼耳鼻咽喉口腔系统常见异常表现读片报告。

【作业】

写出下列中枢神经系统 CT 片、MRI 片上标注的异常表现名称，并进行描述：

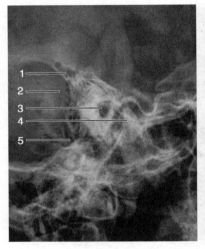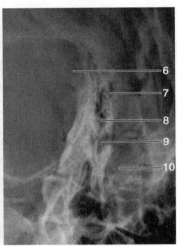

实训图 29-1

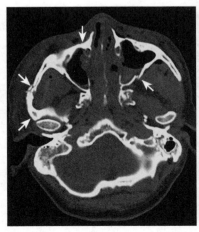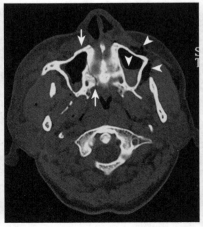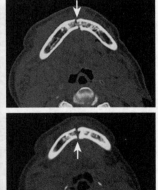

实训图 29-2

实训 30　阅读眼耳鼻咽喉口腔系统常见疾病 X 线片、CT 片、MRI 片

【实训目的】

1. 熟悉眼耳鼻咽喉口腔系统常见疾病的 CT 表现。

2. 熟悉鼻窦常见疾病的 X 线表现。

3. 了解眼耳鼻咽喉口腔系统常见疾病的 MRI 表现。

4. 了解眼耳鼻咽喉口腔系统常见疾病的鉴别诊断。

【实训前准备】

1. 物品　眼耳鼻咽喉口腔系统常见疾病如外伤、炎症及肿瘤的 CT 片、MRI 片,鼻窦常见疾病的 X 线片、PPT。

2. 器械　观片灯或多媒体设备。

【实训学时】2 学时。

【实训方法与结果】

（一）实训方法

1. 教师讲解典型眼耳鼻咽喉口腔系统常见疾病如外伤、炎症及肿瘤的 CT 片、MRI 片上的表现,鼻窦常见疾病的 X 线片上的表现。

2. 指导学生分组观察眼耳鼻咽喉口腔系统常见疾病如外伤、炎症及肿瘤的 CT 片、MRI 片上的表现,鼻窦常见疾病的 X 线片上的表现。

3. 学生讨论,提出疑点、难点问题。

4. 教师集中解答学生提出的疑点、难点问题。

（二）实训结果

1. 通过教师讲解和学生分组阅片,使学生认识眼耳鼻咽喉口腔系统常见疾病如外伤、炎症及肿瘤的在 CT 片、MRI 片上的表现,鼻窦常见疾病的 X 线片上的表现。

2. 学生能够认识眼耳鼻咽喉口腔系统重要的常见疾病如外伤、炎症及肿瘤的在 CT 片、MRI 片上的表现,鼻窦常见疾病的 X 线片上的表现。

3. 学生能够较好地书写眼耳鼻咽喉口腔系统常见疾病如外伤、炎症及肿瘤、鼻窦炎、鼻窦癌的读片报告。

【作业】

写出下列眼耳鼻咽喉口腔系统 CT 片、MRI 片上的常见疾病名称,并进行描述:

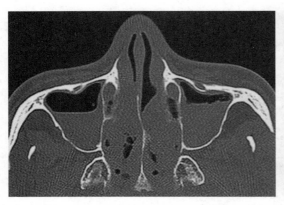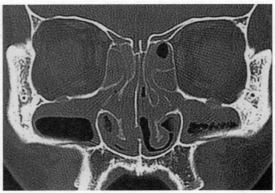

实训图 30-1

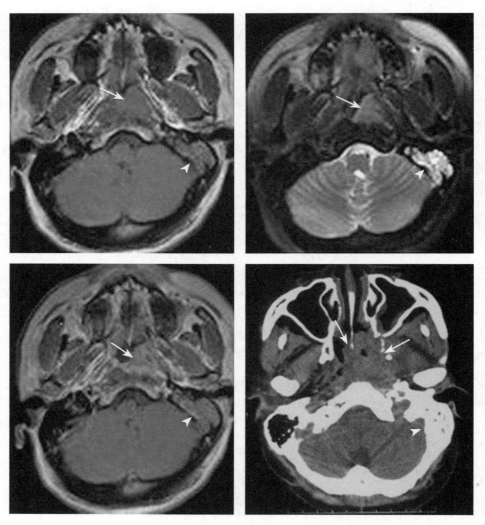

实训图 30-2

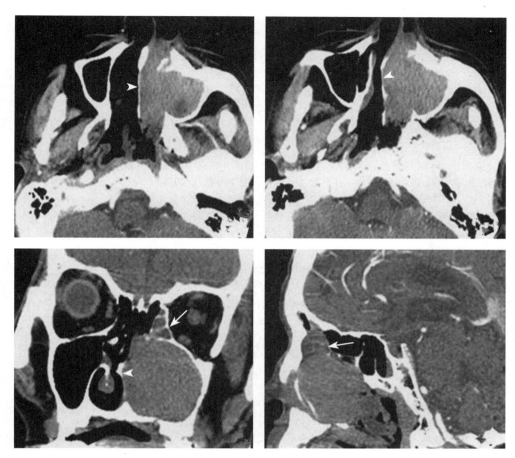

实训图 30-3

参 考 文 献

1. 白人驹,张雪林.医学影像诊断学.第 3 版.北京:人民卫生出版社,2014.
2. 金征宇.医学影像学.第 2 版.北京:人民卫生出版社,2014.
3. 白人驹,徐克.医学影像学.第 7 版.北京:人民卫生出版社,2013.
4. 繆飞.小肠影像学.上海:上海科学技术出版社,2013.
5. 黄进等.急腹症影像学.第 2 版.北京:人民卫生出版社,2012.
6. 夏明瑞,刘林祥.医学影像诊断学.第 3 版.北京:人民卫生出版社,2014.
7. 唐陶富,徐秀芳.CT 检查与诊断技术.北京:人民卫生出版社,2015.
8. 唐陶富,廖伟雄,罗天蔚.X 线检查与诊断技术.北京:人民卫生出版社,2015.
9. 王兴武.医学影像诊断学.第 2 版.北京:人民卫生出版社,2013.
10. 李海鹰.影像诊断学.第 2 版.北京:人民卫生出版社,2012.
11. McLoud TC,Boiselle PM.胸部影像学.第 2 版.北京:北京大学医学出版社,2012.
12. 周康荣,严福华.腹部 CT 诊断学.上海:复旦大学出版社,2011.
13. 王霄英,蒋学祥.中华影像医学泌尿生殖系统卷.第 2 版.北京:人民卫生出版社,2012.
14. 祁吉.放射学高级教程.北京:人民军医出版社,2011.
15. 曹来宾.实用骨关节影像诊断学.济南:山东科学技术出版社,2001.
16. 白人驹,郑可国.医学影像学.北京:人民卫生出版社,2013.
17. 司东雷.2014 放射医学技术(士)模拟试卷及解析.第 3 版.北京:人民军医出版社,2013.
18. 全国卫生专业技术资格考试专家委员会.2014 全国卫生专业技术资格考试指导放射医学技术.北京:人民卫生出版社,2013.

读片窗参考答案

第二章

读片窗 1:肺脓肿

读片窗 2:肺转移瘤

第三章

读片窗 1:二尖瓣狭窄

读片窗 2:室间隔缺损

第四章

读片窗 1:食管癌

读片窗 2:肝癌

第五章

读片窗 1:肾癌

读片窗 2:子宫内膜癌

第六章

读片窗 1:骨折

读片窗 2:退行性骨关节病

第七章

读片窗 1:脑出血

读片窗 2:胶质母细胞瘤

第八章

读片窗 1:右眼球破裂

读片窗 2:右上颌窦癌

目标测试参考答案

1. E 2. E 3. D 4. C 5. A 6. D 7. D 8. B 9. C 10. E
11. A 12. C 13. C 14. A 15. B 16. E 17. C 18. D

1. E 2. B 3. D 4. C 5. D 6. C 7. C 8. C 9. B 10. A
11. D

1. E 2. B 3. E 4. D 5. D 6. A 7. C 8. A 9. B 10. C
11. E 12. D 13. B 14. E

1. A 2. B 3. C 4. B 5. D 6. C 7. D 8. E 9. D 10. C
11. D 12. D 13. B 14. C

1. A 2. E 3. E 4. E 5. C 6. A 7. E 8. B 9. E 10. E
11. C 12. B 13. B 14. A 15. C 16. A 17. D

1. C 2. E 3. B 4. D 5. D 6. C 7. E 8. D 9. A 10. A
11. B 12. C 13. B 14. C

1. D 2. B 3. C 4. D 5. B 6. B 7. C 8. E 9. C 10. C

《医学影像诊断基础》教学大纲

一、课程性质与任务

《医学影像诊断基础》是中职医学技术类专业的全国中等卫生职业院校规划教材,是中等职业学校技术类专业的一门核心专业课程。主要教学内容包括影像诊断学的性质,各系统正常影像学表现,各系统疾病异常影像学表现,常见疾病的影像学表现等基础知识和技能。课程的主要任务是使学生在具有一定科学文化素养的基础上,对各系统正常影像学表现,异常影像学表现有初步认识;掌握对各系统常见疾病的影像学表现进行分析判断的基本技能,为从事影像技术工作奠定坚实的基础。

二、课程目标

通过本课程的学习,学生能够达到下列要求:

(一) 职业素养目标

1. 具有良好的人文精神、职业道德,人际沟通能力和团结协作精神。

2. 具有良好的法律意识,自觉遵守有关医疗卫生法律法规,依法行医。

3. 具有良好的服务意识,能将预防和治疗疾病、维护大众的健康利益为己任。

4. 具有良好的身体素质、心理素质和较好的社会适应能力,能适应基层医疗卫生工作的实际需要。

(二) 专业知识和技能目标

1. 知识目标

(1) 掌握:各系统正常、异常影像学表现等基础知识与基本技能。

(2) 熟悉:常见疾病的影像表现及临床表现。

(3) 了解:常见病的病因病理及鉴别诊断。

2. 技能目标

(1) 具有进行医学影像常用设备技术操作和简单的维护保养能力。

(2) 具有对常用医学影像设备获取的图像进行分析、处理、储存和打印的能力。

(3) 具有运用医学影像诊断的基本知识对常见病、多发病的影像学征象做出初步描述与分析的能力。

三、学时安排

各章理论与实践教学学时分配表（参考总学时：160）

教学内容	学时			
	理论教学	实践教学		合计
		随堂实训	综合实训	
第一章　总论	1	1		2
第二章　呼吸系统	14	4	8	26
第三章　循环系统	10	2	8	20
第四章　消化系统	12	2	12	26
第五章　泌尿、生殖系统	14	4	6	24
第六章　骨与关节系统	12	2	10	24
第七章　中枢神经系统	12	2	10	24
第八章　眼耳鼻咽喉口腔系统	6	2	6	14
合计	81	19	60	160

四、教学内容和要求

单元	教学内容	教学目标与要求		教学活动建议	参考课时	
		知识目标	技能目标		理论	实践
第一章　总论	第一节　医学影像诊断应用原理 一、各种影像技术成像原理及图像特点 二、掌握正常影像学表现 三、解读异常影像学表现 四、熟悉临床资料 第二节　医学影像诊断原则和正确书写医学影像诊断报告 一、医学影像诊断原则 二、正确书写医学影像诊断报告	一、掌握 本课程的学习目的、任务和主要内容 二、熟悉 1. 各种影像技术的成像原理及图像特点 2. 正常的影像表现的解读方法 3. 病变异常影像表现的解读方法 三、了解 影像诊断的原则和方法；影像诊断报告的书写知识	1. 能简述本课程的临床应用方法、原理和影像诊断原则 2. 建立对本课程的学习兴趣，树立学好影像诊断基础知识的信心	理论讲授结合多媒体演示	1	1

单元	教学内容	教学目标与要求		教学活动建议	参考课时	
		知识目标	技能目标		理论	实践
第二章 呼吸系统	第一节 正常影像学表现 一、正常 X 线表现 二、正常 CT 表现 第二节 异常影像学表现 一、异常 X 线表现 二、异常 CT 表现 第三节 支气管病变 一、慢性支气管炎 二、支气管扩张 三、气管、支气管异物 第四节 肺部病变 一、大叶性肺炎 二、支气管肺炎 三、间质性肺炎 四、肺脓肿 五、肺结核 六、肺癌 第五节 纵隔肿瘤及囊肿 一、胸内甲状腺肿 二、胸腺瘤 三、畸胎瘤 四、淋巴瘤 五、神经源性肿瘤 六、纵隔囊肿 第六节 胸部创伤 一、肋骨骨折 二、肺挫伤	一、掌握 1. 正常 X 线表现 2. 正常 CT 表现 3. 肺、支气管、胸膜、纵隔异常 X 线表现 4. 肺、支气管、胸膜、纵隔异常 CT 表现 二、熟悉 1. 支气管扩张和气管、支气管异物影像学表现 2. 大叶性肺炎影像学表现 3. 支气管肺炎影像学表现 4. 肺结核影像学表现 5. 肺癌影像学表现 6. 肺脓肿影像学表现 7. 纵隔肿瘤和囊肿影像学表现 8. 胸部创伤影像学表现 三、了解 1. 慢性支气管炎影像学表现 2. 间质性肺炎影像学表现 3. 胸部常见病的影像诊断	1. 具有选择呼吸系统影像学检查方法的能力 2. 能对正常胸部 X 线片进行分析 3. 能识别典型代表层面 CT 图像的主要影像结构 4. 能在 X 线片和 CT 影像中发现常见异常病变，并做初步分析，提出诊断建议 5. 能结合临床资料描述胸部常见疾病的主要 X 线和 CT 影像表现	1. 结合多媒体课件讲授理论知识，实行理实一体化教学 2. 通过正常胸部平片和 CT 断面影像的讲解、分析，学会胸部影像的分析方法 3. 通过呼吸系统典型病例 X 线和 CT 影像分析，学会常见疾病的分析诊断方法 4. 通过早期临床见习，熟悉胸部常见疾病的检查和诊断过程	14	12
第三章 循环系统	第一节 正常影像学表现 一、正常 X 线表现 二、正常 CT 表现 第二节 异常影像学表现 一、异常 X 线表现 二、异常 CT 表现 第三节 先天性心脏病 一、房间隔缺损 二、室间隔缺损 三、动脉导管未闭 四、法洛四联症 第四节 获得性心脏病 一、风湿性心脏病 二、肺源性心脏病 三、冠状动脉粥样硬化性心脏病 第五节 大血管及心包疾病 一、心包炎 二、肺动脉血栓栓塞症 三、主动脉夹层	一、掌握 1. 心脏正常 X 线表现 2. 正常冠脉 CTA 影像表现 3. 房室增大 X 线表现 二、熟悉 房间隔缺损、室间隔缺损、风湿性心脏病、冠状动脉粥样硬化性心脏病、肺动脉血栓栓塞症、主动脉夹层等影像学诊断 三、了解 动脉导管未闭、法洛四联症、肺源性心脏病、心包炎等影像学诊断	1. 具有选择循环系统影像学检查方法的能力 2. 能对正常心脏四相位片进行分析 3. 能对正常冠状动脉分支进行分析，指出各主要分支名称 4. 能结合临床资料描述常见心脏大血管疾病的主要 X 线和 CT 影像表现	1. 结合多媒体课件讲授理论知识，实行理实一体化教学 2. 通过正常心脏平片和造影影像的讲解、分析，学会心脏大血管影像的分析方法 3. 通过循环系统典型病例 X 线和 CT 影像分析，学会常见疾病的分析诊断方法 4. 通过早期临床见习，熟悉常见循环系统疾病的检查和诊断过程	10	10

续表

单元	教学内容	教学目标与要求		教学活动建议	参考课时	
		知识目标	技能目标		理论	实践
第四章 消化系统	第一节 胃肠道 一、正常影像学表现 二、异常影像学表现 三、食管异物 四、食管癌 五、食管静脉曲张 六、食管裂孔疝 七、食管憩室 八、贲门失弛缓症 九、慢性胃炎 十、胃溃疡 十一、十二指肠溃疡 十二、胃癌 十三、结肠癌 十四、先天性巨结肠 十五、胃肠道穿孔 十六、肠梗阻 十七、肠套叠 第二节 肝脏、胆系、胰腺和脾 一、正常影像学表现 二、异常影像学表现 三、肝弥漫性疾病 四、肝脓肿 五、肝脏恶性肿瘤 六、肝海绵状血管瘤 七、肝囊肿 八、胆石症与慢性胆囊炎 九、胆囊癌 十、胰腺炎 十一、胰腺癌	一、掌握 1. 胃肠及腹部脏器正常影像学表现 2. 胃肠及腹部脏器异常影像学表现 二、熟悉 食管癌、胃溃疡、胃癌、结肠癌、胃肠道穿孔、肠梗阻、肝癌、肝海绵状血管瘤、胰腺癌、胆石症与慢性胆囊炎等影像学表现 三、了解 食管裂孔疝、食管静脉曲张、肠套叠、肝弥漫性疾病、肝脓肿、胰腺炎、食管异物、食管憩室、慢性胃炎、先天性巨结肠、肝硬化等影像学表现	1. 具有选择消化系统影像学检查方法的能力 2. 能对正常胃肠及腹部脏器 X 线和 CT 影像进行分析 3. 能识别腹部脏器典型代表层面 CT 图像的主要影像结构 4. 能在胃肠及腹部脏器 X 线片和 CT 影像中发现异常病变，并做初步分析，提出诊断建议 5. 能描述常见胃肠及腹部脏器 X 线片和 CT 影像异常改变的主要 X 线和 CT 影像表现 6. 能结合临床资料描述胃肠及腹部脏器常见疾病的主要 X 线和 CT 影像表现	1. 结合多媒体课件讲授理论知识，实行理实一体化教学 2. 通过正常胃肠及腹部脏器造影片和 CT 断面影像的讲解、分析，学会消化系统影像的分析方法 3. 通过消化系统典型病例 X 线和 CT 影像分析，学会常见疾病的分析诊断方法 4. 通过早期临床见习，熟悉常见消化系统疾病的检查和诊断过程	12	14
第五章 泌尿系统与生殖系统	第一节 泌尿系统 一、正常影像学表现 二、异常影像学表现 三、先天性发育异常 四、泌尿系统结石 五、泌尿系统肿瘤 六、肾囊性疾病 七、肾外伤 第二节 男性生殖系统 一、正常影像学表现 二、异常影像学表现 三、前列腺增生 四、前列腺癌 第三节 女性生殖系统 一、正常影像学表现 二、异常影像学表现 三、女性生殖系统发育异常 四、女性生殖系统炎症性疾病 五、女性生殖系统肿瘤 第四节 乳腺 一、正常影像学表现 二、异常影像学表现 三、乳腺疾病	一、掌握 1. 泌尿、男性生殖、女性生殖、乳腺正常影像学表现 2. 泌尿、男性生殖、女性生殖、乳腺异常影像学表现 二、熟悉 泌尿系统结石、泌尿系统肿瘤、肾囊性疾病、前列腺癌、子宫肌瘤等影像学表现 三、了解 泌尿系统先天性发育异常、肾外伤、前列腺增生、子宫癌、乳腺疾病等影像学表现	1. 具有选择泌尿系统、男性生殖系统、女性生殖系统、乳腺影像学检查方法的能力 2. 能对正常泌尿、生殖系统 X 线和 CT 影像进行分析 3. 能在 X 线片和 CT 影像中发现泌尿、生殖系统异常病变，并做初步分析，提出诊断建议 4. 能描述常见泌尿、生殖系统异常改变的主要 X 线和 CT 影像表现 5. 能结合临床资料描述泌尿、生殖系统常见疾病的主要 X 线和 CT 影像表现	1. 结合多媒体课件讲授理论知识，实行理实一体化教学 2. 通过正常泌尿系统造影片和 CT 断面影像的讲解、分析，学会泌尿系统影像的分析方法 3. 通过泌尿系统典型病例 X 线和 CT 影像分析，学会常见疾病的分析诊断方法 4. 通过早期临床见习，熟悉常见泌尿、生殖系统、乳腺疾病的检查和诊断过程	14	10

续表

单元	教学内容	教学目标与要求		教学活动建议	参考课时	
		知识目标	技能目标		理论	实践
第六章　骨与关节系统	第一节　正常影像学表现 一、正常 X 线表现 二、正常 CT 表现 三、正常 MRI 表现 第二节　异常影像学表现 一、异常 X 线表现 二、异常 CT 表现 三、异常 MRI 表现 第三节　骨与关节创伤 一、骨折 二、关节创伤 第四节　骨与关节发育异常 一、发育性髋关节发育不良 二、椎弓峡部不连与脊椎滑脱 第五节　骨软骨缺血坏死 一、股骨头骨骺缺血坏死 二、成人股骨头缺血坏死 第六节　骨关节化脓性感染 一、急性化脓性骨髓炎 二、慢性化脓性骨髓炎 第七节　骨关节结核 一、脊椎结核 二、关节结核 第八节　慢性骨关节病 一、类风湿关节炎 二、退行性骨关节病 三、强直性脊椎炎 四、椎间盘突出与膨出 第九节　骨肿瘤与瘤样病变 一、骨软骨瘤 二、骨巨细胞瘤 三、骨瘤 四、骨肉瘤 五、骨转移瘤 六、骨囊肿	一、掌握 1. 骨与关节系统正常 X 线表现 2. 骨与关节系统正常 CT 表现 3. 骨与关节异常影像学表现 二、熟悉 1. 骨与关节系统正常 MRI 表现 2. 骨与关节创伤影像学表现 3. 慢性骨关节病、骨肿瘤及肿瘤样病变等影像学表现 三、了解 骨关节发育异常、骨软骨缺血坏死、骨关节化脓性感染、骨关节结核等影像学表现	1. 具有选择骨与关节系统影像学检查方法的能力 2. 能对正常骨与关节系统 X 线片进行分析 3. 能识别脊椎典型层面 CT 图像的主要影像结构 4. 能在 X 线片和 CT 影像中发现异常病变，并做初步分析，提出诊断建议 5. 能描述常见骨与关节系统异常改变的主要 X 线和 CT 影像表现 6. 能结合临床资料描述骨与关节系统常见疾病的主要 X 线和 CT 影像表现	1. 结合多媒体课件讲授理论知识，实行理实一体化教学 2. 通过正常骨与关节系统平片和 CT 断面影像的讲解、分析，学会骨与关节系统影像的分析方法 3. 通过骨与关节系统典型病例 X 线和 CT 影像分析，学会常见疾病的分析诊断方法 4. 通过早期临床见习，熟悉常见骨与关节系统疾病的检查和诊断过程	12	12

单元	教学内容	教学目标与要求		教学活动建议	参考课时	
		知识目标	技能目标		理论	实践
第七章 中枢神经系统	第一节 正常影像学表现 一、正常 CT 表现 二、正常 MRI 表现 第二节 异常影像学表现 一、异常 CT 表现 二、异常 MRI 表现 第三节 颅脑外伤 一、颅骨骨折 二、脑挫裂伤 三、硬膜外血肿 四、硬膜下血肿 五、蛛网膜下腔出血 六、弥漫性轴索损伤 第四节 脑血管疾病 一、脑梗死 二、颅内出血 三、脑血管畸形 四、颅内动脉瘤 五、脑白质稀疏 第五节 颅内感染 一、病毒性脑炎 二、脑脓肿 第六节 颅内肿瘤 一、星形细胞肿瘤 二、少突胶质细胞肿瘤 三、室管膜肿瘤 四、髓母细胞瘤 五、脑膜瘤 六、垂体瘤 七、颅咽管瘤 八、听神经瘤 九、脑转移瘤 第七节 椎管内肿瘤 一、髓内肿瘤 二、髓外硬膜下肿瘤 三、硬膜外肿瘤	一、掌握 1. 中枢神经系统正常 CT 表现 2. 中枢神经系统正常 MRI 表现 3. 中枢神经系统异常影像学表现 二、熟悉 脑梗死、颅内出血、硬膜外血肿、硬膜下血肿、脑挫裂伤、颅骨骨折、颅内肿瘤、椎管内肿瘤等影像学表现 三、了解 弥漫性轴索损伤、脑血管畸形、颅内动脉瘤、脑白质稀疏、颅内感染等影像学表现	1. 具有选择中枢神经系统影像学检查方法的能力 2. 能对正常中枢神经系统 CT 影像进行分析 3. 能识别典型代表层面 CT 和 MRI 图像的主要影像结构 4. 能在 CT 影像中发现异常病变，并做初步分析，提出诊断建议 5. 能结合临床资料描述中枢神经系统常见疾病的主要 CT 和 MRI 影像表现	1. 结合多媒体课件讲授理论知识，实行理实一体化教学 2. 通过中枢神经系统 CT 和 MRI 断面影像的讲解、分析，学会中枢神经系统影像的分析方法 3. 通过中枢神经系统典型病例 CT 和 MRI 影像分析，学会常见疾病的分析诊断方法 4. 通过早期临床见习，熟悉常见中枢神经系统疾病的检查和诊断过程	12	12

续表

单元	教学内容	教学目标与要求		教学活动建议	参考课时	
		知识目标	技能目标		理论	实践
第八章 眼耳鼻咽喉口腔系统	第一节 眼和眼眶 一、正常影像学表现 二、眼眶外伤和眶内异物 三、眼和眼眶肿瘤及肿瘤样病变 第二节 耳 一、正常影像学表现 二、耳部外伤 三、化脓性中耳乳突炎 四、胆脂瘤 第三节 鼻和鼻旁窦 一、正常影像学表现 二、鼻和鼻窦外伤 三、鼻窦炎 四、鼻窦囊肿 五、鼻腔及鼻窦肿瘤 第四节 咽喉部 一、正常影像学表现 二、喉外伤 三、鼻咽部炎症 四、咽喉部肿瘤 第五节 口腔颌面部 一、正常影像学表现 二、颌面部外伤 三、龋病 四、牙源性囊状病变 五、成釉细胞瘤	一、掌握 眼耳鼻咽喉口腔正常CT和X线影像学表现 二、熟悉 眼耳鼻咽喉口腔常见病的影像学诊断 三、了解 眼耳鼻咽喉口腔MRI表现及疾病的MRI表现	1. 具有选择眼耳鼻咽喉口腔系统影像学检查方法的能力 2. 能对正常眼耳鼻咽喉口腔系统CT和X线片进行分析 3. 能在X线片和CT影像中发现CT和X线异常病变,并做初步分析,提出诊断建议 4. 能结合临床资料描述常见眼耳鼻咽喉口腔疾病的主要X线和CT影像表现	1. 结合多媒体课件讲授理论知识,实行理实一体化教学 2. 通过正常平片和CT断面影像的讲解、分析,学会眼耳鼻咽喉口腔系统影像的分析方法 3. 通过眼耳鼻咽喉口腔系统典型病例X线和CT影像分析,学会常见疾病的分析诊断方法 4. 通过早期临床见习,熟悉常见眼耳鼻咽喉口腔系统疾病的检查和诊断过程	6	8

五、说明

(一)教学安排

本课程标准主要供中等卫生职业教育医学影像技术专业教学使用,第四学期开设,建议总学时为160学时,其中理论教学81学时,实践教学79学时。考虑到本课程的教学特点,将实践教学的79学时分为随堂实训19学时和综合实训60学时,部分实践教学内容与理论教学一起进行,采用多媒体演示等教学方式进行,结合临床实际情况讲解分析各种影像学信息,可提高教学效果。各教学单位可根据学校的实际情况略作调整,但理论和实践教学课时比总体应控制在1:1左右。建议本课程的学分为5分。

(二)教学要求

本课程的教学过程中,要合理安排教学内容;教学内容应体现以就业为导向,以学生为本的原则,突出素质教育和应用型人才的培养目标,将专业基础知识与临床实际应用相结合,并重视对学生实践能力和创新精神的培养。结合放射技士考试大纲,教学内容以"必须、能用、够用"为原则,努力达到学生学习能力、水平与教师教学方法和内容相适应的目标。教学过程中应将本课程内容与相关课程的内容,如解剖学基础、医学影像设备、病理学基础、医学影像技术等多方面知识和技能有机整合,前后连贯、相互衔接,避免知识割裂;并充分体现理论与实践融合的课程教学理念,努力培养提高学生的实际工作能力。

(三)教学建议

1. 教学方法

(1)启发引导法:倡导"以学生为主体"的教学理念,结合《医学影像诊断基础》知识及其在临床的应用有关知识特点,开展以学生为中心的启发式教学,培养学生灵活用脑,扎实学习知识和掌握技能的能力。

(2)项目教学法:在实践教学中,以提高学生的知识水平和实践动手能力为目标。实施的教学项目要促进学生学习的主动性,激发学生的学习兴趣。针对某一病例和影像资料,首先让学生独立观察分析,提出语言描述和结论及诊断依据,请其他同学指出优、缺点,补充完善有关内容,教师最后给予指导及评价,通过该项目的实施,学生能了解并把握影像分析诊断技巧,避免死记图片,片面追求诊断结论,从而由被动接受知识者变为主动追求知识者。

(3)情景教学法:通过校内模拟实训室和医院实训基地的实地教学,针对教学目标,提出各部位影像检查的临床应用价值,解决患者的需求,完成理论学习和临床实践的结合。

(4)示范操作法:通过实训基地现场观摩,结合多媒体图片、视频观看,结合实训老师带领下的操作实践,完成各部位影像检查过程和影像分析方法的学习,做到"教、学、做"相结合,充分调动学生对本课程的学习兴趣,不断深入学习理论知识,提高学生的动手能力,同时注意培养学生踏实工作、严谨务实的作风和认真负责的岗位责任意识。

2. 评价方法 采用理论考核与实践考核相结合的评价方法。

理论考核成绩包括日常考核成绩(课堂提问、作业、阶段测试)和学期阶段考核成绩(期中、期末成绩)。实践考核可通过考勤、课上积极程度评价、与同学的协作关系、操作熟练程度及对教学设备的爱护、保养等多方面综合评价,体现综合技能评价。

课程整体成绩表

考核类型	成绩	权重(%)	折合课程成绩
理论考核	100	50	50
实践考核	100	50	50
合计		100	100

3. 教学条件

(1)课堂教学条件要求:多媒体教室、多媒体资料及设备、各种影像学胶片及 PACS 信息资料。

(2)综合实训基地条件要求:医院实训基地的工作现场,具备 DR、多排螺旋 CT 和 MR 设备各一台以上,具备有关影像信息资料,PACS 读片系统。建议施行小班化教学,师生比不小于 1∶20。

4. 数字化教学资源开发 建设集纸质、电子、网络资源于一体的立体化教学资源库,包括课堂教材、实验指导、教辅资料、教学视频资料及多媒体课件等;充分发挥本教材网络增值服务有关教学内容的作用。将教学内容用多种教学手段展示在学生面前,创造直观、生动、活泼的教学环境,提高学习效果和效率。尝试将二甲以上医院影像科局域网与校园网相连接,构建校园数字影像信息化平台,学生在校园网的平台即可浏览医院影像科的信息,实现资源共享。